K.-D. Kühn

Knochenzemente für die Endoprothetik

Springer

*Berlin
Heidelberg
New York
Barcelona
Hongkong
London
Mailand
Paris
Singapur
Tokio*

K.-D. Kühn

Knochenzemente für die Endoprothetik

Ein aktueller Vergleich der physikalischen und chemischen Eigenschaften handelsüblicher PMMA-Zemente

Mit 207 Abbildungen, davon 190 in Farbe und 131 Tabellen

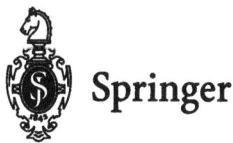 Springer

Dr. Klaus-Dieter Kühn
Heraeus Kulzer GmbH & Co. KG
Philipp-Reis-Straße 8/13
D-61273 Wehrheim/Taunus

ISBN-13:978-3-540-41182-6

Die Deutsche Bibliothek-CIP-Einheitsaufnahme

Kühn, Klaus-Dieter:
Knochenzemente für die Endoprothetik : ein aktueller Vergleich der physikalischen und chemischen Eigenschaften handelsüblicher PMMA-Zemente / Klaus-Dieter Kühn. - Berlin ; Heidelberg ; New York ; Barcelona ; Hongkong ; London ; Mailand ; Paris ; Singapur ; Tokio : Springer, 2001
ISBN-13:978-3-540-41182-6   e-ISBN-13:978-3-642-59458-8
DOI: 10.1007/978-3-642-59458-8

Dieses Werk ist urheberrechtlich geschützt. Die dadurch begründeten Rechte, insbesondere die der Übersetzung, des Nachdrucks, des Vortrags, der Entnahme von Abbildungen und Tabellen, der Funksendung, der Mikroverfilmung oder der Vervielfältigung auf anderen Wegen und der Speicherung in Datenverarbeitungsanlagen, bleiben auch bei nur auszugsweiser Verwertung, vorbehalten. Eine Vervielfältigung des Werkes oder von Teilen dieses Werkes ist auch im Einzelfall nur in den Grenzen der gesetzlichen Bestimmungen des Urheberrechtsgesetzes der Bundesrepublik Deutschland vom 9. September 1965 in der jeweils geltenden Fassung zulässig. Sie ist grundsätzlich vergütungspflichtig. Zuwiderhandlungen unterliegen den Strafbestimmungen des Urheberrechtsgesetzes.

Springer-Verlag Berlin Heidelberg New York
ein Unternehmen der BertelsmannSpringer Science+Business Media GmbH
© Springer-Verlag Berlin Heidelberg 2001

Die Wiedergabe von Gebrauchsnamen, Handelsnamen, Warenbezeichnungen usw. in diesem Werk berechtigt auch ohne besondere Kennzeichnung nicht zu der Annahme, daß solche Namen im Sinne der Warenzeichen- und Markenschutz-Gesetzgebung als frei zu betrachten wären und daher von jedermann benutzt werden dürften.

Produkthaftung: Für Angaben über Dosierungsanweisungen und Applikationsformen kann vom Verlag keine Gewähr übernommen werden. Derartige Angaben müssen vom jeweiligen Anwender im Einzelfall anhand anderer Literaturstellen auf ihre Richtigkeit überprüft werden.

Satz: Cicero Lasersatz, Dinkelscherben

Gedruckt auf säurefreiem Papier   SPIN: 10785945   18/3130   5 4 3 2 1 0

Vorwort

PMMA-Knochenzemente mussten noch vor wenigen Jahren den hohen Anforderungen des Arzneimittelgesetzes entsprechen. Mit der Einführung des Medizinproduktegesetzes galten die Knochenzemente nicht mehr als Arzneimittel sondern wurden entsprechend den neuen Richtlinien als Medizinprodukte eingestuft. Die Zulassung neuer Zemente wird durch diese Entwicklung erheblich erleichtert, bedauerlicherweise ist aber eine Lockerung der Anforderungen an solche Materialien zu beobachten verbunden mit der Konsequenz einer ständig steigenden Anzahl von PMMA-Knochenzemente im Markt. Da alle PMMA-Knochenzemente chemisch auf derselben Grundsubstanz – dem Methylmethacrylat – aufgebaut sind, wird allzu leicht der Eindruck vermittelt, Zement sei gleich Zement. Für die Chirurgen und deren Operationsteams, aber insbesondere für die Patienten selbst müssen die besten Voraussetzungen geschaffen werden, um eine geeignete, wissenschaftlich fundierte Materialauswahl zu treffen, die optimale klinische Langzeitergebnisse liefert. Dazu sind vergleichende physikalische und chemische Untersuchungen aller im Markt befindlichen Materialien unerlässlich. Solche Überprüfungen fehlen gänzlich und bieten daher dem Patienten und dem Chirurgen eine völlig unbefriedigende Situation. Wir haben deshalb alle derzeit im Markt befindlichen PMMA-Knochenzemente beschrieben und deren physikalischen und chemischen Eigenschaften vergleichend dargestellt. Dabei wurden neben Prüfungen nach für Knochenzemente gültigen Normen auch solche Methoden entwickelt und beschrieben, die insbesondere Hinweise auf Materialeigenschaften geben, die für den Patienten und dem Chirurgen mit seinem Operationsteam besonders wichtig sind!

Warum kommt dieser Materialvergleich gerade aus dem Hause Heraeus Kulzer? Nun, wir haben sämtliche Entwicklungen seit der Einführung des ersten Knochenzementes Ende der 60er Jahre begleitet und verfügen daher über eine jahrzehntelange Erfahrung auf dem Gebiet der Methacrylate. Zudem haben wir die einmalige Möglichkeit gehabt, von Herrn Dr. W. Ege, der weltweit als Knochenzement-Fachmann geschätzt wird, lernen zu können und viele seiner historischen Daten und Erfahrungen in diese Studie einfließen zu lassen. Mein persönlicher Dank gilt daher Herrn Dr. W. Ege, einem großen Wissenschaftler, einem großartigen und sympathischen Menschen, der mir weit über das übliche Maß hinaus Hilfestellung geleistet hat und geholfen hat, die schwierige und wissenschaftlich anspruchsvolle Materie der Methacrylate nahe zu bringen. Zusätzlich hat sich die langjährige Kooperation von Heraeus Kulzer mit kompetenten Partnern auf dem Gebiet der Orthopädie und Pharmazie, mit Biomet-Merck, aber auch mit Schering-Plough, als besonders fruchtbar und erfolgreich erwiesen.

Um dem Anspruch als »centre of competence« für Knochenzemente auf PMMA-Basis auch zukünftig gerecht zu werden, haben wir neben den durch die ISO 5833 geforderten Prüfumfang sämtliche im Markt erhältliche Zemente auch bezüglich ihrer Verarbeitungseigenschaften ebenso getestet wie hinsichtlich ihrer Wirkstoff-Freisetzung, ihres Restmonomergehaltes und ihrer Glasübergangstemperaturen. An ausgewählten Materialien – insbesondere an Altspezialitäten – wurde zudem die mechanische Stabilität unter zyklischer Belastung überprüft, um Hinweise auf das Langzeitverhalten der Zemente im Körper zu vermitteln.

Die vorliegenden Vergleichsuntersuchungen zeigen entgegen dem zunächst naheliegendem Eindruck erhebliche Materialunterschiede auf: Zemente sind eben nicht gleich Zemente!

Klaus-Dieter Kühn

Geleitwort

Der Grundstoff des Knochenzementes ist Methylmethacrylat. Zum Gebrauch wird, in der Regel vom »Operations – Team«, ein Teig aus der monomeren Flüssigkeit und dem vorpolymerisierten Pulver unmittelbar vor der Anwendung angemischt und in einem noch knetbaren Zustand ins Gewebe eingebracht. Die Aushärtung des Teiges erfolgt im Gewebe. Das endgültige Implantatmaterial »Polymethylmethacrylat« entsteht also erst am Ort der Implantation.

In den derzeit angebotenen Knochenzementen der verschiedenen Hersteller kommen neben Methylmethacrylat auch höhere Methacrylate, wie z.B. Butylmethacrylat, als Copolymere zum Einsatz. Um den implantierten Knochenzement im Röntgenbild sichtbar zu machen enthält das Pulver Röntgenkontrastmittel (Zirkondioxid oder Bariumsulfat). Dem flüssigen Monomer und dem vorpolymerisierten Pulver sind Zusätze beigemischt, die das Monomer bis zum Zeitpunkt der Verwendung stabilisieren, dessen Polymerisation und damit die Aushärtung nach der Anmischung auslösen und gegebenenfalls die Wärmeentwicklung steuern. Außerdem werden mitunter Weichmacher und Emulgatoren zugesetzt. Große Bedeutung hat die Beimischung von Antibiotika zum Knochenzement erlangt, mit deren Hilfe Infektionen vorgebeugt oder behandelt werden.

Die handelsüblichen Knochenzemente unterscheiden sich in der Zusammensetzung und vor allem im Ablauf ihrer Aushärtung. Einige Zemente sind für die Implantation im hochviskosen, andere im niedrigviskosen Zustand ausgelegt. In jedem Falle hängt aber die Qualität des endgültigen Zementimplantates von Faktoren ab, die durch die Handhabung seitens des Anwenders entscheidend mitbestimmt werden.

Aus diesem Grunde sollten den Anwendern möglichst umfassende, klare und verständliche Informationen über diese Zusammenhänge zur Verfügung stehen, die auch einen Vergleich verschiedener Zementpräparate untereinander ermöglichen. Solche Informationen waren bisher nicht ohne weiteres erhältlich, sondern konnten, wenn überhaupt, nur durch gezieltes Literaturstudium zusammengetragen werden.

Hier schließt das vorliegende Buch eine empfindliche Lücke und setzt gleichzeitig neue Maßstäbe!

Der Verfasser, ein hervorragender Kenner der Materie, hat sich zum Ziel gesetzt ein Nachschlagewerk für Knochenzemente zu schaffen. Dies ist ihm gelungen. Das Buch liefert in übersichtlicher Zusammenstellung alle Grundlagen die für das Arbeiten mit Knochenzement erforderlich und nützlich sind:

Einleitend werden der Polymerisationsvorgang und die damit verbundenen Phänomene wie Aushärtecharakteristik, Wärmeentwicklung. Schrumpfung, Restmonomergehalt erklärt, und es wird auf Zusammenhänge zwischen Molekulargewicht und mechanischer Festigkeit sowie dessen Beeinflussung durch die Art der Sterilisation hingewiesen. Sodann werden die derzeit auf dem Markt befindlichen Knochenzemente nach ihrer Zusammensetzung und ihren chemischen und physikalischen Eigenschaften eingehend charakterisiert. Dazu sind auch die Methoden angegeben, wie diese Eigenschaften bestimmt werden können. Großer Wert wird auf die Verarbeitungseigenschaften (Anmischphase, Verarbeitungsphase, Aushärtephase) gelegt und dabei die Bedeutung der Anmischtechnik hervorgehoben. Ausführlich werden Aufmachung und Verpackung der einzelnen Zemente beschrieben und den Anforderungen der ISO – Norm gegenübergestellt.

Besonders wertvoll sind die Zusammenfassung von Kenngrößen und die sehr eingehenden Vergleiche von Eigenschaften der verschiedenen Knochenzemente.

Damit wird dieses Buch zu einer wahren Fundgrube
- für die medizinisch – operativen Fächer Orthopädie, Chirurgie, Neurochirurgie, Kiefer- und Gesichtschirurgie und alle anderen Disziplinen, die Knochenzement als Implantat verwenden,
- für weiterführende wissenschaftliche Untersuchungen auf dem Gebiet der Werkstoffkunde,
- sowie für Disziplinen die sich nur gelegentlich mit Knochenzement beschäftigen, aber spezielle Informationen benötigen z.B. beim Auftreten allergischer Reaktionen oder für die Untersuchung von Schadensfällen bei Knochen- und Gelenkimplantaten.

Bleibt zu wünschen, dass das Buch vom angesprochenen Leserkreis wohlwollend aufgenommen wird und eine weite Verbreitung findet, die es verdient.

Prof. Dr. H. G. Willert

Danksagung

Besonderer Dank gilt Herrn Dr. Chr. Tuchscherer, Entwicklung Medizin, Heraeus Kulzer, Wehrheim, für die vielen kleinen, mühevollen Arbeiten rund um die Erstellung des Buches, insbesondere beim Zusammenstellen von Tabellen und Abbildungen sowie für das professionelle Erstellen von Fotos. Zusammen mit Mitarbeitern aus dem Entwicklungslabor von Heraeus Kulzer hat Dr. Tuchscherer zudem Prüfungen nach ISO 5833 durchgeführt und die entsprechenden Ergebnisse tabellarisch eingeordnet. Des weiteren gilt der Dank Frau H. Maurer, Entwicklung Medizin, Heraeus Kulzer, Wehrheim, für Arbeiten nach DIN-Normen, Molekulargewichtsbestimmungen sowie Prüfungen der Glasübergangstemperaturen. Herrn Scheuermann und Mitarbeitern aus der Qualitätskontrolle von Heraeus Kulzer gilt der Dank für analytische Hilfestellung insbesondere für die Restmonomerbestimmungen sowie die Wirkstoffanalytik aber auch für qualitative und quantitative Analysen von Polymeren und Monomeren, unterstützt von Herrn Abraham, Röhm & Haas, Darmstadt. Herrn Dr. U. Soltesz und Herrn Dr. Schäfer, Fraunhofer-Institut für Werkstofftechnik, Freiburg, gilt der Dank für die Dauerlastwechseluntersuchungen, Dr. R. Specht und Herrn Kampfmann, Merck-Biomaterialien, Darmstadt, für rasterelektronische Aufnahmen und Röntgenaufnahmen, Herrn G. Krause, Merck-Biomaterialien und Herrn P. Stearns, Schering-Plough, Kenilworth, für die kostenlose Beistellung von Verkaufspackungen diverser Knochenzemente und nicht zuletzt Herrn Professor Willert, Universität Hannover, für das freundliche Geleitwort.

Inhaltsverzeichnis

1	**Einleitung und Problemstellung**	1
2	**Material und Methoden**	7
2.1	**Material**	7
2.2	**Applied Test Methods**	9
2.2.1	Zementbeschreibung	9
2.2.2	Bestimmung der Polymerzusammensetzung	9
2.2.3	Bestimmung des BPO-Gehaltes	9
2.2.3.1	Titration	9
2.2.3.2	HPLC	10
2.2.4	Bestimmung des Gehalts an Röntgenkontrastmittel	10
2.2.5	Darstellung der Röntgenopazität	10
2.2.6	Restmonomer-Freisetzung	10
2.2.7	Restmonomer-Gehalt	11
2.2.8	Bestimmung des Gentamicin-Gehaltes	11
2.2.9	Bestimmung der Gentamicin-Freisetzung	11
2.2.10	Bestimmung des Molekulargewichts	12
2.2.11	Bestimmung der Monomerzusammensetzung	12
2.2.12	Bestimmung der Monomerstabilität	13
2.2.13	Bestimmung der Biegefestigkeit (Dynstat)	13
2.2.14	Bestimmung der Schlagzähigkeit (Dynstat)	13
2.2.15	Bestimmung der ISO-Biegefestigkeit (4-Pkt.)	14
2.2.16	Bestimmung der Druckfestigkeit	15

2.2.17	Bestimmung des Biegemoduls	15
2.2.18	Bestimmung der Intrusion	16
2.2.19	Bestimmung der Aushärtetemperatur/Aushärtezeit	16
2.2.20	Bestimmung der Anteigzeit	18
2.2.21	Bestimmung der Verarbeitungseigenschaften	18
2.2.22	Bestimmung der Glasübergangstemperatur	19
2.2.23	Bestimmung der Ermüdungsfestigkeit	20

3 Ergebnisse und Diskussion ... 23

3.1 PMMA als Knochenzement ... 23

3.1.1	Initiatoren für die Polymerisation	28
3.1.2	Polymerisationswärme	29
3.1.3	Restmonomer	31
3.1.4	Verarbeitung und Viskosität	33
3.1.5	Molekulargewicht	36
3.1.6	Mechanische Eigenschaften	37
3.1.7	Glasübergangstemperatur	38
3.1.8	Zementierte Titanprothesen	39

3.2 Zementbeschreibung ... 40

3.2.1 Antibiotikafreie Zemente ... 41

3.2.1.1	C-ment 1	46
3.2.1.2	C-ment 3	50
3.2.1.3	Cemex Isoplastic (HV)	55
3.2.1.4	Cemex RX (LV)	60
3.2.1.5	Cerafix LV	65
3.2.1.6	CMW 1	70
3.2.1.7	CMW 2	74
3.2.1.8	CMW 3	79
3.2.1.9	Duracem 3 (= Sulcem 3)	84
3.2.1.10	Durus H	88

3.2.1.11	Endurance	93
3.2.1.12	Osteobond	97
3.2.1.13	Osteopal und Palacos LV (E Flow)	102
3.2.1.14	Osteopal HA	107
3.2.1.15	Osteopal VS	111
3.2.1.16	Palacos R	116
3.2.1.17	Palamed	121
3.2.1.18	Palavit HV	125
3.2.1.19	Palavit LV	129
3.2.1.20	Surgical Simplex P und Surgical Simplex P with Microlok	133
3.2.1.21	Surgical Subiton RO	138
3.2.1.22	Zimmer dough-type radiopaque	143
3.2.2	**Vergleichende Untersuchung antibiotikafreier Zemente**	148
3.2.2.1	Aushärtetemperaturen/-zeiten	148
3.2.2.2	Druckfestigkeit	149
3.2.2.3	Dynstat-Biegefestigkeit	151
3.2.2.4	Dynstat-Schlagzähigkeiten	152
3.2.2.5	ISO-Biegefestigkeiten	154
3.2.2.6	Elastizitätsmodul	155
3.2.3	**Antibiotikahaltige Zemente**	157
3.2.3.1	AKZ (= Antibiotikahaltiger Knochenzement)	161
3.2.3.2	Allofix G	166
3.2.3.3	Cemex Genta HV	170
3.2.3.4	Cemex Genta LV	175
3.2.3.5	Cerafixgenta	180
3.2.3.6	CMW 1 G	184
3.2.3.7	CMW 2 G	189
3.2.3.8	CMW 3 G	193
3.2.3.9	CMW 2000 Gentamicin	198
3.2.3.10	Copal	202

3.2.3.11	Genta C-ment 1	207
3.2.3.12	Genta C-ment 3	211
3.2.3.13	Osteopal G und Palacos LV+G E flow with Gentamicin	215
3.2.3.14	Refobacin-Palacos R und Palacos R with Gentamicin	219
3.2.3.15	Palamed G	224
3.2.3.16	Surgical Subiton G	229

3.2.4 Vergleichende Untersuchung antibiotikahaltiger Zemente ... 234

3.2.4.1	Aushärtetemperaturen/-zeiten	234
3.2.4.2	Druckfestigkeit	236
3.2.4.3	Dynstat-Biegefestigkeit	237
3.2.4.4	Dynstat-Schlagzähigkeit	238
3.2.4.5	ISO-Biegefestigkeiten	239
3.2.4.6	Elastizitätsmodul	240

3.2.5 Weitere Vergleichsuntersuchungen ... 242

3.2.5.1	Verarbeitungsbreite	242
3.2.5.2	Molekulargewichtsverteilung	249
3.2.5.3	Ermüdungsfestigkeits-Untersuchungen	251
3.2.5.4	Vergleich der Röntgenopazität aller untersuchter Knochenzemente	258
3.2.5.5	Restmonomer und Dimethyl-p-toluidin im auspolymerisierten Material	261
3.2.5.6	Glasübergangstemperatur	267
3.2.5.7	Wirkstoff-Freisetzung	268
3.2.5.8	Zusammenfassende Bewertung und Ausblick	274

Literatur ... 279

Stichwortverzeichnis ... 289

1
Einleitung und Problemstellung

Knochenzemente werden zur Verankerung künstlicher Gelenke verwendet. Die Zemente füllen dabei den freien Raum zwischen dem Implantat und dem Knochen aus. Die Verbindung zwischen Zement und Knochen bzw. Zement und Implantat ist lediglich durch eine mechanische Verknüpfung gegeben und daher seit Einführung der Knochenzemente in der Endoprothetik immer wieder Gegenstand intensiver Untersuchungen gewesen. Die Unregelmäßigkeiten der Knochenoberfläche und das Eindringen des Zementes in die Spongiosabälkchen sind besonders wichtige Voraussetzungen für langjährige Tragezeiten von Implantaten. Der Zement übernimmt in diesem Verbund die Rolle einer elastischen Zone, der durch seine optimale Steifigkeit die auf den Knochen einwirkenden Kräfte gleichmäßig abpuffert (Charnley 1970).

Alle derzeit auf dem Markt befindlichen Knochenzemente basieren chemisch auf der gleichen Grundsubstanz – dem **Methylmethacrylat (MMA)**. Chemisch stellt das MMA einen Ester der Methacrylsäure dar, eine Substanz, mit der man sich bereits am Anfang des Jahrhunderts intensiv zu beschäftigen begann.

Vor über 70 Jahren vergab Professor Pechmann in Tübingen einem seiner Schüler, Otto Röhm, das Dissertationsthema »Über Polymerisationsprodukte der Acrylsäure«, um mehr über diese interessanten Polymerisate in Erfahrung zu bringen. Basierend auf diesen Forschungsergebnissen gründete Otto Röhm später die Fa. Röhm & Haas. In deren Forschungslaboratorien wurden Acrylate weiterentwickelt und bereits 1928 eine großtechnische Synthese für Methylmethacrylat etabliert. Damit war 1935 die Geburtsstunde für Zahnprothesen unter Verwendung von Methylmethacrylat realisiert worden. Dieses Verfahren wurde im gleichen Jahr von Bauer (1935, DRP 652821) patentrechtlich geschützt. Nachdem Fragen zur großtechnischen Herstellung weitestgehend geklärt waren, und damit die Verfügbarkeit der Materialien gesichert wurde, beschäftigte man sich intensiv mit der Frage, wie und wo man diese neuen Substanzen einsetzen kann, und wie man Modifizierungen entwickeln kann, um die Voraussetzung für bislang unbekannte Anwendungsgebiete zu schaffen.

Bereits 1936 erkannte die Firma Kulzer (1936, DRP 737058), dass durch Mischen von gemahlenem Polymethylmethacrylat (PMMA) Pulver und flüssigem Monomer ein Teig herzustellen ist, der unter Zuhilfenahme von Benzoylperoxid (BPO) durch Erwärmen auf 100 °C in Gipsform aushärtet.

Erste klinische Anwendungsgebiete für diese PMMA-Mischungen waren 1938 Versuche zur Deckung von Schädeldachdefekten an Affen. Mit dem Bekanntwerden dieser Erfahrungen war man erstmals bestrebt, diese Materialien auch in der plastischen Chirurgie am Menschen einzusetzen. So wurde das Heißpolymerisat

Paladon 65 zur Deckung von Schädellücken bald am Menschen eingesetzt, indem die Platten im Labor hergestellt wurden und später das ausgehärtete Material an den Defekt vor Ort angepasst wurde (Kleinschmitt 1941).

Als man im Jahre 1943 entdeckte, dass die Polymerisation von MMA unter Raumtemperatur durch Benzoylperoxid unter Zuhilfenahme eines Co-Initiators selbständig ablaufen kann, konnten Degussa und Kulzer (1943, DRP 973590) unter Einsatz von tertiären aromatischen Aminen die Basis für die noch heute gültigen chemischen Vorgänge bei der Verwendung von PMMA-Knochenzementen schaffen. Diese Versuche müssen als Geburtsstunde der PMMA-Knochenzemente verstanden werden.

Nach Beendigung des zweiten Weltkrieges mussten viele deutsche Patente auf dem Gebiet der Methacrylate wegen der Gefahr einer möglichen deutschen Wiederbewaffnung an die Siegermächte abgegeben werden. Die weltweite Verwertung und praktische Umsetzung der von Otto Röhm begonnenen Arbeiten ging dann offenbar rasant. Es entstanden unabhängig voneinander in verschiedenen Ländern der Erde PMMA-Knochenzemente, die auch heute noch als Altspezialitäten im Markt sind: CMW, Palacos R und Simplex P.

Die vorteilhaften Verarbeitungseigenschaften von Methylmethacrylat-Polymer-Mischungen sind seither Gegenstand vielfältiger Forschungsvorhaben geblieben, nicht zuletzt deshalb, weil sich in dieser Hinsicht die im Markt befindlichen Materialien auch heute noch erheblich voneinander unterscheiden, obwohl die chemische Basis identisch ist. Bis man jedoch das PMMA als Knochenzement in die chirurgische Praxis einführte, vergingen noch Jahre intensiver Forschung. Kiaer (1951) setzte erstmals kalthärtendes PMMA als reines Verankerungsmaterial ein, indem Acrylglasklappen auf dem Hüftkopf nach Knorpelentfernung verankert wurden (Haboush 1953, Henrichsen et al. 1953)

Mit der großtechnischen Herstellung der Polymere begannen auch Studien über die Einsetzbarkeit der Materialien in der Kranioplastik (Worringer und Thomalske 1953). Die schnellhärtenden Kunststoffe wurden dann auch zur Defektfüllung von Gesichtsschädelverletzungen genutzt (Rau 1963).

Judet und Judet (1956) stellten erstmals eine arthroplastische Operationsmethode vor. Allerdings zeigte sich sehr bald, dass die verwendete PMMA-Prothese (Plexiglas) sowohl aus biologischen als auch aus mechanischen Gründen nicht im Körper integriert werden konnte. Im Jahre 1958 war es Sir Charnley, der mit kalthärtendem PMMA erstmals die Verankerung von Kopfprothesen im Femur durchführte und seine Erfahrungen anschließend publizierte (Charnley 1960). Charnley bezeichnete das eingesetzte Material als »Knochenzement auf Acrylbasis«. Seine Arbeiten beschrieben eine bis dahin völlig neue Operationstechnik (Charnley 1970).

Grundvoraussetzung für die Akzeptanz von PMMA in der Chirurgie waren Untersuchungen zur Reaktion von Gewebe auf PMMA-Implantate. Es war daher von entscheidender Bedeutung, dass man frühzeitig eine gute Verträglichkeit von PMMA-Implantaten beschreiben konnte (Henrichsen et al. 1953, Wiltse et al. 1957). Umfangreiche Arbeiten von Hullinger (1962) belegten ebenfalls die Gewebefreundlichkeit von ausgehärtetem PMMA. In aufwendigen Untersuchungen an Zellkulturen konnte sie zeigen, wie beispielsweise ein eingesetztes Polyurethan, Ostamer, welches seinerzeit als Knochenleim zur Behandlung von Knochenbrüchen eingesetzt wurde, zu heftigen Gewebereaktionen führte, während das ebenfalls untersuchte PMMA keine zytotoxische Wirkungen entfaltete (Lehmann und Jenny 1961).

Ende der 60er Jahre dachte Professor Buchholz (Hamburg) zusammen mit der Firma Kulzer erstmals über die Zugabe eines Antibiotikums in Knochenzemente nach (Ege und Kühn 2001). Ausgehend von den seinerzeit bereits bekannten Diffusionsvorgängen bezüglich der Restmonomerfreisetzung stellte man sich die Frage, ob nicht auch ein Wirkstoff aus der Zementmatrix herausgelöst werden kann. Durch Zugabe von Gentamicinsulfat zu Palacos R erhielt man die ersten vielversprechenden Resultate. Es folgten eine Vielzahl von Untersuchungen an der Endoklinik in Hamburg, die im Rahmen einer Kooperation zwischen Merck und Kulzer in der Entwicklung von Refobacin-Palacos R endeten (Buchholz und Engelbrecht 1970, Wahlig et al. 1972, Wahlig und Dingeldein 1980, Buchholz et al. 1981).

Nicht zuletzt wegen der positiven Ergebnisse bezüglich der Verträglichkeit im Körper stieg das klinische Interesse an dem PMMA-Material und damit auch die Anzahl der Knochenzemente auf dem Markt. Um eine für die PMMA-Knochenzemente einheitliche und reproduzierbare Prüfbasis zu schaffen, begann man im Jahre 1976 eine Norm für Knochenzemente zu entwickeln. Begonnen haben diese Bestrebungen in den USA mit der Ausarbeitung der ASTM-Norm F 451-76, Standard Specifications for Acrylic Bone Cements (1978). Auf dieser Basis entstand kurze Zeit später die harmonisierende ISO 5833/1 (1979). Heute müssen alle Knochenzemente der aktuellen Version der ISO-Norm 5833/2 (1992) entsprechen.

Wurden von Ungethüm und Hinterberger (1978) noch fünf Zemente vergleichend betrachtet, waren es bei Edwards und Thomasz (1981) bereits acht. Neben den chemischen und physikalischen Eigenschaften wurde dabei auch über Besonderheiten der Verpackung und Etikettierung berichtet. Im Jahre 1984 wurden bereits 15 verschiedene Zemente angeboten. Scheuermann und Ege (1987) geben einen detaillierten Überblick über den Aufbau und die Zusammensetzung von seinerzeit handelsüblichen Knochenzementen. Neben den mechanischen und physikalischen Kenndaten der verschiedenen Zemente werden hier auch die Verpackungen – einschließlich deren Bedruckung – mit den Anforderungen des seinerzeit gültigen Arzneimittelgesetz (AMG) verglichen, sowie die Sterilisationsverfahren, mit denen die Zemente behandelt werden, kurz beschrieben.

Willert und Buchhorn (1987) hatten das immer stärker werdende Interesse an Knochenzementen und deren Anwendungsgebiete in der Orthopädie zum Anlass genommen, im Rahmen eines Knochenzement-Symposiums im Jahre 1984 insbesondere die Spezialisten auf dem Gebiet der Endoprothetik zusammen zu bringen und dabei neben den Materialeigenschaften auch die klinische Bedeutung des Materials zu diskutieren. Als einer der Hauptkritikpunkte kristallisierte sich die schwierige Vergleichbarkeit der publizierten mechanischen und physikalischen Eigenschaften der PMMA-Knochenzemente untereinander heraus.

Vergleichsuntersuchungen diverser Knochenzemente, die aber oft nur wenige Zementtypen sowie besondere Fragestellungen von Zementeigenschaften betrafen, sind häufiger veröffentlicht worden. Strikt nach ISO 5833 durchgeführte Untersuchungen sind eher selten. So wurden von Hansen und Jensen (1992) an 10 verschiedenen Knochenzementen derartige ISO-Resultate publiziert. Insbesondere mit der Einführung neuer Zemente werden gerne Vergleichsstudien mit den sogenannten Altspezialitäten Simplex P oder Palacos R vorgestellt. Kindt-Larsen et al. (1995) vergleichen beispielsweise relativ ausführlich Boneloc, eine Knochenzemententwicklung, die mittlerweile wieder vom Markt genommen werden musste (Havelin et al. 1995b, Nilson und Wiig 1996), mit vier weiteren Knochenzementen, die in den USA zugelassen sind. Dabei werden aber in der Regel nur bestimmte Zementeigenschaften vergleichend betrachtet, und die eingesetzten Methoden sind oftmals auf nicht alle Knochenzemente übertragbar und daher für einen Vergleich eher ungeeignet. Eine weitere neuere ausführlichere Zusammenstellung von Zementeigenschaften am Beispiel von sechs hauptsächlich auf dem USA-Markt befindlichen Zementversionen gibt Lewis (1997). Vielfach werden Methoden zur Darstellung von Zementeigenschaften herangezogen, die keine eindeutige Gültigkeit für PMMA-Knochenzemente haben. Diese unbefriedigende Situation führt auch heute noch zu einer großen Verunsicherung bei den Anwendern, da ihnen ein einfacher Vergleich von im Markt befindlichen Zementen nicht möglich ist.

Während man bestrebt ist, durch ständige Überarbeitung von harmonisierenden Normen für die PMMA-Knochenzemente eine für alle Zemente gültige Basis zu schaffen, hat man für die Herstellung dieser sterilen Materialien die Anforderungen bedauerlicherweise gelockert. Dies ist insofern verwunderlich, weil das Anwendungsgebiet der Zemente extrem kritisch ist und schon deshalb höchste Anforderungen an die Herstellbedingungen der Zemente gestellt werden müssen. Aus diesem Grund mussten bisher eine Fülle von Anforderungen mit Gesetzescharakter bei der Herstellung, Verpackung und Sterilisation von Knochenzementen berücksichtigt werden, die nicht explizit in Normen zusammengefasst sind, sondern in allgemeinen – nicht immer weltweit harmonisierenden Vorschriften – niedergeschrieben sind: EG-GMP-Richtlinien (1998), EG-Leitfaden für die Herstellung steriler Produkte.

Problematisch bei der Beurteilung von Aufmachung, Qualität und Herstellung von Knochenzementen ist die weltweit unterschiedliche Kategorisierung von Knochenzementen. Galten beispielsweise die Knochenzemente nach Ablauf einer Übergangsfrist noch bis zum Juni 1998 im EG-Raum als Arzneimittel und mussten somit in Deutschland dem AMG (1998) entsprechen (die Hersteller benötigten für das Inverkehrbringen eine entsprechende Zulassung der zuständigen Gesundheitsbehörde), so werden die Knochenzemente heute als Medizinprodukte nach dem MPG (1994) eingestuft, weil die Zweckbestimmung der Zemente in erster Linie die Verankerung von Gelenkprothesen im Knochen ist. Damit kann die Zulassung erheblich einfacher über eine autorisierte Zulassungsstelle erfolgen und die Einhaltung der EG-GMP-Richtlinien (1998) für die Herstellung sind nicht mehr zwingend vorgeschrieben. In den USA wurden kürzlich die Knochenzemente ebenfalls zurückgestuft und brauchen künftig für eine Marktzulassung nicht mehr eine PMA (= pre-market approval) durch die FDA. Die Zulassung von Knochenzementen kann nun über eine 510-K erfolgen (Demian und McDermott 1998). Welche Konsequenzen dies insbesondere für die Qualität von Neuzulassungen haben wird, bleibt abzuwarten.

Letztendlich muss sich der Chirurg im OP darauf verlassen können, dass die Produkte unter strengsten gesetzlichen Richtlinien hergestellt werden. Die Folge einer Lockerung der gesetzlichen Auflagen für die Zulassung – und damit auch für die Herstellung von Knochenzementen – wird vermutlich zu einer Flut von Neuprodukten am Markt führen, die oberflächlich betrachtet dem Patienten aufgrund der Konkurrenzsituation zugute kommen könnten. Im Gegenzug wird aber das Risiko dramatisch ansteigen, einen Zement einzusetzen, der nicht unter strengsten Sicherheitsrichtlinien hergestellt wird und unbefriedigende klinische Resultate zeigen wird.

Werden neuerdings intensive Anstrengungen unternommen, um über valide Operationstechniken stets reproduzierbare klinische Voraussetzungen in der Endoprothetik zu schaffen (Draenert et al. 1999), könnten Qualitätsschwankungen bei Knochenzementen, hervorgerufen durch Senkung der gesetzlichen Auflagen, in Zukunft die Validität der Anwendung in Frage stellen. Für die Orthopäden sind in dieser Hinsicht insbesondere die Verarbeitungseigenschaften der Zemente von äußerster Wichtigkeit, weil diese die Operationsplanung sowie die Feinabstimmung vor, während und nach der Prothesenimplantation bestimmen. Obwohl die ISO 5833 (1992) die Hersteller verpflichtet, hinsichtlich der Verarbeitungseigenschaften eine entsprechende graphische Darstellung in der Packungsbeilage abzudrucken, haben die Anwender gerade in Bezug auf diese Materialparameter größte Probleme in der Reproduzierbarkeit dieser Angaben. Zudem beziehen sich über 90% von Kundenreklamationen auf fehlerhafte Verarbeitungseigenschaften der Zemente. Die fehlende methodische Grundlage zur Bestimmung von Verarbeitungseigenschaften ist eine Erklärung für diese unbefriedigende Sachlage. Obwohl die chemische Grundsubstanz aller PMMA-Zemente vergleichbar ist, sind es insbesondere die Verarbeitungseigenschaften der verschiedenen Zemente, in denen sie sich deutlich unterscheiden. Diese Eigenschaften werden bereits durch geringfügige Änderungen in der Zusammensetzung erreicht (Wixson und Lautenschlager 1998, Kühn 2001).

Der Knochenzement-Hersteller liefert den Krankenhäusern das primärverpackte Polymerpulver und die Ampulle als sogenanntes Zweikomponentensystem. Die OP-Schwester bereitet die beiden Komponenten auf der sterilen OP-Seite vor. Die eigentliche Herstellung des Zementteigs erfolgt demnach durch die Schwestern im OP. Diese haben daher – zusammen mit dem praktizierenden Arzt – einen enormen Einfluss auf die Qualität des hergestellten Zementteiges, der letztendlich das klinische Langzeitergebnis einer zementierten Hüfte, Pfanne oder eines zementierten Knies erheblich beeinflusst.

Es ist daher für den Orthopäden von besonderer Bedeutung, die Hintergründe zu kennen, worin sich die Vielzahl an Zementen auf dem Markt unterscheiden, und welche Konsequenzen dies neben den Verarbeitungseigenschaften für die physikalischen, mechanischen und biologischen Eigenschaften haben kann. Solche Zusammenhänge sind dem Anwender zumeist völlig unbekannt. Werden diese Zementeigenschaften dann mit den klinischen Erfahrungen der Chirurgen zusammenfassend betrachtet, werden leider erst zu spät die erheblichen Unterschiede in der Qualität der verschiedenen Zemente offenkundig:

> Zement ist eben nicht gleich Zement!

Anhand von Überlebenskurven werden Langzeitergebnisse in der zementierten Endoprothetik ausgewertet (Röttger und Elson 1986, Hoffmann 1991). Zusammenhänge zwischen Zementvarianten und klinischen Ergebnissen werden beispielsweise auf Basis von RSA-Studien (= radiostereometric study) – eine Methode zur Evaluation von Mikrobewegungen – von Mjöberg et al. (1990) dargestellt. In der letzten »Schwedenstudie« (Malchau et al. 2000) wird erneut auf unterschiedliche Revisionsrisiken bei der Verwendung von verschiedenen Zementtypen hingewiesen. Diese unabhängigen Untersuchungen stellen eine Dokumentation von klinischen Ergebnissen mit extrem großen Patientenkollektiv aus dem Schwedischen Hüftarthroplastik Register dar. Die Studie gibt beispielsweise Empfehlungen für die Zementiertechnik sowie Hinweise auf Vorteile bestimmter Zemente aus klinischer Sicht zur Minimierung von Lockerungen hingewiesen (Havelin et al. 1995b, Malchau und Herberts 1996, 1998). Des weiteren zeigt die unabhängige Studie eindeutig auf, dass der zementierte Schaft – insbesondere bei der Hüfte – dem unzementierten Schaft weit überlegen ist (Havelin et al. 1995a, Malchau und Herberts 1996, 1998). In einer Zeit in der letztendlich auch die Kosten im Mittelpunkt von medizinischen Reparaturmaßnahmen stehen, sind Langzeitstudien und Tragezeiten von Implantaten besonders wichtig geworden. Da lange Tragezeiten nachweislich auch von der Zementqualität abhängen, ist die Auswahl des richtigen Zementes von größter Bedeutung. Bei Kosten von derzeit ca. 15.000–20.000 DM pro TEP (Könning et al. 1997), werden Langzeitstudien bzw. Tragezeiten auch aus gesundheitspolitischer Sicht immer wichtiger.

Es war daher das Ziel der vorliegenden Untersuchung, dem Anwender von Knochenzementen ein Nachschlagewerk zur Verfügung zu stellen, um sich schnell und bequem einen Überblick über alle im Markt befindlichen Knochenzemente zu verschaffen und eine entsprechende Auswahl treffen zu können, welcher Zement bei welcher Anwendung beste Voraussetzung für gute klinische Ergebnisse liefern kann.

Zu diesem Zweck werden im folgenden die im Augenblick auf dem Markt befindlichen Knochenzemente beschrieben, die Materialeigenschaften der verschiedenen Produkte miteinander verglichen und dabei die jeweiligen Vor- bzw. Nachteile für den Chirurgen und den Patienten aufgezeigt. Alle derzeit im Markt befindlichen PMMA-Knochenzemente werden nach der derzeit gültigen ISO 5833 (1992) vergleichend geprüft. Weiterhin werden neue Prüfmethoden vorgestellt, um insbesondere die für den Anwender wichtigen Zementeigenschaften vergleichend bewerten zu können.

2
Untersuchungsmaterial und angewandte Methoden

2.1
Material

Es ist uns bekannt, dass in einigen Ländern der Welt Zemente angeboten werden, die aus Kostengründen nur in einer kleinen Region angeboten werden und uns daher schwer oder garnicht zugänglich sind. Im folgenden werden deshalb alle uns bekannten Knochenzemente aufgelistet (Tabelle 1). Es werden demnach auch die Zemente aufgeführt, die zum gegenwärtigen Zeitpunkt eine lediglich untergeordnete Rolle spielen, nur in bestimmten Ländern eingesetzt werden, bereits

Tabelle 1. Aufstellung uns bekannter Knochenzementtypen

Knochenzemente	Verantwortlicher Hersteller	Viskositätstyp	Im Markt?
Acrybond	Richards	low	nein
AKZ (Antibiotic Simplex®)	Stryker Howmedica	medium	ja
Antibiotic Simplex® with Tobramycin	Stryker Howmedica	medium	ja (neu)
Allofix®-G (ähnlich Sulcem™ 3 G)	Sulzer	low	nein
Biocryl 1	Bioland	medium	nein
Biocryl 3	Bioland	low	nein
Biolos 1	Bioland	medium	nein
Biolos 3	Bioland	low	nein
Boneloc®	Biomet Inc.USA	System	nein
Bonemite	Mochida Pharmaceutical	low	nein
C-ment® 1	E. M. C. M. B. V.	high	ja
C-ment® 3	E. M. C. M. B. V.	low	ja
Cemex® Fluor LV	Tecres	medium	nein
Cemex® Fluor HV	Tecres	high	nein
Cemex® Isoplastic (HV)	Tecres	high	ja
Cemex® RX (LV)	Tecres	medium	ja
Cemex®-Genta HV	Tecres	high	ja
Cemex®-Genta LV	Tecres	medium	ja
Cemex® XL	Tecres	low	ja
Cerafix® LV	Ceraver Osteal	low	ja
Cerafixgenta®	Ceraver Osteal	low	ja
CLL 50	Chevalier Prosthetics	low	nein
CMW® 1 Gentamicin	DePuy/Johnson & Johnson	high	ja
CMW® 1 radiolucent	DePuy/Johnson & Johnson	high	ja
CMW® 1 radiopaque	DePuy/Johnson & Johnson	high	ja
CMW® 2	DePuy/Johnson & Johnson	high	ja
CMW® 2 G	DePuy/Johnson & Johnson	high	ja
CMW® 2000	DePuy/Johnson & Johnson	high	ja
CMW® 2000 Gentamicin	DePuy/Johnson & Johnson	high	ja

Tabelle 1. Fortsetzung

Knochenzement	Verantwortlicher Hersteller	Viskositätstyp	Im Markt?
CMW® 3	DePuy/Johnson & Johnson	low	ja
CMW® 3 Gentamicin	DePuy/Johnson & Johnson	low	ja
Copal®.	Merck	high	ja
Duracem™ 3 (= Sulcem™ 3)	Sulzer	low	ja
Durus® H	Macmed Orthopedics	medium	ja
Durus® HA	Macmed Orthopedics	medium	nein
Durus® L	Macmed Orthopedics	low	nein
Durus® LA	Macmed Orthopedics	low	nein
Endurance®	DePuy/Johnson & Johnson	low	ja
Genta C-ment® 1	E. M. C. M. B. V.	high	ja
Genta C-ment® 3	E. M. C. M. B. V.	low	ja
Implast	Beiersdorf	low	nein
Kallokryl K	VEB Spezialchemie	low	nein
Medifix 1	Bioland	medium	nein
Medifix 3	Bioland	low	nein
Nebacetin-Sulfix-6	Sulzer	low	nein
Omniplastik	Johnson & Johnson	low	nein
Osteobond®	Zimmer	low	Ja
Osteopal®	Merck	low	ja
Osteopal® G	Merck	low	ja
Osteopal® HA	Merck	high	nein
Osteopal® VS	Merck	high	nein
Palacos® LV/E Flow	Schering Plough	low	ja
Palacos® LV/E Flow mit Gentamicin	Schering Plough	low	ja
Palacos® R	Merck/Schering Plough	high	ja
Palacos® R with Gentamicin	Schering Plough	high	ja
Palamed®	Merck	high	ja
Palamed® G	Merck	high	ja
Palavit® HV	Schering Plough	high	nein
Palavit® LV	Schering Plough	low	nein
Refobacin®-Palacos® R	Merck	high	ja
Scellos 3	Fii	low	nein
Subiton	Prothoplast	medium	ja
Subiton G	Prothoplast	medium	ja
Sulcem™ 1	Sulzer	high	nein
Sulcem™ 1 G	Sulzer	high	nein
Sulcem™ 3 G	Sulzer	low	ja (neu)
Sulfix®-6	Sulzer	low	nein
Sulfix®-60	Sulzer	low	nein
Surgical Simplex® P	Stryker Howmedica	medium	ja
Surgical Simplex® P with Microlok®	Stryker Howmedica	medium	ja
Versabond™	Smith & Nephew	medium	ja (neu)
Zimmer® dough-type radiolucent	Zimmer	medium	nein
Zimmer® dough-type radiopaque	Zimmer	low	ja
Zimmer® LVC	Zimmer	low	nein

vom Markt genommen wurden, gerade zugelassen wurden oder trotz intensiver Bemühungen für uns nicht rechtzeitig erhältlich waren (Cemex XL, Cemex Fluor LV und HV, CMW 2000, Sulcem 3 G, Antibiotic Simplex Tobramycin, Versabond). Laut Angaben von der Firma Sulzer sollen in Kürze auch die hochviskosen Varianten Sulcem 1 und Sulcem 1 G auf den Markt kommen.

Nur die wichtigsten Zemente werden später detailliert beschrieben und in alle Vergleichsuntersuchungen einbezogen.

2.2
Angewandte Untersuchungsmethoden

Alle Untersuchungen wurden, soweit nicht anders angegeben, im medizinischen Qualitätskontroll- bzw. im medizinischen Entwicklungslabor der Heraeus Kulzer GmbH & Co. KG, Wehrheim durchgeführt.

2.2.1
Zementbeschreibung

Für die Beschreibung der Zemente sind neben den chemischen und physikalischen Parametern auch die üblicherweise am Markt erhältlichen Verpackungsaufmachungen beschrieben worden.

2.2.2
Bestimmung der Polymerzusammensetzung

Zur Ermittlung der Monomere, auf denen das Polymer basiert, wird eine Probe von ca. 0,25 mg 5 sec. bei 610 °C pyrolysiert. Mittels HPLC werden im Pyrolysat durch Vergleich mit Standards Art und Menge der Monomere bestimmt.

Für REM-Aufnahmen wurden die Pulver mit Gold gesputtered mit einer Hitachi-S-520 Kamera aufgenommen (Kühn 1991). Die Aufnahmen wurden bei Merck Biomaterial GmbH, Darmstadt, hergestellt.

Polymerzusammensetzungen wurden auch von der Röhm GmbH, Darmstadt, bestimmt (mittels GC-MS).

2.2.3
Bestimmung des Benzoylperoxid-Gehalts

2.2.3.1
Titration

Ca. 0,5 g des Pulvers werden mit einer Analysenwaage genau abgewogen und in einem 250er Erlenmeyerkolben mit 25 ml Chloroform versetzt. der Kolben wird verschlossen.

Nachdem sich die Probe unter Schütteln gelöst hat (bis auf die unlöslichen Anteile) gibt man etwa 20 ml 10 %ige methanolische Kaliumjodid-Lösung dazu. Anschließend verbleibt der Erlenmeyer-Kolben noch 20 min im Dunkeln stehen.

Mit 0,01 N-Natriumthiosulfat-Lösung titriert man den Inhalt des Kolbens nach farblos.

Berechnung: Benzoylperoxid (%) = Verbrauch (ml) x F x 0,121 / Einwaage (g)
(F = Faktor der Natriumthiosulfat-Lösung)

2.2.3.2
(HPLC)

0,25 g des Pulvers bzw. Polymeren werden mit 10 ml Methanol 10 Minuten gerührt und anschließend abzentrifugiert. Die klare Lösung wird gegen Standards (0,5/1,0/2,0-prozentige Lösungen von Benzoylperoxid in Methanol) analysiert.

2.2.4
Bestimmung des Gehalts an Röntgenkontrastmittel

Bei Zementpulvern/Zementen, die außer dem Röntgenkontrastmittel keine weiteren nichtflüchtigen Komponenten enthalten, lässt sich durch Veraschung der Gehalt des Röntgenkontrastmittels leicht wie folgt bestimmen:

In einen vorher leer geglühten (etwa 1 Std. bei 700° C im Muffelofen) und bis zur Gewichtskonstanz abgekühlten, gewogenen Tiegel wird eine Pulverprobe eingewogen.

Nach zunächst vorsichtigem Erhitzen im offenen, nicht sehr heißen Muffelofen oder über dem Brenner wird der Tiegel mit Probe etwa 1 Std. bei 700° C im Muffelofen geglüht. Es dürfen keine Spuren von Kohlenstoff (schwarz) mehr erkennbar sein. Nach vollständiger Abkühlung auf Raumtemperatur (im Exsikkator) wird zurückgewogen.

Berechnung: Gehalt (%) = 100 · ((Endgewicht – (Leergewicht/Gewicht mit Probe-Leergewicht))

2.2.5
Darstellung der Röntgenopazität

Prüfkörpermaße: 10 x 15 x 3,3 mm

Prüfkörper verschiedener Knochenzemente von gleichen Ausmaßen, vor allem gleicher Dicke, werden auf ein Papier geklebt.

Es wird eine Röntgenaufnahme davon angefertigt, bei der die Energie so gewählt wird, dass eine mittlere Schwärzung erreicht wird bzw. die Unterschiede in der Opazität gut erkennbar werden (40-41 kV, 2-2,5 mAs). Die Aufnahmen wurden bei Merck Biomaterial GmbH, Darmstadt hergestellt.

2.2.6
Restmonomer-Freisetzung

Prüfkörpermaße: 10 x 15 x 3,3 mm

Prüfkörperherstellung: Der Zement wird nach Vorschrift angerührt und der nicht mehr klebende Teig in einer Form zwischen zwei Folien gepresst und die Aushärtung abgewartet. Aus der von der Form befreiten Platte werden die Prüfkörper gesägt.

5 Prüfkörper (Einwaage) werden jeweils 1 Stunde nach Herstellung mit 5 ml destilliertem Wasser in Head-Space-Vials gegeben, verschlossen und bei 37 °C

gelagert. Nach verschiedenen Zeiten (1, 3, 7, 14 Tagen) wird im Eluat per GC gegen einen Methylmethacrylat-Standard auf Gehalt des Restmonomers geprüft. Das Ergebnis wird in µg Methylmethacrylat/g Knochenzement angegeben (Ege und Scheuermann, 1987).

2.2.7
Restmonomer-Gehalt

Prüfkörpermaße: 10 x 15 x 3,3 mm

Prüfkörperherstellung: Der Zement wird nach Vorschrift angerührt und der nicht mehr klebende Teig in einer Form zwischen zwei Folien gepresst und die Aushärtung abgewartet. Aus der von der Form befreiten Platte werden die Prüfkörper gesägt.

Die Prüfkörper werden in destilliertem Wasser bei 37 °C gelagert. Nach verschiedenen Zeiten (0, 1, 3, 7, 14, 28 Tagen) werden 0,2 g einer Probe in ein 22 ml - vial eingewogen und mit 5 ml Aceton versetzt. Es wird gut verschlossen 24 Std. mit Magnetrührer bewegt.

Danach werden 15 ml einer Standard- Lösung hinzugefügt, wobei das Polymer vollständig ausfällt. Die überstehende, klare Lösung (ggf. zentrifugieren) wird zur GC-Analyse verwendet (Injektion von 0,5 µl nach Kalibrierung des Systems).

Das Ergebnis wird in % Methylmethacrylat, bezogen auf die Probeneinwaage, angegeben (Ege und Scheuermann, 1987).

2.2.8
Bestimmung des Gentamicin-Gehalts

Eine Pulverprobe (ca. 3 g) wird eingewogen, mit 250 ml dest. Wasser 30 min gerührt und abfiltriert. Zur Analyse werden 4 ml davon mit Eluent auf 50 ml verdünnt. Das HPLC-System wird mit Standard-Gentamicin kalibriert. In der Probe wird der Gehalt durch Post-Column-Derivatization, Detektion mit Fluoreszenz-Indikator, bestimmt.

2.2.9
Bestimmung der Gentamicin-Freisetzung

Prüfkörpermaße: 10 x 15 x 3,3 mm

Prüfkörperherstellung: Der Zement wird nach Vorschrift angerührt und der nicht mehr klebende Teig in einer Form zwischen zwei Folien gepresst und die Aushärtung abgewartet. Aus der von der Form befreiten Platte werden die Prüfkörper gesägt. Je 2 Prüfkörper (Einwaage) werden in 10 ml destilliertem Wasser bei 37 °C gelagert. Nach verschiedenen Zeiten wird das Eluat per HPLC gegen einen Gentamicin-Standard auf Gehalt des Antibiotikums geprüft.

Das Ergebnis wird in mg Gentamicin/g Knochenzement angegeben.

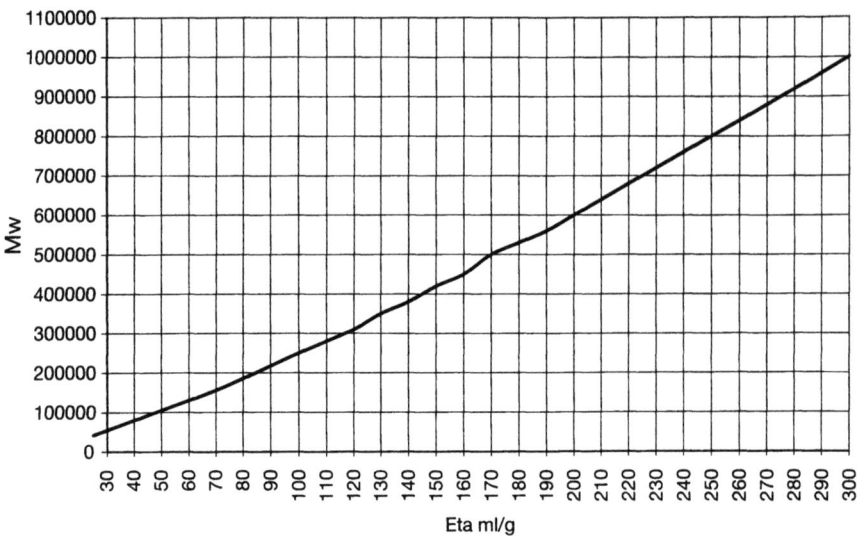

Abb. 1. Zusammenhang zwischen der reduzierten Viskosität (Eta-Wert) und dem mittlerem Molekulargewicht (in Dalton = Da) von Polymethylmethacrylat

2.2.10
Bestimmung des Molekulargewichts

Eine Probe PMMA bzw. ausgehärteter Knochenzement wird im Messkolben eingewogen, mit Chloroform aufgefüllt und durch Schütteln gelöst. Die Lösung wird durch eine Glasfritte filtriert und in ein geeignetes Ubbelohde-Viskosimeter gefüllt. Das Wasserbad wird auf 20 °C temperiert.

Nach ca. 15 min. wird durch mindestens 3 übereinstimmende Messungen die Durchlaufzeit bestimmt. In gleicher Weise bestimmt man die Zeit für reines Chloroform.

Berechnung: Reduzierte Viskosität $(Eta) = (t_1/t_0 - 1) * 100/c$
(c = Konz. in % t_0 = Zeit für Chloroform)

Mit einer Tabelle/Eichkurve (Abb. 1) lässt sich anhand des Eta-Wertes das mittlere Molekulargewicht der PMMA-Probe ermitteln (Technische Information TC 1348 der Firma Röhm). Für Copolymere mit überwiegendem PMMA-Anteil liefert die PMMA-Eichkurve immer noch eine akzeptable Genauigkeit.

2.2.11
Bestimmung der Monomerzusammensetzung

Die Zusammensetzung (MMA, andere Methacrylate, DmpT) wird durch Gaschromatographie (GC) bestimmt.

Der Hydrochinongehalt wird kolorimetrisch bestimmt.

2.2.12
Bestimmung der Monomerstabilität

nach Norm ISO 5833 (1992)

Eine Probe der Flüssigkeit wird in einem geschlossenen Gefäß und im Dunkeln für 48 ± 2 Std. auf 60 ± 2 °C erhitzt. Man lässt dann ausreichend lange auf 23 °C abkühlen. Die Durchlaufzeit wird in einem Viskosimeter bei 23 ± 0,1 °C bestimmt und mit einer unbehandelten Probe verglichen. Die Durchlaufzeit darf bei der wärmebehandelten Probe nicht um mehr als 10 % höher liegen.

2.2.13
Bestimmung der Biegefestigkeit (Dynstat)

nach Norm DIN 53435 (1983)

Prüfkörperherstellung: Der Zement wird nach Vorschrift angerührt und der nicht mehr klebende Teig in einer Form zwischen zwei Folien gepresst und die Aushärtung abgewartet. Aus der von der Form befreiten Platte werden die Prüfkörper gesägt.

Die Prüfkörper werden mindestens 12 Std. im Normalklima gelagert und auch dort gemessen.

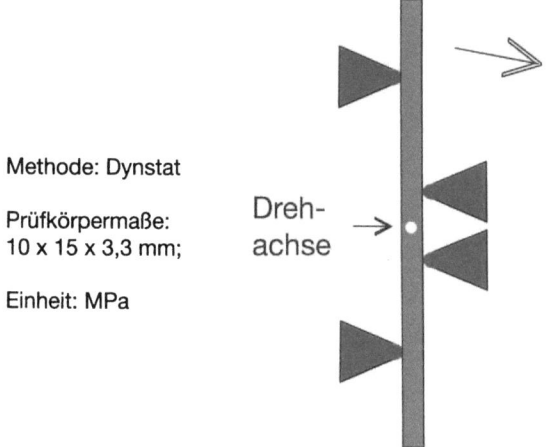

Methode: Dynstat

Prüfkörpermaße:
10 x 15 x 3,3 mm;

Einheit: MPa

Sie werden in die Auflagereinrichtung eingelegt und stoßfrei mit einer Verformungsrate von 150°/min auf Biegung beansprucht.

Das erreichte Biegemoment wird durch den Schleppzeiger angezeigt.

2.2.14
Bestimmung der Schlagzähigkeit (Dynstat)

nach Norm DIN 53435 (1983)

Prüfkörperherstellung: Der Zement wird nach Vorschrift angerührt und der nicht mehr klebende Teig in einer Form zwischen zwei Folien gepresst und die

Aushärtung abgewartet. Aus der von der Form befreiten Platte werden die Prüfkörper gesägt.

Die Prüfkörper werden mindestens 12 Std. im Normalklima gelagert und auch dort gemessen.

Es wird die passende Schlageinrichtung eingesetzt (Verbrauch von mindestens 10 %, höchstens 80 % der maximalen Schlagarbeit durch die Prüfkörper).

Die Prüfkörper werden genau vertikal in die Prüfanordnung eingelegt, das Schlagpendel auf 90° Fallhöhe eingestellt.

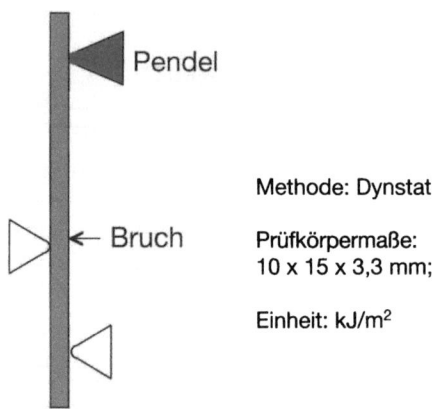

Methode: Dynstat

Prüfkörpermaße:
10 x 15 x 3,3 mm;

Einheit: kJ/m^2

Die verbrauchte Schlagarbeit in kJ wird durch den Schleppzeiger angezeigt.

2.2.15
Bestimmung der ISO-Biegefestigkeit (4-Punkt)
nach Norm ISO 5833 (1992)

Prüfkörperherstellung: Der Zement wird nach Vorschrift angerührt und der nicht mehr klebende Teig in einer Form zwischen zwei Folien gepresst und die Aushärtung abgewartet. Aus der von der Form befreiten Platte werden die Prüfkörper gesägt.

Die Prüfkörper werden 50 ± 2 Std. in Wasser von 37 ± 1 °C eingelegt.

Nach Entnahme aus dem Wasser und Vermessung der Dicke wird ein Streifen symmetrisch auf die 4-Punkt-Biegeaufnahme gelegt.

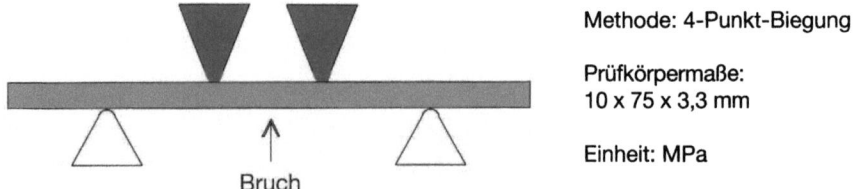

Methode: 4-Punkt-Biegung

Prüfkörpermaße:
10 x 75 x 3,3 mm

Einheit: MPa

Sofort wird die Maschine gestartet und mit einem Vorschub von 5 mm/min. die Biegebelastung bis zum Bruch erhöht. Die erreichte Biegefestigkeit wird registriert.

2.2.16
Bestimmung der Druckfestigkeit
nach Norm ISO 5833 (1992)

Prüfkörperherstellung: Der Zement wird nach Vorschrift angerührt, der Teig in die Bohrungen einer speziellen Messingform gepresst und die Aushärtung abgewartet. Aus den aus der Form gestoßenen Zylindern werden die Prüfkörper gesägt.

Nach 24 ± 2 Std. und genauer Messung des Durchmessers des Zementzylinders mit planparallelen Stirnflächen wird dieser aufrecht stehend in die Prüfmaschine eingelegt.

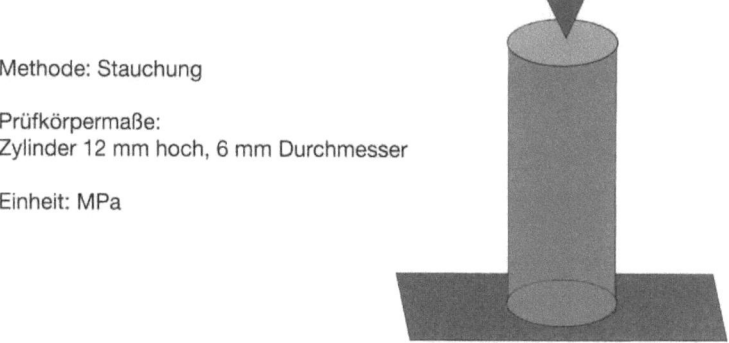

Methode: Stauchung

Prüfkörpermaße:
Zylinder 12 mm hoch, 6 mm Durchmesser

Einheit: MPa

Bei einem Vorschub von 20 mm/min wird die Druckbelastung bis zum plötzlichen Kraftabfall fortgesetzt.

Diese maximale Kraft dient der Errechnung der Druckfestigkeit.

2.2.17
Bestimmung des Biegemoduls
nach Norm ISO 5833 (1992)

Prüfkörperherstellung: Der Zement wird nach Vorschrift angerührt und der nicht mehr klebende Teig in einer Form zwischen zwei Folien gepresst und die Aushärtung abgewartet. Aus der von der Form befreiten Platte werden die Prüfkörper gesägt.

Die Prüfkörper werden 50 ± 2 Std. in Wasser von 37 ± 1 °C eingelegt.

Nach Entnahme aus dem Wasser und Vermessung der Dicke wird ein Streifen symmetrisch auf die 4-Punkt-Biegeaufnahme gelegt.

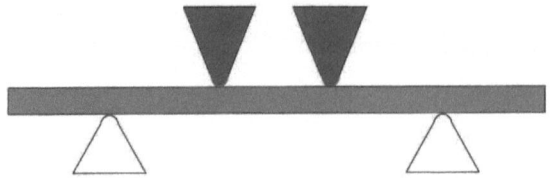

Methode:
4-Punkt-Biegung

Prüfkörpermaße:
10 x 75 x 3,3 mm

Einheit: MPa

Sofort wird die Maschine gestartet und mit einem Vorschub von 5 mm/min die Biegebelastung bis zum Bruch erhöht.

Aus der aufgezeichneten Kurve (Verformung gegen Kraft) wird aus dem Bereich zwischen 15 und 50 N der Biegemodul errechnet.

2.2.18
Bestimmung der Intrusion

nach Norm ISO 5833 (1992)

Der Zement wird im Normalklima (23 ± 1°C, > 45 % Feuchtigkeit) gelagert und auch dort gemessen.

Eine Packung wird nach Vorschrift angemischt und in die spezielle Teflonform gegeben. 1 min nach der Klebzeit wird der Stempel für die Dauer einer Minute mit 49 N belastet.

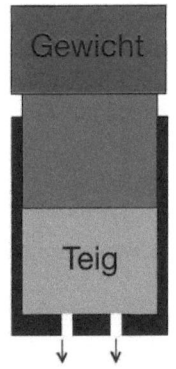

Methode: Druckbelasung des Teiges

Einheit: mm

Nach Aushärtung und Auseinandernehmen der Form werden die erreichten Eindringtiefen der vier Bohrungen vermessen und gemittelt.

2.2.19
Bestimmung der Aushärtetemperatur/-zeit

nach Norm ISO 5833 (1992)

Im klimatisierten Raum (23 ± 1°C, > 45 % Feuchtigkeit) wird eine Packung Zement angemischt und gleich nach Erreichen der Teigzeit in eine flache, runde Teflonform gefüllt. Ein genau hineinpassender runder Stempel, mit Bohrungen zum Entweichen überschüssigen Teigs versehen, wird bis zum Anschlag hineingedrückt, wobei ein ›Teigzylinder‹ des Durchmessers 60 mm und der Höhe 6 mm in der Form verbleibt.

In seiner Mitte befindet sich die verlötete Spitze eines Thermoelements; die Drähte werden durch eine kleine zentrische Bohrung im Boden der Form nach außen und zum Messgerät geführt.

Methode: Temperatur/ Zeit-Kurve

Menge: 1 Verkaufseinheit

Einheit: °C bzw. min

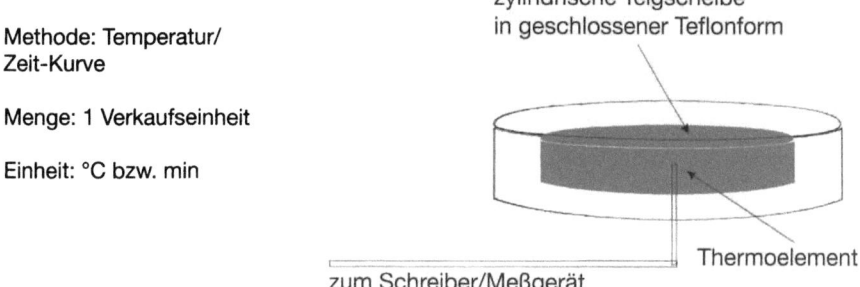

Die Aushärtekurve (Temperatur/Zeit) wird aufgezeichnet und aus ihr die Maximaltemperatur und (am Wendepunkt) die Aushärtezeit entnommen.

Der kleine Temperaturanstieg nach 2 min. kennzeichnet das Einbringen des Teigs in die Form. Am Wendepunkt der Kurve im Bereich des steilen Anstiegs wird gemäß Norm die Aushärtezeit abgelesen (Abb. 2).

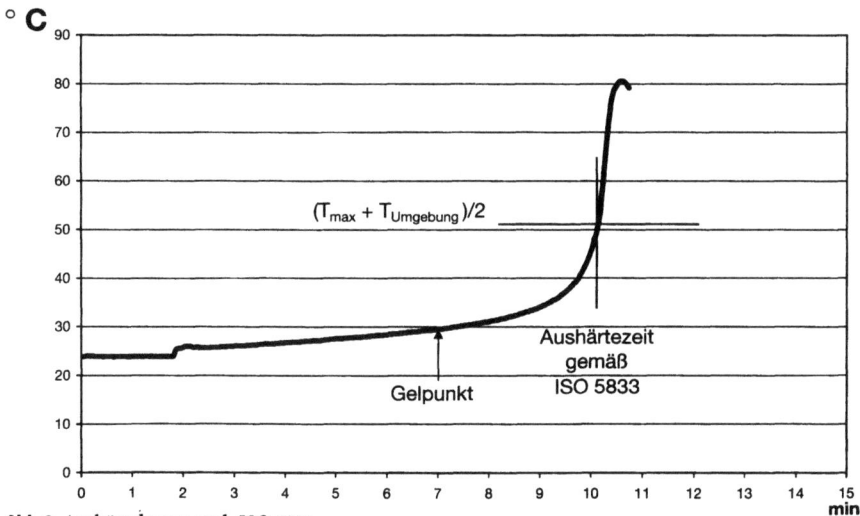

Abb. 2. Aushärtekurve nach ISO 5833

2.2.20
Bestimmung der Anteigzeit

nach Norm ISO 5833 (1992)

Eine komplette Packung (bei 23 ± 1°C, > 45 % Feuchtigkeit gelagert) wird angemischt und beim Zusammengeben von Pulver und Flüssigkeit eine Stoppuhr gestartet.

Nach ca. 1 min. wird die Teigoberfläche vorsichtig mit einem behandschuhten Finger (Latex, trocken, ungepudert) betastet. Dabei wird beobachtet, ob sich beim Abheben des Fingers Fäden zwischen Teig und Handschuh ziehen.

Man wiederholt das etwa alle 15 Sekunden mit frischer Teigoberfläche und einer sauberen Latexstelle, bis sich der behandschuhte Finger klebfrei lösen lässt. Diese Zeit ist die Anteigzeit.

2.2.21
Bestimmung der Verarbeitungseigenschaften

Eine mindestens 12 Std. im Klimaraum (Normalklima: 23 ± 1°C, > 45 % Feuchtigkeit, aber auch ggf. 18 ± 1°C oder 25 ± 1°C) gelagerte Originalpackung Knochenzement wird nach Herstellerangabe in einem Porzellantiegel angemischt, wobei die Stoppuhr unmittelbar nach dem Zusammenbringen von Pulver und Flüssigkeit gestartet wird.

Zunächst wird das Benetzungsverhalten des Polymers durch das Monomer untersucht sowie der Zeitpunkt bestimmt, ab dem ein Durchmischen des Zements einfach wird und der Teig homogenisiert werden kann (= **Ende Phase I**).

Anschließend wird etwa alle 5 sec. geprüft, ob der Teig noch am Finger klebt (Wartephase = **Phase II**).

Eindeutige Klebfreiheit bedeutet Start der Verarbeitungsphase (= **Phase III**).

Der Teig wird gleichmäßig weiter geknetet, bis er sich nicht mehr faltenfrei vereinigen lässt (Ende der Verarbeitungsphase, Prothese kann nicht mehr in den Zement eingebracht werden = **Beginn der Phase IV**).

Die Aushärtungszeit ist der Zeitpunkt der völligen Durchhärtung, erkennbar am harten Klang der auf den Tisch geklopften Zementkugel (= **Ende Phase IV**).

Die auf diese Weise bei unterschiedlichen Umgebungs- und Komponententemperaturen ermittelten Daten werden für jeden untersuchten Zement gemäß Abbildung 3 aufgezeichnet.

Die Einteilung der untersuchten Zemente hinsichtlich ihrer Viskosität in niedrigviskos, mittelviskos und hochviskos wird anhand der zuvor beschriebenen Methode ermittelt. Dieser Bewertung liegen folgende Zementeigenschaften zugrunde:

Niedrigviskos (= low): Knochenzemente, die in der Regel sehr schnell nach Zusammenbringen der Zementkomponenten zu einer flüssigen Masse zusammenfließen und mit einer nachfolgenden, länger andauernden flüssigen bis niedrigviskosen Anquellphase (=Wartephase) charakterisiert sind. Die Klebfreiheit (= Ende der Wartephase) ist in der Regel nicht früher als 3:00 min. nach dem Zusammenbringen der Komponenten erreicht. Innerhalb der Verarbeitungsbreite zieht die

Angewandte Untersuchungsmethoden

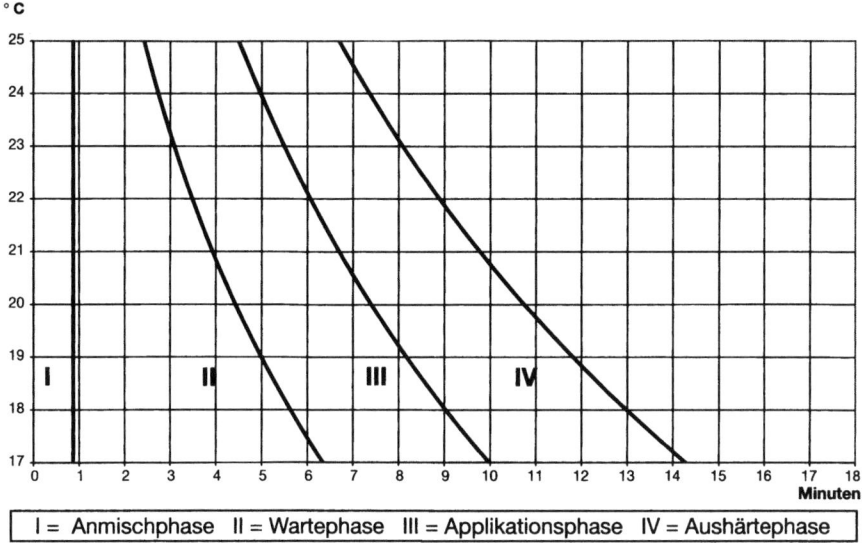

| I = Anmischphase | II = Wartephase | III = Applikationsphase | IV = Aushärtephase |

Abb. 3. Verarbeitungskurven eines Knochenzements

Viskosität rasch an, so dass diese Phase relativ kurz ist. Der Teig wird schnell warm. Die Aushärtung erfolgt 1–2 min nach dem Ende der Verarbeitungsphase.

Mittelviskos (= medium): Knochenzemente mit einer niedrigviskosen Anquellphase. Die Klebfreiheit ist in der Regel spätestens nach 3:00 erreicht. In der Verarbeitungsphase ist die Viskosität zu Beginn relativ gleichbleibend und nimmt nur langsam aber kontinuierlich zu. Innerhalb der Verarbeitungsbreite verhält sich der Zement wie ein hochviskoses Material. Die Aushärtung erfolgt 1,5–2,0 min. nach dem Ende der Verarbeitungsphase.

Hochviskos (= high): Knochenzemente mit einer nur kurzen Anquellphase und einer raschen Klebfreiheit. Innerhalb der Verarbeitungsbreite ist die Viskosität lange Zeit gleichbleibend und zieht gegen Ende dieser Phase an. In der Regel ist die Verarbeitungsbreite vergleichsweise groß. Die Aushärtung erfolgt 1,5–2,0 min. nach dem Ende der Verarbeitungsphase.

2.2.22
Bestimmung der Glasübergangstemperatur

Die gesägten Knochenzement-Prüfkörper werden trocken vermessen oder nach Lagerung im wässrigen Medium bei 37 °C.

Nach Messung ihrer exakten Ausgangslänge werden sie in ein Horizontal-Dilatometer eingespannt (je 2 als Parallelmessung).

Langsames Aufheizen bewirkt eine Längenzunahme, die in Abhängigkeit von der Temperatur präzise aufgezeichnet wird. Bei Erweichungsbeginn nimmt die Länge nicht mehr zu, schließlich sogar ab (Ege et al. 1998a, b).

Aus dem Länge-Temperatur-Diagramm wird die Glasübergangstemperatur bestimmt (Abb. 4).

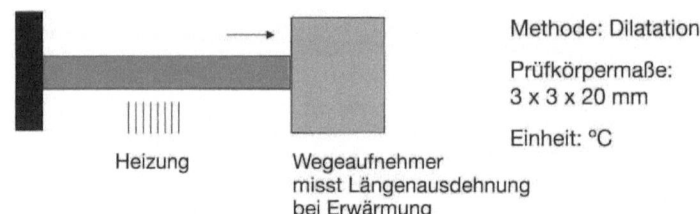

Methode: Dilatation
Prüfkörpermaße:
3 x 3 x 20 mm
Einheit: °C

Heizung Wegeaufnehmer
misst Längenausdehnung
bei Erwärmung

An den Kurvenmaxima (Tg) fängt das Material an zu erweichen, wodurch trotz Erwärmung keine weitere Ausdehnung mehr stattfindet.

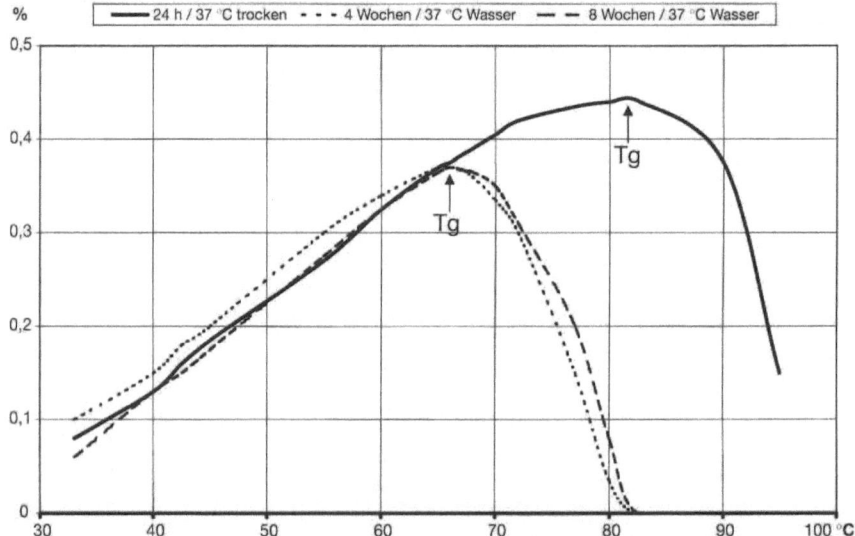

Abb. 4. Beispiel für Ausdehnungs-/Temperaturkurven von Knochenzement (Tg = Glasübergangstemperatur)

2.2.23
Bestimmung der Ermüdungsfestigkeit

ähnlich der Norm ISO 5833.1 (1979) nach Soltesz (1994), Soltesz et al. (1998a, 1998b)

Prüfkörperherstellung: Der Zement wird nach Vorschrift angerührt und der nicht mehr klebende Teig in einer Form zwischen zwei Folien gepresst und die Aushärtung abgewartet. Aus der von der Form befreiten Platte werden die Prüfkörper gesägt.

Als Prüfanordnung wird der 4-Punkt-Biegeversuch nach ISO 5833 mit Probenabmessungen von 10 x 75 x 3,3 mm, einem Auflagerabstand von 60 mm und einem Druckfinnenabstand von 20 mm verwendet. Die Prüfung erfolgt bei 37 °C in Ringer-Lösung. Bis zur Prüfung werden die Proben ebenfalls bei 37 °C in Rin-

Methode: oszillierende
lastgeregelte
4-Punkt-Biegung

Prüfkörpermaße:
10 x 75 x 3,3 mm

Frequenz: 5 Hz

Zyklenzahl: max 10 Mio

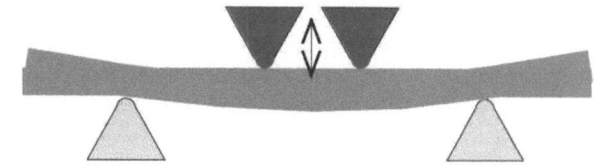

ger-Lösung über mindestens einen Monat gelagert. In dieser Zeit erreichen sie eine Wassersättigung von mindestens 95 %, außerdem sollten danach alle wesentlichen, die Festigkeit möglicherweise noch beeinflussenden Nachpolymerisationsvorgänge abgeschlossen sein, so dass man mit einigermaßen vergleichbaren Ausgangsbedingungen in den Materialeigenschaften für die sich über einen größeren Zeitraum hinziehenden Wechsellast-Messungen rechnen darf.

Für die Bewertung werden zunächst an jeweils 5 Proben die quasistatischen Festigkeiten ermittelt und deren Mittelwert als Referenzwert festgelegt. Hierzu werden die Proben mit konstantem Lastanstieg von 90 N/min. (entspricht 50 MPa/min.) bis zum Bruch belastet. In Einzelfällen, wenn sich das Material stark viskoelastisch oder plastisch verhält, und kein Bruch bei vertretbaren Durchbiegungen von wenigen mm erfolgt, wird die Belastungsgeschwindigkeit bis auf 900 N/min gesteigert.

Die Messungen unter Wechsellast folgen dem Wöhler-Verfahren. Die Proben werden einer sinusförmigen zyklischen Belastung von 5 Hz unterworfen, die praktisch einer Schwellbelastung entspricht (Unterlast 5 % des Referenzwertes, d.h. der quasistatischen Festigkeit). Sie werden bis zum Bruch gefahren und die Anzahl der ertragenen Zyklen wird als die jeweilige Lebensdauer ermittelt. Bei Überschreiten einer maximalen Zyklenzahl von 10 Millionen Zyklen ohne Bruch

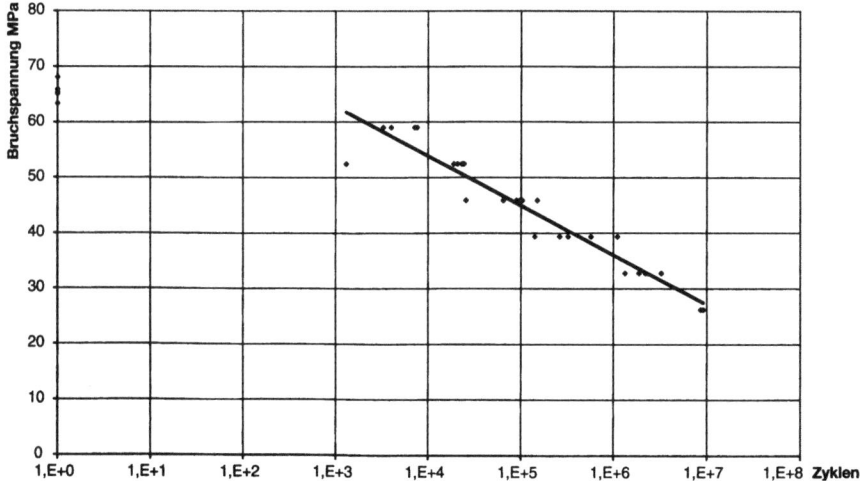

Abb. 5. Typische Darstellung der Ermüdungsfestigkeit eines Knochenzements nach Soltesz (1994)

wird der Versuch beendet. Jeweils 5 bis 6 Proben werden auf unterschiedlichen Lastniveaus (d.h. mit gleicher Oberlast) getestet. Diese Lastniveaus werden im Abstand von 10 % der quasistatischen Festigkeit gewählt. Dadurch ergeben sich i. A. 5 bis 6 Laststufen (zwischen 90 und 30 % der quasistatischen Festigkeit). Alle Versuche erfolgen lastgeregelt, da physiologische Belastungen nahezu ausschließlich kraftgesteuert ablaufen. Verschiebungsgeregelte Vorgehensweisen würden zu einer Unterschätzung des Versagensrisikos führen.

Die Auftragung der Bruchlast gegen den Logarithmus der erreichten Lastspielzahl (halblogarithmische Darstellung) ergibt eine fallende Gerade (Wöhlerkurve, Abb. 5).

> Zur Einschätzung der Ermüdungsfestigkeit für die Praxis geht man von einer jährlichen Doppelschrittzahl eines Menschen von ca. 10^6 aus – also etwa 2×10^6 Schritte jährlich. Die 10^7 erreichten Lastwechsel würden demnach etwa einer Tragezeit der Prothese von 5–10 Jahren entsprechen.

Alle Untersuchungen zur Ermüdungsfestigkeit von Knochenzementen wurden am Fraunhofer-Institut für Werkstofftechnik (IWM) in Freiburg durchgeführt.

3
Ergebnisse und Diskussion

Zunächst werden einige wichtige chemische und physikalische Aspekte der PMMA-Knochenzemente beschrieben, um damit die Basis für Vergleichsstudien der verschiedenen Materialien zu geben. Anschließend werden alle derzeit auf dem Markt befindlichen Knochenzemente auf der Basis der ISO-5833 beschrieben. Zusätzlich werden noch weitere – nach unserem Dafürhalten wichtige Parameter – vergleichend dargestellt, die entweder nur oberflächlich oder gar überhaupt nicht in Normen näher beschrieben sind, für den Chirurgen aber von entscheidender Bedeutung sind. Bei allen Überprüfungen ist festzuhalten, dass sämtliche Knochenzemente nach denselben Methoden unter Anwendung derselben Gerätschaften und stets vom gleichen Personal getestet wurden, um eine eindeutige Vergleichbarkeit sicherzustellen.

3.1
Polymethylmethacrylate als Knochenzement

Um Methacrylate als Knochenzemente einsetzen zu können, müssen diese polymerisierbar sein. Die dafür wichtigste Funktion dieses Moleküls stellt die $C = C$ Doppelbindung dar (Abb. 6). Mit monomerem Methylmethacrylat allein lässt sich aber kein Knochenzement herstellen, da einerseits die Polymerisation viel

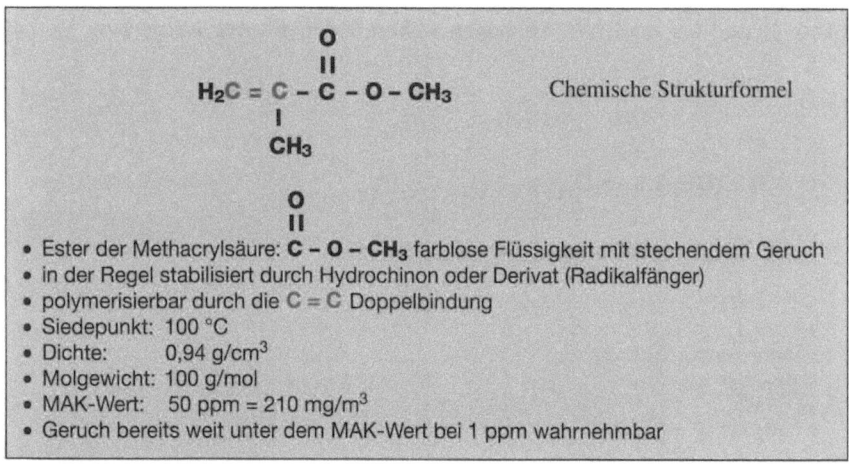

Abb. 6. Eigenschaften des Methylmethacrylats (MMA)

zu lange dauern würde und zum anderen der Polymerisationsschwund extrem hoch ist. Zudem wäre die bei der Polymerisation des Monomeren auftretende Wärme nicht zu beherrschen.

Reines Methylmethacrylat weist bei der Polymerisation einen Schwund von etwa 21% auf, d.h. 1 Liter Monomer ergibt Polymer von nur 800 cm³. Die Polymerisationstemperatur kann dabei weit über 100 °C ansteigen, wobei sogar das Monomer zum Sieden kommen kann.

Ein derart hoher Schwund wäre für die Verwendung des Materials als Knochenzement natürlich untragbar. Aus diesem Grund werden die Knochenzemente als Zweikomponentensysteme im Markt angeboten. In gut kühlbaren Reaktionskesseln polymerisiert man das Methylmethacrylat in wässriger Suspension vor. Das so in Form von kleinsten Kügelchen anfallende Polymer (1–125 µm; Abb. 7) ist im monomeren Methylmethacrylat leicht löslich. Durch die Verwendung des vorpolymerisierten Polymerpulvers kann sowohl der Schwund als auch die Reaktionstemperatur erheblich herabgesetzt werden. Haas et al. (1975) finden an Simplex P einen Schwund von 2–5% und Rimnac et al. (1986) ca. 3% an Palacos R. Anmischen im Vakuum, zur Vermeidung von Gaseinschlüssen, führt zu einem etwas höherem Schrumpf (Davies et al. 1990)

Die Polymerkomponenten der handelsüblichen Knochenzemente bestehen in der Regel aus PMMA und/oder Copolymeren. Zusätzlich befindet sich im Pulver das Benzoylperoxid als Initiator der radikalischen Polymerisation. Das BPO kann in den Polymerkugeln enthalten sein oder als Pulver dem Polymer zugesetzt werden. Des weiteren befindet sich in der Regel ein Röntgenkontrastmittel und bisweilen ein Antibiotikum im Pulver (Abb. 9).

In der Polymerzusammensetzung können makroskopisch kaum Unterschiede festgestellt werden. Völlig anders sieht dies bei rasterelektronenmikroskopischer Betrachtung aus. Neben der Oberflächenstruktur der eingesetzten Polymere können auch die Röntgenkontrastmittel und ggf. das BPO deutlich erkannt werden. Am Beispiel von Palacos R (Abb. 8a) und Simplex P (Abb. 8b) können somit bereits erhebliche Unterschiede der Polymerzusammensetzung gezeigt werden.

In der flüssigen Phase findet man als Hauptbestandteil das Methylmethacrylat (Abb. 9) und bei manchen Anbietern weitere Ester der Acrylsäure bzw. Metha-

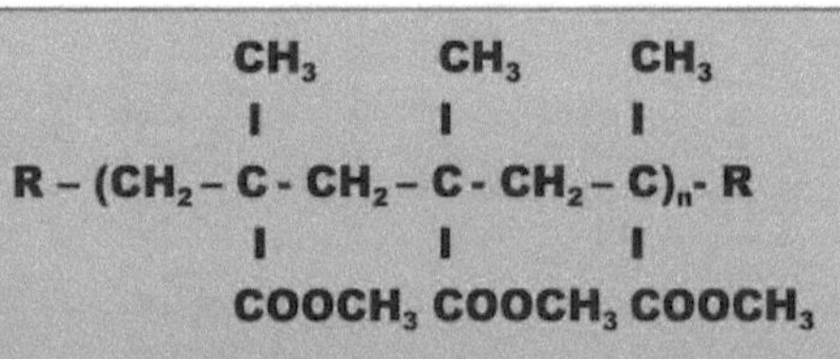

$$R-(CH_2-\underset{\underset{COOCH_3}{|}}{\overset{\overset{CH_3}{|}}{C}}-CH_2-\underset{\underset{COOCH_3}{|}}{\overset{\overset{CH_3}{|}}{C}}-CH_2-\underset{\underset{COOCH_3}{|}}{\overset{\overset{CH_3}{|}}{C}})_n-R$$

Chemische Strukturformel

- Kunststoff, der unter verschiedenen Handelsnamen eingesetzt wird
- feines Pulver aus Perlpolymerisat (Polymerkügelchen)
- Durchmesser der Kügelchen: 1–125 µm
- löslich im Monomeren
- Dichte: 1,18 g/cm³
- Molgewicht: 800.000 Da

Abb. 7. Eigenschaften des Polymethylmethacrylat (PMMA)

Abb. 8a, b. REM-Aufnahmen von PMMA-Knochenzementpolymeren
a Palacos R 1 Polymerperle, 2 Zirkondioxid;
b Simplex P 1 Polymerperle, 3 Bariumsulfat

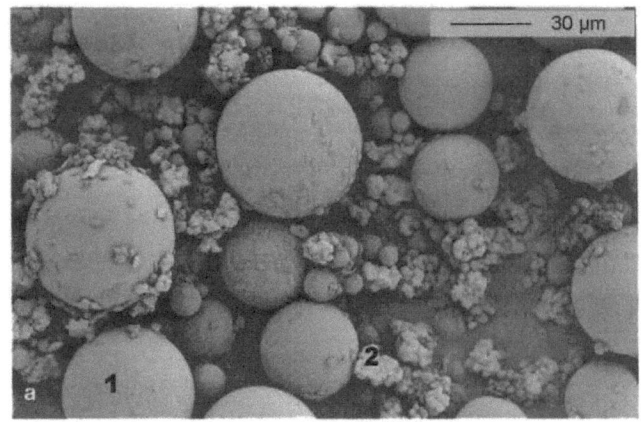

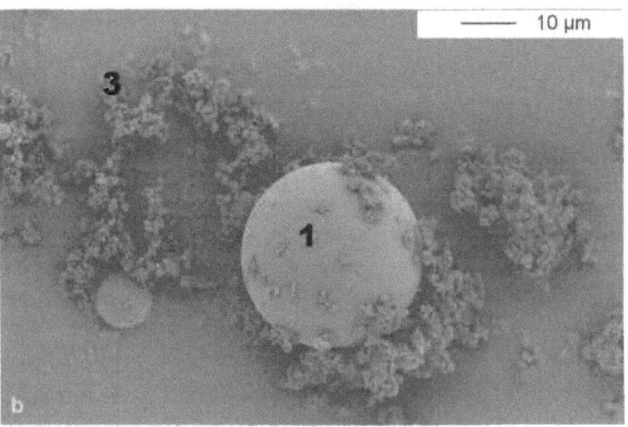

Pulverkomponente	Flüssigkeitskomponente
POLYMER = PMMA/Copolymere	MONOMER = MMA/BuMA
BPO = Initiator	DMPT = Aktivator/Co-Initiator

Röntgenkontrastmittel
  = Zirkondioxid
  = Bariumsulfat
	keine

———	Stabilisator/Inhibitor/Radikalfänger
	  z.B. Hydrochinon
	  z.B. Ascorbinsäure

Farbstoff
  z.B. Chlorophyll
	Farbstoff
	  z.B. Chlorophyll

Antibiotika z.B. Gentamicin	keine

Abb. 9. Zusammensetzung handelsüblicher Knochenzemente

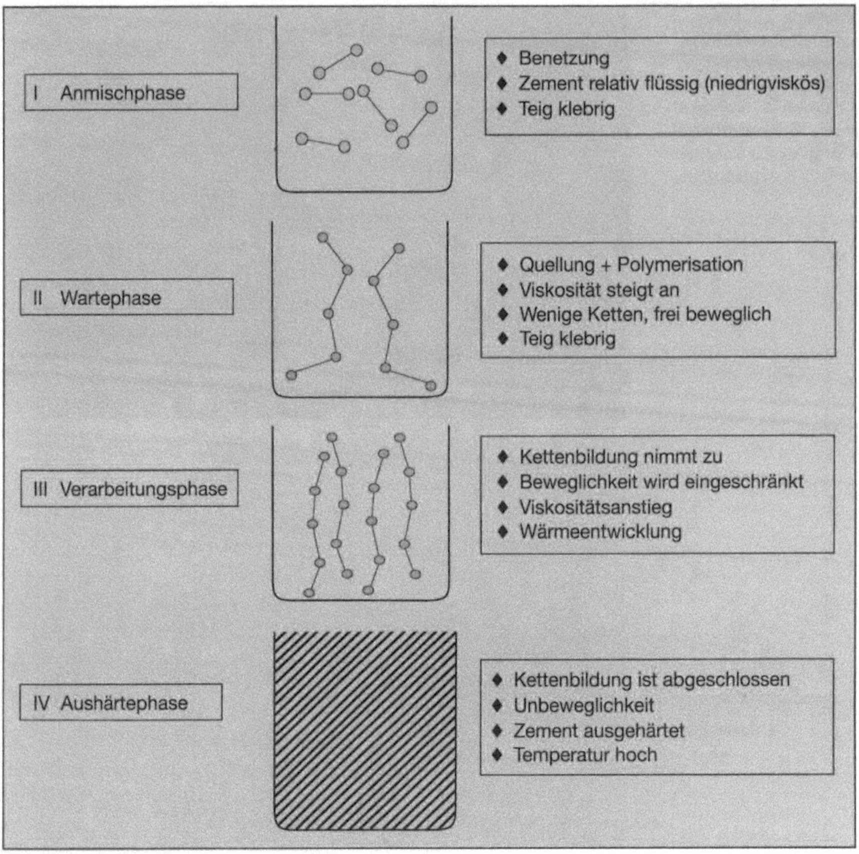

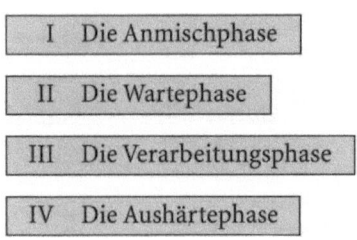

Abb. 10. Schematische Darstellung des Polymerisationsvorgangs bei PMMA-Knochenzementen

crylsäure, ein oder mehrere Amine als Aktivator für die Radikalbildung, einen Stabilisator und gegebenenfalls ein Farbstoff (Abb. 9).

Wird das Polymer mit dem Monomer zusammengebracht, entsteht zunächst eine mehr oder weniger dünnflüssige, niedrigviskose Masse, die mit zunehmender Dauer immer zähflüssiger wird, bis der Teig schließlich vollständig zu einer festen Matrix aushärtet (Abb. 10). Der Polymerisationsvorgang von PMMA-Knochenzementen kann in drei wesentliche Schritte eingeteilt werden:

- I Die Anmischphase
- II Die Wartephase
- III Die Verarbeitungsphase
- IV Die Aushärtephase

Polymethylmethacrylate als Knochenzement

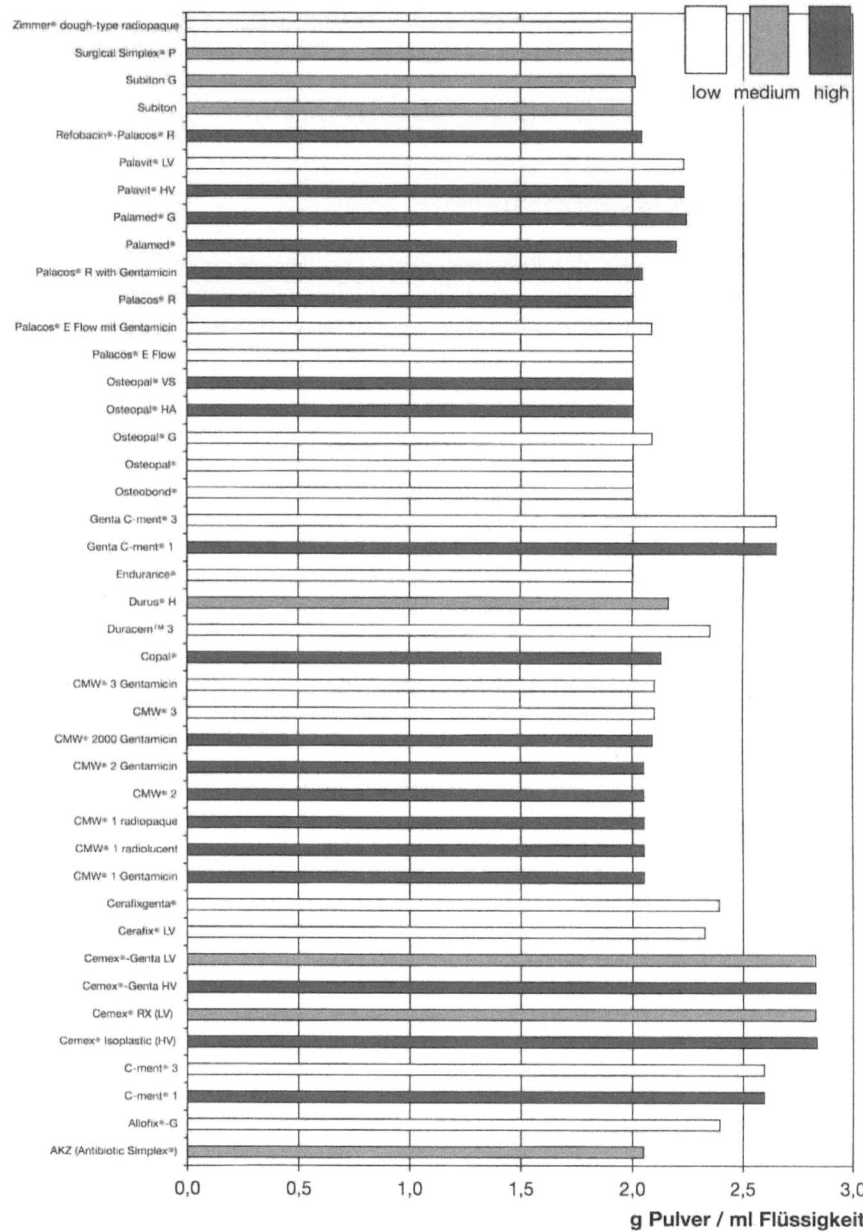

Abb. 11. Anmischverhältnisse von Pulver und Flüssigkeit aller untersuchten Knochenzemente

Die meisten auf dem Markt befindlichen Knochenzemente weisen ein Verhältnis von zwei bis drei Teilen Pulver zu einem Teil Monomer auf. Dadurch wird der Schwund und die Wärmeentwicklung mindestens um 2/3 reduziert, da nur das eingesetzte Monomer für diese Reaktionssymptome verantwortlich ist (Abb. 11).

Am deutlichsten vom ursprünglichen 2 : 1 Verhältnis weichen folgende Zemente ab: alle Cemex-Zemente, Allofix G, Duracem 3, Cerafix mit und ohne Gentamicin, C-ment 1 und 3 mit und ohne Gentamicin, Durus H, Palamed mit und ohne Gentamicin sowie Palavit LV und Palavit HV (Abb. 11).

3.1.1
Initiatorsysteme für die Polymerisation

Durch Zusammenrühren des Polymerpulvers und der monomeren Flüssigkeit würde man lediglich einen langsam zäher werdenden Zementteig erhalten. Zur Auslösung der Polymerisation werden daher Initiatoren benötigt (Abb. 12).

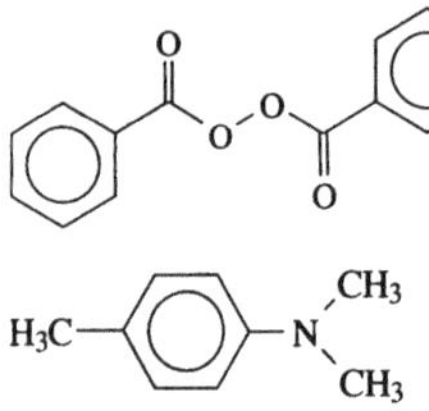

Dibenzoylperoxid (BPO)
im Polymer
– weiße Kristalle
– Schmelzpunkt 105 °C

Di-methyl-p-toluidin (DmpT)
im Monomer
– Flüssigkeit
– Siedepunkt 211 °C

Abb. 12. Initiatorsystem für die Polymerisation von MMA

Als Initiatorsystem werden in allen im Markt befindlichen Knochenzemente das Dibenzoylperoxid im Pulver und das N,N-dimethyl-p-toluidin in der Flüssigkeit eingesetzt. Die einzige Ausnahme stellt der Zement Duracem 3 dar, der anstelle von DmpT in der Flüssigkeit das 2-(4-(Dimethylamino)phenyl)ethanol (=DMAPE) enthält. Das gilt auch für die neueren Entwicklungen der Firma Sulzer (Sulcem 1/3).

Diese Substanzen sind nach Zusammenbringen bereits bei Raumtemperatur in der Lage, Radikale zu erzeugen und somit die Polymerisation in Gang zu setzen. Dabei führt das DmpT aus der Flüssigkeit in einem Redox-Prozess durch Elektronenübertragung zur Spaltung des Dibenzoylperoxids in ein Benzoyl-

thermische Spaltung ab ca. 80 °C

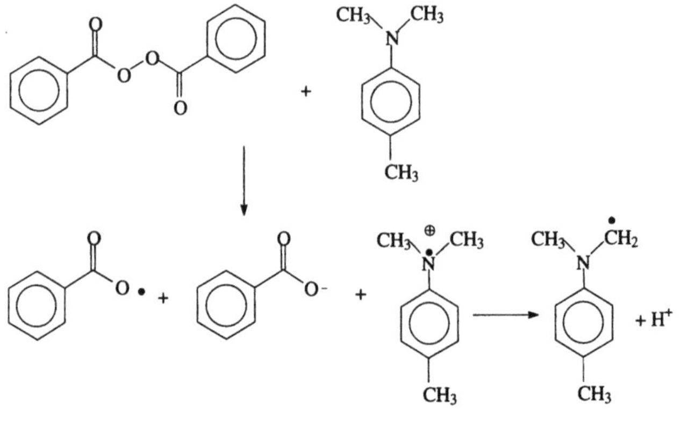

Abb. 13. Bildung von Radikalen durch das DmpT in PMMA-Knochenzementen

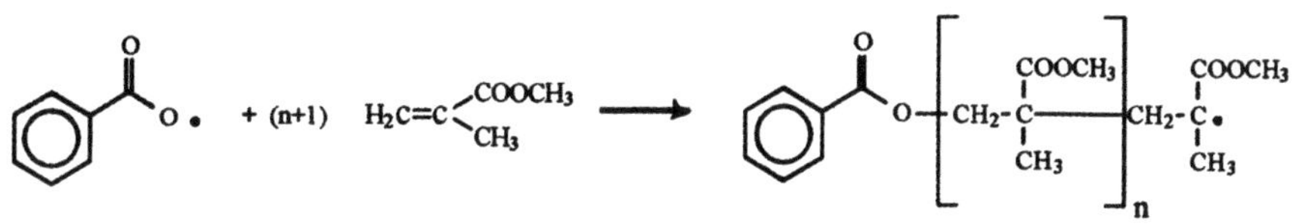

Abb. 14. Kettenbildung (radikalische Polymerisation) bei PMMA-Knochenzementen

Radikal und ein Benzoat-Anion (Abb. 13). Aus dem DmpT entsteht als Oxidationsprodukt ein Radikal-Kation, das sich unter Protonenabspaltung in ein neutrales Radikal umlagern kann. Diese Radikale können als Polymerisationsstarter unmittelbar eine Kettenbildung bewirken, indem sie sich an die im MMA enthaltene C=C Doppelbindung addieren (Abb. 14).

Durch die Vielzahl an polymerisationslösenden Radikalen bilden sich eine Vielzahl an Polymerketten aus, die alle nach dem in Abbildung 14 beschriebenen Ablauf reagieren. Es entstehen demnach eine große Anzahl an blitzschnell wachsenden Ketten mit einem Molgewicht von 100.000–1.000.000 g/mol oder mehr (Ege 1993).

3.1.2
Polymerisationswärme

Mit der damit verbundenen Zunahme der Teigviskosität steigt auch die Temperatur an, denn pro Mol MMA wird eine Energie von 52 kJ (13 kcal) freigesetzt. Treffen zwei reaktive Radikalkettenenden aufeinander, so reagieren diese zu unreaktiven, fertigen Polymerketten. Durch diese Abbruchreaktionen und durch die Verarmung an Monomer kommt die Polymerisation zum Stillstand. Zu diesem Zeitpunkt ist die Polymerisationstemperatur in der Regel am höchsten und der bereits beschriebene Schrumpfungseffekt wird deutlich. Da mit fortschreitender Kettenbildung aus einer Vielzahl an Monomermolekülen wenige große Polymermoleküle entstehen, und diese Moleküle nun immer näher aneinander rücken, tritt die unvermeidbare Schrumpfung auf.

Die Temperaturspitze lässt sich nur geringfügig beeinflussen durch Beifügen von wärmeaufnehmenden Röntgenkontrastmitteln oder durch leichte Änderungen in der chemischen Zusammensetzung der Flüssigkeit, z.B. durch den Einsatz von höheren Methacrylaten. Dies führt aber wieder zu völlig anderen Anlöseeigenschaften mit dem Polymer – also zu veränderten Verarbeitungseigenschaften – und in der Regel zu einer deutlichen Herabsetzung der mechanischen Stabilität.

Die kurzzeitige Temperaturspitze während der Aushärtephase der PMMA-Zemente wurde lange Zeit als Hauptgrund für aseptische Lockerungen durch Hitzenekrose angeführt. Insbesondere bindegewebige Reaktionen an gelockerten Implantaten interpretierte man als Folge einer primären Schädigung des knöchernen Lagers durch die exotherme Wärmentwicklung (Huiskes 1980; Mjöberg 1986). Wichtig in diesem Zusammenhang ist die Tatsache, dass die freiwerdende Energie nur vom Monomeren ausgeht und die nach der Norm gemessenen Maximaltemperaturen in vitro nicht den tatsächlichen Werten im Körper entsprechen (Eriksson und Albrektsson 1984). Klinische Untersuchungen haben eine erheb-

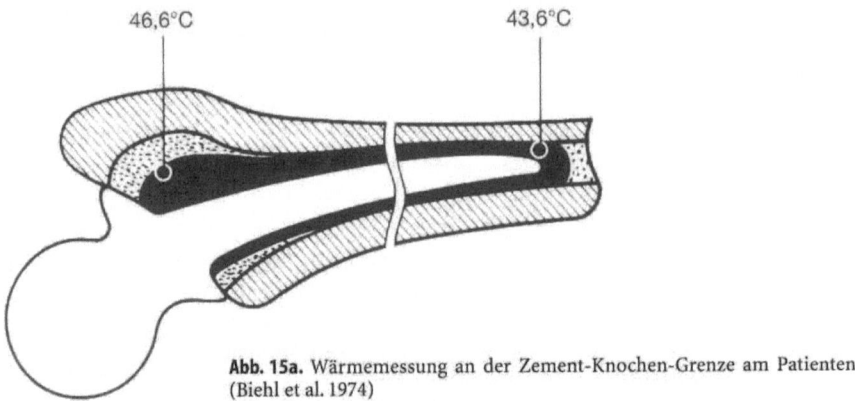

Abb. 15a. Wärmemessung an der Zement-Knochen-Grenze am Patienten (Biehl et al. 1974)

lich niedrigere intraoperativ gemessene Polymerisationswärme von ca 40–46 °C an der Grenzschicht zwischen Knochen und Zement von deutlich unter der Eiweiß-Koagulationstemperatur (ca. 43–46 °C) aufgezeigt (Biehl 1974; Labitzke und Paulus 1976; Reckling und Dillon 1977; Toksvig-Larson et al. 1991).

Als Begründung für die deutlich niedrigere Temperatur in vivo ist einerseits die dünne Zementschicht von ca. 3–5 mm und andererseits die Durchblutung und die damit verbundenen Wärmeableitung im vitalen Gewebe zu nennen. Zudem erfährt das System eine weitere Wärmeableitung über die Prothese.

Diese Beobachtungen haben in letzter Zeit zu der Kühlung bzw. Anwärmung der Prothese geführt. Dabei sollten allerdings einige Produkteigenschaften der PMMA-Zemente beachtet werden. Wird die Prothese vorgekühlt, so wird die Polymerisation des Zementes vom Knochen in Richtung Prothese ablaufen. In diesem Fall kommt es zum Schrumpf an der Zement-Prothesen-Grenze, wodurch das Risiko einer frühzeitigen Lockerung erhöht wird. Bei einer Erwärmung der Prothese auf über 50 °C hingegen läuft die Polymerisation von der Prothese in Richtung zum Knochen. Mit der Prothesenerwärmung entfällt die wärmeableitende Kapazität des Implantats und die Polymerisationstemperaturspitze ist erhöht. Auf der Zement-Knochen-Grenze könnte es dann eher zu hitzenekrotischen Defekten kommen, die wiederum Lockerungen begünstigen. Als eine durchaus praktikable Alternative hat sich das Erwärmen einer Prothese auf Körpertemperatur erwiesen. Es kann damit die Spaltbildung durch Schrumpfung auf der Prothesen-Zement-Grenze vermieden werden und die wärmeableitende Kapazität der Prothese bleibt weitestgehend erhalten (Bishop et al. 1996). In der Abbildung 15b ist dargestellt, wie die Temperaturverläufe in situ sind, wenn unterschiedlich stark vorgewärmte Schäfte zementiert werden (Tepic 1999).

Der Polymerisationsverlauf lässt sich am besten an einem Temperatur-Zeit-Diagramm darstellen. Nach einer anfänglichen Induktionsphase, in der die Temperatur nur langsam – manchmal kaum spürbar – ansteigt, beginnt die Temperatur mit zunehmender Viskosität des Zementteiges mehr oder weniger leicht

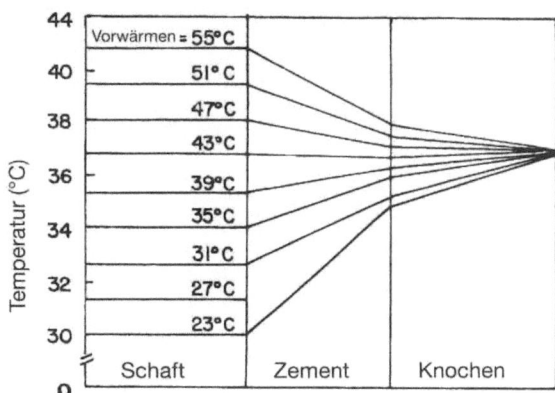

Abb. 15b. Temperaturverteilung im System Schaft – Zement – Knochen, bei Verwendung vorgewärmter Schäfte, kurz vor der Zement-Aushärtung (Tepic 1999)

anzusteigen. Dieses Temperaturanstiegsverhalten ist allerdings von Zement zu Zement verschieden. Durch den bei MMA-Polymerisationen in Substanz – ohne Lösungsmittel – auftretenden Gel-Effekt schnellt die Temperatur explosionsartig in die Höhe und erreicht nach kurzer Zeit ein Temperaturmaximum. Anschließend erfolgt ein ebenso rascher Abfall der Temperatur, der sich leicht durch das Polymerisationsverhalten erklärt. Durch die ständig steigende Konzentration an Polymermolekülen kommt es zu einem Viskositätsanstieg, der die Polymerkettenbeweglichkeit einschränkt und zu einer Hemmung der Radikalkettenabbruchsreaktion führt (Ege 1993). Der Initiatorzerfall wird jedoch nicht gehemmt, weshalb insgesamt ein Anstieg der Radikalkonzentration auftritt. Auch das Monomer ist noch leicht beweglich, und das Wachstum der Radikalkette wird nicht eingeschränkt. Das führt insgesamt zu einem drastischen Anstieg der Bruttopolymerisationsgeschwindigkeit (Gel-Effekt) und damit des Monomerumsatzes, verbunden mit einer deutlichen Wärmeentwicklung und dem entsprechenden Temperaturmaximum. Bei zu hohen Viskositäten wird auch die Beweglichkeit des Monomeren eingeschränkt, und die Reaktion kommt zum Stillstand, bevor der vollständige Umsatz an MMA erreicht ist.

3.1.3
Restmonomer

Neben möglichen hitzenekrotischen Erscheinungen werden toxische Einflüsse durch freiwerdendes Monomer aus der Zementmatrix für den Patienten diskutiert (Charnley 1970; Willert 1974; Feith 1975; Lindwer und Hooff 1975; Linder et al. 1976; Linder 1977; Mjöberg 1986).

Die radikalische Polymerisation des MMA in Substanz läuft normalerweise nie zu 100 % ab, da die Beweglichkeit vom Monomeren durch den Viskositätsanstieg bei hohen Umsätzen stark vermindert wird. Der im auspolymerisierten Knochenzement zunächst verbleibende, nicht umgesetzte Anteil an Restmonomer liegt in einer Größenordnung von 2–6 %.

Untersuchungen von Scheuermann (1976) zeigen, dass der Restmonomergehalt innerhalb von 2–3 Wochen – bedingt durch eine langsam ablaufende Nach-

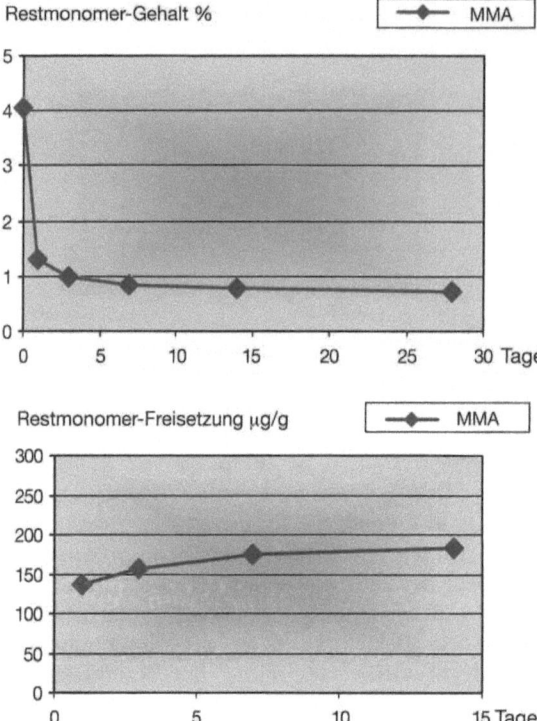

Abb. 16. Typische Kurve für die Restmonomergehalt-Abnahme sowie für die Restmonomer-Freisetzung eines PMMA-Knochenzements

polymerisation – auf etwa 0,5 % absinkt. Diese in-vitro Untersuchungen wurden rasch durch in-vivo Untersuchungen von Rudigier et al. (1981) bestätigt. Der Restmonomergehalt in Reoperationsmaterial, untersucht nach $\frac{1}{2}$ Jahr, 3 oder 8 Jahren nach Implantation lag stets bei 0,5 % oder niedriger (Kirschner 1978).

Ege und Scheuermann (1987) berichten über die Freisetzung des Monomeren während der Aushärtung des Zementteiges (Abb. 16). Dabei wurden Werte von 1,4–1,9 mg/cm^2 Zementoberfläche bestimmt. Diese Ergebnisse sind vergleichbar mit denen von Debrunner et al. (1976), die 2 mg/cm^2 ermittelten.

Wichtig in diesem Zusammenhang ist die Tatsache, dass der größte Teil des eluierten Monomeren – also von den 2–6% des zunächst nicht umgesetzten MMA – dabei rasch in den Blutstrom gelangt und dort offenbar ebenso schnell wieder verschwindet (Crout et al. 1979; Eggert et al. 1977; Eggert et al. 1974; Wenda et al. 1985a, b).

Es konnte nachgewiesen werden, dass das Monomere entweder rasch abgeatmet (Wenzl 1973; Eggert et al. 1980) oder aber im Krebszyklus metabolisiert wird (Wenzl et al. 1973; Crout et al. 1979). Besonders die Untersuchungen von Schlag et al. (1976) zeigten frühzeitig:

MMA ist nicht die Ursache für Lockerung bzw. Atmungs- und Kreislaufreaktionen.

In Kapitel 3.2.5.5 werden wir die von uns ermittelten Resultate zur Restmonomerfreisetzung bzw. Restmonomergehalt aller untersuchten Zemente vergleichend darstellen und mit Angaben aus der Literatur diskutieren.

3.1.4
Verarbeitung und Viskosität

Besonderes Augenmerk – wegen der enormen praktischen Bedeutung – soll bei der Zementbeschreibung die Darstellung der Verarbeitungskriterien haben. Es werden dabei insbesondere die Zeiten dargestellt, wann der Chirurg eine homogene Teigmasse erhält, ab wann der Teig klebfrei ist und damit ohne Spritze weiterverarbeitet werden kann, sowie die Zeit der völligen Aushärtung. Wir haben uns bei dieser Materialbeschreibung auf das manuelle Anmischen und Applizierung der Zemente beschränkt, da es den Rahmen dieser Untersuchung bei weitem sprengen würde, zusätzlich jeden Zement mit allen auf dem Markt befindlichen Anmischsystemen (mit und/oder Vakuum) zu testen. Außerdem sind wir der Überzeugung, dass bei einer GMP-konformen Herstellung die Zementqualität immer zu den gleichen Eigenschaften der Materialien führen wird, so dass es letztlich dem Anwender überlassen bleibt, basierend auf dieser Feststellung, das Anmischgefäß seiner Wahl zu nutzen. Grundvoraussetzung für die Beurteilung der Verarbeitungseigenschaften von Knochenzementen ist die Überprüfung nach einer einheitlichen Methode (Kühn 2001). Der Hersteller ist nach der ISO 5833 verpflichtet, die Verarbeitungseigenschaften seines Materials in Form einer Graphik darzustellen. Über die Methode, nach der der Hersteller diese Eigenschaften bestimmt, wird in der Norm nichts ausgesagt. Es ist daher von Interesse, alle Zemente einmal nach ein- und derselben Methode zu überprüfen und diese Daten mit den Herstellerangaben zu vergleichen.

Interessant bei der vorliegenden Untersuchung ist auch die Abhängigkeit der ermittelten Zeiten von der Umgebungs- bzw. Komponententemperatur, da nicht jeder Operationssaal klimatisiert ist und somit über stets konstante OP-Bedingungen verfügt. Festzuhalten ist:

> Verarbeitungseigenschaften von Knochenzementen sind extrem temperaturabhängig!

Gemäß der ISO-Norm 5833 ist jeder Hersteller verpflichtet, dem Anwender eine detaillierte, möglichst graphische Darstellung über die Verarbeitungseigenschaften vom Material mitzuliefern. Dies ist sicherlich notwendig, weil die Krankenschwester im OP die zwei Komponenten letztlich zusammenbringt und dadurch das Endprodukt erst herstellt. Aufgrund dieser enormen Verantwortung ist es nach unserem Dafürhalten wichtig, die Einflussfaktoren sowie deren Konsequenzen auf die Qualität des Endproduktes darzustellen.

Anmischphase

Bereits in der Anmischphase unterscheiden sich die Zemente deutlich. Manche Zemente lassen sich sehr bequem anmischen, andere wiederum sind nur sehr schwierig und unter besonderer Vorsicht zu homogenisieren. Breusch et al.

(1999) untersuchte mittels eines Fragebogens den Stand der Zementiertechnik bei Hüfttotalendoprothesen in Deutschland und stellt dabei fest, dass lediglich in 2/3 aller Fälle die Mischreihenfolge gemäß Herstellerangaben durchgeführt wird. Die Anmischphase ist allerdings keineswegs unbedeutend. Bei diesem Vorgang können bereits durch zu intensives Mischen derart viele Luftblasen in den noch niedrigviskösen Teig eingerührt werden, dass die Porosität des Materials hoch ist und die mechanische Stabilität des ausgehärteten Materials gefährdet ist. Dieses Phänomen wurde bereits in den Anfängen der Knochenzementnutzung durch Charnley (1970) beschrieben: je kräftiger und je länger der Teig gerührt wird, um so poröser wird er! Russotti et al. (1988) sowie Harris und McGann (1986) vergleichen den Einfluss moderner Zementiertechniken auf klinischer Ergebnisse bezüglich Lockerungsraten. Die Autoren kommen zu dem Ergebnis, dass die Resultate deutlich besser sind, wenn moderne Zementiertechnik angewandt wird.

Lee et al. (1973, 1978); Kummer (1974); Haas (1975); Müller (1979); Debrunner (1976); Connelly et al. (1978); Kusy (1978); Miller and Krause (1981); Demarest et al. (1983); Jasty et al. (1984, 1990, 1991); Lautenschlager et al. (1984); Linden (1988); Schreurs et al. (1988), Hahn et al. (1990) und Specht et al. (2000, 2001) zeigen u.a. den Einfluss der Porosität auf die mechanischen Eigenschaften von Knochenzementen auf. Ähnliche Untersuchungen wurden von De Wijn et al. (1972, 1975a, b) durchgeführt, die zusätzlich wie auch Debrunner (1976) den Mechanismus der Porenbildung sowie die mechanischen Eigenschaften von porösen und nicht porösen Materialien beschreiben. Einen Einfluss auf das Homogenisierungsergebnis hat offensichtlich auch die Form des Anrührgefäßes und des Spatels sowie die Anrührgeschwindigkeit und die Zahl der Schläge. Von großer Bedeutung scheint auch – speziell bei der manuellen Verarbeitung – die Beobachtung zu sein, dass durch sanftes Kneten nach der Klebfreiheit des Teigs die Porosität nachträglich deutlich reduziert werden kann (Eyerer und Jin 1986).

Neben den bereits beschriebenen Gründen für den Einschluss von Luft ist weiterhin zu berücksichtigen, dass Luftblasen bereits über das Polymerpulver eingebracht werden und – insbesondere durch fehlerhafte Anwendung in Vakuum-Anmisch-Systemen – leicht Monomerblasen auftreten, die beim Verdampfen des Monomeren während des Evakuieren des Systems oder später beim Auspolymerisieren unter hohen Drücken entstehen können (Oest et al. 1975, Breusch und Draenert 1997). Das Auftreten von Blasen hervorgerufen durch siedendes Monomer stellt ein Hauptproblem bei der Entwicklung von Mischsystemen unter Vakuum dar (Draenert 1988; Draenert und Draenert 1992).

Der Einfluß des Vakuummischens auf die Reduzierung der Porosität an Palacos R führt beispielsweise zu einer Verbesserung der Biegefestigkeit um 15–30 % (Lidgren et al. 1984, Wang et al. 1993, 1994, 1995). Eine weitere Möglichkeit der Porenreduzierung stellt die Zentrifugation dar (Burke et al. 1984, Rimnac et al. 1986). Davies et al. (1989) finden beispielsweise an Simplex P eine Verminderung der Porosität von 9.4 % auf 2.9 % und damit verbunden eine deutliche Verbesserung der Lastwechselbeständigkeit, wenn die Proben zuvor zentrifugiert wurden.

Verarbeitungsphase

Die Verarbeitungsphase stellt den Zeitraum dar, in dem der Chirurg den Zement bequem in den Femur einbringen kann. In dieser Phase muss der Zement für die manuelle Applikation weitestgehend klebfrei sein, und die Viskosität darf nicht zu hoch sein. In diesem Parameter unterscheiden sich die Zemente erheblich. Es ist bislang nicht gelungen – sicherlich wegen der fehlenden Bestimmungsmethode – hierzu einen Vergleich aller Zemente vorzunehmen, um diese für die Praxis so eminent wichtige Phase charakterisieren zu können. Wir haben zur Klärung dieser Frage an allen Zementen einen entsprechenden Versuch durchgeführt und die Ergebnisse bei den Zementbeschreibungen angegeben.

Die Verarbeitungsphasen der Zemente ändern sich selbstverständlich unter der Verwendung von Anmischsystemen (Breusch 2001), weil dabei der Anwender nicht notwendigerweise die Klebfreiheit des Materials abwarten muss. Dennoch muss sichergestellt sein, dass die Viskosität in der frühen Phase der Applikation nicht zu niedrig ist. Wenn dies noch nicht der Fall ist, kann der eingebrachte Zement dem Blutungsdruck im Femur nicht mehr standhalten. Es kommt zu Bluteinschlüssen im Zement (Draenert 1988), die als deutliche Schwachstellen mit erhöhtem Bruchrisiko angesehen werden müssen (Soltesz et al. 1998b). Dieses Phänomen stellt das Hauptproblem in der Anwendung von niedrigviskosen Zementen dar (vgl. Kap. 3.2.5.1.), weil diese aufgrund ihrer kurzen Verarbeitungsbreite häufig viel zu früh in den Körper eingebracht werden (Draenert et al. 1999, Kühn 2001).

Aushärtephase

Die Aushärtephase zeigt dem Chirurg an, ab wann er damit rechnen kann, dass der Zement völlig ausgehärtet ist. Der Hersteller kann dazu lediglich in-vitro Tests durchführen und die Aushärtezeiten im Labor unter definierten Bedingungen bestimmen (z. B. Temperatur, Luftfeuchte). Während dazu im Labor in der Regel eine komplette Zementpackung verarbeitet wird und daher eine große Menge mit hohem Durchmesser an Zement zur Beurteilung herangezogen wird, kommen in vivo – unter Operationsbedingungen – lediglich Zementdicken von 2–5 mm vor. Das Aushärteverhalten unter OP-Bedingungen – insbesondere unter dem Einfluss der OP-Temperatur, der Komponententemperatur, der Körpertemperatur und der Zementdicke kann von den Angaben des Hersteller in der Packungsbeilage schon erheblich abweichen. Grund dafür sind sicherlich die vielen verschiedenen Einflussfaktoren auf die Polymerisationskinetik des PMMA.

Nach Breusch et al. (1999) ist zwar der Zeitpunkt der Zementeinbringung am Femur und Azetabulum weitestgehend standardisiert (ca. in 88% aller Fälle), die Mischzeit des Knochenzementes dagegen nur in knapp 2/3 aller Fälle. In etwas mehr als der Hälfte aller Fälle erfolgt offenbar die Zementanmischung immer noch per Hand und nur in ca. 40 % ohne vorherige Kühlung.

Die Vorkühlung des Monomeren und des Polymeren sowie der Anmischgefäße und die Verwendung von Vakuumsystemen während des Anmischens führten zu einer deutlichen Reduzierung von Porenanzahl und Porenvolumen. Als Konsequenz daraus wird eine erhebliche Verbesserung der Dauerschwingfestigkeit von Knochenzementen (Demarest et al. 1983; Keller und Lautenschlager 1983; Wixson et al. 1985, 1987; Draenert 1988; Soltesz und Ege 1993; Soltesz et al. 1998a) beschrieben.

> Grundvoraussetzung für die Verwendung von Vakuummischsystemen ist aber deren korrekte Anwendung. Nichts ist schlimmer als ein falsch angewandtes Anmischsystem!

In der aktuellen Schwedenstudie wird die Vakuumzementiertechnik empfohlen – aber nur bei absolut korrekter Anwendung (Malchau et al. 2000). Die Autoren berichteten von einem Lerneffekt der Anwender von Anmischsystemen, welcher sich erst nach einigen Jahren in zufriedenstellenden klinischen Ergebnissen widerspiegelt.

3.1.5
Molekulargewicht

Das Molekulargewicht der ausgehärteten Zementmatrix hängt in erster Linie von folgenden Parametern ab:

- Molekulargewicht der eingesetzten Rohstoffe im Polymer
- Sterilisationsprozess des Polymerpulvers (Strahlensterilisation bewirkt Reduktion auf ca. 50 % des MW)
- Molekulargewichtgewicht des Monomeren
- Konzentration des Initiatorsystems bzw. Verhältnis Initiator/Aktivator
- Temperaturverlauf der Reaktion
- Vorhandensein von Reglern

Aus diesem Grund haben wir von allen auf dem Markt befindlichen Knochenzementen das Molekulargewicht nach Methode 2.2.10 bestimmt. Das Molekulargewicht hat einen Einfluss auf die Anquelleigenschaft der Zemente, auf die mechanischen Festigkeiten – insbesondere auf die Ermüdungsfestigkeiten – sowie auf die Verarbeitungsfenster der verschiedenen Materialien (Lewis und Austin 1994).

Besonderen Einfluss auf das Molekulargewicht hat auch das eingesetzte Sterilisationsverfahren. So ist beispielsweise bekannt, dass eine Gammabestrahlung von Knochenzementen das Molekulargewicht etwa um die Hälfte reduziert, während die erheblich aufwendigere Ethylenoxidbegasung keinerlei Einfluss auf das Molekulargewicht hat (Kim et al. 1977; Tepic und Soltesz 1996; Lewis und Mladsi 1998). Da die Reduzierung des Molekulargewichtes während der Sterilisation mit Gammastrahlen damit natürlich das unsterile Ausgangsprodukt deutlich verändert, muss zudem bezüglich den Verarbeitungseigenschaften und mechanischen Festigkeiten mit deutlichen Veränderungen gerechnet werden. Dieses Phänomen ist deshalb von besonderer Bedeutung, weil immer noch die meisten am Markt befindlichen Knochenzemente mittels Gammabestrahlung sterilisiert werden. Zu dieser Problematik wurden gerade in letzter Zeit neuere Publikationen veröffentlicht, die den gravierenden Einfluss des Sterilisationsverfahrens und insbesondere die Reduzierung des Molekulargewichtes und deren Bedeutung auf die Ermüdungsfestigkeiten von Knochenzementen (Tepic und Soltesz 1996; Harper et. al. 1997; Lewis 1997; Lewis und Mladsi 1998) beschreiben.

Wir werden daher bei der vergleichenden Betrachtung der Ermüdungsfestigkeiten (3.2.5.3) an einigen Beispielen ebenfalls den Einfluss des Molekulargewichtes (3.2.5.2) auf diese Ergebnisse diskutieren und die für Knochenzemente eingesetzten Sterilisationsverfahren kurz beschreiben (siehe 3.2.5.3).

3.1.6
Mechanische Eigenschaften

Da die Verbindung zwischen Knochen und Knochenzement sowie Prothese und Knochenzement lediglich eine mechanische Verknüpfung darstellt, übernimmt die in der Mitte gelegene Zementschicht die Funktion eines elastischen Puffers.

> Hauptaufgabe des Zementes ist es dabei, die vom Implantat aus einwirkenden Kräfte auf den Knochen möglichst gleichmäßig zu übertragen. Diese kraftübertragende Funktion entscheidet letztlich über die Langzeitstabilität des Implantates. Sind die von außen einwirkenden Stressfaktoren höher als die kraftübertragende Fähigkeit des Zementes, kommt es zum Bruch.

Aus diesem Grund ist es notwendig, mechanische Eigenschaften von Knochenzementen unter definierten Bedingungen zu prüfen (Kusy 1978; Saha und Pal 1984; Ege 1994; Lewis 1997; Kühn et al. 2001).

Zu diesem Zweck stehen dem Materialkundler einige Methoden zur Verfügung. Zunächst bestehen einige statische Prüfungen, z. B. Zug-, Druck-, Biege- oder Schlagfestigkeiten. Diese Untersuchungen können nach verschiedenen Zeiten nach dem Aushärten durchgeführt werden, oder es können die Proben bei 37 °C in Wasser oder Ringerlösung gelagert und anschließend getestet werden. Die Steifigkeit der Knochenzemente kann aus den Zug-, Druck- oder Biegeprüfungen als Elastizitätsmodul ermittelt werden. Dieses ist ein Maß dafür, inwieweit der Knochenzement eine elastische Pufferfunktion zwischen Prothese und Knochen übernehmen kann.

Neben den statischen Testungen gibt es weiterhin die Möglichkeit von dynamischen Prüfungen, das heißt einer Langzeitlastwechselprüfung. Diese kann wiederum als Zug-, Druck- oder Biegeversuch durchgeführt werden. Im allgemeinen werden die Ermüdungsfestigkeiten im Biegeversuch durchgeführt, weil die dafür notwendige apparative Einrichtung vergleichsweise einfach ist. Solche Untersuchungen, die bis zu Lastwechselzahlen von 10^7 besser noch von 10^8 durchgeführt werden sollten, sind enorm zeitaufwendig, da die Zahl der Lastwechsel pro Sekunde zwischen 3 und 5 liegen sollte (Soltesz et al. 1998a, 1998b).

In der Literatur findet man eine Fülle von Daten über mechanische Eigenschaften von Knochenzementen. Leider lassen sich die ermittelten und publizierten Daten verschiedener Autoren nur selten miteinander vergleichen. Grund dafür ist häufig das Fehlen von absolut notwendigen Angaben zur Prüfkörperherstellung, Lagerung und zur Prüfung selbst. Zudem wird oft nach Normen geprüft, die für Metalle und Kunststoffe geeignet sind, nicht aber für PMMA-Knochenzemente (Ege 1994). Um diese Entwicklung zu vermeiden, hatte man bereits frühzeitig in den USA begonnen, eine für alle Knochenzemente gültige Norm zu entwickeln (ASTM 451-76), die dann rasch zu einer internationalen Norm harmonisiert wurde (ISO 5833, 1979). In der ersten Ausgabe dieser Norm wurde als mechanische Prüfung lediglich die Druckfestigkeit aufgenommen. Erst mit der ersten Revision konnte man sich zusätzlich auf die Aufnahme der Biegefestigkeit und des Elastizitätsmoduls einigen (Kühn et al. 2001).

Bei der augenblicklichen Revision der ISO 5833 wird über die Aufnahme einer dynamischen Festigkeitsprüfung diskutiert!

3.1.7
Glasübergangstemperatur (Tg)

Es ist bekannt, dass Kunststoffe beim Erwärmen von einem glasartigen, spröden in einen gummielastischen Zustand übergehen. Diese physikalische Gesetzmäßigkeit gilt demnach auch für die Polymethylmethacrylate – also für Knochenzemente. Bedingt durch die breite Molekulargewichtsverteilung von PMMA-Zementen gibt es allerdings keine exakte Übergangstemperatur, sondern lediglich einen Erweichungsbereich (Vieweg und Esser 1975).

Beim Erreichen der Glasübergangstemperatur (Tg) werden mikrobrown'sche Molekularbewegungen angeregt, die ihrerseits die Änderungen einiger Stoffparameter bedingen. So werden beispielsweise der thermische Ausdehnungskoeffizient, der Elastizitätsmodul, sowie die mechanische und elektrische Dämpfung beeinflusst.

> Die Tg hängt vom Molgewicht, vom Wassergehalt und natürlich von der molekularen Struktur des eingesetzten Monomeren ab.

Erst in den letzten Jahren wurde versucht, die Tg zusätzlich zur Charakterisierung von Knochenzementen heranzuziehen (Thanner et al. 1995). Aufgrund der Erfahrungen mit ähnlichen Stoffen wurde daher postuliert, dass insbesondere die Altspezialitäten eine viel zu hohe Tg aufweisen würden, deshalb spröde seien und somit für eine Vielzahl von Lockerungen mitverantwortlich sein könnten (Ege et al. 1998b).

Basierend auf diesen Kenntnissen wurden Neuentwicklungen gestartet, bei denen durch Einsatz von Methacrylaten mit längeren Alkylseitenketten eine Tg von etwa 50 °C eingestellt werden kann (Kindt-Larsen et al. 1995). Leider wurden bei den o. g. Überlegungen entweder nur theoretische Berechnungen über die Polymer-Zusammensetzung durchgeführt oder aber die wenigen Messungen wurden an trockenen Formkörpern durchgeführt.

Sträflich vernachlässigt wurde dabei, dass Knochenzemente im Körper nach Implantation stets im feuchten Milieu bei 37 °C verweilen und schon nach wenigen Wochen wassergesättigt sind (Ege et al. 1998a). Dadurch tritt dann ein Plastizifierungseffekt ein und die Tg des Werkstoffs wird zwangsläufig gesenkt (vgl. Tabelle 2).

Tabelle 2. Glasübergangstemperaturen (°C) von Palacos R

Lagerung bei 37 °C in	1 Woche	2 Wochen	4 Wochen
trocken		86	86
Wasser	78	66	67
Intralipid 10%	76	73	64

3.1.8
Zementierte Titanprothesen

Titan-Prothesen bzw. Prothesen aus Titan-Legierungen sind in der Endoprothetik weit verbreitet. Das Metall bildet an seiner Oberfläche eine dünne, festhaftende Oxidschicht aus (Passivierung), die Schutz gegen korrosive Einflüsse bietet. Des weiteren sind für Titan weder Allergenität noch Cancerogenität dokumentiert, weshalb dieser Werkstoff als besonders gewebeverträglich und körperbeständig gilt (Buchhorn et al. 1992). In der zementfreien Implantation gilt Titan als ideales Prothesenmaterial (Head et al. 1995), da es wegen seines gegenüber nichtrostenden Stählen deutlich geringeren Elastizitätsmoduls die in den Knochen eingeleiteten Kräfte erheblich besser abpuffert.

Die positiven Materialeigenschaften und die gewonnenen klinischen Erfahrungen mit Titan führten bereits Mitte der 70er Jahre erstmals zu einem Einsatz zementierter Titanschäfte. Man erwartete dabei gute klinische Ergebnisse nicht zuletzt wegen des dem Knochen näherliegenden E-Moduls des Titanschafts und der damit verbundenen gleichmäßigeren Spannungsverteilung im Zementmantel (Sarmiento und Gruen, 1985, Christel et al., 1988).

Zu Beginn der 90er Jahre häuften sich Hinweise, dass zementierte Schaftprothesen aus Titan-Legierungen zu einer hohen Rate von aseptischen Lockerungen führen, die offenbar im Zusammenhang mit der höheren Elastizität der Titanlegierungen stehen (Tompkins et al., 1994). Bei den Revisionen zeigten sich erhebliche Korrosionen des Prothesenmaterials mit Abrieb und Korrosionsprodukten in der Umgebung des Implantats. Derartige Spaltkorrosion wurde bereits untersucht und beschrieben (z. B. Fontana und Greene 1967, Griess 1968 und Covington 1973). Einen ausführlichen Bericht über solche Vorkommnisse in Verbindung mit zementierten Titanschäften sowie eine detaillierte Beschreibung und Erklärung aller Beobachtungen geben Willert et al. (1996).

Wegen des vergleichsweise weichen Prothesenmaterials (Titanlegierung) kommt es durch kalten Fluss zur Spaltbildung zwischen Metall und Zement. Dieser Spalt schafft die Voraussetzung zur Bildung einer elektrochemischen Korrosion unter Verbrauch von Sauerstoff. Wenn der Sauerstoff im Spalt verbraucht ist, bildet sich eine elektrochemische Zelle mit örtlich getrennt ablaufender Reduktion von Sauerstoff und der Oxidation des Titans im Spalt. Als Gegenion zu den Titan-Kationen strömen vor allem die leichtbeweglichen Chloridionen in den Spalt; das dann vorliegende Titanchlorid neigt zur Hydrolyse unter Bildung von Salzsäure. Dadurch kann eine Absenkung des pH-Wertes an der Prothesenoberfläche bis unter 2,0 erfolgen. Die Protonen der Säure beschleunigen einerseits die weitere Titankorrosion und dringen andererseits durch Spalte im Zementmantel sowie per Diffusion durch den Zement zum Knochen vor, wo sie zu heftigen Reaktionen führen.

> Willert et al. (1996) kommen daher zu dem Schluss, dass Schaftprothesen aus Titan bzw. Titanlegierungen für die zementierte Austauschoperation nicht indiziert sind.

3.2
Zementbeschreibungen

Im folgenden werden alle derzeit im Markt befindlichen Knochenzemente hinsichtlich ihrer Zusammensetzung, physikalischen und chemischen Eigenschaften und in Bezug auf die Aufmachung der Verpackung in Anlehnung an die ISO 5833/1992 (Tabelle 3) beschrieben. Diese Beschreibung soll als Nachschlagewerk

Tabelle 3. Anforderungen der ISO 5833 (1992) an Knochenzemente

1. Anforderungen an die Flüssigkeit	
Aussehen der Flüssigkeit	frei von Partikeln und Verunreinigungen
Stabilität der Flüssigkeit (48 h/60 °C)	Durchlaufzeit darf sich nach Wärmebehandlung nicht um mehr als 10% erhöhen
Genauigkeit des Packungsinhalts	maximale Abweichung ± 5% vom angegebenen Inhalt
2. Anforderungen an das Pulver	
Aussehen des Pulvers	frei von Agglomeraten und Fremdmaterial
Genauigkeit des Packungsinhalts	maximale Abweichung ± 5% vom angegebenen Inhalt
3. Anforderungen an den Teig	
Aushärtecharakteristik	Teigzeit: max. 5 min (gilt nicht bei Spritzen-Verarbeitung) Aushärtezeit: 3–15 min Teig-Verarbeitung / 6,5–15 min Spritzen-Verarbeitung: Maximaltemperatur: 90 °C
Intrusion	nicht weniger als 2 mm (gilt nicht bei Spritzen-Verarbeitung)
4. Anforderungen an den ausgehärteten Zement	
Druckfestigkeit	mindestens 70 MPa
Biegemodul	mindestens 1800 MPa
Biegefestigkeit	mindestens 50 MPa
5. Spezielle Anforderungen der ISO 5833 (1992) an die Packungseinheiten	
Komponenten	Pulver doppelt verpackt? Flüssigkeit doppelt verpackt?
Angaben zu Bestandteilen des Pulvers auf den Packungen	Qualitativ Quantitativ
Angaben zu Bestandteilen der Flüssigkeit auf den Verpackungen	Qualitativ Quantitativ
Warnhinweis für Monomer	leichtentzündlich (Text oder Symbol)
Hinweis auf Lagerbedingungen	= 25 °C, dunkel
Hinweis auf Sterilität	ggf. Angabe des Sterilisationsverfahrens (Symbol)
Hinweis auf Wiederverwendungsverbot	ggf. mit Symbol
Angabe von Chargen-Nummer(n)	mit Symbol
Angabe von Verfalldatum	mit Symbol
Angabe des Hersteller – bzw. Inverkehrbringers	Adresse
Nummer und Datum dieser Norm	vorhanden/nicht vorhanden
Angaben in der Packungsbeilage	Hinweise zum Anmischen und Verarbeiten der Zement-Komponenten Warnhinweise zu den Gefahren der Anwendung für den Patienten Angabe, ob Verwendung mit oder ohne Spritze Hinweise zum Temperatureinfluss auf die Verarbeitungseigenschaften Graphische Darstellung des Temperatureinflusses auf die Verarbeitungseigenschaften

für die einzelnen Zemente verstanden werden. Eine kurze Zusammenfassung der wichtigsten Kenngrößen eines Zementes wird am Ende einer Zementbeschreibung angegeben. Abschließend werden nochmals die wichtigsten Parameter der einzelnen Zemente im Vergleich betrachtet und mit Literaturangaben diskutiert.

Obwohl die Hersteller, die mit mehreren verschiedenen Produkten im Markt sind, für ihre Produkte häufig dieselben Verpackungseinheiten lediglich mit unterschiedlichem Aufdruck ausgewählt haben, wurde dennoch jeder dieser Zemente – einschließlich der Verpackung – separat beschrieben, zumal die verschiedenen Zemente auch hinsichtlich ihrer Verpackung völlig unabhängig voneinander geprüft worden sind. Manchmal sind allerdings geringfügige Änderungen in den Aufmachungen feststellbar, auf die dann auch entsprechend hingewiesen wird.

Es ist uns allerdings bekannt, dass es von einer ganzen Reihe von Zementen länderspezifische Aufmachungen gibt, die den entsprechenden Gesetzgebungen des jeweiligen Landes angepasst sein müssen.

Aufgrund der zuvor beschriebenen Sachlage kann es bei der Beschreibung der Zementverpackungen leicht zu Wiederholungen kommen, die allerdings bewusst eingebracht worden sind, um bei der vorliegenden Untersuchung die Form des Nachschlagewerkes zu erhalten.

Zunächst werden alle derzeit im Markt befindlichen antibiotikafreien Zemente beschrieben, die uns bekannt sind. Anschließend werden für diese Zemente einige Materialeigenschaften vergleichend mit Literaturangaben diskutiert.

Anschließend werden alle derzeit im Markt befindlichen antibiotikahaltige Zemente beschrieben. Auch im Anschluss an diesen Abschnitt wird eine Vergleichsbetrachtung durchgeführt und mit Literaturdaten diskutiert.

Abschließend werden noch einmal einige weitere wichtige Parameter, ebenfalls vergleichend, angesprochen und diskutiert. Es handelt sich dabei in erster Linie um solche Materialeigenschaften, die nicht oder noch nicht in irgendwelchen Kunststoff-Normen beschrieben sind, aber nach unserem Dafürhalten für die Beurteilung der Qualität und damit für die Auswahl des Anwenders für einen guten Knochenzement von größter Bedeutung sein sollten. Die vergleichende Betrachtung dieser Parameter sowie die dafür vorgestellten Methoden sollen als Vorschlag verstanden werden, diese zu normen und für die Abprüfung von PMMA-Knochenzementen festzuschreiben.

Für alle untersuchten Knochenzemente kann festgehalten werden, dass aufgrund der ermittelten Daten bezüglich der Intrusion (Methode 2.2.18 nach ISO 5833), Monomerstabilität (Methode 2.2.12. nach ISO 5833) und Anteigzeit (Methode 2.2.20 nach ISO 5833) keinerlei Abweichungen zur Norm haben beobachtet werden können. Deshalb finden diese Resultate nicht mehr im einzelnen Erwähnung.

3.2.1
Antibiotikafreie Zemente

Aus der folgenden Tabelle 4 geht hervor, welche Zemente in der Beschreibung berücksichtigt wurden. Es wird aufgelistet, welcher Zementtyp vorliegt, welche Sterilisationsmethode eingesetzt wird und in welchen Ländern die verschiedenen Zemente bevorzugt vertrieben werden. Einige Zemente konnten wir leider

Tabelle 4. Antibiotikafreie Zemente

Name	Verantwortlicher Hersteller	Viskositätstyp	Pulversterilisation	Marktverbreitung
C-ment® 1	E. M. C. M. B. V.	high	Betabestrahlung	Mitteleuropa, D
C-ment® 3	E. M. C. M. B. V.	low	Betabestrahlung	Mitteleuropa, D
Cemex® Isoplastic (HV)	Tecres	high	Ethylenoxid	Südeuropa, I
Cemex® RX (LV)	Tecres	medium	Ethylenoxid	Südeuropa, I
Cerafix® LV	Ceraver Osteal	low	Gammabestrahlung	Südeuropa, F
CMW® 1 radiolucent	De Puy – J&J	high	Gammabestrahlung	weltweit
CMW® 1 radiopaque	De Puy – J&J	high	Gammabestrahlung	weltweit
CMW® 2	De Puy – J&J	high	Gammabestrahlung	weltweit
CMW® 3	De Puy – J&J	low	Gammabestrahlung	weltweit
Duracem™ 3 = Sulcem™ 3	Sulzer	low	Ethylenoxid	Mitteleuropa, CH
Durus® H	Macmed Orthopedics	medium	Gammabestrahlung	Südafrika
Endurance®	De Puy – J&J	low	Gammabestrahlung	USA
Osteobond®	Zimmer	low	Gammabestrahlung	USA
Osteopal®	Merck	low	Ethylenoxid	Weltweit
Osteopal® HA	Merck	high	Ethylenoxid	F
Osteopal® VS	Merck	high	Ethylenoxid	F
Palacos® LV/E Flow	Schering Plough	low	Ethylenoxid	weltweit
Palacos® R	Merck/Schering Plough	high	Ethylenoxid	weltweit
Palamed®	Merck	high	Ethylenoxid	weltweit
Palavit® HV	Schering Plough	high	Ethylenoxid	F, CH
Palavit® LV	Schering Plough	low	Ethylenoxid	F, CH
Subiton	Prothoplast	medium	Ethylenoxid	Argentinien
Surgical Simplex® P	Stryker Howmedica	medium	Gammabestrahlung	weltweit, USA
Zimmer® dough-type radiopaque	Zimmer	low	Gammabestrahlung	USA

F, Frankreich; D, Deutschland; I, Italien; CH, Schweiz

nicht erhalten und somit nicht prüfen: CMW 2000, Versabond, Cemex Fluor LV, Cemex Fluor HV sowie und Cemex XL, der nach unserem Kenntnisstand noch nicht lange auf dem Markt ist.

Von allen Zementen der Tabelle 4 haben wir mindestens 3 verschiedene Chargen untersucht. Dazu haben wir die verschiedenen Hersteller entweder direkt angeschrieben und um Material gebeten oder aber die Produkte über Klinikapotheken besorgt.

Es wurden demnach nur solche Zementpackungen beschrieben, die auch über den normalen Handelsweg hierzulande erhältlich sind und Zugang zu den Krankenhäusern haben.

Bevor die o. g. Zemente (Tabelle 4) im einzelnen beschrieben werden, soll ein Überblick über die Zusammensetzung von Pulver (Abb. 17) und Flüssigkeiten (Abb. 18) auf Unterschiede und Gemeinsamkeiten der Materialien hinweisen. Des weiteren werden vergleichend die Initiatorbestandteile (Abb. 19) und die jeweiligen Röntgenkontrastmittel (Abb. 20) aufgezeigt. Auf Einzelheiten dieser Übersichtsabbildungen wird bei Bedarf im nachfolgenden Text eingegangen.

Der vergleichende Überblick der verschiedenen Polymerpulver in Abbildung 17 zeigt bereits deutliche Unterschiede in bezug auf die Polymerzusammensetzung auf. Bei einigen Zementen konnten hinsichtlich der Herstellerangaben zur Zusammensetzung des Polymerpulvers im Vergleich zu den eigenen Untersuchungen Abweichungen festgestellt werden.

Antibiotikafreie Zemente

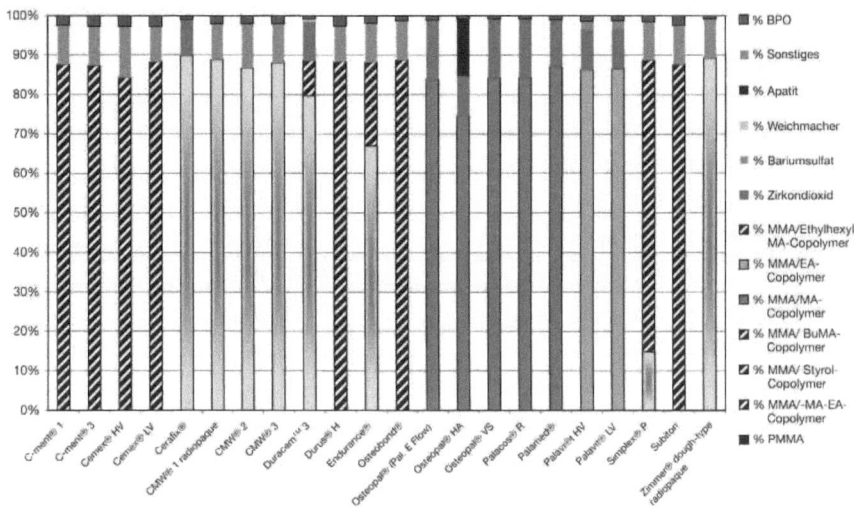

Abb. 17. Zusammensetzung der Pulverkomponenten aller untersuchten antibiotikafreien Zemente

So enthalten die Cemex-Zemente ca. 3 % Styrol und Subiton ca 20 % n-Butylmethacrylat als Comonomere im Polymerpulver, die nicht vom Hersteller deklariert sind, bei Durus H finden wir ca. 1 % Ethylhexylmethacrylat und bei den untersuchten C-ment-Zementen sind einige Prozent Methylacrylat und Ethylacrylat enthalten. Die Schraffur der Copolymer-Balken in Abbildung 17 soll deutlich machen, dass hier neben MMA Comonomere mit nicht genau bekanntem Anteil vorliegen. Der exakte prozentuale Copolymeranteil kann mittels NMR festgestellt werden.

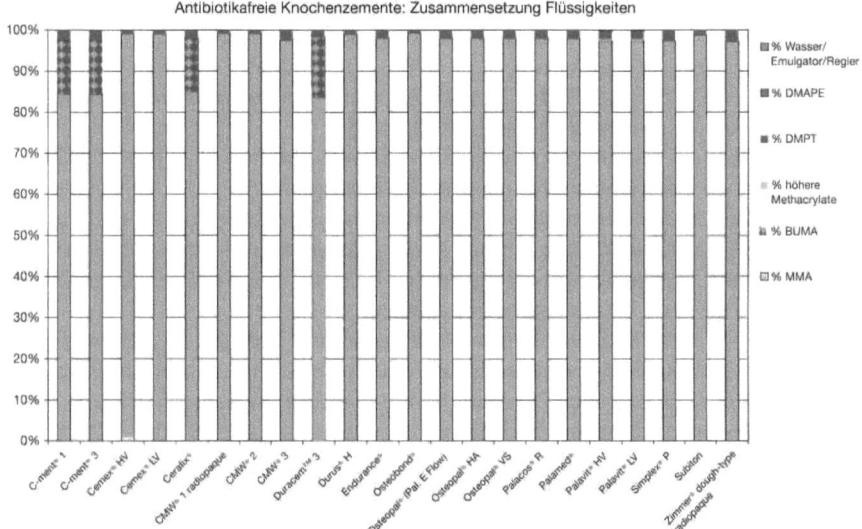

Abb. 18. Zusammensetzung der Flüssigkeitskomponenten aller untersuchten antibiotikafreien Zemente

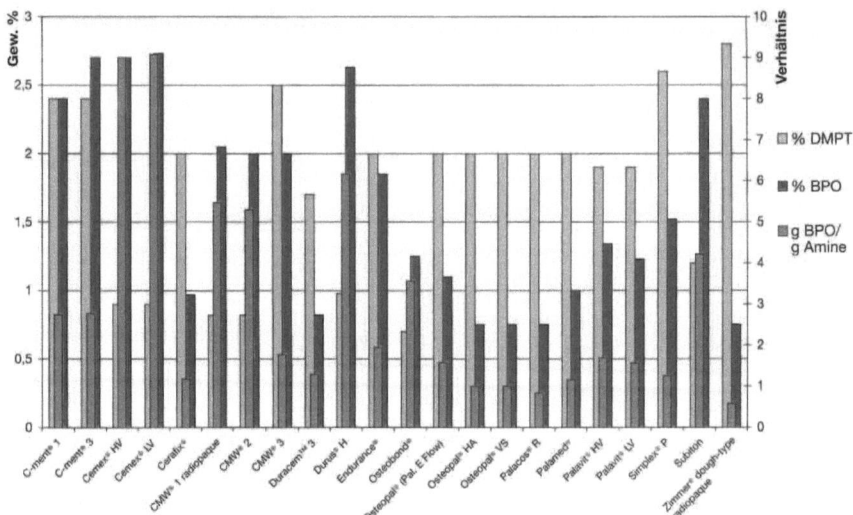

Abb. 19. Initiatorverhältnisse aller untersuchten antibiotikafreien Zemente
Grüne Markierung: 2-[4-(Dimethylamino)phenyl]ethanol

Von einigen Anbietern werden mehrere Zementversionen am Markt angeboten. Auffallend ist eine enge chemische Verwandtschaft von Zementtypen des gleichen Herstellers. Möglicherweise basieren die Produkte eines Herstellers auf derselben Grundpolymersubstanz, der lediglich noch einige, dann aber verschiedene, Stoffe zugesetzt werden. Besonders deutlich wird diese Beobachtung bei allen Produkten von Heraeus-Kulzer. Diese enthalten fast alle ein grün angefärbtes Polymerpulver. Lediglich die Palavit-Pulver sind weiß gefärbt, die Flüssigkeit enthält allerdings die wiederum für diese Zemente typische Grünfärbung.

Bezüglich der Zusammensetzung der Flüssigkeiten lassen sich nur bei einigen wenigen Vertretern Unterschiede zum MMA-DmpT-System feststellen. In Abbildung 18 haben wir wie bei der Darstellung der Polymerzusammensetzung die verschiedenen Monomere vergleichend abgebildet.

Bei C-ment-1, C-ment-3, Cerafix und Duracem 3 findet man neben dem MMA auch BuMA als ein weiteres Monomer in der Flüssigkeit.

Neben den zuvor beschrieben Monomerflüssigkeiten enthalten die Palavit-Produkte andere höhere Methacrylate sowie eine spezielle Komponente zur Verringerung der Polymerisationstemperatur. Die genaue Zusammensetzung wird unter den jeweiligen Zementtypen angegeben.

Die in den verschiedenen Zementen eingesetzten Mengen an Peroxid/Amin weichen doch erheblich voneinander ab, was theoretisch einen Einfluß auf das Aushärteverhalten und den Restmonomergehalt haben kann. Erwähnenswert hinsichtlich der Initiatoren/Aktivatoren ist Duracem 3 (bzw. die Sulcem-Zemente), der kein DmpT als Aktivator für die Polymerisation enthält, sondern dafür 2-[4-(Dimethylamino)phenyl]ethanol (DMAPE).

Die Angaben in Abbildung 19 zeigen die Gewichtsprozentanteile im Polymer bzw. Monomeren jeder Initiatorkomponente. Diese Darstellung wurde gewählt,

Antibiotikafreie Zemente

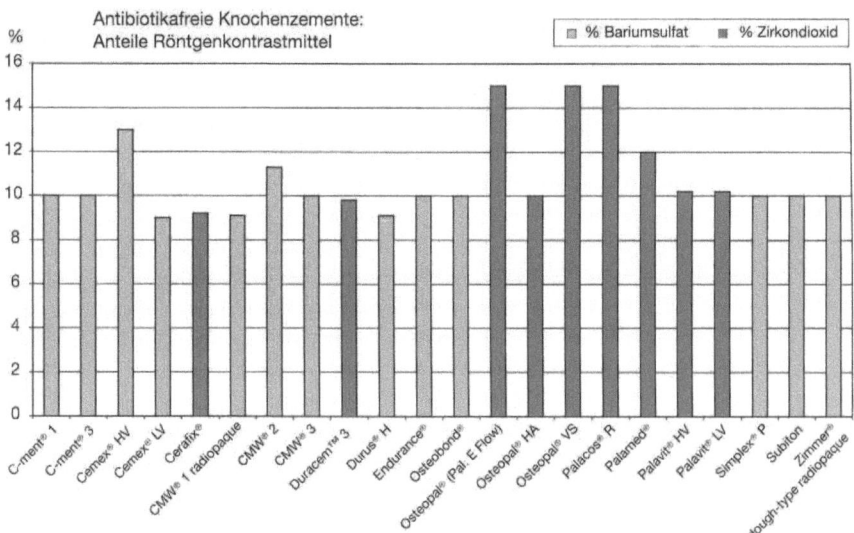

Abb. 20. Röntgenkontrastmittelgehalt aller untersuchten antibiotikafreien Zemente

weil das Polymerpulver/ Monomerflüssigkeits-Verhältnis (Abb. 11) der verschiedenen untersuchten Zemente sehr unterschiedlich sein kann und damit trotz einem Pulverüberschuss im Vergleich zur korrespondierenden Flüssigkeit durchaus das Initiatorverhältnis gleich 1 sein kann.

Neben der Bedeutung dieser Angaben für das Verständnis der Restmonomerproblematik können diese Zusammensetzungen auch Hinweise auf die DmpT-Freisetzung geben (Stea et al. 1997). Detailliert wird auf diese Fragen im Kapitel 3.2.5.5 eingegangen.

Als Röntgenkontrastmittel kommen lediglich Zirkondioxid und Bariumsulfat in unterschiedlichen Konzentrationen zum Einsatz. Die niedrigsten Mengen an Röntgenkontrastmittel mit ca. 9 % finden wir bei Cemex LV, Cerafix, CMW 1 und Durus H. Bei einigen Zementen desselben Anbieters können auch unterschiedliche Mengen an Röntgenkontrastmittel zum Einsatz kommen. Interessant ist der bereits erwähnte niedrige Kontrastmittelgehalt bei Cemex LV, da die hochviskose Variante ca. 13 % enthält. Bei den CMW-Zementen finden wir bei CMW 3 ca. 10 % und bei CMW 2 ca. 11,3 %, während CMW 1 nur ca. 9 % enthält. Den höchsten Anteil an Röntgenkontrastmittel finden wir in Osteopal bzw. Palacos LV/E Flow, Osteopal VS und Palacos R mit etwa 15 %. Palamed enthält dagegen lediglich ca. 12 % Zirkondioxid (Abb. 20).

Die Unterschiede hinsichtlich Art und Menge des verwendeten Röntgenkontrastmittels und die Auswirkung auf die erzielte Röntgenopazität werden im Kapitel 3.2.5.4 dargestellt.

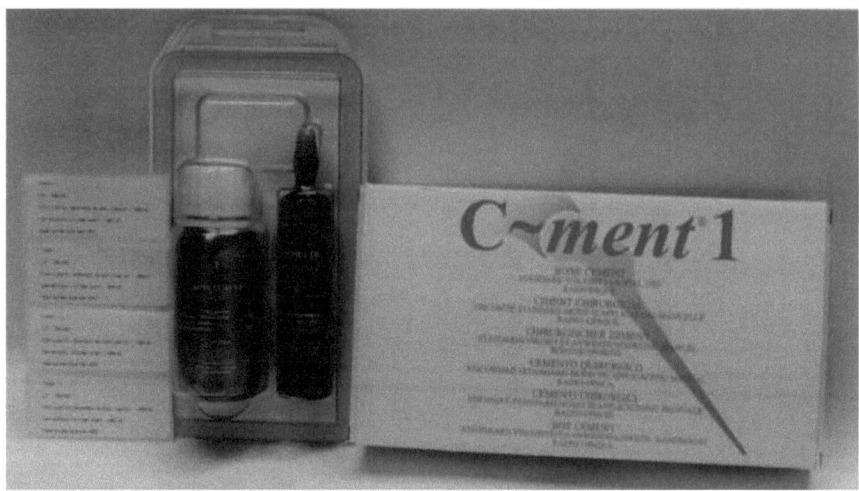

Abb. 21. Die Aufmachung des von uns untersuchten C-ment 1

3.2.1.1
C-ment 1

Polymerpulver und Monomerflüssigkeit von C-ment 1 sind in einer recht kleinen, sehr stabilen Faltschachtel verpackt. Diese lässt sich an der oberen Seite leicht öffnen. Die Faltschachtel selbst ist mit den wichtigsten Informationen, z.B. Zusammensetzung von Pulver und Flüssigkeit, bedruckt. Auf zwei separaten kleinen Etiketten sind Chargenbezeichnung sowie Verfalldatum angegeben. Angaben zur Zulassungsstelle und Inverkehrbringer sind ebenfalls deutlich zu erkennen (Abb. 21).

Die Außenverpackung enthält einen Polyethylenbeutel, der eine Blisterverpackung umschließt. Diese Blisterverpackung enthält sowohl die Pulverglasflasche als auch die Monomerampulle. Zudem findet man die Packungsbeilage sowie vier, selbstklebende Etiketten für die Patientendokumentation. Die Verpackung des Polymerpulvers in einer Braunglasflasche kennen wir sonst nur noch bei den Zementen Allofix G und Duracem 3 der Firma Sulzer, die später beschrieben werden.

Der Umbeutel besteht aus einer Tyvek-Seite und einer durchsichtigen Polyethylenseite. Auf der Papierseite ist ein Etikett angebracht, das Zusammensetzung von beiden Zementkomponenten, sowie das Verfalldatum und die Chargenbezeichnung trägt.

Der Umbeutel lässt sich leicht öffnen. Die darin enthaltene Blisterverpackung besteht aus einem durchsichtigen PVC-Tiefziehteil und ist mit unbedrucktem Tyvek verschlossen. Im PVC-Teil kann man die Pulverflasche und die Monomerampulle gut erkennen. Die Öffnung der Blisterverpackung lässt sich bequem vornehmen. Beide Primärbehältnisse tragen eine produktbezogene Chargenbezeichnung, die nicht identisch sind mit der Bezeichnung auf dem Umbeutel bzw. auf der Faltschachtel. Ein Verfalldatum fehlt auf beiden Behältnissen.

Pulver	Flüssigkeit
35,04 g Polymethylmethacrylat (mit einigen % MA und EA) 0,96 g Benzoylperoxid 4,00 g Bariumsulfat	12,15 g Methylmethacrylat (=12,93 ml) 1,90 g Butylmethacrylat (=2,12 ml) 0,35 g N,N-Dimethyl-p-toluidin (=0,37 ml) 20 ppm Hydrochinon
40,00 g	14,40 g (15,42 ml) = Biocryl 1
C-ment 1	

Abb. 22. Zusammensetzung von C-ment 1

Die Braunglasflasche, in der das Polymerpulver enthalten ist, ist mit einem Schraubverschluss versehen. Der Verschluss ist damit anders vorgenommen worden, als bei den Pulverflaschen von Allofix G und Duracem 3. Ein Kunststoffpfropfen dient als Verschlusshilfe der Flasche. Diese ist mit einer weißen Schrift bedruckt. Es werden Angaben zur Sterilisation mittels Röntgenstrahlen, zur Zusammensetzung, zur Chargenbezeichnung und zum Hersteller gemacht. Das Polymerpulver enthält 87,6 % Polymethylmethacrylat, 2,4 % Benzoylperoxid und 10,0 % Bariumsulfat als Röntgenkontrastmittel (Abb. 22). Diese Herstellerangaben stehen allerdings im Widerspruch zur Analyse, die einige Prozent Co-Monomere, Methylacrylat und Ethylacrylat, ergab.

Die Flüssigkeitsampulle ist ebenfalls wie die Polymerflasche bedruckt. Die Ampullenspitze enthält einen weißen Punkt, der die Brechachse anzeigt. Als Informationen wird neben der Monomermenge und der Zusammensetzung auch die Chargenbezeichnung und der Hersteller angegeben. Die Flüssigkeit besteht aus zwei verschiedenen Methacrylaten, zu 84,4 % aus Methylmethacrylat, zu

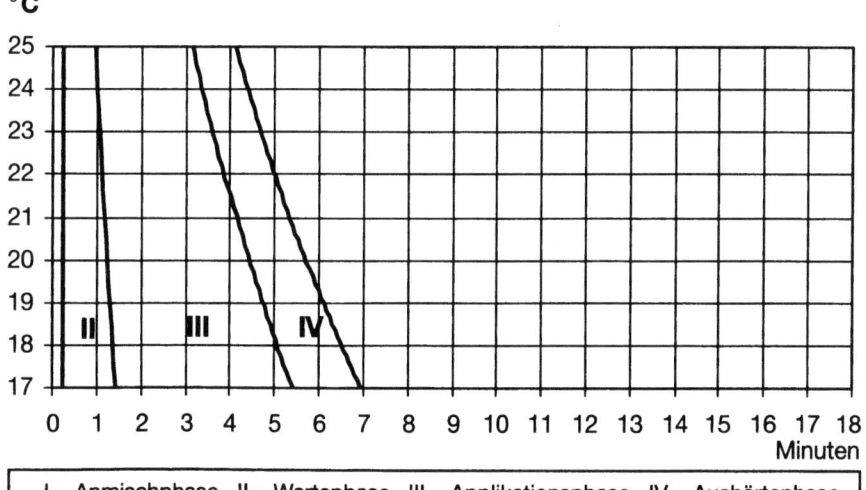

Abb. 23. Verarbeitungseigenschaften von C-ment 1 bei unterschiedlichen Komponenten- und Umgebungstemperaturen

Tabelle 5. Mechanische Festigkeiten nach ISO 5833 und DIN 53435 von C-ment 1

	ISO 5833			DIN 53435	
	Biege-festigkeit (MPa)	Biege-modul (MPa)	Druck-festigkeit (MPa)	Biege-festigkeit (MPa)	Schlag-zähigkeit kJ/m²
Limit	> 50	> 1800	> 70		
	67,4	2584	89,3	70,2	3,9

13,2 % aus Butylmethacrylat, sowie zu 2,4 % aus N,N-Dimethyl-p-toluidin und ca. 20 ppm Hydrochinon als Stabilisator (Abb. 22).

Die Zusammensetzungen von Pulver und Flüssigkeit sind identisch mit denen von Biocryl 1 von Bioland, einem Knochenzement, der nicht mehr unter dieser Marke vertrieben wird. Biocryl-Zemente konnte man früher insbesondere in Frankreich und in anderen südeuropäischen Ländern erhalten.

Zur Teigherstellung wird das Pulver vorgegeben und anschließend die Flüssigkeit hinzugegeben. Eine Benetzung findet relativ rasch statt, obwohl man im ersten Augenblick meint, das Material sei zu trocken. Doch nach etwa 15–20 sec. entsteht ein recht zäher Teig, der völlig homogen ist. Der Zement weist von Beginn an eine sehr hohe Viskosität auf und kann bereits nach knapp 1:00 min.

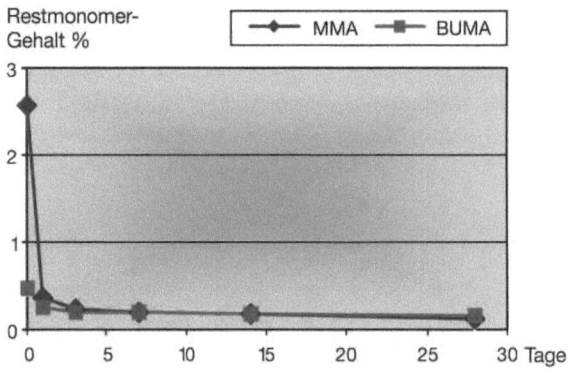

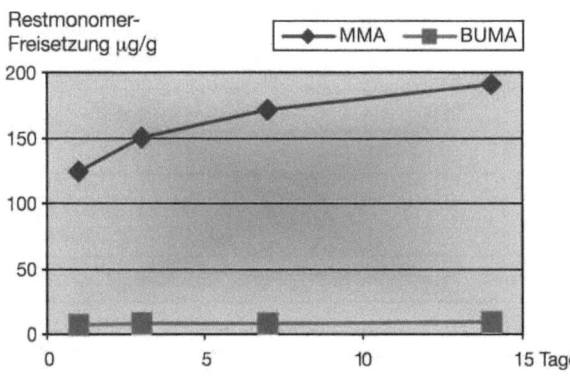

Abb. 24. Restmonomergehalt und -freisetzung von C-ment 1 im zeitlichen Verlauf

Tabelle 6. Anforderungen der ISO 5833 (1992) an die Packungseinheiten von C-ment 1

Anforderung		+ = erfüllt − = nicht erfüllt	Angaben vorhanden auf
	Pulver doppelt verpackt?	+	−
	Flüssigkeit doppelt verpackt?	+	−
Angaben zu Bestand- teilen des Pulvers	qualitativ quantitativ	+ +	PF, FS, POB, PB PF, FS, POB, PB
Angaben zu Bestand- teilen der Flüssigkeit	qualitativ quantitativ	+ +	A, POB, FS, PB A, POB, FS, PB
	Warnhinweis für Monomer: leicht- entzündlich	+	PB, A, FS
	Hinweis auf Lagerbedingungen (= 25 °C, dunkel)	+	FS, POB
	Hinweis auf Sterilität	+	A, PF, FS, PB, POB
	Hinweis auf Wiederverwendungsverbot	+	FS, POB, PB, PF
	Angabe von Chargen-Nummer(n)	+	A, PF, FS, POB
	Angabe von Verfalldatum	+	FS, POB
	Angabe der Hersteller- bzw. Inverkehr- bringer-Adresse	+	A, PF, POB, FS, PB
	Nummer und Datum dieser Norm	−	−
Angaben in der Packungsbeilage	Hinweise zum Anmischen und Verarbeiten der Zement-Komponenten	+	PB
	Warnhinweise zu den Gefahren der Anwendung für den Patienten	+	PB
	Angabe, ob Verwendung mit oder ohne Spritze	+	PB
	Hinweise zum Temperatureinfluss auf die Verarbeitungseigenschaften	+	PB
	Graphische Darstellung des Temperaturein- flusses auf die Verarbeitungseigenschaften	+	PB

A = Ampulle; IB = Innenbeutel; POB = Peel-Off-Beutel; PF = Pulverflasche; Alu = Alu-Schutzbeutel; PB = Packungsbeilage; FS = Faltschachtel; AB = Ampullen-Blister; GB = Gesamt-Blister

aus dem Anmischgefäß entnommen und weiterverarbeitet werden. Uns erscheint allerdings diese Viskosität derart hoch, dass eine problemlose Verarbeitung nicht ganz einfach ist. Bereits nach 3:30 min. ist der Teig nicht mehr zu verarbeiten. Nach 4:00 min. kann eine deutliche Erwärmung festgestellt werden. Schon nach 4:50–5:00 min. ist der Zement völlig ausgehärtet (Abb. 23).

Aufgrund dieser Eigenschaften muss C-ment 1 als ein hochviskoser Zement eingeordnet werden.

Die mechanischen Festigkeiten erfüllen alle die ISO-Norm. Auffallend sind die stets niedrigen Biegefestigkeiten und Schlagzähigkeiten sowie die geringen Abweichungen zwischen den Biegefestigkeiten nach Dynstat und ISO-5833 (Tabelle 5).

Die ermittelte Aushärtetemperatur nach ISO ergab 84,6 °C. Damit weist dieses Material eine recht hohe Polymerisationstemperatur auf, die aufgrund des günstigen Pulver/Flüssigkeitsverhältnisses (Abb. 11) zunächst nicht zu erwarten war. Die Aushärtezeit lag bei 8:30 min.

Tabelle 7. Die wichtigsten Charakteristika von C-ment 1

hochviskos
Monomer enthält BuMA
Bariumsulfat als Röntgen-Opaker
Polymer gammabestrahlt, enthält MA und EA
Polymer in Braunglasflasche
Polymer-Flasche und Monomerampulle in einem Blister
Anmischreihenfolge: Pulver, dann Monomer
VB: kurz
ISO 5833 erfüllt, Molmasse < 350.000
niedrige Biegefestigkeit, niedrige Schlagzähigkeit

Der Restmonomeranteil ist nicht in den Vergleich mit aufgenommen worden, da neben dem MMA noch BuMA als weiteres Monomer in der Flüssigkeit enthalten ist (Abb. 24).

Hinsichtlich der Verpackungskomponenten und deren Aufdruck fällt auf, dass auf den Primärbehältnissen lediglich die Chargenbezeichnung aufgedruckt ist, ein Verfalldatum fehlt aber gänzlich. Ansonsten fehlt ein Hinweis auf die aktuelle Norm ISO 5833 (Tabelle 6).

Die wichtigsten Eigenschaften von C-ment 1 sind in Tabelle 7 zusammengefasst.

3.2.1.2
C-ment 3

Bezüglich der Verpackung und Kennzeichnung können wir an dieser Zementvariante keinen Unterschied zum C-ment 1 feststellen. Polymerpulver und Mono-

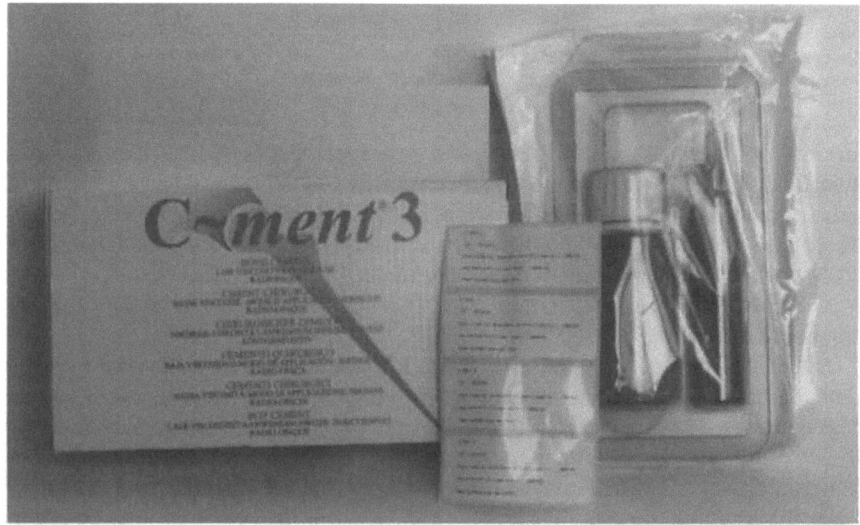

Abb. 25. Die Aufmachung des von uns untersuchten C-ment 3

Pulver	Flüssigkeit
34,92 g Polymethylmethacrylat (mit einigen % MA und EA) 1,08 g Benzoylperoxid 4,00 g Bariumsulfat	13,85 g Methylmethacrylat (=14,73 ml) 2,16 g Butylmethacrylat (=2,42 ml) 0,39 g N,N-Dimethyl-p-toluidin (=0,42 ml) 20 ppm Hydrochinon
40,00 g	16,40 g (17,57 ml)
C-ment 3	

Abb. 26. Zusammensetzung von C-ment 3

merflüssigkeit von C-ment 3 sind ebenfalls in einer recht kleinen, sehr stabilen Faltschachtel verpackt. Diese lässt sich an der oberen Seite leicht öffnen. Die Faltschachtel selbst ist mit den wichtigsten Informationen bedruckt. Chargenbezeichnung sowie Verfalldatum sind an zwei Stellen auf einem Zusatzetikett aufgedruckt. Angaben zur Zulassungsstelle und Inverkehrbringer sind ebenfalls deutlich zu erkennen (Abb. 25).

Die Faltschachtel enthält einen Polyethylenbeutel, der eine Blisterverpackung umschließt. Diese Blisterverpackung enthält sowohl die Pulverglasflasche als auch die Monomerampulle. Zudem findet man die Packungsbeilage und vier selbstklebende Etiketten für die Patientendokumentation.

Der Umbeutel besteht ebenfalls aus einer Tyvek-Seite und einer durchsichtigen Polyethylenseite. Auf der Papierseite ist ein Etikett angebracht, das Zusammensetzung von beiden Zementkomponenten, sowie das Verfalldatum und die Chargenbezeichnung trägt.

Die Öffnung dieser Verpackungseinheit ist leicht zu bewerkstelligen. Die darin enthaltene Blisterverpackung besteht aus einem durchsichtigen PVC-Tiefziehteil

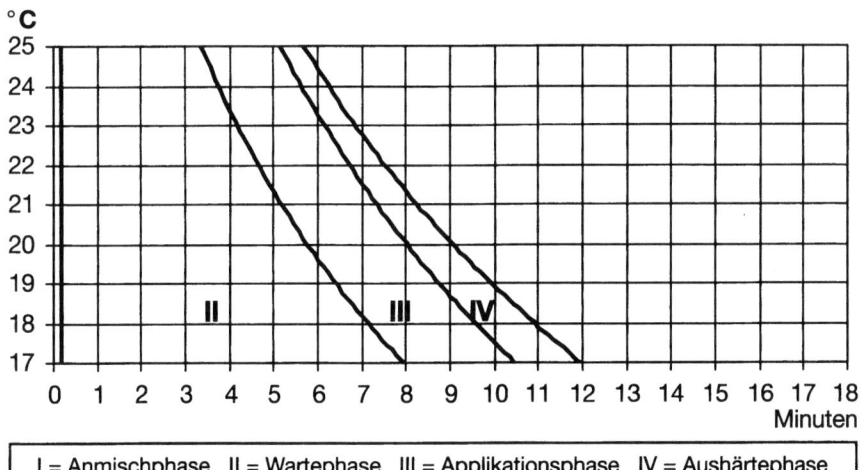

Abb. 27. Verarbeitungseigenschaften von C-ment 3 bei unterschiedlichen Komponenten- und Umgebungstemperaturen

Tabelle 8. Mechanische Festigkeiten nach ISO 5833 und DIN 53435 von C-ment 3

	ISO 5833 Biegefestigkeit (MPa)	Biegemodul (MPa)	Druckfestigkeit (MPa)	DIN 53435 Biegefestigkeit (MPa)	Schlagzähigkeit kJ/m^2
Limit	> 50	> 1800	> 70		
	68,5	2801	102,9	73,9	5,3

und ist mit unbedrucktem Tyvek verschlossen. Im PVC-Teil kann man die Pulverflasche und die Monomerampulle gut erkennen. Die Öffnung der Blisterverpackung lässt sich bequem vornehmen. Beide Primärbehältnisse tragen eine produktbezogene Chargenbezeichnung, die nicht identisch sind mit der Bezeichnung auf dem Umbeutel bzw. auf der Faltschachtel. Ein Verfalldatum fehlt auf beiden Behältnissen.

Das Polymerpulver ist in der Braunglasflasche mit Schraubverschluss verpackt. Ein Kunststoffpfropfen dient als Verschlusshilfe der Flasche. Diese ist mit einer weißen Schrift bedruckt. Es werden Angaben zur Sterilisation mittels Bestrahlung, zur Zusammensetzung, zur Chargenbezeichnung und zum Hersteller gemacht. Das Polymerpulver enthält 87,3 % Polymethylmethacrylat, 2,7 % Benzoylperoxid und 10,0 % Bariumsulfat als Röntgenkontrastmittel (Abb. 26).

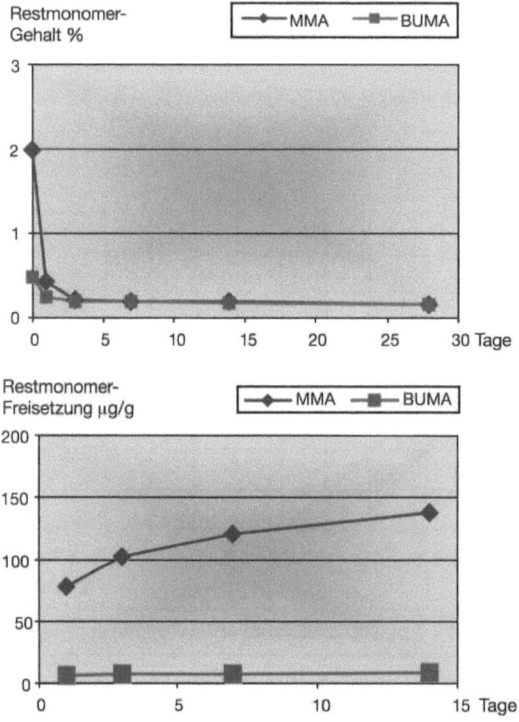

Abb. 28. Restmonomergehalt und -freisetzung von C-ment 3 im zeitlichen Verlauf

Tabelle 9. Anforderungen der ISO 5833 (1992) an die Packungseinheiten von C-ment 3

Anforderung		+ = erfüllt – = nicht erfüllt	Angaben vorhanden auf
	Pulver doppelt verpackt?	+	–
	Flüssigkeit doppelt verpackt?	+	–
Angaben zu Bestandteilen des Pulvers	qualitativ	+	PF, FS, POB, PB
	quantitativ	+	PF, FS, POB, PB
Angaben zu Bestandteilen der Flüssigkeit	qualitativ	+	A, POB, FS, PB
	quantitativ	+	A, POB, FS, PB
	Warnhinweis für Monomer: leichtentzündlich	+	PB, A, FS
	Hinweis auf Lagerbedingungen (≤ 25 °C, dunkel)	+	FS, POB
	Hinweis auf Sterilität	+	A, PF, FS, PB, POB
	Hinweis auf Wiederverwendungsverbot	+	FS, POB, PB, PF
	Angabe von Chargen-Nummer(n)	+	A, PF, FS, POB
	Angabe von Verfalldatum	+	FS, POB
	Angabe der Hersteller- bzw. Inverkehrbringer-Adresse	+	A, PF, POB, FS, PB
	Nummer und Datum dieser Norm	–	–
Angaben in der Packungsbeilage	Hinweise zum Anmischen und Verarbeiten der Zement-Komponenten	+	PB
	Warnhinweise zu den Gefahren der Anwendung für den Patienten	+	PB
	Angabe, ob Verwendung mit oder ohne Spritze	+	PB
	Hinweise zum Temperatureinfluss auf die Verarbeitungseigenschaften	+	PB
	Graphische Darstellung des Temperatureinflusses auf die Verarbeitungseigenschaften	+	PB

A = Ampulle; IB = Innenbeutel; POB = Peel-Off-Beutel; PF = Pulverflasche; Alu = Alu-Schutzbeutel; PB = Packungsbeilage; FS = Faltschachtel; AB = Ampullen-Blister; GB = Gesamt-Blister

Diese Herstellerangaben stehen allerdings im Widerspruch zur Analyse, die einige Prozent Co-Monomere, Methylacrylat und Ethylacrylat, ergab.

Die Flüssigkeitsampulle ist ebenfalls wie die Polymerflasche bedruckt. Die Ampulle ist an der Spitze mit einen dunkelblauen Punkt versehen, der die Brechachse anzeigt. Als Informationen wird neben der Monomermenge und der Zusammensetzung auch die Chargenbezeichnung und der Hersteller angegeben. Die Flüssigkeit besteht aus zwei verschiedenen Methacrylaten, zu 84,4 % aus Methylmethacrylat, zu 13,2 % aus Butylmethacrylat, sowie zu 2,4 % aus N,N-Dimethyl-p-toluidin und ca. 20 ppm Hydrochinon als Stabilisator (Abb. 26).

Es handelt sich bei der Monomerflüssigkeit um dieselbe Zusammensetzung wie bei der C-ment 1 Flüssigkeit, lediglich die Monomermenge ist unterschiedlich: für C-ment 1 = 14,4 g und für C-ment 3 = 16,4 g.

Auch die Polymerzusammensetzung ist identisch mit der von C-ment 1. Aufgrund dieser Konstellation weist dieser Zement eine ähnliche Zusammensetzung auf wie der nicht mehr im Markt befindliche Biocryl 3 von Bioland.

Zur Teigherstellung wird auch hier das Pulver vorgegeben und anschließend die Flüssigkeit hinzugegeben. Eine Benetzung findet relativ rasch (15–20 sec.) statt und es entsteht eine niedrigviskose Masse. Nach etwa 4:00 min. kann der Teig aus dem Anmischgefäß entnommen und weiterverarbeitet werden. Eine Weiterverarbeitung ist nach 6:00 min. nicht mehr möglich. Eine Erwärmung des Teiges konnte bereits nach 5:30 min. festgestellt werden. Eine völlige Aushärtung konnten wir nach 6:40–6:45 min. beobachten (Abb. 27).

Es handelt sich demnach bei C-ment 3 um einen niedrigviskosen Zement.

Der Zement weist eine hohe Druckfestigkeit auf, die Schlagzähigkeit ist ebenfalls recht hoch. Die Biegefestigkeiten sind allerdings eher niedrig, insbesondere die DIN-Biegefestigkeit. Die Unterschiede zwischen der Biegefestigkeit nach ISO und DIN sind ebenfalls gering. Alle überprüften mechanischen Festigkeiten erfüllen die ISO-Norm (Tabelle 8).

Die Aushärtetemperatur nach ISO liegt mit 80,8 °C niedriger als die der hochviskosen Variante. Beide Zementtypen liegen bei einer Polymerisationstemperatur stets über 80 °C. Die Aushärtung nach ISO liegt ebenfalls niedriger als bei der hochviskosen Variante. Es wurden 7:40 min. ermittelt.

Der Restmonomeranteil ist nicht in den Vergleich mit aufgenommen worden, da neben dem MMA noch BuMA als weiteres Monomer in der Flüssigkeit enthalten ist (Abb. 28).

Hinsichtlich der Verpackungskomponenten und deren Aufdruck fällt dasselbe auf, wie bereits bei der hochviskosen Variante dieses Herstellers beschrieben. Auf den Primärbehältnissen ist lediglich die Chargenbezeichnung aufgedruckt, ein Verfalldatum fehlt aber gänzlich. Ansonsten fehlt auch hier ein Hinweis auf die aktuelle Norm ISO 5833 (Tabelle 9).

Die wichtigsten Eigenschaften von C-ment 3 sind in Tabelle 10 zusammengefasst.

Tabelle 10. Die wichtigsten Charakteristika von C-ment 3

niedrigviskos
Monomer enthält BuMA
Bariumsulfat als Röntgen-Opaker
Polymer gammabestrahlt, enthält MA und EA
Polymer in Braunglasflasche
Polymer-Flasche und Monomerampulle in einem Blister
Anmischreihenfolge: Pulver, dann Monomer
VB: kurz
ISO 5833 erfüllt, Molmasse < 350.000
hohe Druckfestigkeit, niedrige Biegefestigkeiten

3.2.1.3
Cemex Isoplastic (HV)

Die Zementkomponenten von Cemex Isoplastic (HV) sind in einer kleinen, rechteckigen, marineblau markierten Faltschachtel verpackt. Diese ist bis auf die untere Stirnseite auf allen Seiten bedruckt. Auf der Rückseite der Faltschachtel sind Zusammensetzung der Komponenten sowie Lagerhinweise angegeben. Mittels eines kleinen Etikettes an einer der Stirnseiten werden die wichtigen Informationen zur Chargenbezeichnung und zum Verfalldatum angegeben. Zudem sind auf diesem Label alle notwendigen CE-Hinweise aufgedruckt. Sowohl Inverkehrbringer als auch Hersteller sind deutlich angegeben. Die Faltschachtel lässt sich nur an einer Seite öffnen. In deren Inneren findet man eine Packungsbeilage und eine Blisterverpackung, die sowohl den Polymerbeutel als auch die Monomerampulle enthält (Abb. 29).

Das tiefgezogene PVC-Teil wird von einer bedruckten Tyvek-Seite überzogen. Diese enthält nochmals alle wichtigen Produktinformationen wie Zusammensetzung, Chargenbezeichnung und Verfalldatum. Die Angaben zur Chargenbezeichnung und zum Verfalldatum sind nicht direkt aufgedruckt, sondern sind auf selbstklebenden Etiketten angegeben, die auf der Tyvek-Seite angebracht sind. Möglicherweise sollen diese Etiketten später für die Dokumentation in den Patientenakten eingesetzt werden. Bei älteren Blisterverpackungen wurde noch ein großes, komplett bedrucktes Etikett eingesetzt. Auffällig ist weiterhin ein brauner

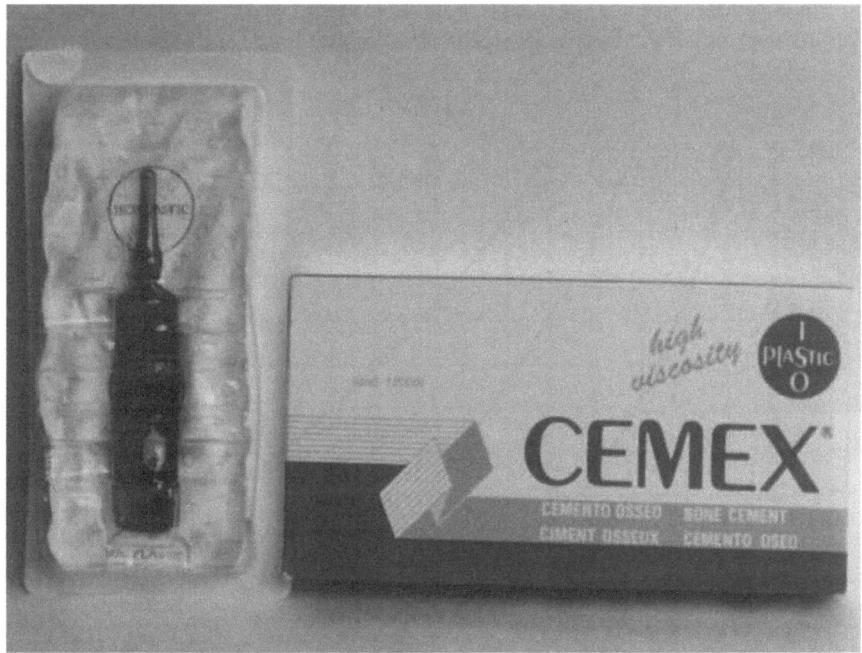

Abb. 29. Die Aufmachung des von uns untersuchten Cemex Isoplastic (HV)

Pulver	Flüssigkeit
33,72 g Polymethylmethacrylat (mit 3% Styrol) 5,20 g Bariumsulfat 1,08 g Benzoylperoxid	13,18 g Methylmethacrylat (=14,0 ml) 0,12 g N,N-Dimethyl-p-Toluidin (=0,13 ml) 75 ppm Hydrochinon
40,00 g	13,30 g (14,13 ml)
	Cemex Isoplastic (HV)

Abb. 30. Zusammensetzung von Cemex Isoplastic (HV)

Indikatorstreifen, der offenbar eine erfolgreiche Sterilisation dokumentieren soll. Ein erklärender Hinweis, wann dieser Indikator tatsächlich die Sterilität anzeigt, fehlt allerdings gänzlich.

Die Tyvekfolie lässt sich relativ leicht von der PVC-Unterseite abtrennen, so dass die einzelnen Komponenten leicht entnommen werden können. Zuerst wird dabei der Polymer-Innenbeutel sichtbar, der seinerseits aus einer Papierseite und einer Polyesterseite besteht. Auffällig ist, dass der Innenbeutel völlig unbedruckt ist, also keinerlei Informationen enthält. Mittels einer Markierung weiß der Anwender, an welcher Stelle er die Öffnung des Beutels vorzunehmen hat. Durch die Öffnungshilfe ist der Beutel bequem zu öffnen. Das weiße, leicht rosa gefärbte Polymerpulver setzt sich zusammen aus 84,35% Polymethylmethacrylat (das allerdings ca. 3% Styrol in Form eines Copolymers enthält), 2,65% Benzoylperoxid und 13,0% Bariumsulfat als Röntgenkontrastmittel (Abb. 30).

Die Monomerampulle liegt unterhalb des Innenbeutels in einer speziellen Aussparung der PVC-Tiefziehfolie. Die Braunglasampulle ist mit einer weißen

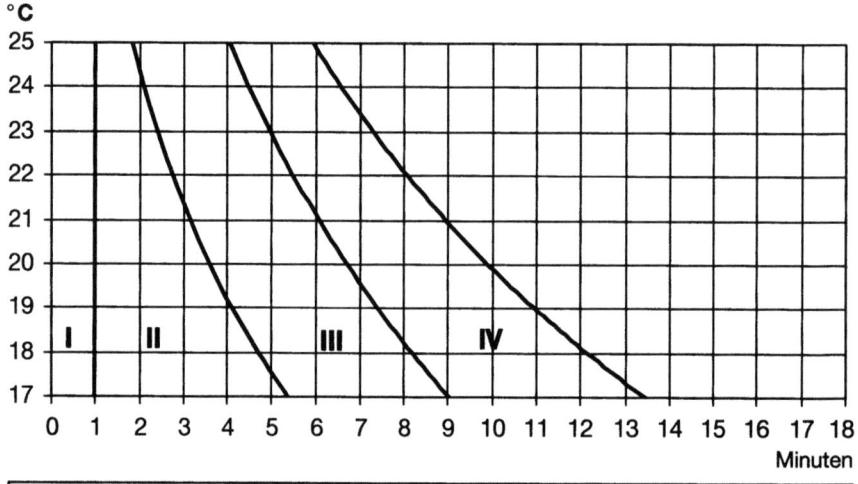

Abb. 31. Verarbeitungseigenschaften von Cemex Isoplastic (HV) bei verschiedenen Komponenten- und Umgebungstemperaturen

Tabelle 11. Mechanische Festigkeiten nach ISO 5833 und DIN 53435 von Cemex Isoplastic (HV)

	ISO 5833 Biegefestigkeit (MPa)	Biegemodul (MPa)	Druckfestigkeit (MPa)	DIN 53435 Biegefestigkeit (MPa)	Schlagzähigkeit kJ/m²
Limit	> 50	> 1800	> 70		
	56,6	2192	92,2	87	4,3

Farbe bedruckt, die Informationen auf der Ampulle sind äußerst spärlich; es ist lediglich ein Lagerhinweis und die Angabe, das Material nicht zu injizieren, aufgedruckt. Chargenbezeichnung und Verfalldatum fehlen gänzlich. Die Monomerampulle enthält das farblose Monomer, welches aus 99,1 % Methylmethacrylat, 0,9 % Dimethylparatoluidin und ca. 75 ppm Hydrochinon als Stabilisator besteht (Abb. 30).

Auffällig ist, dass auf den Verpackungseinheiten nur eine Charge und ein Verfalldatum angegeben ist. Demnach haben sowohl die Flüssigkeit als auch das Pulver nicht nur die gleiche Charge, sondern auch das gleiche Verfalldatum.

Für die Teigherstellung wird die Flüssigkeit vorgegeben und anschließend das Pulver hinzugegeben. Nach Zugabe des Pulvers erhält man zunächst einen

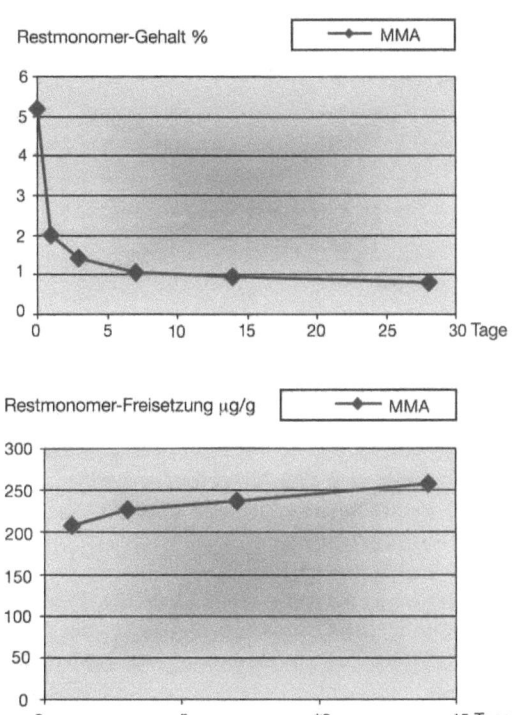

Abb. 32. Restmonomergehalt und -freisetzung von Cemex Isoplastic (HV) im zeitlichen Verlauf

Tabelle 12. Anforderungen der ISO 5833 (1992) an die Packungseinheiten von Cemex Isoplastic (HV)

Anforderung		+ = erfüllt − = nicht erfüllt	Angaben vorhanden auf
	Pulver doppelt verpackt?	+	−
	Flüssigkeit doppelt verpackt?	+	−
Angaben zu Bestandteilen des Pulvers	qualitativ	+	GB, FS, PB
	quantitativ	+	GB, FS, PB
Angaben zu Bestandteilen der Flüssigkeit	qualitativ	+	GB, FS, PB
	quantitativ	+	GB, FS, PB
Angaben in der Packungsbeilage	Warnhinweis für Monomer: leichtentzündlich	+	FS, PB, A, AB
	Hinweis auf Lagerbedingungen (= 25 °C, dunkel)	+	FS, A, PB
	Hinweis auf Sterilität	+	FS, GB, PB
	Hinweis auf Wiederverwendungsverbot	+	FS, GB, PB
	Angabe von Chargen-Nummer(n)	+	FS, GB
	Angabe von Verfalldatum	+	FS, GB
	Angabe der Hersteller- bzw. Inverkehrbringer-Adresse	+	GB, FS, A, PB
	Nummer und Datum dieser Norm	−	−
	Hinweise zum Anmischen und Verarbeiten der Zement-Komponenten	+	PB
	Warnhinweise zu den Gefahren der Anwendung für den Patienten	+	PB
	Angabe, ob Verwendung mit oder ohne Spritze	+	PB
	Hinweise zum Temperatureinfluss auf die Verarbeitungseigenschaften	+	PB
	Graphische Darstellung des Temperatureinflusses auf die Verarbeitungseigenschaften	+	PB

A = Ampulle; IB = Innenbeutel; POB = Peel-Off-Beutel; PF = Pulverflasche; Alu = Alu-Schutzbeutel; PB = Packungsbeilage; FS = Faltschachtel; AB = Ampullen-Blister; GB = Gesamt-Blister

extrem trockenen Teig, der sich zunächst nicht homogenisieren lässt. Der hohe Überschuss an Polymerpulver zu Monomerflüssigkeit stellt für die leichte Anmischbarkeit ein Hindernis dar. Man hat den Eindruck, als fehle Monomer und eine Anlösung des Polymeren durch das Monomere wäre nicht möglich. Bei dem Versuch, den Teig unter Zuhilfenahme des Rührspatels zu homogenisieren, muss besonders vorsichtig agiert werden, da leicht Material aus dem Anmischgefäß herausgeschleudert wird.

Erst nach etwa 50 sec. erhält man einen einigermaßen homogenen Teig, der allerdings nur langsam zusammenfällt. Die Anfangsviskosität ist auffällig hoch und doch ist die Klebfreiheit des Teiges bei 23 °C erst nach 2:15 min. erreicht. Das Ende der Verarbeitungsbreite lag bei den von uns durchgeführten Tests stets bei 4:45 min.; eine völlige Aushärtung beobachteten wir nach 6:45 min. Der Zement ist als deutlich hochviskos mit einer nur geringen Verarbeitungsbreite einzuordnen, da die Viskosität uns recht frühzeitig als derart hoch erscheint und damit das Einsetzen der Prothese erheblich erschwert (Abb. 31).

Die mechanischen Festigkeiten entsprechend der Norm. Auffällig dabei ist die niedrige Biegefestigkeit, die mit 56,6 MPa nahe am unteren Limit liegt. Die Biegefestigkeit nach Dynstat ist im Gegensatz zu der ISO-Biegefestigkeit allerdings recht hoch (Tabelle 11).

Auf der Außenverpackung wirbt der Hersteller mit einer niedrigen Polymerisationstemperatur, da das Komponentenverhältnis von Pulver zu Flüssigkeit 3 : 1 ist.

Die ermittelte Aushärtetemperatur nach ISO ergab 66,9 °C. Damit liegen die von uns ermittelten Temperaturen nicht wesentlich unter denen anderer Knochenzemente. Eine Aushärtung konnte nach 12:00 min. festgestellt werden.

Der anfängliche Restmonomergehalt ist mit > 5 % ermittelt worden (Abb. 32), obwohl der hohe BPO-Anteil im Vergleich zum DmpT (vgl. Abb. 19) sich günstig auf die vollständige Monomerumsetzung auswirken sollte. Möglicherweise werden zunächst ausreichend Starterradikale und Ketten gebildet, aber durch die rasche Viskositätserhöhung findet eine weitere Kettenbildung nur zögerlich statt). Auch der geringe Flüssigkeitsanteil beim Anmischen des Teiges sollte zu einem kleineren Restmonomergehalt führen.

Die Restmonomerfreisetzung liegt mit über 200 µg/g in der Spitzengruppe aller untersuchten Zemente (Abb. 32).

Die qualitativen und quantitativen Angaben zu den Pulver- und Flüssigkeitsbestandteilen sind nicht auf dem Primärbehältnissen aufgedruckt. Allerdings enthält die Blisterverpackung alle diese Informationen. Sowohl Chargennummern als auch Verfalldatum sind nicht direkt auf dem Primärbehältnis angegeben. Offenbar soll damit strikt vermieden werden, die Einzelkomponenten separat aufzubewahren. In der Packungsbeilage gibt es seit 1998 eine graphische Darstellung über den Temperatureinfluss auf die Verarbeitungseigenschaften des Materials. Ein Hinweis auf die derzeit gültige ISO 5833 fehlt auf allen Packungseinheiten (Tabelle 12).

Die wichtigsten Eigenschaften von Cemex Isoplastic (HV) sind in Tabelle 13 zusammengefasst.

Tabelle 13. Die wichtigsten Charakteristika von Cemex Isoplastic (HV)

hochviskos
Polymer (= leicht rosa) enthält Styrol
Bariumsulfat als Röntgen-Opaker
Polymer sterilisiert mittels EO
Polymer in Braunglasflasche
Polymer-Flasche und Monomerampulle in einem Blister
Anmischreihenfolge: Monomer, dann Pulver
Masse sehr voluminös
VB: kurz
ISO 5833 erfüllt, Molmasse < 350.000
niedrige ISO-Biegefestigkeit, niedriger E-Modul

3.2.1.4
Cemex RX (LV)

Im Gegensatz zu der HV-Variante von Cemex befinden sich die Zementkomponenten von Cemex RX (LV) in einer kleinen, rechteckigen, weinrot gefärbten Faltschachtel. Auch diese ist auf allen Seiten bedruckt. Auf der Rückseite der Faltschachtel sind Zusammensetzung der Komponenten sowie Lagerhinweise angegeben. Mittels eines kleinen Etikettes an einer der Stirnseiten werden die wichtigen Informationen zur Chargenbezeichnung und zum Verfalldatum angegeben. Zudem sind auf diesem Label alle notwendigen CE-Hinweise aufgedruckt. Der Inverkehrbringer/Hersteller ist deutlich zu erkennen. Die Faltschachtel lässt sich nur an einer Seite öffnen. In deren Inneren findet man eine Packungsbeilage und eine Blisterverpackung, die sowohl den Polymerbeutel als auch die Monomerampulle enthält (Abb. 33).

Das tiefgezogene PVC-Teil wird von einer bedruckten Tyvek-Seite überzogen. Diese enthält nochmals alle wichtigen Produktinformationen wie Zusammensetzung, Chargenbezeichnung und Verfalldatum. Die Angaben zur Chargen-

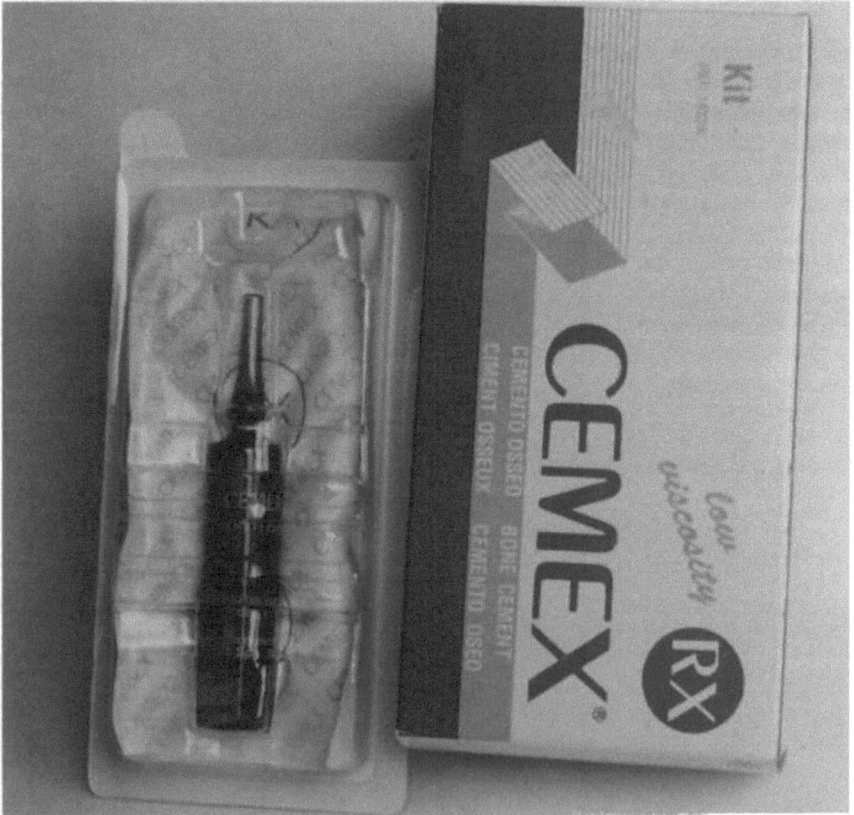

Abb. 33. Die Aufmachung des von uns untersuchten Cemex RX (LV)

Pulver	Flüssigkeit
35,31 g Polymethylmethacrylat (mit 3% Styrol) 3,60 g Bariumsulfat 1,09 g Benzoylperoxid	13,18 g Methylmethacrylat (=14,0 ml) 0,12 g N,N-Dimethyl-p-Toluidin (=0,13 ml) 75 ppm Hydrochinon
40,00 g	13,30 g (14,13 ml)

Cemex RX (LV)

Abb. 34. Zusammensetzung von Cemex RX (LV)

bezeichnung und zum Verfalldatum sind nicht direkt aufgedruckt, sondern sind auf selbstklebenden Etiketten angegeben, die auf der Tyvek-Seite angebracht sind. Möglicherweise sollen diese Etiketten später für die Dokumentation in den Patientenakten eingesetzt werden. Auffällig ist weiterhin ein Indikatorstreifen, der offenbar eine erfolgreiche Sterilisation dokumentieren soll. Ein entsprechender Hinweis zum möglichen Farbumschlag und damit zur Sterilität fehlt auch hier gänzlich.

Die Tyvekfolie lässt sich relativ leicht von der PVC-Unterseite abtrennen, so dass die einzelnen Komponenten leicht entnommen werden können. Zuerst wird dabei der Polymer-Innenbeutel sichtbar, der seinerseits aus einer Papierseite und einer Polyesterseite besteht. Auffällig ist, dass der Innenbeutel völlig unbedruckt ist, also keinerlei Informationen enthält. Mittels einer Markierung weiß der Anwender, an welcher Stelle er die bequeme Öffnung des Beutels vorzunehmen hat. Das leicht rosa-weiß angefärbte Polymerpulver setzt sich zusammen aus 88,25 % Polymethylmethacrylat (das allerdings ca. 3 % Styrol in Form eines Copolymers enthält), 2,75 % Benzoylperoxid und 9,0 % Bariumsulfat als Röntgenkontrastmittel (Abb. 34).

Offenbar wird sowohl bei der HV als auch bei der LV-Variante mindestens ein Styrol-Copolymer eingesetzt. Möglicherweise unterscheiden sich die beiden Varianten lediglich im PMMA-Anteil oder aber die Styrol-Copolymere sind unterschiedlich.

Festzuhalten ist, dass die Angaben auf den Verpackungseinheiten nicht korrekt sind, da dort lediglich als Pulverkomponente reines PMMA aufgeführt wird.

Die Monomerampulle liegt unterhalb des Innenbeutels in einer speziellen Aussparung der PVC-Tiefziehfolie. Die Braunglasampulle ist mit einer weißen Farbe bedruckt, die Informationen auf der Ampulle sind äußerst spärlich; es ist lediglich ein Lagerhinweis und die Angabe, das Material nicht zu injizieren, aufgedruckt. Die Monomerampulle enthält dasselbe Monomer wie die hochviskose Variante von Cemex, welches demnach ebenfalls aus 99,1 % Methylmethacrylat, 0,9 % Dimethylparatoluidin und ca. 75 ppm Hydrochinon besteht (Abb. 34).

Auffällig ist auch bei den Verpackungseinheiten von Cemex RX (LV), dass auf diesen immer nur eine Charge und ein Verfalldatum angegeben ist. Demnach haben sowohl die Flüssigkeit als auch das Pulver nicht nur die gleiche Charge, sondern auch das gleiche Verfalldatum.

Für die Teigherstellung wird auch bei Cemex RX (LV) die Flüssigkeit vorgegeben und anschließend das Pulver hinzugegeben. Nach Zugabe des Pulvers

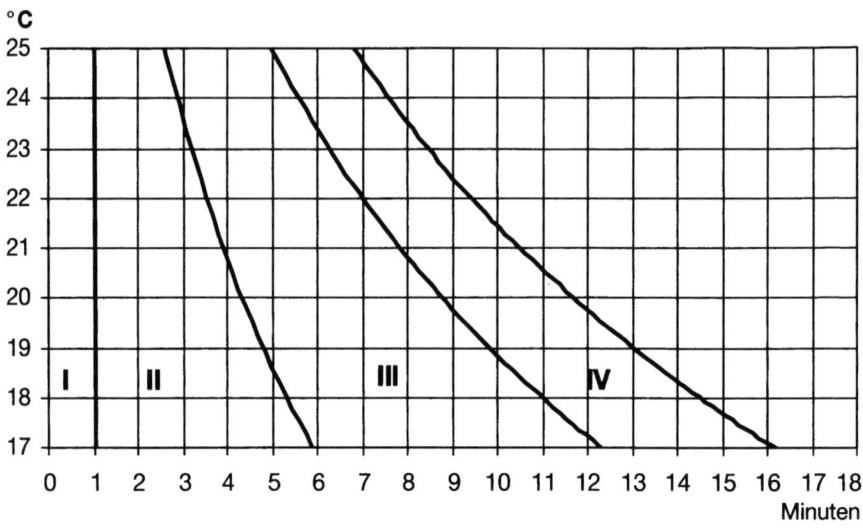

Abb. 35. Verarbeitungseigenschaften von Cemex RX (LV) bei verschiedenen Komponenten- und Umgebungstemperaturen

erhält man zunächst ebenfalls einen extrem trockenen Teig, der sich nur schwer homogenisieren lässt. Man hat auch hier den Eindruck, als fehle Monomer und eine Anlösung des Polymeren durch das Monomere wäre nicht möglich. Bei dem Versuch, unter Zuhilfenahme des Rührspatels den Teig zu homogenisieren, muss besonders vorsichtig agiert werden, da leicht Material aus dem Anmischgefäß herausgeschleudert wird.

Erst nach etwa 45–50 sec. erhält man einen einigermaßen homogenen Teig, der allerdings nur langsam und keineswegs plötzlich zusammenfällt. Die Anfangsviskosität ist zwar niedriger als bei der Cemex HV-Variante aber immer noch mittelviskös. Die Klebfreiheit des Teiges bei 23 °C wird erst nach 3:00 min. erreicht. Das Ende der Verarbeitungsbreite lag bei den von uns durchgeführten Tests stets bei 5:45 min., wobei die Teigviskosität bereits nach 4:30–5:00 min. so hoch war, dass eine Verankerung der Prothese uns als schwierig erscheint. Eine völlige Aushärtung beobachteten wir nach 8:15 min. Der Zement ist als mittelviskös einzuordnen. Obwohl wir mit unserer Bestimmungsmethode bei der Bearbeitung dieser Variante eine Verarbeitungsbreite von mehr als 3 Minuten ermittelt haben, erscheint uns die Viskosität der letzten Minute der Verarbeitungszeit als viel zu hoch. Eine Spritzenapplikation bei 23 °C Umgebungs- und Komponententemperatur ist mit diesem Zement nach unseren Dafürhalten nicht möglich (Abb. 35).

Die mechanischen Kenndaten von Cemex RX (LV) weichen kaum von denen der hochviskosen Variante ab. Auch hier finden wir eine Biegefestigkeit nach ISO 5833, die nahe am unteren Grenzwert liegt. Auch die anderen Resultate liegen in ähnlichen Dimensionen wie die des Cemex Isoplastic (HV).

Cemex RX (LV)

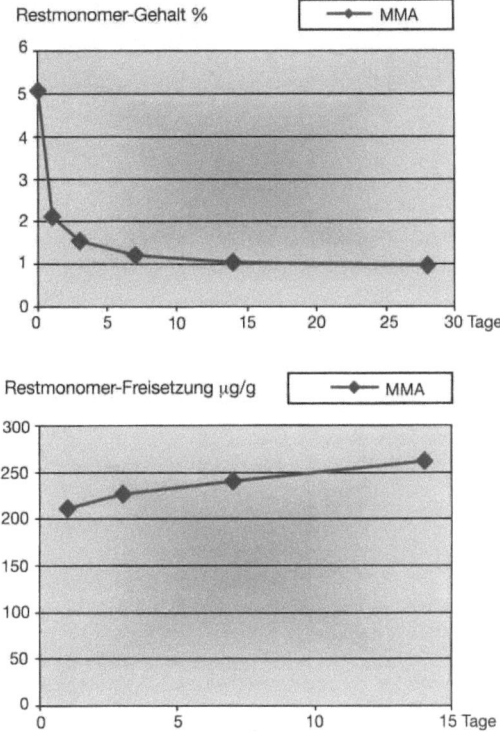

Abb. 36. Restmonomergehalt und -freisetzung von Cemex RX (LV) im zeitlichen Verlauf

Auffallend ist allerdings die hohe Schlagzähigkeit und die Dynstat-Biegefestigkeit von über 90 MPa (Tabelle 14).

Bei der Bestimmung der Aushärtetemperatur nach ISO 5833 ermittelten wir mit 71,6 °C auch bei der LV-Variante von Cemex keine deutlich niedrigeren Werte im Vergleich zu anderen Knochenzementen. Die Aushärtung erfolgt nach 13:20 min. und konnte damit etwa 1,5 Minuten später als bei der HV-Variante bestimmt werden.

Der Restmonomergehalt und die Restmonomerfreisetzung sind vergleichbar mit der HV-Variante (Abb. 36). Das BPO/DmpT-Verhältnis beider Materialien sind ebenfalls nahezu identisch. Auch die Polymere scheinen sich nicht wesentlich zu unterscheiden, enthalten aber – wie bereits erwähnt – entgegen den Herstellerangaben einen bestimmten Anteil an Styrol-Copolymer.

Tabelle 14. Mechanische Festigkeiten nach ISO 5833 und DIN 53435 von Cemex RX (LV)

	ISO 5833			DIN 53435	
	Biege-festigkeit (MPa)	Biege-modul (MPa)	Druck-festigkeit (MPa)	Biege-festigkeit (MPa)	Schlag-zähigkeit kJ/m²
Limit	> 50	> 1800	> 70		
	55	2441	92,2	93,6	5,4

Tabelle 15. Anforderungen der ISO 5833 (1992) an die Packungseinheiten von Cemex RX (LV)

Anforderung		+ = erfüllt − = nicht erfüllt	Angaben vorhanden auf
	Pulver doppelt verpackt?	+	−
	Flüssigkeit doppelt verpackt?	+	−
Angaben zu Bestandteilen des Pulvers	qualitativ	+	GB, FS, PB
	quantitativ	+	GB, FS, PB
Angaben zu Bestandteilen der Flüssigkeit	qualitativ	+	GB, FS, PB
	quantitativ	+	GB, FS, PB
	Warnhinweis für Monomer: leichtentzündlich	+	FS, PB, A, AB
	Hinweis auf Lagerbedingungen (= 25 °C, dunkel)	+	FS, A, PB
	Hinweis auf Sterilität	+	FS, GB, PB
	Hinweis auf Wiederverwendungsverbot	+	FS, GB, PB
	Angabe von Chargen-Nummer(n)	+	FS, GB
	Angabe von Verfalldatum	+	FS, GB
	Angabe der Hersteller- bzw. Inverkehrbringer-Adresse	+	GB, FS, A, PB
	Nummer und Datum dieser Norm	−	−
Angaben in der Packungsbeilage	Hinweise zum Anmischen und Verarbeiten der Zement-Komponenten	+	−
	Warnhinweise zu den Gefahren der Anwendung für den Patienten	+	PB
	Angabe, ob Verwendung mit oder ohne Spritze	+	PB
	Hinweise zum Temperatureinfluss auf die Verarbeitungseigenschaften	+	PB
	Graphische Darstellung des Temperatureinflusses auf die Verarbeitungseigenschaften	+	+

A = Ampulle; IB = Innenbeutel; POB = Peel-Off-Beutel; PF = Pulverflasche; Alu = Alu-Schutzbeutel; PB = Packungsbeilage; FS = Faltschachtel; AB = Ampullen-Blister; GB = Gesamt-Blister

Tabelle 16. Die wichtigsten Charakteristika von Cemex RX (LV)

mittelviskos
Polymer (= leicht rosa) enthält Styrol
Bariumsulfat als Röntgen-Opaker
Polymer sterilisiert mittels EO
Polymer in Braunglasflasche
Polymer-Flasche und Monomerampulle in einem Blister
Anmischreihenfolge: Monomer, dann Pulver
Masse sehr voluminös
ISO 5833 erfüllt, Molmasse < 350.000
niedrige ISO-Biegefestigkeit, hohe DIN-Biegefestigkeit

Die qualitativen und quantitativen Angaben zu den Pulver- und Flüssigkeitsbestandteilen sind nicht auf dem Primärbehältnissen aufgedruckt. Allerdings enthält die Blisterverpackung alle diese Informationen. Sowohl Chargennummern als auch Verfalldatum sind nicht direkt auf dem Primärbehältnis angegeben. Offenbar soll vermieden werden, die Einzelkomponenten separat aufzubewahren. In der Packungsbeilage gibt es seit 1998 eine graphische Darstellung über den Temperatureinfluss auf die Verarbeitungseigenschaften des Materials. Ein Hinweis auf die derzeit gültige ISO 5833 fehlt auf allen Packungseinheiten (Tabelle 15).

Die wichtigsten Eigenschaften von Cemex LV sind in Tabelle 16 zusammengefasst.

3.2.1.5
Cerafix LV

Bei Cerafix LV sind die verschiedenen Komponenten in einer einfachen, rechteckigen, blauen Faltschachtel verpackt, die über ihre Frontseite leicht zu öffnen ist. Innerhalb der Faltschachtel befindet sich eine Kunststoff-Einlage, die eine Aussparung für den Ampullenblister enthält. Oberhalb des Ampullenblisters liegt der doppelt verpackte Pulverbeutel über dem die Packungsbeilage in Form einer Broschüre abgelegt ist. Zusätzlich befindet sich in der Faltschachtel ein Etikett, welches für die Dokumentation in die Patientenunterlagen eingeklebt werden kann.

Die Faltschachtel ist an allen Seiten bedruckt, wobei auf der Rückseite die Zusammensetzung der Zementkomponenten in vier verschiedenen Sprachen angegeben ist. Die Aufmachung der Faltschachtel entspricht zwar der Verpackungsverordnung, allerdings sind die wichtigen Informationen über Char-

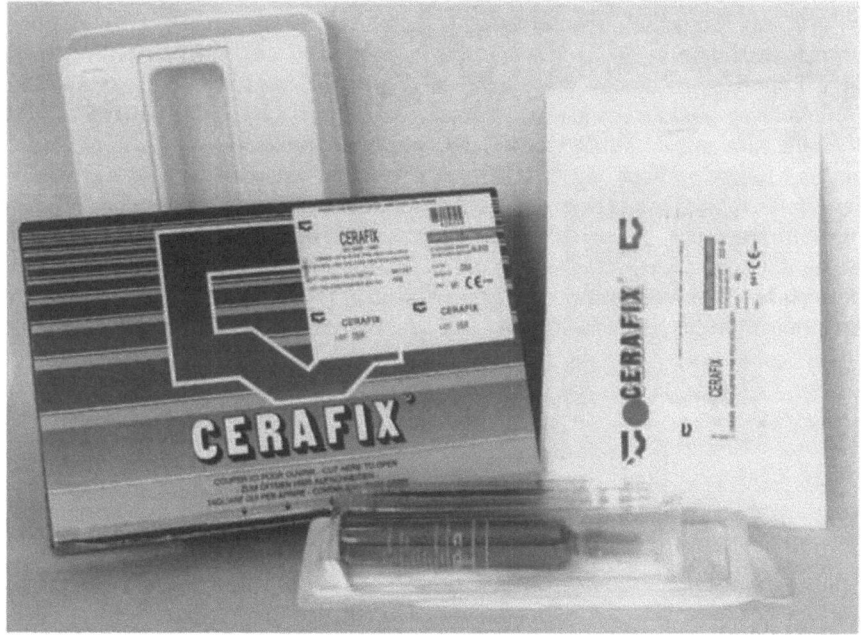

Abb. 37. Die Aufmachung des von uns untersuchten Cerafix LV

genbezeichnung und Verfalldatum, sowie die CE-Kennzeichnung lediglich auf einem offenbar nachträglich angebrachten Etikett aufgedruckt. Des weiteren fällt auf, dass noch nicht die typischen ISO-Norm-Symbole verwendet werden, beispielsweise für die Chargenbezeichnung oder für das Verfalldatum. Auf dem Zusatz-Etikett auf der Faltschachtel ist ein Hinweis zu finden, dass das Material der ISO 5833 für Knochenzemente entspricht (Abb. 37).

Der Polymerinnenbeutel ist von einem peel-off-Beutel umschlossenen, der aus einer unbedruckten, durchsichtigen Polyethylenseite und einer Tyvek-Seite besteht. Auf der Tyvek-Seite befindet sich ein Etikett mit einem Sterilisationsbalken, der durch seine rote Farbe den Sterilisationserfolg anzeigen soll. Ein entsprechender Hinweis ist auf dem Etikett angegeben. Es scheint ein dreiseitig geschlossener Beutel eingesetzt zu werden, der nach Zugabe des Innenbeutels manuell an seiner vierten Seite verschlossen wird. Dies spricht für eine manuelle Befüllung des Beutels. Der Innenbeutel selbst ist lediglich mit der Marke des Produktes versehen. Zusätzlich befindet sich dort ein weiterer roter Sterilisationsindikatorpunkt. Des weiteren ist ein Papier-Etikett aufgeklebt, welches Angaben zur Charge und zum Verfalldatum enthält. Dieser Aufdruck des Innenbeutels ist bereits durch die durchsichtige Polyester-Seite des Umbeutels zu erkennen. Weder auf dem Umbeutel noch auf dem Innenbeutel befindet sich ein Hinweis auf die Zusammensetzung des Polymers. Auch weitere Hinweise, z. B. Warnhinweise, fehlen gänzlich. Das weiße Polymerpulver setzt sich aus 89,79% Polymethylmethacrylat, 0,96% Benzoylperoxid und 9,25% Zirkondioxid als Röntgenkontrastmittel zusammen (Abb. 38).

Wir haben das Pulver auf mögliche Copolymere hin untersucht, aber keine weiteren Komponenten finden können.

Der im Kunststoff-Tray eingelegte Ampullenblister enthält eine doppelt verpackte Ampulle. Beide Blisterverpackungen sind aus einem tiefgezogenen PVC-Teil die von einem unbedruckten Tyvek-Teil verschlossen werden. Der Außenblister enthält ein kleines Etikett, welches die Chargennummer und das Verfalldatum enthält, sowie einen Hinweis auf das Sterilisationsverfahren. Ob der an dem Etikett seitlich angebrachte grüne Streifen ein Indikator für die Sterilisation darstellt, geht aus dem Aufdruck nicht hervor. Der zweite Blister hat an seiner Öffnungsseite, auf die deutlich hingewiesen wird, ebenfalls einen grünen Farbpunkt, der aller Voraussicht nach als Sterilisationsindikator aufgefasst werden muss. Die Braunglasampulle ist weiß bedruckt und ist mit einer Kunststoff-Öffnungshilfe ausgestattet. Sowohl auf den Verpackungseinheiten als auch auf

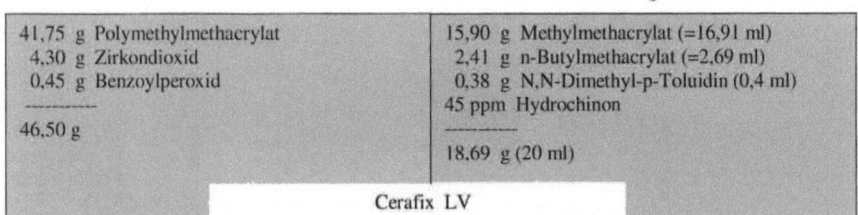

Pulver	Flüssigkeit
41,75 g Polymethylmethacrylat	15,90 g Methylmethacrylat (=16,91 ml)
4,30 g Zirkondioxid	2,41 g n-Butylmethacrylat (=2,69 ml)
0,45 g Benzoylperoxid	0,38 g N,N-Dimethyl-p-Toluidin (0,4 ml)
	45 ppm Hydrochinon
46,50 g	
	18,69 g (20 ml)
Cerafix LV	

Abb. 38. Zusammensetzung von Cerafix LV

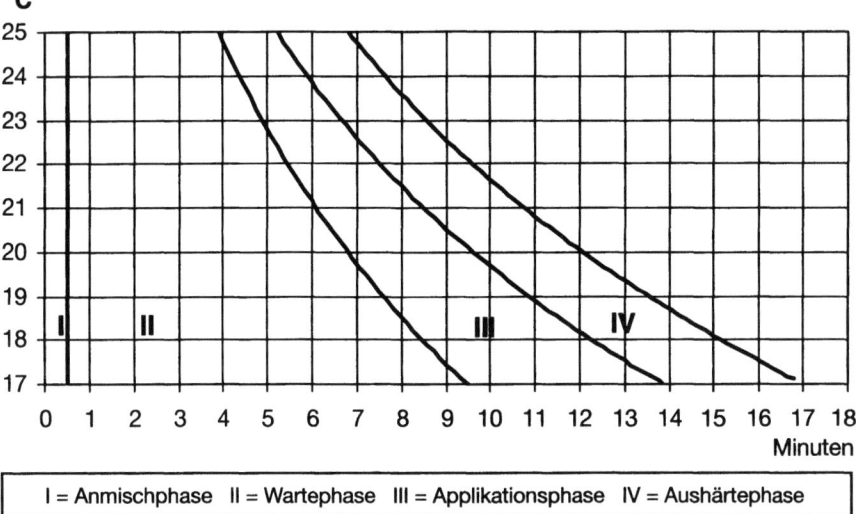

Abb. 39. Verarbeitungseigenschaften von Cerafix LV bei unterschiedlichen Komponenten- und Umgebungstemperaturen

der Ampulle selbst sind keinerlei Angabe über die Zusammensetzung der farblosen Flüssigkeit. Diese besteht zu 98,0 % aus zwei verschiedenen Methacrylaten (85,1 % Methylmethacrylat und 12,9 % Butylmethacrylat) und zu 2,0 % aus Dimethylparatoluidin. Als Stabilisator findet man ca. 45 ppm Hydrochinon (Abb. 38).

Laut Herstellerangaben wird das Pulver vorgegeben und anschließend die Flüssigkeit hinzugegeben. Es entsteht binnen 10–15 sec. ein dünnflüssiger homogener Teig. Dieser weist eine leicht cremeartige Färbung auf. Der Teig bleibt lange dünnflüssig und klebrig. Erst nach ca. 4:30 min. kann der Teig einigermaßen klebfrei aus dem Anmischgefäß entnommen werden. Es wurden auch Komponenten angemischt, bei denen die Klebphase länger als 5:00 min. andauerte. Die Verarbeitungsbreite erscheint uns als recht kurz, da die Viskosität des Teigs nun rasch ansteigt und nach bereits 6:30 derart hoch ist, dass der Einsatz der Prothese nicht mehr sicher vorgenommen werden kann. Die völlige Aushärtung des Teiges erfolgt nach 8:15 min (Abb. 39).

Aufgrund der flüssigen Anfangsphase und der kurzen Verarbeitungsbreite ist eine manuelle Verarbeitung nicht empfehlenswert. Der Zement muss als ein niedrigviskoser Vertreter angesehen werden (Abb. 39).

Tabelle 17. Mechanische Festigkeiten nach ISO 5833 und DIN 53435

	ISO 5833			DIN 53435	
	Biegefestigkeit (MPa)	Biegemodul (MPa)	Druckfestigkeit (MPa)	Biegefestigkeit (MPa)	Schlagzähigkeit kJ/m^2
Limit	> 50	> 1800	> 70		
	70,6	2702	101,9	78,7	4,3

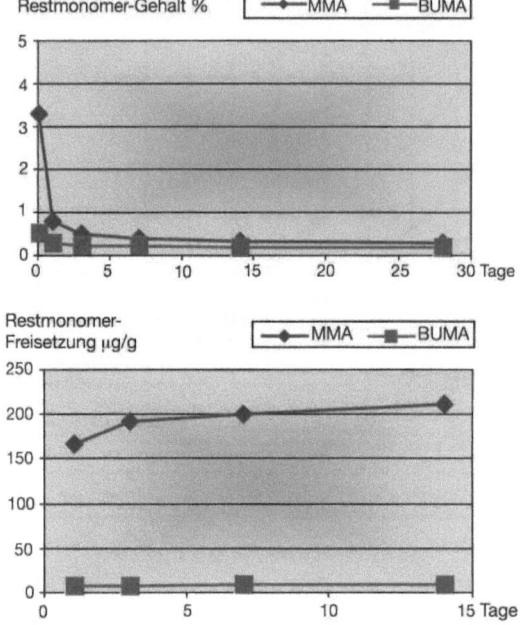

Abb. 40. Restmonomergehalt und -freisetzung von Cerafix LV im zeitlichen Verlauf

Die mechanischen Kenndaten erfüllen alle die Norm. Auffallend ist dabei die hohe Druckfestigkeit von 101,9 MPa, die wir besonders bei niedrigviskosen Zementvarianten haben beobachten können (Tabelle 17).

Die Aushärtung nach ISO 5833 ergab mit 70,4 °C eine Polymerisationstemperatur, die deutlich unter 80 °C lag. Die Aushärtung konnte nach 12:10 min. beobachtet werden.

Der ermittelte Restmonomergehalt ist auffällig niedrig, allerdings wird in der Flüssigkeit neben dem MMA auch Butylmethacrylat zu ca. 13 % eingesetzt (Abb. 40). Ein Vergleich mit anderen, ausschließlich MMA enthaltenen Flüssigkeiten ist daher nicht eindeutig möglich.

Bezüglich des Initiatorverhältnisses fällt der relativ niedrige BPO-Gehalt und ein vergleichsweise hoher DmpT-Gehalt auf. Diese Bedingungen sollten sich allerdings hinsichtlich einer möglichst vollständigen Polymerisation und damit einem niedrigeren Restmonomergehalt positiv auswirken.

Lediglich auf der Faltschachtel und auf der Packungsbeilage finden wir qualitative und quantitative Angaben zu den Pulver- und Flüssigkeitsbestandteilen. Derartige Informationen sind daher nicht auf den Primärbehältnissen aufgedruckt.

Sowohl Chargennummern als auch Verfalldatum sind nicht direkt auf dem Primärbehältnis angegeben. Offenbar soll auch hier vermieden werden, die Einzelkomponenten separat aufzubewahren.

Cerafix LV enthält auf der Faltschachtel einen Hinweis auf die derzeit gültige ISO 5833 Norm, was bei nahezu allen Anbietern fehlt (Tabelle 18).

Tabelle 18. Anforderungen der ISO 5833 (1992) an die Packungseinheiten von Cerafix LV

Anforderung		+ = erfüllt − = nicht erfüllt	Angaben vorhanden auf
	Pulver doppelt verpackt?	+	−
	Flüssigkeit doppelt verpackt?	+	−
Angaben zu Bestandteilen des Pulvers	Qualitativ	+	FS, PB
	Quantitativ	+	FS, PB
Angaben zu Bestandteilen der Flüssigkeit	Qualitativ	+	FS, PB
	Quantitativ	+	FS, PB
Angaben in der Packungsbeilage	Warnhinweis für Monomer: leichtentzündlich	+	FS, A
	Hinweis auf Lagerbedingungen (= 25 °C, dunkel)	+	FS, PB
	Hinweis auf Sterilität	+	AB, IB, POB, FS, PB
	Hinweis auf Wiederverwendungsverbot	+	IB
	Angabe von Chargen-Nummer(n)	+	FS, AB, IB
	Angabe von Verfalldatum	+	FS, AB, IB
	Angabe der Hersteller- bzw. Inverkehrbringer-Adresse	+	IB, FS, PB
	Nummer und Datum dieser Norm	+	FS
	Hinweise zum Anmischen und Verarbeiten der Zement-Komponenten	+	PB
	Warnhinweise zu den Gefahren der Anwendung für den Patienten	+	PB
	Angabe, ob Verwendung mit oder ohne Spritze	+	PB
	Hinweise zum Temperatureinfluss auf die Verarbeitungseigenschaften	+	PB
	Graphische Darstellung des Temperatureinflusses auf die Verarbeitungseigenschaften	+	PB

A = Ampulle; IB = Innenbeutel; POB = Peel-Off-Beutel; PF = **Pulverflasche**; Alu = Alu-Schutzbeutel; PB = Packungsbeilage; FS = Faltschachtel; AB = Ampullen-Blister; GB = Gesamt-Blister

Tabelle 19. Die wichtigsten Charakteristika von Cerafix LV

niedrigviskos
Monomer enthält BuMA
Zirkondioxid als Röntgen-Opaker
Polymer (= etwas cremefarbig) gammabestrahlt
Beutel und Ampulle getrennt verpackt
Anmischreihenfolge: Pulver, dann Monomer
VB: kurz
ISO 5833 erfüllt, Molmasse < 350.000
hohe Druckfestigkeit

Die wichtigsten Eigenschaften von Cerafix LV sind in Tabelle 19 zusammengefasst.

3.2.1.6
CMW 1

Die Zementkomponenten von CMW 1 bone cement sind in einer rechteckigen Faltschachtel verpackt, die an einer Längsseite mittels einer perforierten Öffnungshilfe bequem geöffnet werden kann. Die eine Frontseite der Faltschachtel dient als Deckel, unter dem dann die Zementkomponenten verpackt sind. Der Aufdruck auf der Faltschachtel entspricht in jeder Hinsicht der gültigen Verpackungsverordnung. Die Angaben zu Chargenbezeichnung und Verfalldaten sind nicht an der Frontseite, sondern an der Unterseite der Faltschachtel angebracht. Ein Hinweis auf den Inverkehrbringer ist deutlich zu erkennen.

Die Faltschachtel enthält eine Einlage aus Pappe, in der eine Aussparung für den Ampullenblister vorgestanzt ist. Oberhalb und unterhalb der Aussparung ist eine Öffnung, die eine Entnahme der Einlage erleichtert. Dieselbe Einlage besitzt auf ihrer Unterseite zwei solcher Aussparungen, so dass diese Einlage auch für eine Doppelpackung mit zwei Ampullenblister genutzt werden kann. Über der blisterverpackten Monomerampulle liegt die Packungsbeilage in Form einer Broschüre und ein Aluminiumschutzbeutel, der den Polymerbeutel enthält. Des weiteren findet man innerhalb der Faltschachtel noch sechs selbstklebende Etiketten für die Patientenunterlagen (Abb. 41).

Das Öffnen des beidseitig bedruckten Aluminiumschutzbeutel soll ausdrücklich nicht unter Zuhilfenahme einer Schere erfolgen, sondern an der eigens für das Öffnen vorgesehene Markierung. Der Alu-Beutel trägt ebenfalls die Chargenbezeichnung und das Verfalldatum des Materials. Die Innenfläche des Schutzbeu-

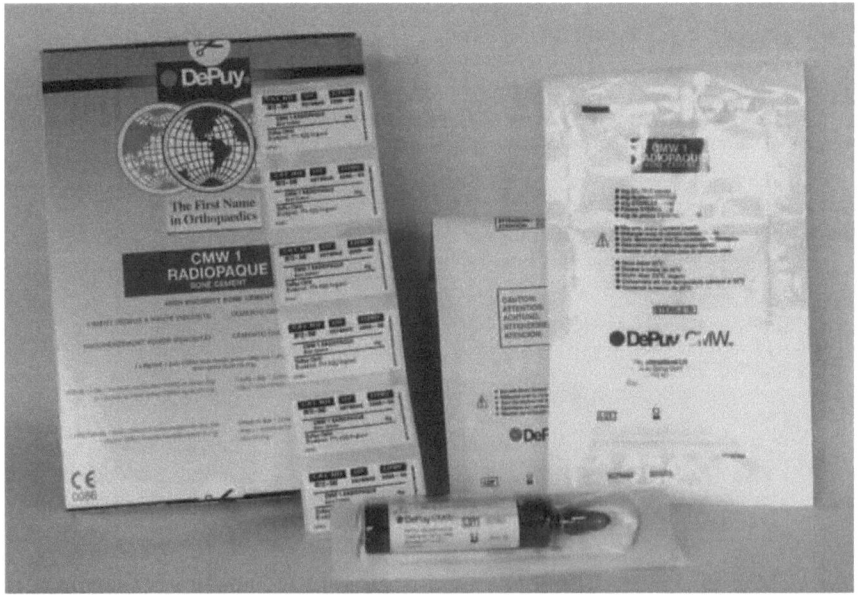

Abb. 41. Die Aufmachung des von uns untersuchten CMW 1

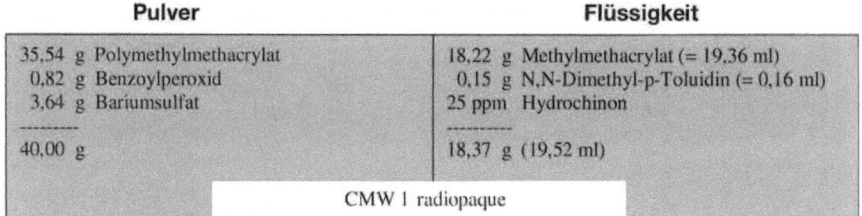

Abb. 42. Zusammensetzung von CMW 1

tels ist vollständig mit Polyethylen beschichtet. Im Inneren des Beutels findet man den gefalteten Umbeutel, der auf seiner Tyvek-Seite bedruckt ist und einen Sterilisationsindikatorpunkt enthält. Beim Öffnen des Umbeutels fällt auf, dass die Siegelnaht des Beutels ein deutliches Waffelmuster trägt. Durch die unbedruckte und durchsichtige Polyethylenseite ist der Innenbeutel deutlich zu erkennen und der Aufdruck des Innenbeutels kann bequem gelesen werden. Der Polyethylen-Innenbeutel ist mit einer schwarzen Schrift bedruckt, wobei die Chargenbezeichnung und das Verfalldatum an der unteren Seite außerhalb der Siegelnaht angebracht ist. Das weiße Polymerpulver setzt sich aus 88,85 % Polymethylmethacrylat, 2,05 % Benzoylperoxid und 9,1 % Bariumsulfat als Röntgenkontrastmittel zusammen (Abb. 42).

Die in einem Blister verpackte Ampulle trägt dieselbe Chargenbezeichnung und das gleiche Verfalldatum wie das Pulver. Diese Angaben befinden sich auf der Tyvek-Seite der Blisterverpackung, die zudem alle notwendigen Warnhinweise beinhaltet. Im tiefgezogenen PVC-Teil des Blister befindet sich die Braunglasampulle. Diese ist mit einem Etikett versehen, das nochmals alle notwendi-

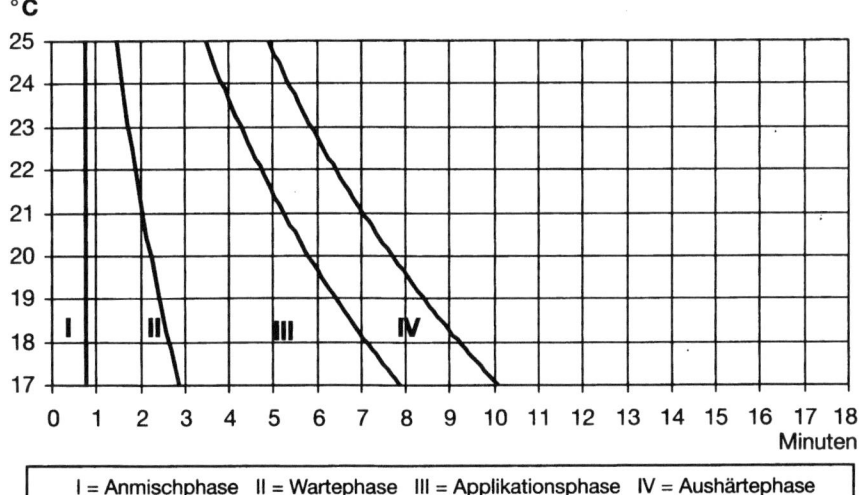

Abb. 43. Verarbeitungseigenschaften von CMW 1 bei verschiedenen Komponenten- und Umgebungstemperaturen

Tabelle 20. Mechanische Festigkeiten nach ISO 5833 und DIN 53435 von CMW 1

	ISO 5833 Biegefestigkeit (MPa)	Biegemodul (MPa)	Druckfestigkeit (MPa)	DIN 53435 Biegefestigkeit (MPa)	Schlagzähigkeit kJ/m²
Limit	> 50	> 1800	> 70		
	67	2634	94,4	86,2	3,7

gen Angaben enthält. Offenbar hat es im August 97 eine Änderung in der Monomerzusammensetzung gegeben, da in früheren Ampullen noch 0,17 g Ethanol als Weichmacher und 0,004 g Ascorbinsäure als zusätzlicher Radikalfänger enthalten waren. Heute setzt sich die farblose Monomerflüssigkeit zu 99,18 % aus Methylmethacrylat und zu 0,82 % aus Dimethylparatoluidin zusammen. Als Stabilisator können ca. 25 ppm gefunden werden (Abb. 42).

Für die Öffnung der Braunglasampulle ist keine Öffnungshilfe angebracht, der Polymerbeutel sollte mit Hilfe einer Schere geöffnet werden. Das Polymerpulver lässt sich bequem aus dem Beutel in das Anmischgefäß schütten.

Zunächst wird für die Anmischung des Teigs das Polymer in das Anmischgefäß vorgegeben. Das Monomere wird anschließend auf das Polymer geschüttet. Die Benetzung erfolgt nur sehr zögerlich. Man hat das Gefühl, als ob die Flüssigkeitsmenge nicht ausreichend ist. So entsteht bei vorsichtiger Spatelbewegung ein trockener Teig, der erst nach 30–35 sec. plötzlich zusammenfließt und dann

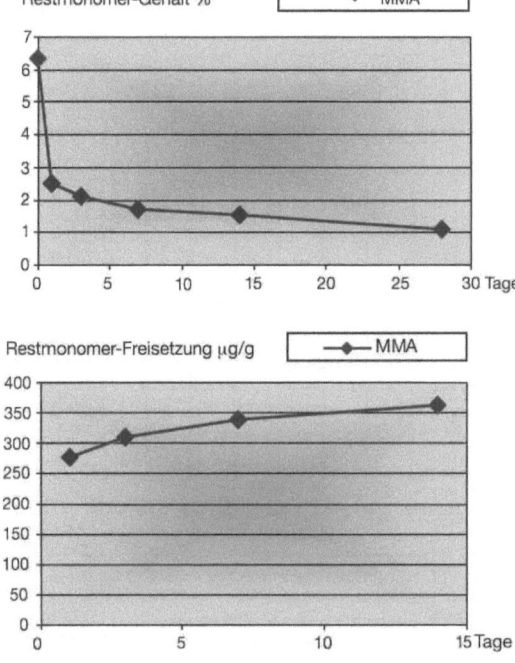

Abb. 44. Restmonomergehalt und -freisetzung von CMW 1 im zeitlichen Verlauf

Tabelle 21. Anforderungen der ISO 5833 (1992) an die Packungseinheiten von CMW 1

Anforderung		+ = erfüllt - = nicht erfüllt	Angaben vorhanden auf
	Pulver doppelt verpackt?	+	–
	Flüssigkeit doppelt verpackt?	+	–
Angaben zu Bestand- teilen des Pulvers	qualitativ quantitativ	+ +	PB PB
Angaben zu Bestand- teilen der Flüssigkeit	qualitativ quantitativ	+ +	PB PB
	Warnhinweis für Monomer: leicht- entzündlich	+	A, AB, FS
	Hinweis auf Lagerbedingungen (= 25°C, dunkel)	+	IB, Alu, FS
	Hinweis auf Sterilität	+	IB, POB, A, AB, FS, Alu
	Hinweis auf Wiederverwendungsverbot	+	–
	Angabe von Chargen-Nummer(n)	+	IB, A, AB, FS, Alu
	Angabe von Verfalldatum	+	IB, A, AB, FS, Alu
	Angabe der Hersteller- bzw. Inverkehr- bringer-Adresse	+	IB, A, AB, FS, Alu, PB
	Nummer und Datum dieser Norm	–	–
Angaben in der Packungsbeilage	Hinweise zum Anmischen und Verarbeiten der Zement-Komponenten	+	PB
	Warnhinweise zu den Gefahren der Anwendung für den Patienten	+	PB
	Angabe, ob Verwendung mit oder ohne Spritze	+	PB
	Hinweise zum Temperatureinfluss auf die Verarbeitungseigenschaften	+	PB
	Graphische Darstellung des Temperaturein- flusses auf die Verarbeitungseigenschaften	–	–

A = Ampulle; IB = Innenbeutel; POB = Peel-Off-Beutel; PF = Pulverflasche; Alu = Alu-Schutzbeutel; PB = Packungsbeilage; FS = Faltschachtel; AB = Ampullen-Blister; GB = Gesamt-Blister

als homogene Masse bezeichnet werden kann. Dieses plötzliche Zusammenfallen des Teiges ist typisch für alle CMW -Zemente. Bei CMW 1 erreicht man die Klebfreiheit nach 80–90 sec. Das Ende der Verarbeitungsbreite liegt bei 4:15 min. Die Teigmasse ist zu diesem Zeitpunkt schon recht warm. Die völlige Aushärtung kann nach 5:45 min. beobachtet werden (Abb. 43).

Die Norm wird bezüglich der mechanischen Daten erfüllt. Die Druckfestigkeit ist mit 94,4 MPa relativ hoch und die Biegefestigkeiten von ISO 5833 und DIN 53435 weichen deutlich voneinander ab. Die Schlagzähigkeit ist dabei mit 3,7 kJ/m^2 auffällig niedrig (Tabelle 20).

Die Aushärtung nach ISO 5833 ergab mit 84,3 °C eine Polymerisationstemperatur, die deutlich über 80 °C lag. Die Aushärtezeit konnte bei 8:10 min. festgestellt werden.

Tabelle 22. Die wichtigsten Charakteristika von CMW 1

hochviskos
Bariumsulfat als Röntgen-Opaker
Polymer gammabestrahlt
Beutel und Ampulle getrennt verpackt
Anmischreihenfolge: Pulver, dann Monomer
Polymer voluminös; Teig trocken
VB: kurz
ISO 5833 erfüllt, Molmasse < 350.000
niedrige Schlagzähigkeit

Der Restmonomergehalt lag deutlich über 6 % nach der Prüfkörperherstellung und liegt damit in der Spitzengruppe (Abb. 44). Eine Erklärung dafür könnte der hohe Anteil an BPO sein, dem relativ wenig DmpT in der Flüssigkeit entgegensteht. Das Verhältnisse der Initiatoren zueinander liegt damit weit über 5 (Abb. 19).

Qualitative und quantitative Angaben zu den Bestandteilen der Zementkomponenten befinden sich lediglich in der Packungsbeilage. Ein Hinweis auf ein Wiederverwendungsverbot fehlt gänzlich.

Eine graphische Darstellung des Temperatureinflusses auf die Handlingeigenschaften des Zementes ist nicht in der Packungsbeilage zu finden, war jedoch in alten Packungsbeilagen von 1997 für alle CMW-Varianten vorhanden.

Des weiteren fehlt ein Bezug auf die derzeit gültige ISO-Norm 5833 (Tabelle 21).

Die wichtigsten Eigenschaften von CMW 1 sind in Tabelle 22 zusammengefasst.

3.2.1.7
CMW 2

Auch die Zementkomponenten von CMW 2 sind in einer rechteckigen Faltschachtel verpackt, die an einer Längsseite mittels einer perforierten Öffnungshilfe bequem geöffnet werden kann. Dies gilt für alle neueren Faltschachteln von DePuy für die CMW-Zemente. Die eine Frontseite der Faltschachtel dient dabei ebenfalls nur als Deckel, unter dem dann die Zementkomponenten verpackt sind. Der Aufdruck auf der Faltschachtel entspricht in jeder Hinsicht der gültigen Verpackungsverordnung. Die Angaben zu Chargenbezeichnung und Verfalldaten sind ebenfalls nicht an der Frontseite sondern an der Unterseite der Faltschachtel angebracht. Ein Hinweis auf den Inverkehrbringer ist deutlich zu erkennen. Als deutliches Erkennungsmerkmal für diesen CMW-Typ wurden die Produktbezeichnungen auf der Faltschachtel jeweils mit einem lila angefärbten rechteckigen Balken markiert (Abb. 45).

Auch diese Faltschachtel enthält eine Einlage aus Pappe, in der eine Aussparung für den Ampullenblister vorgestanzt ist. Oberhalb und unterhalb der Aussparung ist eine Öffnung, die eine Entnahme der Einlage erleichtert. Dieselbe Einlage besitzt auf ihrer Unterseite zwei solcher Aussparungen, so dass diese Einlage auch für eine Doppelpackung mit zwei Ampullenblister genutzt werden kann. Über der blisterverpackten Monomerampulle liegt die Packungsbeilage und ein Aluminiumschutzbeutel, der den Polymerbeutel enthält. Des weiteren findet man innerhalb der Faltschachtel noch sechs selbstklebende Etiketten für die Patientenunterlagen.

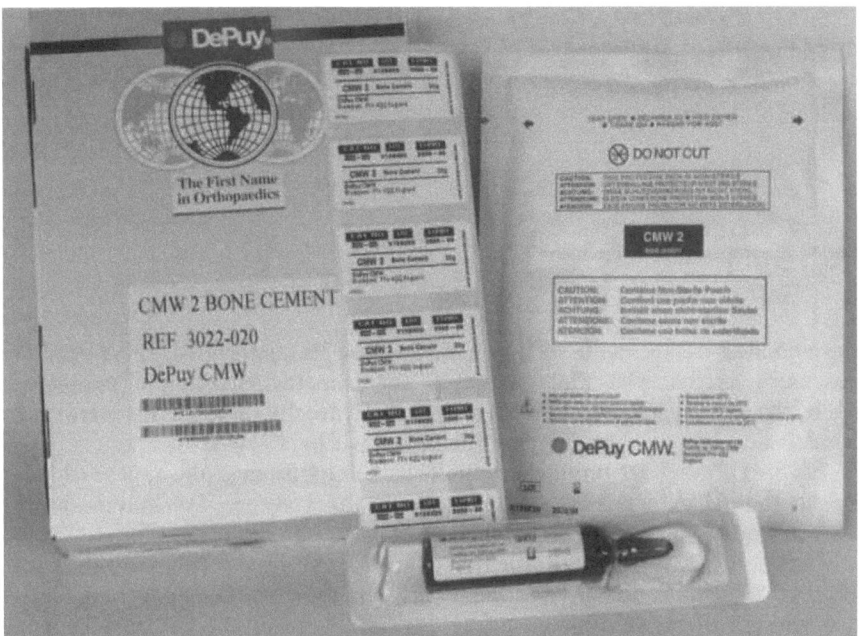

Abb. 45. Die Aufmachung des von uns untersuchten CMW 2

Das Öffnen des beidseitig bedruckten Aluminiumschutzbeutel soll ausdrücklich nicht unter Zuhilfenahme einer Schere erfolgen, sondern an der eigens für das Öffnen vorgesehene Markierung. Der Alu-Beutel trägt ebenfalls die Chargenbezeichnung und das Verfalldatum des Materials. Die Innenfläche des Schutzbeutels ist vollständig mit Polyethylen beschichtet. Im Inneren des Beutels findet man den gefalteten Umbeutel, der auf seiner Tyvek-Seite bedruckt ist und einen Sterilisationsindikatorpunkt enthält. Beim Öffnen des Umbeutels fällt auf, dass die Siegelnaht des Beutels ein deutliches Waffelmuster trägt. Durch die unbedruckte und durchsichtige Polyethylenseite ist der Innenbeutel deutlich zu erkennen und der Aufdruck des Innenbeutels kann bequem gelesen werden. Der Polyethylen-Innenbeutel ist mit einer schwarzen Schrift bedruckt, wobei die Chargenbezeichnung und das Verfalldatum an der unteren Seite außerhalb der Siegelnaht angebracht ist. Das weiße Polymerpulver setzt sich aus 86,7 % Polymethylmethacrylat, 2,0 % Benzoylperoxid und 11,3 % Bariumsulfat als Röntgenkontrastmittel zusammen (Abb. 46).

Die in einem Blister verpackte Ampulle trägt dieselbe Chargenbezeichnung und das gleiche Verfalldatum wie das Pulver. Diese Angaben befinden sich auf der Tyvek-Seite der Blisterverpackung, die zudem alle notwendigen Warnhinweise beinhaltet. Im tiefgezogenen PVC-Teil des Blister befindet sich die Braunglasampulle. Diese ist mit einem Etikett versehen, das nochmals alle notwendigen Angaben enthält. Offenbar hat es im August 97 auch hier eine Änderung in der Monomerzusammensetzung gegeben, da in früheren Ampullen noch 0,17 g Ethanol als Weichmacher und 0,004 g Ascorbinsäure als zusätzlicher Radikalfän-

Pulver	Flüssigkeit
34,68 g Polymethylmethacrylat 0,80 g Benzoylperoxid 4,52 g Bariumsulfat	18,22 g Methylmethacrylat (= 19,36 ml) 0,15 g N,N-Dimethyl-p-Toluidin (= 0,16 ml) 25 ppm Hydrochinon
40,00 g	18,37 g (19,52 ml)

CMW 2

Abb. 46. Zusammensetzung von CMW 2

ger enthalten waren. Heute setzt sich die farblose Monomerflüssigkeit zu 99,18 % aus Methylmethacrylat und zu 0,82 % aus Dimethylparatoluidin zusammen (Abb. 46). Als Stabilisator können ca. 25 ppm Hydrochinon gefunden werden. Es handelt sich demnach um dieselbe Flüssigkeit wie bei CMW 1.

Für die Öffnung der Braunglasampulle ist keine Öffnungshilfe angebracht, der Polymerbeutel sollte mit Hilfe einer Schere geöffnet werden. Das Polymerpulver lässt sich bequem aus dem Beutel in das Anmischgefäß schütten.

Auch beim CMW 2 wird für die Herstellung des Teiges das Polymerpulver vorgegeben. Anschließend wird das Monomere hinzugegeben. Die Benetzung erfolgt nur sehr zögerlich. Man hat auch hier das Gefühl, als ob die Flüssigkeitsmenge keineswegs ausreichend ist. So entsteht bei vorsichtiger, kaum sicher durchführbarer Spatelbewegung ein trockener Teig, der erst nach 30–35 sec. plötzlich zusammenfließt und bereits wenige Sekunden später klebfrei aus dem Anmischgefäß entnommen werden kann (45–50 sec.). Das Ende der Verarbeitungsbreite liegt bei 2:45 min, wobei die Viskosität des Teiges bereits nach 2:00 min. extrem

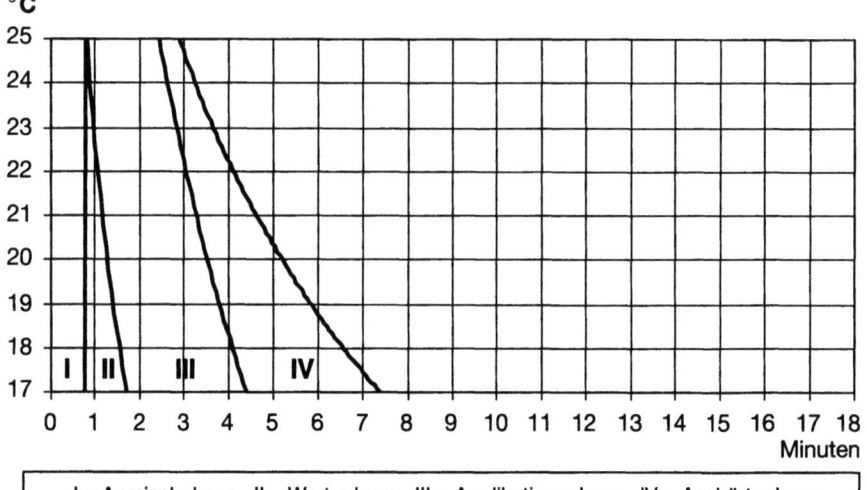

Abb. 47. Verarbeitungseigenschaften von CMW 2 bei unterschiedlichen Komponenten- und Umgebungstemperaturen

Tabelle 23. Mechanische Festigkeiten nach ISO 5833 und DIN 53435 von CMW 2

	ISO 5833 Biege-festigkeit (MPa)	Biege-modul (MPa)	Druck-festigkeit (MPa)	DIN 53435 Biege-festigkeit (MPa)	Schlag-zähigkeit kJ/m²
Limit	> 50	> 1800	> 70		
	74,3	3008	97,8	78,1	4,7

hoch ist und zu diesem Zeitpunkt der Teig bereits warm wird. Die völlig Aushärtung kann bereits nach 3:30 min. beobachtet werden. Diese hochviskose Variante dient auch nach Herstellerangaben nicht zur Anwendung am Femur. Des weiteren wird vom Vakuumanmischen und Einsatz in Spritzen abgeraten (Abb. 47).

Die quasistatischen mechanischen Kenndaten erfüllen die Norm. Der Elastizitätsmodul ist mit über 3000 MPa ebenso wie die Druckfestigkeit mit 97,8 MPa recht hoch. Die Werte für die Biegefestigkeit nach ISO 5833 und nach DIN 53435 weichen nicht signifikant voneinander ab (Tabelle 23).

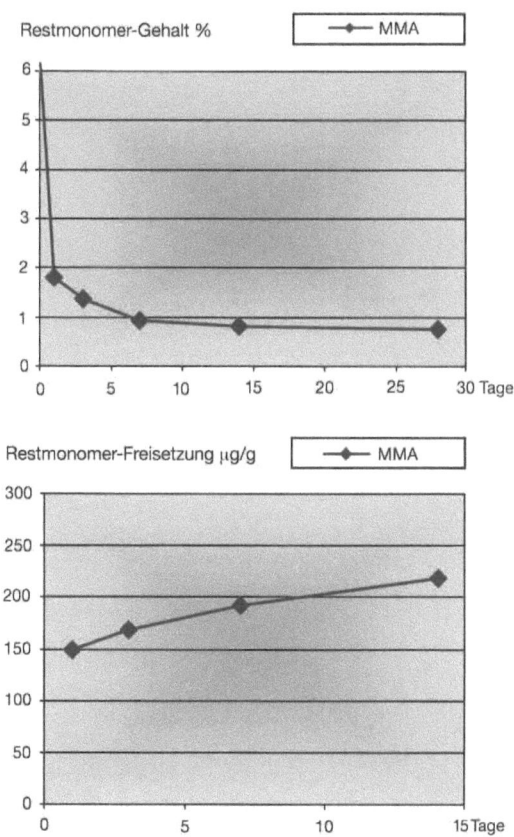

Abb. 48. Restmonomergehalt und -freisetzung von CMW 2 im zeitlichen Verlauf

Die Aushärtung nach ISO 5833 liegt etwas niedriger als bei CMW 1 aber mit 80,6 °C noch etwas über 80 °C. Die Aushärtung erfolgt nach bereits 4:40 min. CMW 2 ist damit der Zement am Markt, der am schnellsten aushärtet.

Der Restmonomergehalt wurde stets ähnlich hoch ermittelt wie bei CMW 1. Er lag deutlich über 6 % nach der Prüfkörperherstellung und liegt damit ebenfalls in der Spitzengruppe (Abb. 48). Auch bei CMW 2 finden wir einen relativ hohen Anteil an BPO, dem relativ wenig DmpT in der Flüssigkeit entgegensteht. Das Verhältnisse der Initiatoren zueinander liegt damit auch über 5.

Qualitative und quantitative Angaben zu den Bestandteilen der Zementkomponenten befinden sich lediglich in der Packungsbeilage. Ein Hinweis auf ein Wiederverwendungsverbot fehlt gänzlich.

Tabelle 24. Anforderungen der ISO 5833 (1992) an die Packungseinheiten von CMW 2

Anforderung			+ = erfüllt − = nicht erfüllt	Angaben vorhanden auf
		Pulver doppelt verpackt?	+	−
		Flüssigkeit doppelt verpackt?	+	−
Angaben zu Bestandteilen des Pulvers		qualitativ	+	PB
		quantitativ	+	PB
Angaben zu Bestandteilen der Flüssigkeit		qualitativ	+	PB
		quantitativ	+	PB
		Warnhinweis für Monomer: leichtentzündlich	+	A, AB, FS
		Hinweis auf Lagerbedingungen (= 25 °C, dunkel)	+	IB, Alu, FS
		Hinweis auf Sterilität	+	IB, POB, A, AB, FS, Alu
		Hinweis auf Wiederverwendungsverbot	+	−
		Angabe von Chargen-Nummer(n)	+	IB, A, AB, FS, Alu
		Angabe von Verfalldatum	+	IB, A, AB, FS, Alu
		Angabe der Hersteller- bzw. Inverkehrbringer-Adresse	+	IB, A, AB, FS, Alu, PB
		Nummer und Datum dieser Norm	−	−
Angaben in der Packungsbeilage		Hinweise zum Anmischen und Verarbeiten der Zement-Komponenten	+	PB
		Warnhinweise zu den Gefahren der Anwendung für den Patienten	+	PB
		Angabe, ob Verwendung mit oder ohne Spritze	+	PB
		Hinweise zum Temperatureinfluss auf die Verarbeitungseigenschaften	+	PB
		Graphische Darstellung des Temperatureinflusses auf die Verarbeitungseigenschaften	−	−

A = Ampulle; IB = Innenbeutel; POB = Peel-Off-Beutel; PF = Pulverflasche; Alu = Alu-Schutzbeutel; PB = Packungsbeilage; FS = Faltschachtel; AB = Ampullen-Blister; GB = Gesamt-Blister

Tabelle 25. Die wichtigsten Charakteristika von CMW 2

hochviskos
Bariumsulfat als Röntgen-Opaker
Polymer gammabestrahlt
Beutel und Ampulle getrennt verpackt
Anmischreihenfolge: Pulver, dann Monomer
Polymer voluminös; Teig sehr trocken
VB: kurz
ISO 5833 erfüllt, Molmasse < 350.000
hohe Druckfestigkeit, hoher E-Modul

Eine graphische Darstellung des Temperatureinflusses auf die Handlingeigenschaften des Zementes ist nicht mehr in der Packungsbeilage zu finden.
Des weiteren fehlt ein Bezug auf die derzeit gültige ISO-Norm 5833 (Tabelle 24).
Die wichtigsten Eigenschaften von CMW 2 sind in Tabelle 25 zusammengefasst.

3.2.1.8
CMW 3

Die Zementkomponenten von CMW 3 sind in einer rechteckigen Faltschachtel verpackt, die an einer Längsseite mittels einer perforierten Öffnungshilfe bequem geöffnet werden kann. Die eine Frontseite der Faltschachtel dient nun als Deckel, unter dem dann die Zementkomponenten verpackt sind. Der Aufdruck auf der Faltschachtel entspricht in jeder Hinsicht der gültigen Verpackungsver-

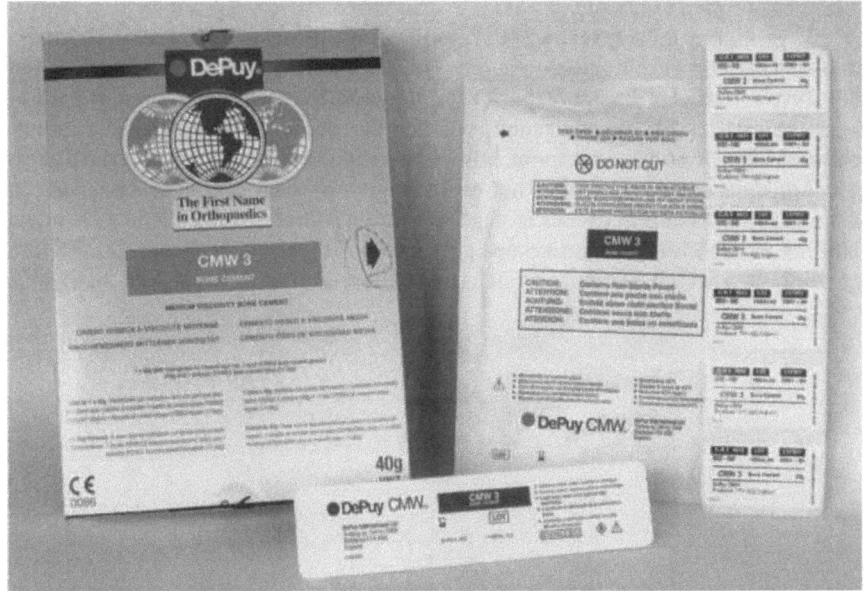

Abb. 49. Die Aufmachung des von uns untersuchten CMW 3

ordnung. Die Angaben zu Chargenbezeichnung und Verfalldaten sind nicht an der Frontseite, sondern an der Unterseite der Faltschachtel angebracht. Ein Hinweis auf den Inverkehrbringer ist deutlich zu erkennen.

Die Faltschachtel enthält eine Einlage aus Pappe, in der eine Aussparung für den Ampullenblister vorgestanzt ist. Oberhalb und unterhalb der Aussparung ist eine Öffnung, die eine Entnahme der Einlage erleichtert. Dieselbe Einlage besitzt auf ihrer Unterseite zwei solcher Aussparungen, so dass diese Einlage auch für eine Doppelpackung mit zwei Ampullenblistern genutzt werden kann. Über der blisterverpackten Monomerampulle liegt die Packungsbeilage und ein Aluminiumschutzbeutel, der den Polymerbeutel enthält. Des weiteren findet man innerhalb der Faltschachtel noch sechs selbstklebende Etiketten für die Patientenunterlagen (Abb. 49).

Das Öffnen des beidseitig bedruckten Aluminiumschutzbeutel soll ausdrücklich nicht unter Zuhilfenahme einer Schere erfolgen, sondern an der eigens für das Öffnen vorgesehene Markierung. Der Alu-Beutel trägt ebenfalls die Chargenbezeichnung und das Verfalldatum des Materials. Die Innenfläche des Schutzbeutels ist vollständig mit Polyethylen beschichtet. Im Inneren des Beutels findet man den gefalteten Umbeutel, der auf seiner Tyvek-Seite bedruckt ist und einen Sterilisationsindikatorpunkt enthält. Beim Öffnen des Umbeutels fällt auf, dass die Siegelnaht des Beutels ein deutliches Waffelmuster trägt. Durch die unbedruckte und durchsichtige Polyethylenseite ist der Innenbeutel deutlich zu erkennen und der Aufdruck des Innenbeutels kann bequem gelesen werden. Der Polyethylen-Innenbeutel ist mit einer schwarzen Schrift bedruckt, wobei die Chargenbezeichnung und das Verfalldatum an der unteren Seite außerhalb der Siegelnaht angebracht ist. Das Polymerpulver setzt sich aus 88,0 % Polymethylmethacrylat, 2,0 % Benzoylperoxid und 10,0 % Bariumsulfat als Röntgenkontrastmittel zusammen (Abb. 50).

Die in einem Blister verpackte Ampulle trägt dieselbe Chargenbezeichnung und das gleiche Verfalldatum wie das Pulver. Diese Angaben befinden sich auf der Tyvek-Seite der Blisterverpackung, die zudem alle notwendigen Warnhinweise beinhaltet. Im tiefgezogenen PVC-Teil des Blister befindet sich die Braunglasampulle. Diese ist mit einem Etikett versehen, das nochmals alle notwendigen Angaben enthält. Offenbar hat es im August 97 auch hier eine Änderung in der Monomerzusammensetzung gegeben, da in früheren Ampullen noch 0,17 g Ethanol als Weichmacher und 0,004 g Ascorbinsäure als zusätzlicher Radikalfänger enthalten waren. Heute setzt sich die farblose Monomerflüssigkeit zu 97,50 %

Pulver	Flüssigkeit
35,20 g Polymethylmethacrylat	17,45 g Methylmethacrylat (=18,56 ml)
0,80 g Benzoylperoxid	0,45 g N,N-Dimethyl-p-Toluidin (=0,48 ml)
4,00 g Bariumsulfat	25 ppm Hydrochinon
40,00 g	17,90 g (19,04 ml)
CMW 3	

Abb. 50. Zusammensetzung von CMW 3

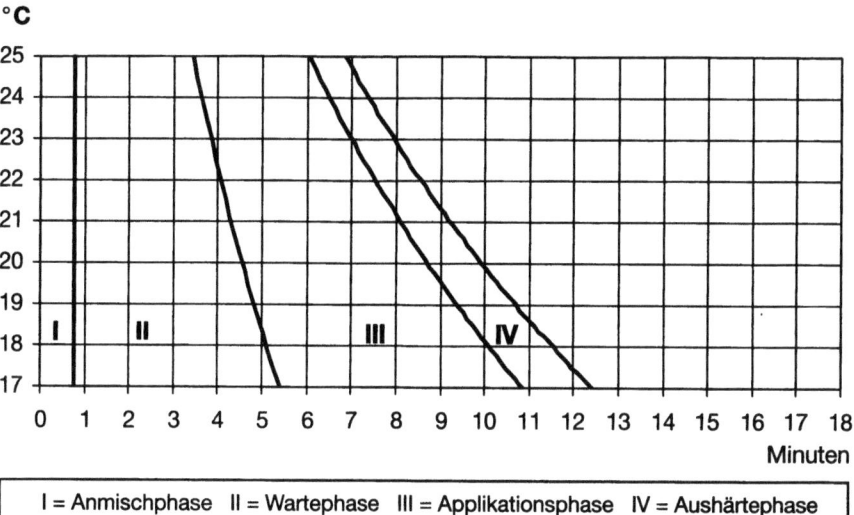

I = Anmischphase II = Wartephase III = Applikationsphase IV = Aushärtephase

Abb. 51. Verarbeitungseigenschaften von CMW 3 bei unterschiedlichen Komponenten- und Umgebungstemperaturen

aus Methylmethacrylat und zu 2,50 % aus Dimethylparatoluidin zusammen. Als Stabilisator können ca. 25 ppm Hydrochinon gefunden werden (Abb. 50). Es handelt sich demnach nicht um die gleiche Flüssigkeit wie bei CMW 1 bzw. CMW 2.

Für die Öffnung der Braunglasampulle ist keine Öffnungshilfe angebracht, der Polymerbeutel sollte mit Hilfe einer Schere geöffnet werden. Das Polymerpulver lässt sich bequem aus dem Beutel in das Anmischgefäß schütten.

Zunächst wird für die Anmischung des Teigs das Polymer in das Anmischgefäß vorgegeben. Das Monomere wird anschließend dazugegeben. Die Benetzung erfolgt nur zögerlich, aber erheblich besser als beim Herstellen der Mischungen für CMW 1 und CMW 2. Man hat dennoch zunächst das Gefühl, als ob die Flüssigkeitsmenge nicht ausreichend ist. So entsteht ein trockener Teig, der aber nach 30 sec. plötzlich zusammenfließt und dann als flüssige, homogene Masse bezeichnet werden kann. Dieses plötzliche Zusammenfallen des Teiges ist hier nicht so deutlich ausgeprägt wie bei den hochviskosen Varianten von CMW-Zementen. Bei CMW 3 erreicht man die Klebfreiheit nach 3:40–3:45 min. Das Ende der Verarbeitungsbreite liegt bei 6:45 min. Die völlige Aushärtung kann nach 7:45 min. beobachtet werden (Tabelle 26).

Tabelle 26. Mechanische Festigkeiten nach ISO 5833 und DIN 53435 von CMW 3

	ISO 5833 Biege-festigkeit (MPa)	Biege-modul (MPa)	Druck-festigkeit (MPa)	DIN 53435 Biege-festigkeit (MPa)	Schlag-zähigkeit kJ/m²
Limit	> 50	> 1800	> 70		
	70,3	2764	96,3	72,4	2,9

Bei der niedrigviskosen CMW-Variante fällt weiterhin ganz deutlich auf, dass der Teig bereits beim Ende der Verarbeitungsbreite – also nach ca. 6:45 min – sich sehr warm anfühlt (Abb. 51).

Die quasistatischen mechanischen Festigkeiten liegen deutlich in der Norm, wobei uns eine niedrige Schlagzähigkeit aufgefallen ist. Des weiteren ist auch hier zu beobachten, dass die Biegefestigkeiten nach ISO 5833 und DIN 53435 kaum voneinander abweichen. Die Druckfestigkeit ist zudem mit 96,3 MPa recht hoch (Tabelle 26).

Die Aushärtung nach ISO 5833 liegt bei CMW 3 mit 86,7 °C höher als bei CMW 1 und 2. Die Aushärtung ist mit 9:55 min. am langsamsten.

Im Gegensatz zu den beiden zuvor beschriebenen Varianten haben wir bei CMW 3 eine gleichmäßige Aufteilung der Initiatoren und damit ein Verhältnis von knapp über 1

Der Restmonomergehalt war stets unter 5 % und damit niedriger als bei CMW 1 und 3 (Abb. 52). Wahrscheinlich führt die Änderung in der Flüssigkeitszusammensetzung zu günstigeren Werten.

Qualitative und quantitative Angaben zu den Bestandteilen der Zementkomponenten befinden sich lediglich in der Packungsbeilage. Ein Hinweis auf ein Wiederverwendungsverbot fehlt gänzlich.

Eine graphische Darstellung des Temperatureinflusses auf die Handlingeigenschaften des Zementes ist nicht mehr in der Packungsbeilage zu finden.

Des weiteren fehlt ein Bezug auf die derzeit gültige ISO-Norm 5833 (Tabelle 27).

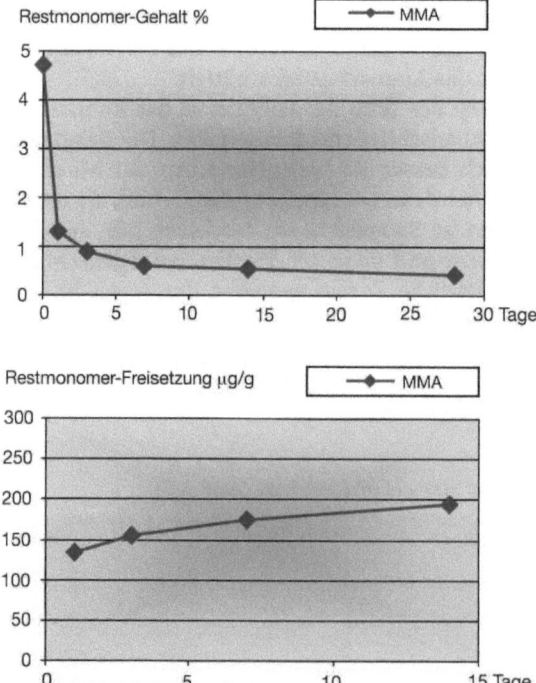

Abb. 52. Restmonomergehalt und -freisetzung von CMW 3 im zeitlichen Verlauf

Tabelle 27. Anforderungen der ISO 5833 (1992) an die Packungseinheiten von CMW 3

Anforderung		+ = erfüllt − = nicht erfüllt	Angaben vorhanden auf
	Pulver doppelt verpackt?	+	−
	Flüssigkeit doppelt verpackt?	+	−
Angaben zu Bestand- teilen des Pulvers	qualitativ quantitativ	+ +	PB PB
Angaben zu Bestand- teilen der Flüssigkeit	qualitativ quantitativ	+ +	PB PB
	Warnhinweis für Monomer: leicht- entzündlich	+	A, AB, FS
	Hinweis auf Lagerbedingungen (= 25 °C, dunkel)	+	IB, Alu, FS
	Hinweis auf Sterilität	+	IB, POB, A, AB, FS, Alu
	Hinweis auf Wiederverwendungsverbot	+	−
	Angabe von Chargen-Nummer(n)	+	IB, A, AB, FS, Alu
	Angabe von Verfalldatum	+	IB, A, AB, FS, Alu
	Angabe der Hersteller- bzw. Inverkehr- bringer-Adresse	+	IB, A, AB, FS, Alu, PB
	Nummer und Datum dieser Norm	−	−
Angaben in der Packungsbeilage	Hinweise zum Anmischen und Verarbeiten der Zement-Komponenten	+	PB
	Warnhinweise zu den Gefahren der Anwendung für den Patienten	+	PB
	Angabe, ob Verwendung mit oder ohne Spritze	+	PB
	Hinweise zum Temperatureinfluss auf die Verarbeitungseigenschaften	+	PB
	Graphische Darstellung des Temperaturein- flusses auf die Verarbeitungseigenschaften	−	−

A = Ampulle; IB = Innenbeutel; POB = Peel-Off-Beutel; PF = Pulverflasche; Alu = Alu-Schutzbeutel; PB = Packungsbeilage; FS = Faltschachtel; AB = Ampullen-Blister; GB = Gesamt-Blister

Die wichtigsten Eigenschaften von CMW 3 sind in Tabelle 28 zusammengefasst.

Tabelle 28. Die wichtigsten Charakteristika von CMW 3

Niedrigviskos
Bariumsulfat als Röntgen-Opaker
Polymer gammabestrahlt
Beutel und Ampulle getrennt verpackt
Anmischreihenfolge: Pulver, dann Monomer
Polymer voluminös; Teig trocken
VB: lang
ISO 5833 erfüllt, Molmasse < 350.000
niedrige Schlagzähigkeit

3.2.1.9
Duracem 3 (= Sulcem 3)

Polymerpulver und Monomerflüssigkeit von Duracem 3 sind in einer recht kleinen Faltschachtel verpackt. Diese lässt sich an der oberen Seite leicht öffnen, bevor man ein durchsichtiges Klebeetikett entfernt bzw. durchgeschnitten hat. Die Faltschachtel selbst ist mit den wichtigsten Informationen bedruckt. An einer seitlichen schmalen Seite ist ein weißes Etikett aufgeklebt, welches die Angaben zu Chargenbezeichnungen, Verfalldatum, Zulassungsstelle und Inverkehrbringer enthält (Abb. 53).

Die Faltschachtel enthält einen Polyethylenbeutel, der eine Blisterverpackung umschließt. Diese Blisterverpackung enthält sowohl die Pulverglasflasche als auch die Monomerampulle. Zudem findet man die Packungsbeilage und drei selbstklebende Etiketten für die Patientendokumentation. Die Verpackung des Polymerpulvers in einer Braunglasampulle gilt für alle Zement von Sulzer Medica gleichermaßen.

Der durchsichtige, unbedruckte Polyethylenbeutel lässt sich leicht öffnen. Die Blisterverpackung besteht aus durchsichtigem PVC und ist mit bedrucktem Tyvek verschlossen. Dieser Seite fehlen allerdings Angaben zur Chargenbezeichnung und zum Verfalldatum. Diese Informationen sind aber leicht durch die

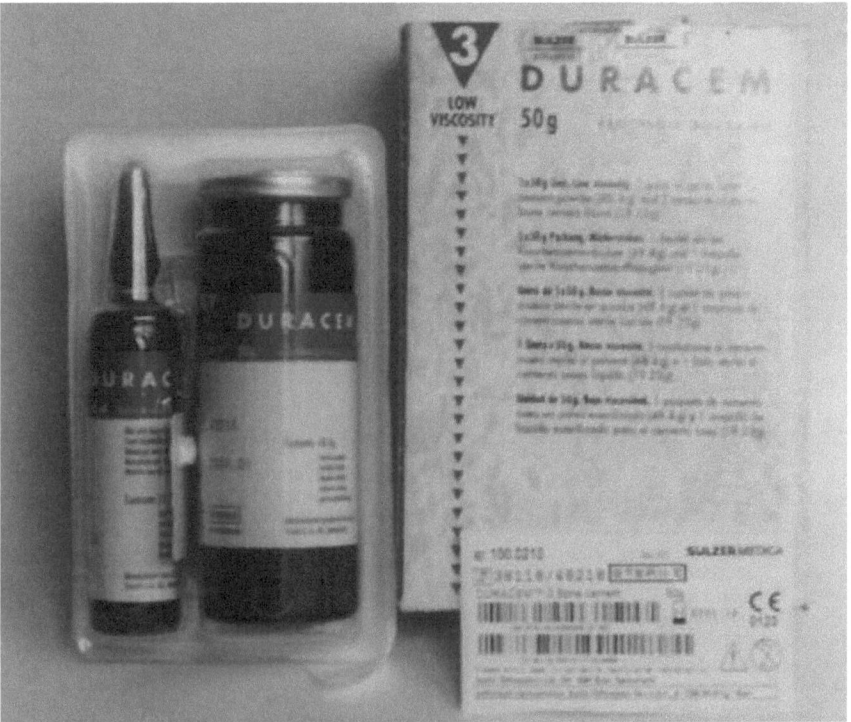

Abb. 53. Die Aufmachung des von uns untersuchten Duracem 3

Pulver	Flüssigkeit
38,55 g Polymethylmethacrylat	16,06 g Methylmethacrylat (=17,09 ml)
4,28 g Poly(butylmethacrylat, methylmethacrylat)	2,83 g Butylmethacrylat (=3,16 ml)
4,76 g Zirkondioxid	0,31 g 2-[4-(Dimethylamino)phenyl]ethanol
0,40 g Benzoylperoxid	0,54 mg Hydrochinon
0,40 g Di-cyclo-hexylphthalat	
48,39 g	19,22 g (20,55 ml)

Abb. 54. Zusammensetzung von Duracem 3

PVC-Seite zu lesen, da die beiden Braunglasbehälter mit einen bedruckten Etikett versehen sind. Die Blisterverpackung lässt sich leicht mittels einer dafür vorgesehenen Papierlasche öffnen. Im Inneren des Blisters befindet sich eine verpackte Formaldehyd-Tablette, die offenbar die Sterilität des Blisterinhaltes gewährleisten soll. Einen Hinweis, der eine Erklärung zu der Tablette liefert, gibt es nicht. Der Anwender könnte glauben, es handele sich um ein Stoff, der dem Zement beigefügt werden müsse.

Das Polymerpulver ist in einer Braunglasflasche verpackt. Sie ist mit einem Etikett ausgestattet, welches Angaben zur Chargenbezeichnung, Verfalldatum und Sterilisationsverfahren macht. Demnach wird das Pulver mittels Formaldehyd sterilisiert. Es scheint allerdings vielmehr so zu sein, dass lediglich die Oberfläche der Braunglasflasche mittels der im Blister verpackten Formaldehydtablette sterilisiert wird. Das Öffen der Braunglasflasche ist nicht ganz unproblematisch. Des öfteren ließ sich der Metallring nicht vollständig entfernen, was manchmal dazu führte, dass sich das Personal verletzte.

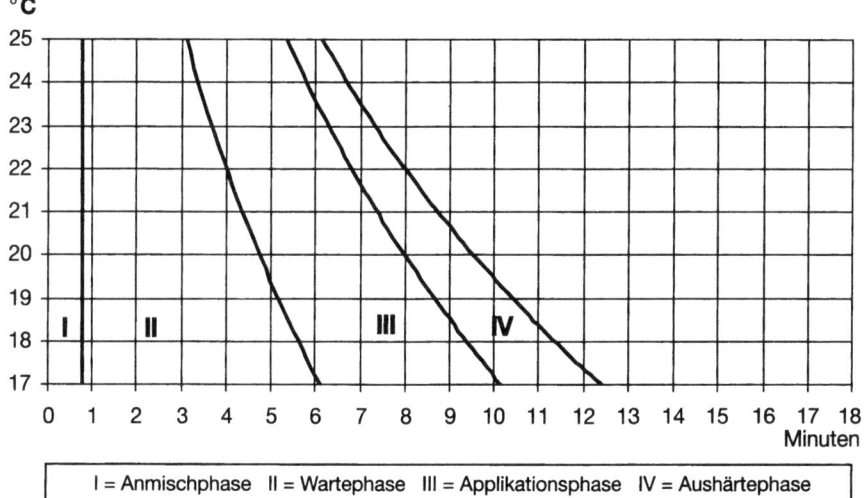

Abb. 55. Verarbeitungseigenschaften von Duracem 3 bei unterschiedlichen Komponenten- und Umgebungstemperaturen

Tabelle 29. Mechanische Festigkeiten nach ISO 5833 und DIN 53435 von Duracem 3

	ISO 5833 Biegefestigkeit (MPa)	Biegemodul (MPa)	Druckfestigkeit (MPa)	DIN 53435 Biegefestigkeit (MPa)	Schlagzähigkeit kJ/m^2
Limit	> 50	> 1800	> 70		
	70,7	2653	87,1	80	2,3

Das weiße Polymerpulver enthält 79,7 % Polymethylmethacrylat, 8,84 % Poly(butyl/methyl-methacrylat), 0,83 % Benzoylperoxid, 0,83 % Di-cyclo-hexylphthalat als Weichmacher und 9,8 % Zirkondioxid als Röntgenkontrastmittel (Abb. 54).

Die Flüssigkeitsampulle ist ebenfalls mit einem bedruckten Etikett ausgestattet, welches alle nötigen Informationen enthält. Der Hinweis zur Sterilfiltration der Monomerflüssigkeit ist aufgedruckt. Die Flüssigkeit besteht aus zwei verschiedenen Methacrylaten, zu 83,56 % aus Methylmethacrylat, zu 14,78 % aus Butylmethacrylat, sowie zu 1,66 % aus 2-(4-(Dimethylamino)phenyl)ethanol (= DMAPE) und ca. 0,27 mg Hydrochinon als Stabilisator. Interessant an dieser Zusammensetzung ist der Einsatz des DMAPE anstelle von DmpT (Abb. 54).

Zur Teigherstellung wird die Flüssigkeit vorgegeben und anschließend das voluminöse Pulver hinzugegeben. Eine Benetzung findet nur sehr langsam statt.

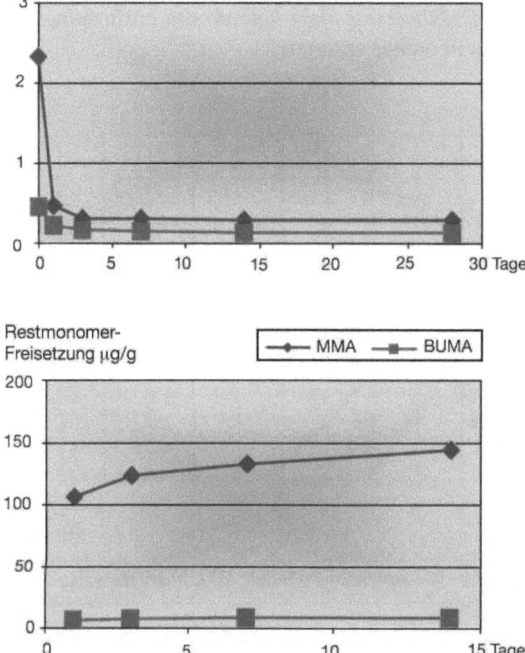

Abb. 56. Restmonomergehalt und -freisetzung von Duracem 3 im zeitlichen Verlauf

Tabelle 30. Anforderungen der ISO 5833 (1992) an die Packungseinheiten von Duracem 3

Anforderung		+ = erfüllt - = nicht erfüllt	Angaben vorhanden auf
	Pulver doppelt verpackt?	+	–
	Flüssigkeit doppelt verpackt?	+	–
Angaben zu Bestandteilen des Pulvers	Qualitativ Quantitativ	+ +	PB PB
Angaben zu Bestandteilen der Flüssigkeit	qualitativ quantitativ	+ +	PB PB
	Warnhinweis für Monomer: leichtentzündlich	+	A
	Hinweis auf Lagerbedingungen (= 25 °C, dunkel)	+	PB, FS
	Hinweis auf Sterilität	+	PF, A, GB, FS, PB
	Hinweis auf Wiederverwendungsverbot	+	PB, FS
	Angabe von Chargen-Nummer(n)	+	A, PF, FS
	Angabe von Verfalldatum	+	A, PF, FS
	Angabe der Hersteller- bzw. Inverkehrbringer-Adresse	+	A, PF, FS, PB
	Nummer und Datum dieser Norm	–	–
Angaben in der Packungsbeilage	Hinweise zum Anmischen und Verarbeiten der Zement-Komponenten	+	PB
	Warnhinweise zu den Gefahren der Anwendung für den Patienten	+	PB
	Angabe, ob Verwendung mit oder ohne Spritze	+	PB
	Hinweise zum Temperatureinfluss auf die Verarbeitungseigenschaften	+	PB
	Graphische Darstellung des Temperatureinflusses auf die Verarbeitungseigenschaften	+	PB

A = Ampulle; IB = Innenbeutel; POB = Peel-Off-Beutel; PF = Pulverflasche; Alu = Alu-Schutzbeutel; PB = Packungsbeilage; FS = Faltschachtel; AB = Ampullen-Blister; GB = Gesamt-Blister

Man hat den Eindruck, als ob die Flüssigkeitsmenge nicht ausreichend ist. Nach etwa 25–30 sec. entsteht aber ein dünnflüssiger Teig, der völlig homogen ist. Der Zement ist nach 3:30 min. klebfrei aus dem Anmischgefäß entnehmbar. Die Verarbeitungsphase endet bei 6:15 min., wobei der Teig nach 5:45–6:00 min. schon deutlich warm wird. Die Aushärtung erfolgt nach 7:00 min. (Abb. 55).

Vom Hersteller wird allerdings nur eine Spritzenapplikation für die Anwendung von Duracem 3 empfohlen, während die hier angegeben Verarbeitungskriterien sich auf die Handapplikation beziehen. Allerdings dürfte sich das Verarbeitungsfenster nicht wesentlich bei einer Spritzenapplikation verändern.

Aufgrund der zuvor beschriebenen Eigenschaften muss Duracem 3 als niedrigviskoser Knochenzement eingestuft werden, der lediglich für eine Spritzenapplikation vorgesehen ist.

Die mechanischen Daten entsprechen der Norm. Auffällig ist niedrige Schlagzähigkeit von 2,3 kJ/m² (Tabelle 29).

Die Aushärtung nach ISO 5833 ergab 77,5 °C. Die Aushärtung lag bei 9:20 min.
Bezüglich des Restmonomergehaltes liegen hierbei ähnliche Verhältnisse vor, wie bei Cerafix. Auch hier enthält die Flüssigkeit Butylmethacrylat (ca. 15 %, vgl. Abb. 56), das Verhältnis der Initiatoren ist ebenfalls vergleichbar (liegt knapp über 1), obwohl in Duracem 3 etwas weniger BPO und DmpT enthalten ist.

Auch hier ist ein Vergleich mit Zementen, die eine reine MMA-Flüssigkeit enthalten, nicht zweifelsfrei gegeben.

Lediglich in der Packungsbeilage befinden sich qualitative und qualitative Angaben zu Bestandteilen vom Polymer und Monomeren.

Ein Hinweis auf die gültige ISO-Norm 5833 fehlt (Tabelle 30).

Die wichtigsten Eigenschaften von Duracem sind in Tabelle 31 zusammengefasst.

Tabelle 31. Die wichtigsten Charakteristika von Duracem 3

Niedrigviskos
Monomer enthält BuMA und DMAPE (statt DmpT)
Polymer enthält ein BuMA-Copolymer und Di-cyclo-hexylphthalat
Zirkondioxid als Röntgen-Opaker
Polymer (= sehr voluminös) gammabestrahlt
Polymer in Braunglasflasche
Polymer-Flasche und Monomerampulle in einem Blister
Anmischreihenfolge: Monomer, dann Pulver
VB: kurz
ISO 5833 erfüllt, Molmasse < 350.000
niedrige Schlagzähigkeit

3.2.1.10
Durus H

Die Komponenten des Durus H sind in einer rechteckigen, flachen Faltschachtel verpackt. Die Faltschachtel ist bedruckt und enthält alle wichtigen Hinweise wie Zusammensetzung, Chargenbezeichnung, Verfalldatum sowie den Hersteller. Zusätzlich findet man eine Angabe zum Herstelldatum der Komponenten, so dass die Materialien offenbar eine Haltbarkeitsdauer von 28 Monaten haben. Die chargenbezogenen Angaben sind auf einem schmalen, länglichen Zusatzetikett aufgedruckt und nachträglich an der Faltschachtel angebracht worden. Die Faltschachtel lässt sich nach vorheriger Entfernung eines kleinen Labels leicht öffnen. Die dort verpackte Einlage aus Pappe kann mittels einer kleinen Lasche entnommen werde. Diese Einlage besteht aus einem flachen Bereich, in dem der Pulverbeutel, die Packungsbeilage und drei selbstklebende Labels für die Patientendokumentation enthalten sind sowie eine als Faltschachtel aufgerichteten Bereich, der die blisterverpackte Monomerampulle enthält (Abb. 57).

Der Pulverbeutel ist von einem PE/Papierbeutel umschlossen, der im oberen Bereich zwei Indikatorpfeile zeigt. Der linke soll bei ausreichender Feuchte von rot zu braun umschlagen, der rechte von hellblau zu gelb bei Penetration mit Ethylenoxid. Beide Indikatorpfeile waren bei den uns vorliegenden Verkaufs-

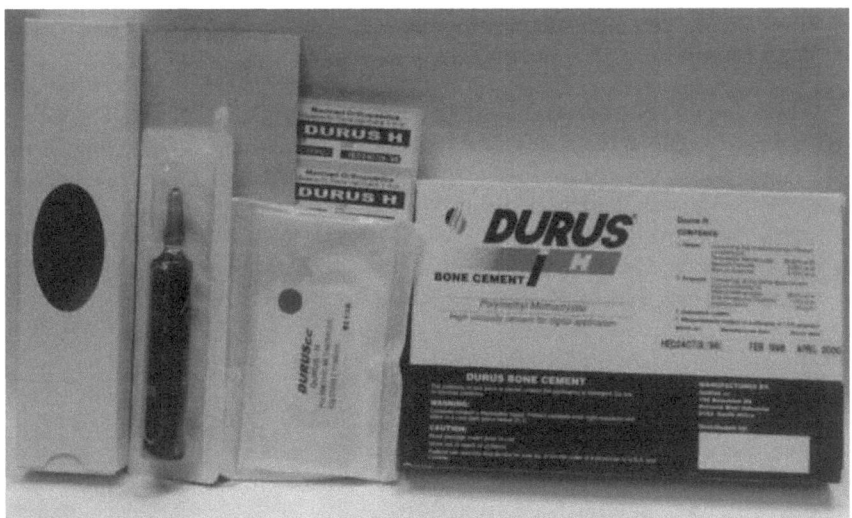

Abb. 57. Die Aufmachung des von uns untersuchten Durus H

packungen nicht umgeschlagen. Dies ist insofern nicht erstaunlich, weil als Sterilisationsverfahren für den Pulverbeutel in der Packungsbeilage eine Gamma-Bestrahlung angegeben ist. Der Einsatz eines solchen Beutel kann daher leicht zu Irritationen führen. In Extremfall könnte der Anwender die Sterilität des Pulvers bezweifeln.

Der leicht zu öffnende peel-off-Beutel enthält den Polyethylen-Innenbeutel, der zwar mit einem Etikett ausgestattet ist, das aber weder Chargenbezeichnung noch Verfalldatum enthält. Zusätzlich befindet sich oberhalb des Labels ein roter Indikatorpunkt, wahrscheinlich als Sterilisationsindikatorpunkt für die Gamma-Bestrahlung des Pulvers. Das Polymerpulver besteht aus zwei verschiedenen Polymethylmethacrylaten (insgesamt 90,9%), 1,94% Benzoylperoxid und 9,1% Bariumsulfat als Röntgenkontrastmittel (Abb. 58). Diese Herstellerangaben stehen allerdings im Widerspruch zur Analyse, die ca. 1% Co-Monomer, Ethylhexylmethacrylat, ergab.

Die Blisterverpackung der Monomerampulle besteht aus einer tiefgezogenen PVC-Seite die von medizinischem Papier verschlossen wird. Auf der Papierseite

Pulver	Flüssigkeit
37,30 g Polymethylmethacrylat (mit ca 1% Ethylhexyl MA)	18,19 g Methylmethacrylat (= 19,35ml)
3,84 g Bariumsulfat	0,18 g N,N-Dimethyl-p-toluidin (= 0,19ml)
1,11 g Benzoylperoxid	60ppm Hydrochinon
42,25 g	18,37 g (19,54 ml)
Durus H	

Abb. 58. Zusammensetzung von Durus H

ist ein kleines Etikett aufgeklebt, welches allerdings wie schon beim Pulverbeutel keinerlei Angaben zur Charge und zum Verfalldatum trägt. Auch hier findet man einen Indikatorstreifen, der offenbar die Sterilität anzeigen soll. Es handelt sich dabei um einen Indox-EO-Streifen, der von gelb auf rot umschlägt, wenn er mit Ethylenoxid in Kontakt kommt. Diese Indikatorstreifen sind deutlich von gelb auf rot umgeschlagen. Die Öffnung der Blisterverpackung wird mittels einer eigens dafür vorgesehenen Lasche vorgenommen. Die Braunglasampulle ist direkt bedruckt, lediglich das H für Durus H wurde bei manchen der untersuchten Ampullen über das ursprünglich aufgedruckte L für Durus L geklebt, der laut Herstellerangaben aber nicht mehr im Markt ist. Demnach kam wohl bei beiden Zementen – Durus H und Durus L – dieselbe Flüssigkeit zum Einsatz. Es ist zwar ein speziell markierter Bereich für den Aufdruck einer Charge vorgesehen, dieser ist allerdings nicht benutzt worden, so dass eine Angabe zur Chargenbezeichnung fehlt. Die Flüssigkeit besteht aus 99,02 % Methylmethacrylat, 0,98 % Dimethyl-para-toluidin und ca. 60 ppm Hydrochinon als Stabilisator (Abb. 58).

Zur Zementherstellung wird gemäß Herstellerangaben die Pulverkomponente vorgegeben und anschließend die Flüssigkeit dazugegeben. Nach bereits 10–15 sec. erhält man einen flüssigen, homogenen Teig. Die Klebfreiheit des Teigs findet man nach 2:45–3:00 min. vor. Die Verarbeitungsphase ist etwa nach 4:45–5:00 min. zu Ende. Der Teig wird dann bereits deutlich warm. Die Aushärtung des Zementes kann nach 5:30–6:00 min. beobachtet werden (Abb. 59).

Aufgrund der ermittelten Verarbeitungseigenschaften muss der Durus H als mittelviskoser Vertreter eingestuft werden.

Auffallend bei den ermittelten mechanischen Festigkeiten ist eine geringe Abweichung der Ergebnisse der 3-Punkt-Biegefestigkeit von den Resultaten der ISO-Biegefestigkeit. Die Druckfestigkeit liegt mit über 100 MPa ebenso recht

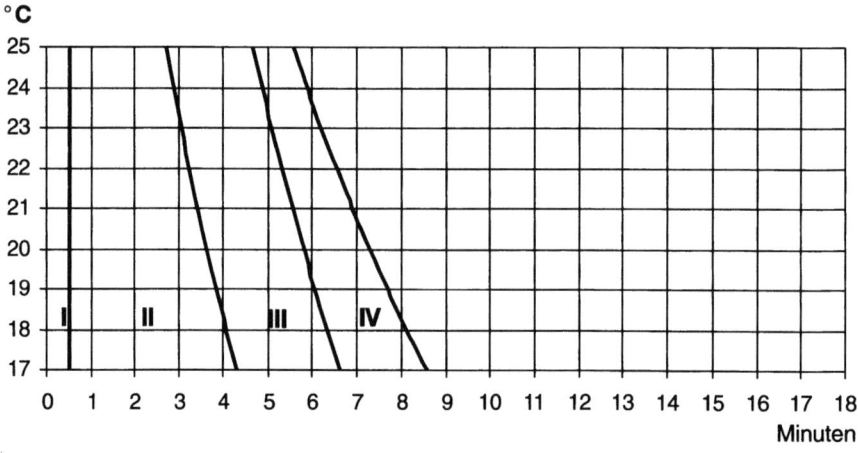

Abb. 59. Verarbeitungseigenschaften von Durus H bei unterschiedlichen Komponenten- und Umgebungstemperaturen

Tabelle 32. Mechanische Festigkeiten nach ISO 5833 und DIN 53435 von Durus H

	ISO 5833 Biegefestigkeit (MPa)	Biegemodul (MPa)	Druckfestigkeit (MPa)	DIN 53435 Biegefestigkeit (MPa)	Schlagzähigkeit kJ/m²
Limit	> 50	> 1800	> 70		
	78,7	3087	100,2	78,2	4,93

hoch wie der ermittelte E-Modul (Tabelle 32). Die Kombination von hohem E-Modul und hoher Druckfestigkeit spricht für ein relativ sprödes Material.

Die Aushärtung nach ISO 5833 ergab 81,9 °C. Die Aushärtezeit betrug 6:40 min. Der Restmonomergehalt liegt unter 5 % nach der Formkörperherstellung (Abb. 60). Der BPO-Gehalt im Pulver liegt mit über 2,5 % recht hoch, während etwa 1 % DmpT in der Flüssigkeit enthalten sind. Damit liegt das Verhältnis von BPO zu DmpT sehr hoch.

Die qualitativen und quantitativen Angaben zu den Pulver- und Flüssigkeitsbestandteilen sind nicht auf dem Primärbehältnissen aufgedruckt. Derartige Informationen befinden sich lediglich auf der Faltschachtel und in der Packungsbeilage.

Sowohl Chargennummern als auch Verfalldatum sind nicht direkt auf dem Primärbehältnis angegeben, sondern nur auf der äußersten Verpackungseinheit.

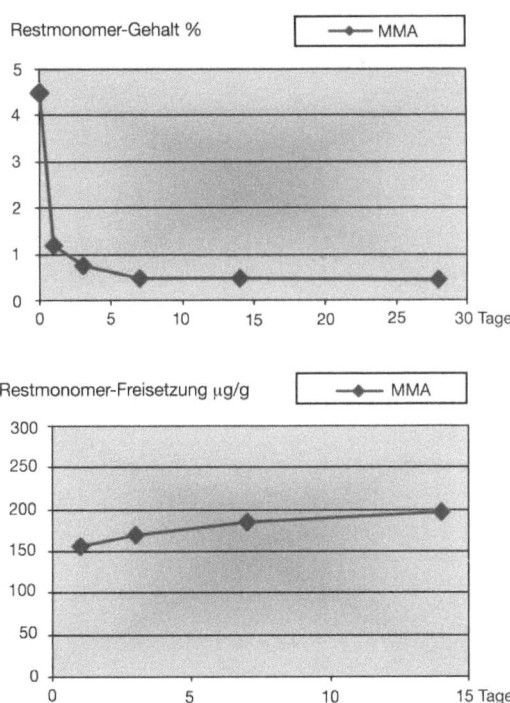

Abb. 60. Restmonomergehalt und -freisetzung von Durus H im zeitlichen Verlauf

Offenbar soll auch hier vermieden werden, die Einzelkomponenten separat aufzubewahren.
Ein Hinweis auf das Wiederverwendungsverbot fehlt.

Tabelle 33. Anforderungen der ISO 5833 (1992) an die Packungseinheiten von Durus H

Anforderung		+ = erfüllt − = nicht erfüllt	Angaben vorhanden auf
	Pulver doppelt verpackt?	+	−
	Flüssigkeit doppelt verpackt?	+	−
Angaben zu Bestandteilen des Pulvers	qualitativ	+	FS, PB
	quantitativ	+	FS, PB
Angaben zu Bestandteilen der Flüssigkeit	qualitativ	+	FS, PB
	quantitativ	+	FS, PB
	Warnhinweis für Monomer: leichtentzündlich	+	A, FS, PB
	Hinweis auf Lagerbedingungen (≤ 25 °C, dunkel)	+	A, PB
	Hinweis auf Sterilität	+	IB, A, AB, FS
	Hinweis auf Wiederverwendungsverbot	+	−
	Angabe von Chargen-Nummer(n)	+	FS
	Angabe von Verfalldatum	+	FS
	Angabe der Hersteller- bzw. Inverkehrbringer-Adresse	+	FS, PB
	Nummer und Datum dieser Norm	−	−
Angaben in der Packungsbeilage	Hinweise zum Anmischen und Verarbeiten der Zement-Komponenten	+	PB
	Warnhinweise zu den Gefahren der Anwendung für den Patienten	+	PB
	Angabe, ob Verwendung mit oder ohne Spritze	+	PB
	Hinweise zum Temperatureinfluss auf die Verarbeitungseigenschaften	+	PB
	Graphische Darstellung des Temperatureinflusses auf die Verarbeitungseigenschaften	−	−

A = Ampulle; IB = Innenbeutel; POB = Peel-Off-Beutel; PF = Pulverflasche; Alu = Alu-Schutzbeutel; PB = Packungsbeilage; FS = Faltschachtel; AB = Ampullen-Blister; GB = Gesamt-Blister

Tabelle 34. Die wichtigsten Charakteristika von Durus H

mittelviskos
Polymer enthält Ethylhexylmethacrylat
Bariumsulfat als Röntgen-Opaker
Polymer gammabestrahlt
Beutel und Ampulle getrennt verpackt
Anmischreihenfolge: Pulver, dann Monomer
VB: kurz
ISO 5833 erfüllt, Molmasse < 350.000
hohe Druckfestigkeit, hoher E-Modul

In der Packungsbeilage haben wir keine graphische Darstellung über den Temperatureinfluss auf die Verarbeitungseigenschaften des Materials vorgefunden.

Ein Hinweis auf die derzeit gültige ISO 5833 fehlt ebenfalls auf allen Packungseinheiten (Tabelle 33).

Die wichtigsten Eigenschaften von Durus H sind in Tabelle 34 zusammengefasst.

3.2.1.11
Endurance

Im Gegensatz zu allen anderen DePuy-Zementen weist die Aufmachung von Endurance deutliche Unterschiede auf. Aller Voraussicht nach hat dies mit der Tatsache zu tun, dass Endurance im USA-Markt eingesetzt wird und dabei auch entsprechende Anforderungen erfüllen muss. So sind die Komponenten von Endurance in einer kleinen rechteckigen Faltschachtel verpackt. Die bedruckten Flächen der Faltschachtel enthalten alle notwendigen Informationen. Der Inverkehrbringer ist deutlich gekennzeichnet. Die Chargenbezeichnung und das Verfalldatum sind auf einem zusätzlichen und nachträglich aufgeklebten Etikett aufgedruckt. Geöffnet werden kann die Faltschachtel an den jeweils oberen und unteren schmalen Bereich. Im Inneren der Faltschachtel ist eine Einlage für den Ampullenblister fest installiert. Im größeren Bereich neben der Einlage ist der doppelt verpackte Innenbeutel, der das Polymer enthält, verpackt. Diese Verpackung ähnelt der des Simplex P, des Marktführers in den USA (Abb. 61).

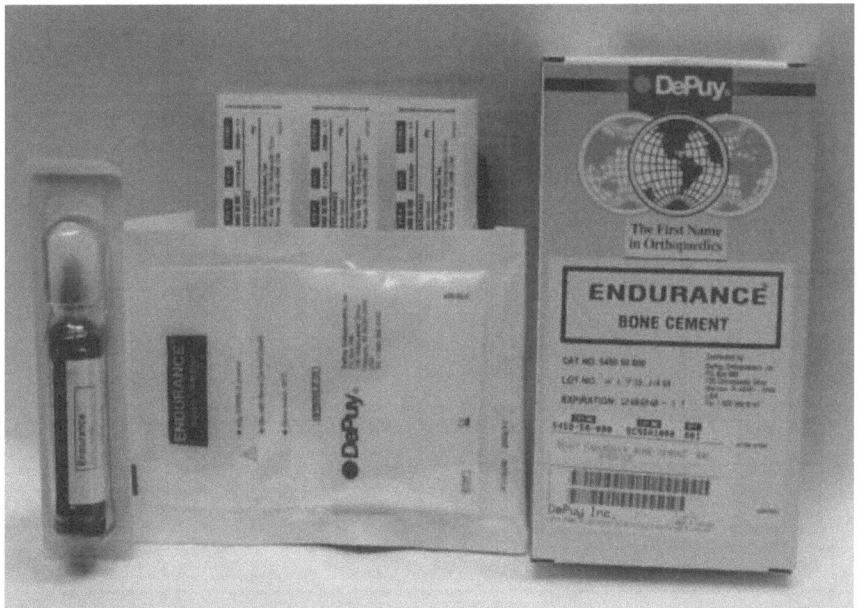

Abb. 61. Die Aufmachung des von uns untersuchten Endurance

Pulver	Flüssigkeit
26,82 g Polymethylmethacrylat	18,50 g Methylmethacrylat (=19,68 ml)
8,44 g Methylmethacrylat/Styrol-Copolymer	0,38 g N,N-Dimethyl-p-Toluidin (=0,40ml)
4,00 g Bariumsulfat	0,002g Hydrochinon
0,74 g Benzoylperoxid	
---------	---------
40,00 g	18,88 g (20,08 ml)
Endurance	

Abb. 62. Zusammensetzung von Endurance

Der äußere peel-off-Beutel besteht aus einer unbedruckten Polyethylenseite und einer spärlich bedruckten Tyvek-Seite. Dort befindet sich lediglich ein Hinweis an welcher Stelle der Peel-off-Beutel zu öffnen ist und ein Sterilisations-Indikatorpunkt, zu dem allerdings keinerlei Erklärung gegeben wird, wann dieser die Sterilität des Beutels anzeigt. Zudem findet man den Hinweis, den Beutel nicht zu verwenden, wenn dieser beschädigt oder geöffnet ist. Der Peel-off-Beutel lässt sich bequem öffnen. Über die unbedruckte, durchsichtige Polyethylenseite des Umbeutels ist der Aufdruck des Innenbeutels zu lesen. Dort sind Angaben zum Sterilisationsverfahren, zur Lagerung und zur Chargenbezeichnung und des Verfalldatums erkennbar. Das weiße Polymerpulver setzt sich aus 67,05 % Polymethylmethacrylat, 21,1 % Methylmethacrylat-Styrol-Copolymer, 1,85 % Benzoylperoxid und 10,0 % Bariumsulfat als Röntgenkontrastmittel zusammen (Abb.62).

Die Blisterverpackung innerhalb der separaten Einlage der Faltschachtel besteht aus einem tiefgezogenen PVC-Teil der mit medizinischem Papier verschlossen wird. Das Papier der Blisterverpackung ist bedruckt und ist mit allen

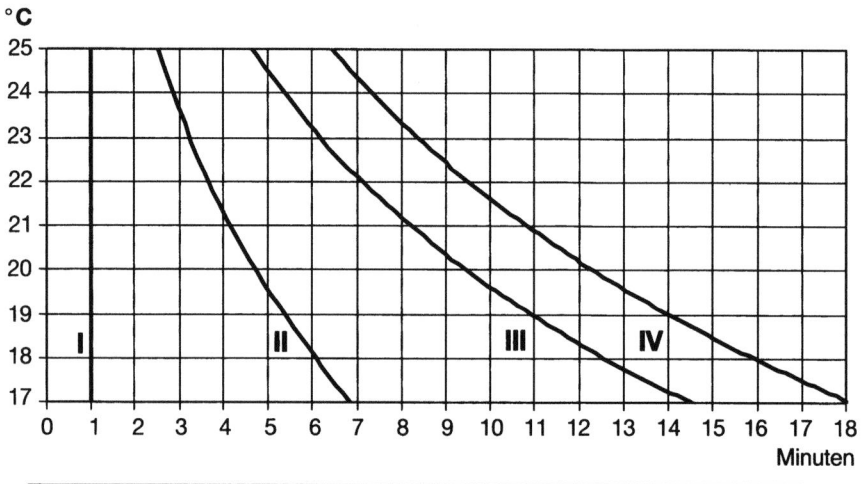

Abb. 63. Verarbeitungseigenschaften von Endurance bei verschiedenen Komponenten- und Umgebungstemperaturen

Tabelle 35. Mechanische Festigkeiten nach ISO 5833 und DIN 53435 von Endurance

	ISO 5833 Biege-festigkeit (MPa)	Biege-modul (MPa)	Druck-festigkeit (MPa)	DIN 53435 Biege-festigkeit (MPa)	Schlag-zähigkeit kJ/m²
Limit	> 50	> 1800	> 70		
	76,1	2896	94	76	3,2

notwendigen Informationen ausgestattet. Die Braunglasampulle enthält die farblose Monomerflüssigkeit, die im wesentlichen aus Methylmethacrylat (98,0 %) besteht. Weiterhin findet man 2,0 % Di-methyl-p-toluidin sowie 0,002 g Hydrochinon als Stabilisator (Abb. 62).

Auffällig ist, dass auf keiner Verpackung die Zusammensetzung angegeben ist. Diese befindet sich lediglich in der Packungsbeilage. Des weiteren tragen sowohl die Pulverkomponente als auch das Monomere dieselbe Chargenbezeichnung und Verfalldatum. Die Haltbarkeitsdauer von 3 Jahren ist in der Packungsbeilage angegeben.

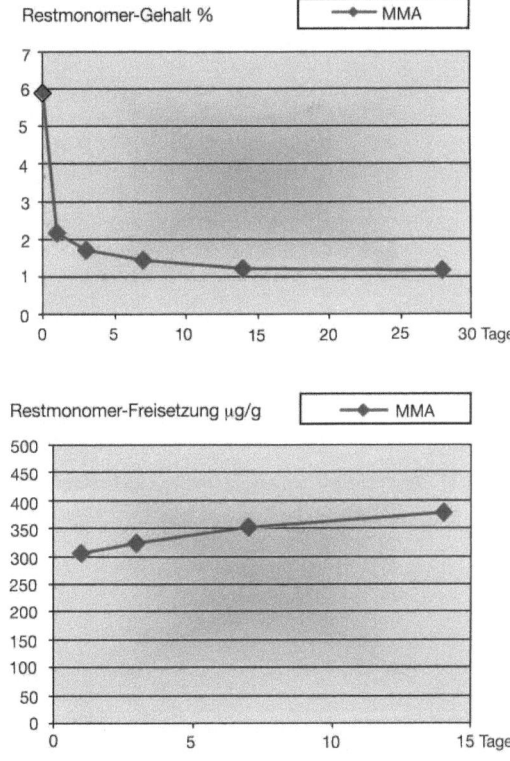

Abb. 64. Restmonomergehalt und -freisetzung von Endurance im zeitlichen Verlauf

Zunächst wird für die Anmischung des Teigs das Polymer in das Anmischgefäß vorgegeben. Das Monomere wird anschließend auf das Polymer geschüttet. Die Benetzung erfolgt nur sehr zögerlich. Man hat das Gefühl, als ob die Flüssig-

Tabelle 36. Anforderungen der ISO 5833 (1992) an die Packungseinheiten von Endurance

Anforderung		+ = erfüllt − = nicht erfüllt	Angaben vorhanden auf
	Pulver doppelt verpackt?	+	−
	Flüssigkeit doppelt verpackt?	+	−
Angaben zu Bestand- teilen des Pulvers	qualitativ quantitativ	+ +	FS, PB FS, PB
Angaben zu Bestand- teilen der Flüssigkeit	qualitativ quantitativ	+ +	FS, PB FS, PB
	Warnhinweis für Monomer: leicht- entzündlich	+	A, AB, FS, PB
	Hinweis auf Lagerbedingungen (= 25 °C, dunkel)	+	IB, FS, PB
	Hinweis auf Sterilität	+	IB, A, AB, FS, PB
	Hinweis auf Wiederverwendungsverbot	+	FS
	Angabe von Chargen-Nummer(n)	+	IB, A, FS, AB
	Angabe von Verfalldatum	+	IB, A, FS, AB
	Angabe der Hersteller- bzw. Inverkehr- bringer-Adresse	+	IB, A, FS, AB, PB
	Nummer und Datum dieser Norm	−	−
Angaben in der Packungsbeilage	Hinweise zum Anmischen und Verarbeiten der Zement-Komponenten	+	PB
	Warnhinweise zu den Gefahren der Anwendung für den Patienten	+	PB
	Angabe, ob Verwendung mit oder ohne Spritze	+	PB
	Hinweis zum Temperatureinfluss auf die Verarbeitungseigenschaften	+	PB
	Graphische Darstellung des Temperaturein- flusses auf die Verarbeitungseigenschaften	+	PB

A = Ampulle; IB = Innenbeutel; POB = Peel-Off-Beutel; PF = Pulverflasche; Alu = Alu-Schutzbeutel; PB = Packungsbeilage; FS = Faltschachtel; AB = Ampullen-Blister; GB = Gesamt-Blister

Tabelle 37. Die wichtigsten Charakteristika von Endurance

niedrigviskos
Polymer enthält Styrol
Bariumsulfat als Röntgen-Opaker
Polymer gammabestrahlt
Beutel und Ampulle getrennt verpackt
Anmischreihenfolge: Pulver, dann Monomer
Polymer voluminös; Teig trocken
VB: lang
ISO 5833 erfüllt, Molmasse < 350.000
niedrige Schlagzähigkeit

keitsmenge nicht ausreichend ist. So entsteht bei 23 °C unter vorsichtiger Spatelbewegung ein trockener Teig, der erst nach 30–35 sec. plötzlich zusammenfließt und dann als homogene Masse bezeichnet werden kann. Bei Endurance erreicht man die Klebfreiheit nach ca. 3:00 min. Das Ende der Verarbeitungsbreite liegt bei 6:00–6:30 min. Die Viskosität in der Verarbeitungsphase ist rasch relativ hoch, so dass die Verarbeitungszeit lediglich 3:00 min. betragen dürfte. Die Teigmasse ist zu diesem Zeitpunkt schon recht warm. Die völlige Aushärtung kann nach 8:15 min. beobachtet werden (Abb. 63).

Aufgrund der zuvor beschriebenen Eigenschaften muss Endurance als ein niedrigviskoser Zement eingestuft werden.

Bei den überprüften mechanischen Daten fällt der geringe Unterschied zwischen der Dynstat-Biegefestigkeit und der ISO-Biegefestigkeit auf. Des weiteren sind die Ergebnisse der Schlagzähigkeit relativ niedrig (Tabelle 35).

Die Aushärtung nach ISO 5833 ergab eine vergleichsweise niedrige Polymerisationstemperatur zu den anderen untersuchten CMW-Zementen 78,5 °C. Die Aushärtezeit lag mit 13:25 min. niedriger als die von CMW 3. Der Restmonomergehalt liegt bei ca. 6 % nach der Herstellung. Auch die Restmonomerfreisetzung liegt recht hoch (Abb. 64).

Der Anteil an BPO ist im Gegensatz zum DmpT relativ gleich, das Verhältnis der Initiatoren liegt etwas über 2 (Abb. 19).

Auch wenn der Zement nur in den USA vertrieben wird, so fällt dennoch auf, dass Angaben zu den Bestandteilen der einzelnen Komponenten in qualitativer und quantitativer Form lediglich auf der äußersten Verpackungseinheit und in der Faltschachtel angegeben sind. Ein Hinweis auf die derzeitig gültige Norm ISO 5833 fehlt ebenfalls, obwohl die Symbole und Hinweise aus der ISO-Norm verwendet werden (Tabelle 36).

Die wichtigsten Eigenschaften von Endurance sind in Tab. 37 zusammengefasst.

3.2.1.12
Osteobond

Die Zementkomponenten von Osteobond sind in einer länglichen, großen, rechteckigen Faltschachtel verpackt, die am oberen, schmalen Bereich leicht geöffnet werden kann. Der Aufdruck auf der Faltschachtel entspricht der gültigen Verpackungsverordnung. Allerdings sind nur Angaben zur Chargenbezeichnung der Polymerkomponenten auf einem seitlich angebrachten Etikett aufgedruckt, nicht aber solche Angaben zur Flüssigkeit. Das Verfalldatum auf dem zusätzlichen Etikett wird sogar in der üblichen CE-Schreibweise und in Schriftform angegeben. Neben dem Etikett, welches das Verfalldatum des Materials trägt, ist noch zusätzlich ein recht kleines, unscheinbares, glänzendes Etikett angebracht, das alle wichtigen Hinweise zur CE-Kennzeichnung trägt. Allerdings muss angemerkt werden, dass dies auch der einzige Hinweis auf die CE-Kennzeichnung des Materials ist, denn alle weiteren Verpackungskomponenten im Inneren der Faltschachtel tragen einen solchen Hinweis nicht mehr. Der Inverkehrbringer ist deutlich zu erkennen.

In der zweikammerigen Faltschachtel findet man eine größere Kammer, in der die Flüssigkeitsampulle gelagert ist und einen kleineren Abschnitt, in dem der

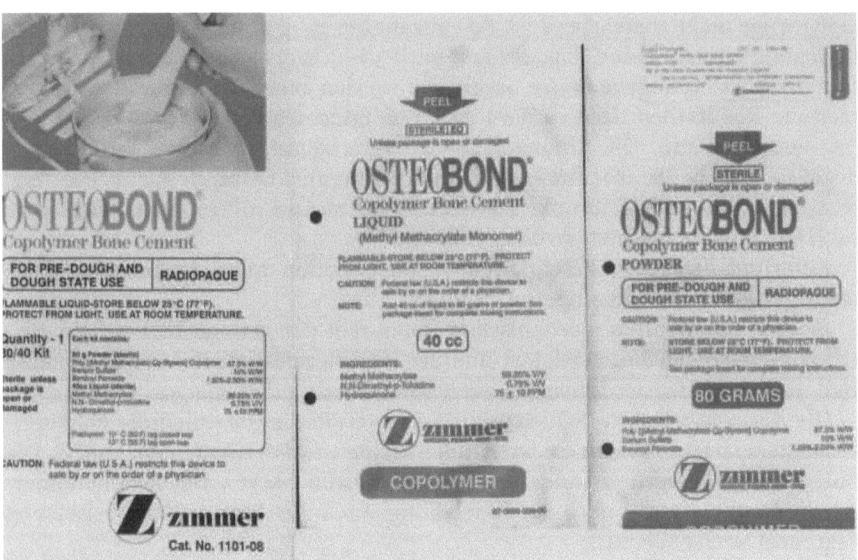

Abb. 65. Die Aufmachung des von uns untersuchten Osteobond

Polymerbeutel positioniert ist. Zudem findet man neben der Packungsbeilage vier auf einem Blatt angebrachte, leicht abziehbare Informations-Etiketten, die für die Patientendokumentation eingesetzt werden können (Abb. 65).

Der Innenbeutel, in dem das Polymerpulver verpackt ist, ist von einem Umbeutel umschlossen. Dieser besteht aus einer bedruckten Tyvek-Seite und einer unbedruckten Polyethylenseite. Der Umbeutel lässt sich bequem öffnen, ohne dass das Papier einreißt. Der Polyethylenbeutel innerhalb des Umbeutels liegt mit seiner bedruckten Seite unter der unbedruckten PE-Seite des Umbeutels, so dass der Aufdruck auch durch den Umbeutel hindurch gelesen werden kann. Die Chargenbezeichnung und das Verfalldatum des Polymers sind lediglich auf dem Umbeutel aufgedruckt, nicht auf dem Innenbeutel selbst. Der Innenbeutel ist nur mit einer Schere zu öffnen. Das Polymerpulver setzt sich aus einem Styrolcopolymer 88,75 %, 1,25 % Benzoylperoxid und 10,0 % Bariumsulfat als Röntgenkontrastmittel zusammen (Abb. 66).

Die Monomerampulle ist in der gleichen Art verpackt wie das Polymerpulver.

Die Braunglasampulle ist ebenfalls von einem Umbeutel umschlossen. Dieser

Pulver	Flüssigkeit
35,5 g Methylmethacrylat-Styrol-Copolymer	18,66 g Methylmethacrylat (= 19,85 ml)
4,0 g Bariumsulfat	0,14 g N,N-Dimethyl-p-Toluidin (= 0,15 ml)
0,5 g Benzoylperoxid	80 ppm Hydrochinon
40,0 g	18,80 g (20,0 ml)
Osteobond	

Abb. 66. Zusammensetzung von Osteobond

Osteobond

besteht aus einer bedruckten Tyvek-Seite und einer unbedruckten Polyethylenseite. Der Umbeutel lässt sich bequem öffnen, ohne dass das Papier einreißt. Der ebenfalls aus einer Tyvek-Seite und einer Polyethylenseite bestehende Innenbeutel, der die Ampulle enthält, ist ebenso wie der Umbeutel auf seiner Papierseite bedruckt. Die dort angegebenen Informationen sind absolut identisch. Auf beiden Verpackungseinheiten ist auf der Papierseite die Chargennummer und das Verfalldatum der Flüssigkeit angegeben. Der Innenbeutel ist im Umbeutel so verpackt, dass man die Ampulle durch die unbedruckte PE-Seite hindurch deutlich erkennen kann. Der Innenbeutel ist leicht mit dem Umbeutel verklebt, so dass die Entnahme der Innenbeutels erschwert sein kann.

Die Ampulle selbst ist mit einer weißen Farbe bedruckt und trägt eine Öffnungshilfe. Die Monomerflüssigkeit von Osteobond besteht im wesentlichen aus Methylmethacrylat (99,25 %), Di-methyl-p-toluidin (0,75 %) sowie ca. 80 ppm Hydrochinon als Stabilisator (Abb. 66).

Für die Öffnung der Braunglasampulle ist keine Öffnungshilfe angebracht, der Polymerbeutel sollte mit Hilfe einer Schere geöffnet werden. Das Polymerpulver lässt sich bequem aus dem Beutel in das Anmischgefäß schütten.

Für die Teigherstellung wird die Pulverkomponente in das Anmischgefäß vorgegeben. Aufgrund der hohen Voluminösität des Pulvers ist ein relativ großes Gefäß einzusetzen. Nach Zugabe der Flüssigkeit glaubt man zunächst nicht an eine Benetzung des Pulvers durch das Monomere. Nach etwa 20 sec. entsteht aber ein recht dünnflüssiger, homogener Teig, der nach 4:00 min. das Ende der Klebphase erreicht hat. Die Verarbeitungsbreite endet nach 7:00 min. Während der Verarbeitungsbreite des Teigs ist die Viskosität relativ hoch, so dass selbst eine Spritzenapplikation nicht ganz unproblematisch zu sein scheint. Die Aushärtung des Teigs ist mit 8:15 min. abgeschlossen (Abb. 67).

Die nach Methode 2.2.21 überprüften Verarbeitungseigenschaften des Zements zeigen die typischen niedrigviskosen Merkmale.

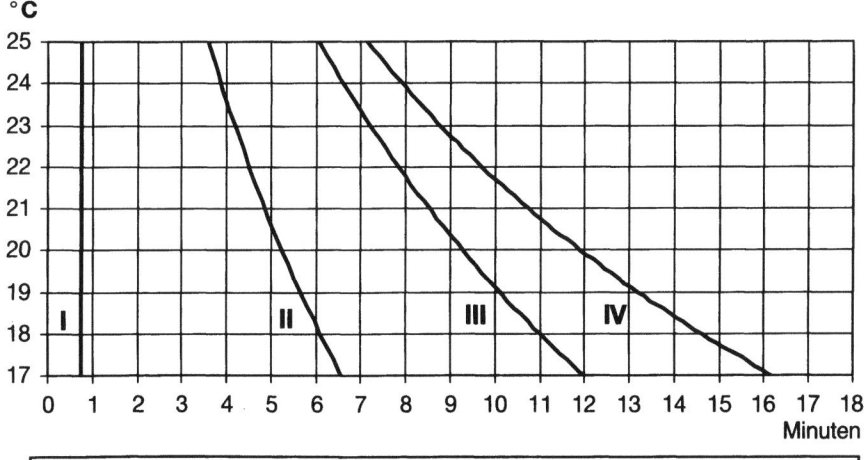

Abb. 67. Verarbeitungskurven von Osteobond bei verschiedenen Komponenten- und Umgebungstemperaturen

Tabelle 38. Mechanische Festigkeiten nach ISO 5833 und DIN 53435 von Osteobond

	ISO 5833			DIN 53435	
	Biege-festigkeit (MPa)	Biege-modul (MPa)	Druck-festigkeit (MPa)	Biege-festigkeit (MPa)	Schlag-zähigkeit kJ/m²
Limit	> 50	> 1800	> 70		
	73,7	2828	104,6	80,1	3,5

Die mechanischen Daten erfüllen in jeder Hinsicht die Norm. Die Druckfestigkeit nach ISO 5833 ist mit 104,6 MPa recht hoch, der ermittelte E-Modul liegt ebenfalls nahe 3000 MPa (Tabelle 38). Es scheint sich bei Osteobond um ein relativ sprödes Material zu handeln.

Die Aushärtung nach ISO 5833 liegt in der Polymerisationstemperatur deutlich über 80 °C. Die Bestimmung ergab 83,9 °C. Die Aushärtung konnte nach 10:10 min. erreicht werden.

Der Restmonomergehalt liegt mit über 6 % recht hoch (Abb. 68). Obwohl der Gehalt an BPO und DmpT relativ niedrig ist, finden wir ein Verhältnis der Initiatoren von knapp 4. Der prozentuale BPO-Anteil ist zudem höher als der DmpT-Gehalt. Die Restmonomerfreisetzung liegt ebenfalls recht hoch.

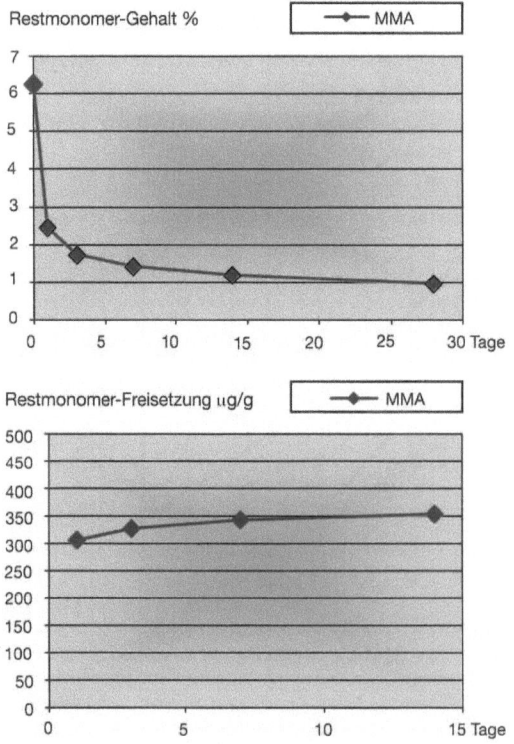

Abb. 68. Restmonomergehalt und -freisetzung von Osteobond im zeitlichen Verlauf

Tabelle 39. Anforderungen der ISO 5833 (1992) an die Packungseinheiten von Osteobond

Anforderung			+ = erfüllt − = nicht erfüllt	Angaben vorhanden auf
	Pulver doppelt verpackt?		+	−
	Flüssigkeit doppelt verpackt?		+	−
Angaben zu Bestandteilen des Pulvers	qualitativ		+	POB, PB
	quantitativ		+	POB, PB
Angaben zu Bestandteilen der Flüssigkeit	qualitativ		+	POB, PB
	quantitativ		+	POB, PB
Angaben in der Packungsbeilage	Warnhinweis für Monomer: leichtentzündlich		+	FS, PB
	Hinweis auf Lagerbedingungen (= 25 °C, dunkel)		+	FS, POB, PB
	Hinweis auf Sterilität		+	FS, POB, PB
	Hinweis auf Wiederverwendungsverbot		+	PB
	Angabe von Chargen-Nummer(n)		+	FS, POB
	Angabe von Verfalldatum		+	FS, POB
	Angabe der Hersteller- bzw. Inverkehrbringer-Adresse		+	IB, POB, FS, A, PB
	Nummer und Datum dieser Norm		−	−
	Hinweise zum Anmischen und Verarbeiten der Zement-Komponenten		+	PB
	Warnhinweise zu den Gefahren der Anwendung für den Patienten		+	PB
	Angabe, ob Verwendung mit oder ohne Spritze		+	PB
	Hinweise zum Temperatureinfluss auf die Verarbeitungseigenschaften		+	PB
	Graphische Darstellung des Temperatureinflusses auf die Verarbeitungseigenschaften		−	−

A = Ampulle; IB = Innenbeutel; POB = Peel-Off-Beutel; PF = Pulverflasche; Alu = Alu-Schutzbeutel; PB = Packungsbeilage; FS = Faltschachtel; AB = Ampullen-Blister; GB = Gesamt-Blister

Tabelle 40. Die wichtigsten Charakteristika von Osteobond

niedrigviskos
Polymer enthält Styrol
Bariumsulfat als Röntgen-Opaker
Polymer (= sehr voluminös) gammabestrahlt
Beutel und Ampulle getrennt verpackt
Anmischreihenfolge: Pulver, dann Monomer
VB: lang
ISO 5833 erfüllt, Molmasse < 350.000
hohe Druckfestigkeit, niedrige Schlagzähigkeit

Angaben zu den Bestandteilen der einzelnen Komponenten in qualitativer und quantitativer Form sind lediglich auf der äußersten Verpackungseinheit und in der Packungsbeilage angegeben. Ein Hinweis auf die derzeitig gültige Norm ISO 5833 fehlt ebenfalls, obwohl die Symbole und Hinweise aus der ISO-Norm verwendet werden.

Weiterhin fällt auf, das in der Packungsbeilage keine graphische Darstellung des Temperatureinflusses auf die Verarbeitungseigenschaften des Zementes aufzufinden sind (Tabelle 39).

Die wichtigsten Eigenschaften von Osteobond sind in Tabelle 40 zusammengefasst.

3.2.1.13
Osteopal und Palacos LV (E-Flow)

Es handelt sich bei den nun folgenden Zementen um die gleichen Materialien, die allerdings von verschiedenen Inverkehrbringer unter anderen Marken vertrieben werden.

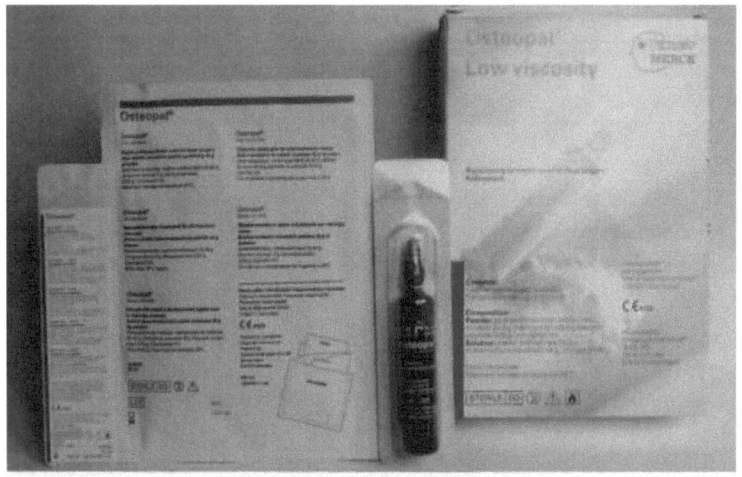

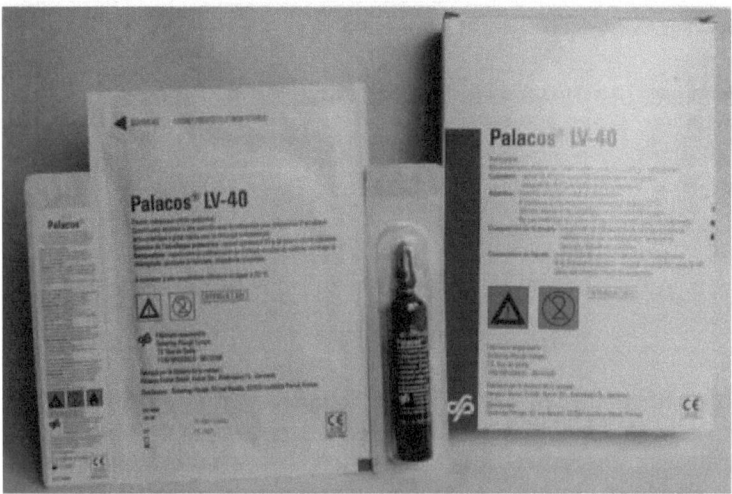

Abb. 69. Die Aufmachung des von uns untersuchten Osteopal und Palacos LV (E-Flow)

Die Zementkomponenten von Osteopal und des Palacos LV sind in einer rechteckigen Faltschachtel verpackt, die am oberen, schmalen Bereich leicht geöffnet werden kann. Der Aufdruck auf den Faltschachtel entspricht in jeder Hinsicht der gültigen Verpackungsverordnung. Die Angaben zu Chargenbezeichnung und Verfalldaten sind nicht an der Frontseite sondern am unbedruckten seitlichen Bereich aufgedruckt. Ein Hinweis auf den Inverkehrbringer und des Herstellers ist deutlich zu erkennen (Abb. 69).

Die Faltschachtel enthält eine Einlage aus Pappe, in der zwei Aussparungen für die beiden Ampullenblister vorgestanzt sind. Dort liegen die beiden blisterverpackten Monomerampullen; bei single-dose Versionen wird nur eine der Aussparungen mit einer blisterverpackten Monomerampulle bestückt. Über den beiden Monomerampullen liegt in der Regel die Packungsbeilage oder Broschüre und ein Aluminiumschutzbeutel, der die zwei Polymerbeutel enthält. Die beiden gefalteten Polymeraußenbeutel innerhalb des Alubeutels enthalten jeweils einen sterilen Innenbeutel, in dem das Polymer eingefüllt ist.

Der Innenbeutel für das Polymer ist auf seiner Papierseite bedruckt und enthält wichtige Informationen zur Handhabung und Lagerung. Des weiteren sind vorschriftsmäßig die Chargenbezeichnung sowie das Verfalldatum deutlich sichtbar auf der bedruckten Frontseite angebracht. Die Beutelrückseite ist aus Polyester und damit durchsichtig. Das für Osteopal bzw. Palacos LV markante und unverwechselbare grüne Polymerpulver ist deutlich sichtbar. Die Zusammensetzung des Pulvers zeigt 83,5 % Methylmethacrylat-Methylacrylat-Copolymer, 1,5 % Benzoylperoxid und als Röntgenkontrastmittel 15,0 % Zirkondioxid (Abb. 70).

Der BPO-Gehalt dieser Zemente liegt deutlich niedriger als der prozentuale Anteil an DmpT. Das Initiatorverhältnis ist deutlich kleiner als 2.

Der sterile Innenbeutel ist von einem unbedruckten Außenbeutel umschlossen, der ebenfalls wie der Innenbeutel aus einer Papierseite und einer Polyethylen-Seite besteht. Da die durchsichtige Polyethylenseite den bedruckten Papierteil des Innenbeutels umschließt, ist der Aufdruck des Innenbeutels auch durch den Außenbeutel deutlich lesbar. Auf dem Außenbeutel ist ein Steril-Etikett angebracht, welches offenbar erst nach einer erfolgreichen Sterilisation dort angebracht wird. Zwei gefaltete Außenbeutel sind in einem ebenfalls bedruckten Aluminiumschutzbeutel verpackt. Auch der Aluminiumschutzbeutel ist nur auf einer Seite bedruckt und enthält alle notwendigen Hinweise.

Die beiden im Pappe-Tray eingelegten Ampullen werden innerhalb der Verpackung nicht nur durch die Blisterverpackung sondern zusätzlich durch den

Pulver	Flüssigkeit
33,40 g Methylmethacrylat-Methylacrylat-Copolymer 6,00 g Zirkondioxid 0,60 g Benzoylperoxid 1 mg Chlorophyll	18,40 g Methylmethacrylat (=19,57 ml) 0,38 g N,N-Dimethyl-p-Toluidin (=0,43 ml) 0,4 mg Chlorophyll
40,00 g	18,78 g (20 ml)
Osteopal/Palacos LV/E Flow	

Abb. 70. Zusammensetzung von Osteopal und Palacos LV

darüber liegenden Aluminiumschutzbeutel geschützt. Die Blisterverpackung selbst besteht aus durchsichtigem, tiefgezogenem PVC und einer Papierseite. Auf der Papierseite ist ein Ampullenetikett angebracht, das alle notwendigen Informationen – insbesondere die Chargenbezeichnung und das Verfalldatum enthält. Das Monomere ist in einer Braunglasampulle enthalten, die mit einem Klarsicht-Etikett versehene Ampulle führt die für Osteopal bzw. Palacos LV typische grüne Monomerflüssigkeit, die aus Methylmethacrylat (98,0 %), Di-methyl-p-toluidin (2,0 %), 0,4 mg Chlorophyll und ca. 60 ppm Hydrochinon besteht (Abb. 70).

Für die Öffnung der Braunglasampulle ist keine Öffnungshilfe angebracht, der Polymerbeutel sollte mit Hilfe einer Schere geöffnet werden. Das Polymerpulver lässt sich bequem aus dem Beutel in das Anmischgefäß schütten.

Vor der Anmischung der Zementkomponenten ist bei Osteopal bzw. Palacos LV zu beachten, dass zunächst die Flüssigkeit vorgegeben wird. Anschließend wird das Polymerpulver zu dem Monomeren hinzugegeben. Die Uhr wird gestartet. Innerhalb weniger Sekunden lässt sich leicht ein sehr flüssiger, niedrigviskoser, homogener Teig herstellen, der nur sehr langsam an Zähigkeit zunimmt. Je nach Komponententemperatur bzw. OP-Temperatur lässt sich beispielsweise bei 23 °C für Komponenten und Raumtemperatur der Teig klebfrei nach etwa 3:00 min. aus dem Anmischgefäß entnehmen. Die Verarbeitungsbreite von Osteopal bzw. Palacos LV liegt zwischen 2:30 und 3:00 Minuten und endet in der Regel etwa 5:00–6:00 min. nach Starten der Uhr. Die Aushärtung des Zementes erfolgt nach ca. 7:00–8:00 Minuten. Osteopal bzw. Palacos LV ist ein niedrigviskoser Zement (Abb. 71).

Osteopal bzw. Palacos LV sind aufgrund ihrer Verarbeitungseigenschaften als niedrigviskose Zemente einzustufen.

Den Osteopal bzw. den Palacos LV gibt es in verschiedenen Aufmachungen auf dem Markt. In den USA findet man ausschließlich eine single-dose Version, in

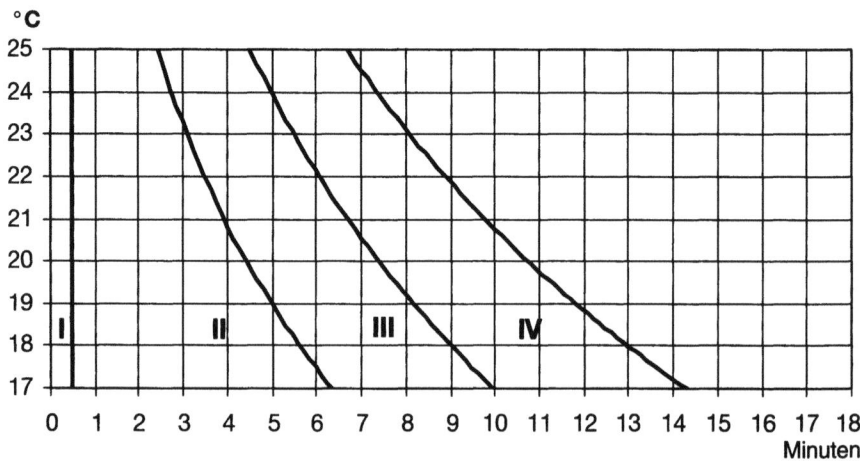

Abb. 71. Verarbeitungseigenschaften von Osteopal bzw. Palacos LV bei verschiedenen Komponenten- und Umgebungstemperaturen

Tabelle 41. Mechanische Festigkeiten nach ISO 5833 und DIN 53435 von Osteopal bzw. Palacos LV

	ISO 5833 Biegefestigkeit (MPa)	Biegemodul (MPa)	Druckfestigkeit (MPa)	DIN 53435 Biegefestigkeit (MPa)	Schlagzähigkeit kJ/m^2
Limit	> 50	> 1800	> 70		
	73,7	2828	104,6	81,9	4,4

der vier chart-stik-labels enthalten sind. Des weiteren gibt es länderspezifische Aufmachung (z.B. für Frankreich) sowie mehrsprachige Versionen, die in vielen verschiedenen Ländern eingesetzt werden können.

Die mechanischen Untersuchungsergebnisse zeigen gute Werte, insbesondere die Biegefestigkeit nach ISO 5833 ist mit 73,7 MPa ebenso auffällig hoch wie die Biegefestigkeit nach DIN 53435 mit 81,9 MPa (Tabelle 41).

Die Aushärtung nach ISO 5833 ergab 13:00 min. Die Aushärtetemperatur lag bei 70 °C. Der Restmonomergehalt liegt unter 5 % nach der Herstellung der Prüfkörper (Abb. 72).

Auf den Verpackungseinheiten dieses Zementtypen fehlt ein Hinweis auf die derzeit gültige ISO-Norm 5833 (Tabelle 42).

Die wichtigsten Eigenschaften von Palacos LV/E Flow/Osteopal sind in Tabelle 43 zusammengefasst.

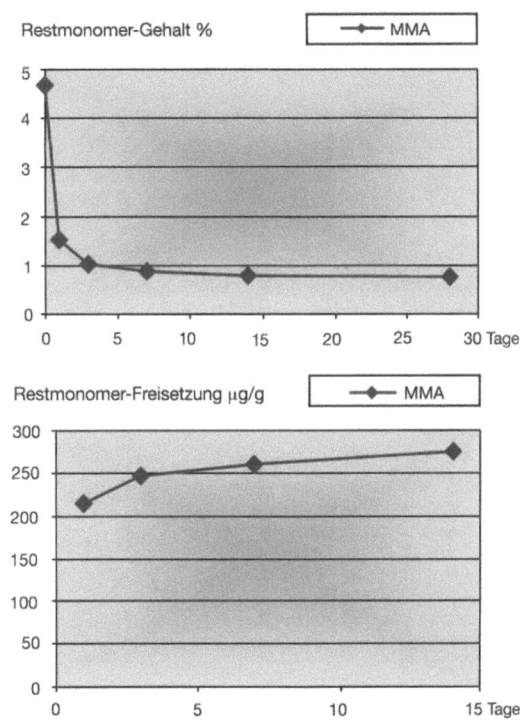

Abb. 72. Restmonomergehalt und -freisetzung von Osteopal / Palacos LV im zeitlichen Verlauf

Tabelle 42. Anforderungen der ISO 5833 (1992) an die Packungseinheiten von Palacos LV/E Flow, Osteopal

Anforderung		+ = erfüllt − = nicht erfüllt	Angaben vorhanden auf
	Pulver doppelt verpackt?	+	−
	Flüssigkeit doppelt verpackt?	+	−
Angaben zu Bestand- teilen des Pulvers	qualitativ	+	IB, Alu, FS, PB
	quantitativ	+	IB, Alu, FS, PB
Angaben zu Bestand- teilen der Flüssigkeit	qualitativ	+	A, AB, PB
	quantitativ	+	AB, PB
	Warnhinweis für Monomer: leicht- entzündlich	+	A, AB, FS, PB
	Hinweis auf Lagerbedingungen (= 25 °C, dunkel)	+	IB, Alu, FS, AB, PB
	Hinweis auf Sterilität	+	IB, Alu, FS, AB, PB
	Hinweis auf Wiederverwendungsverbot	+	IB, Alu, FS, AB, PB
	Angabe von Chargen-Nummer(n)	+	IB, Alu, FS, A, PB
	Angabe von Verfalldatum	+	IB, Alu, FS, AB
	Angabe der Hersteller- bzw. Inverkehr- bringer-Adresse	+	IB, Alu, FS, A, AB, PB
Angaben in der Packungsbeilage	Nummer und Datum dieser Norm	−	−
	Hinweise zum Anmischen und Verarbeiten der Zement-Komponenten	+	PB
	Warnhinweise zu den Gefahren der Anwendung für den Patienten	+	PB
	Angabe, ob Verwendung mit oder ohne Spritze	+	PB
	Hinweise zum Temperatureinfluss auf die Verarbeitungseigenschaften	+	PB
	Graphische Darstellung des Temperaturein- flusses auf die Verarbeitungseigenschaften	+	PB

A = Ampulle; IB = Innenbeutel; POB = Peel-Off-Beutel; PF = Pulverflasche; Alu = Alu-Schutzbeutel; PB = Packungsbeilage; FS = Faltschachtel; AB = Ampullen-Blister; GB = Gesamt-Blister

Tabelle 43. Die wichtigsten Charakteristika von Palacos LV/E Flow, Osteopal

niedrigviskos
Zirkondioxid als Röntgen-Opaker
Polymer enthält MMA/MA-Copolymer
Polymer mittels EO sterilisiert
Beutel und Ampulle getrennt verpackt
Anmischreihenfolge: Monomer, dann Pulver
VB: lang
ISO 5833 erfüllt, Molmasse > 350.000
Ermüdungsfestigkeit: sehr hoch
hohe Druckfestigkeit, hohe Biegefestigkeiten

3.2.1.14
Osteopal HA

Dieser Zement ist nur noch in Frankreich am Markt, wird aber derzeit nicht mehr hergestellt. Da allerdings noch Material im Markt eingesetzt wird, haben wir diesen Knochenzement noch mit in die Untersuchung aufgenommen.

Die Zementkomponenten des Osteopal HA sind in einer rechteckigen Faltschachtel verpackt, die am oberen, schmalen Bereich leicht geöffnet werden kann. Der Aufdruck auf der Faltschachtel entspricht in jeder Hinsicht der gültigen Verpackungsverordnung. Die Angaben zu Chargenbezeichnung und Verfalldaten sind nicht an der Frontseite sondern am unbedruckten seitlichen Bereich aufgedruckt. Ein Hinweis auf den Inverkehrbringer ist deutlich zu erkennen (Abb. 73).

Die Faltschachtel enthält eine Einlage aus Pappe, in der zwei Aussparungen für die beiden Ampullenblister vorgestanzt sind. Dort liegen die beiden blisterverpackten Monomerampullen. Über den beiden Monomerampullen liegt in der Regel die Packungsbeilage und ein Aluminiumschutzbeutel, der die zwei Polymerbeutel enthält. Die beiden gefalteten Polymeraußenbeutel enthalten jeweils einen sterilen Innenbeutel, in dem das Polymer eingefüllt ist.

Der Innenbeutel für das Polymer ist auf seiner Papierseite bedruckt und enthält wichtige Informationen zur Handhabung und Lagerung. Des weiteren sind vorschriftsmäßig die Chargenbezeichnung sowie das Verfalldatum deutlich sichtbar auf der bedruckten Frontseite angebracht. Die Beutelrückseite ist aus Polyester und damit durchsichtig. Das für Osteopal HA markante und unverwech-

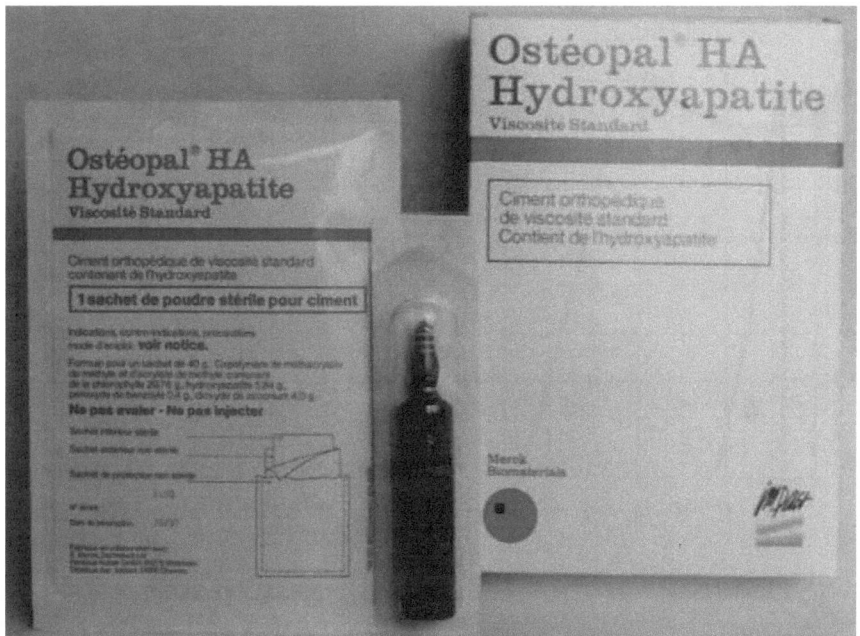

Abb. 73. Die Aufmachung des von uns untersuchten Osteopal HA

Pulver		Flüssigkeit
29,76 g	Methylmethacrylat-Methylacrylat-Copolymer	18,40 g Methylmethacrylat (=19,57 ml)
5,84 g	Hydroxylapatit	0,38 g N,N-Dimethyl-p-Toluidin (=0,43 ml)
4,00 g	Zirkondioxid	0,4 mg Chlorophyll
0,40 g	Benzoylperoxid	
		18,78 g (20 ml)
40,00 g		
	Osteopal HA	

Abb. 74. Zusammensetzung von Osteopal HA

selbare grüne Polymerpulver ist deutlich sichtbar, obwohl es etwas dunkler erscheint als das von Osteopal, Palacos R oder Palamed. Die Zusammensetzung des Pulvers zeigt ein Methylmethacrylat-Copolymer (74,4%), Hydroxylapatit (14,6%), 1,0% Benzoylperoxid und als Röntgenkontrastmittel 10,0% Zirkondioxid (Abb. 74).

Der sterile Innenbeutel ist von einem unbedruckten Außenbeutel umschlossen, der ebenfalls wie der Innenbeutel aus einer Papierseite und einer Polyethylen-Seite besteht. Da die durchsichtige Polyethylenseite den bedruckten Papierteil des Innenbeutels umschließt, ist der Aufdruck des Innenbeutels auch durch den Außenbeutel deutlich lesbar. Auf dem Außenbeutel ist ein Steril-Etikett angebracht, welches offenbar erst nach einer erfolgreichen Sterilisation dort angebracht wird. Zwei gefaltete Außenbeutel sind in einem ebenfalls bedruckten Aluminiumschutzbeutel verpackt. Auch der Aluminiumschutzbeutel ist nur auf einer Seite bedruckt und enthält alle notwendigen Hinweise.

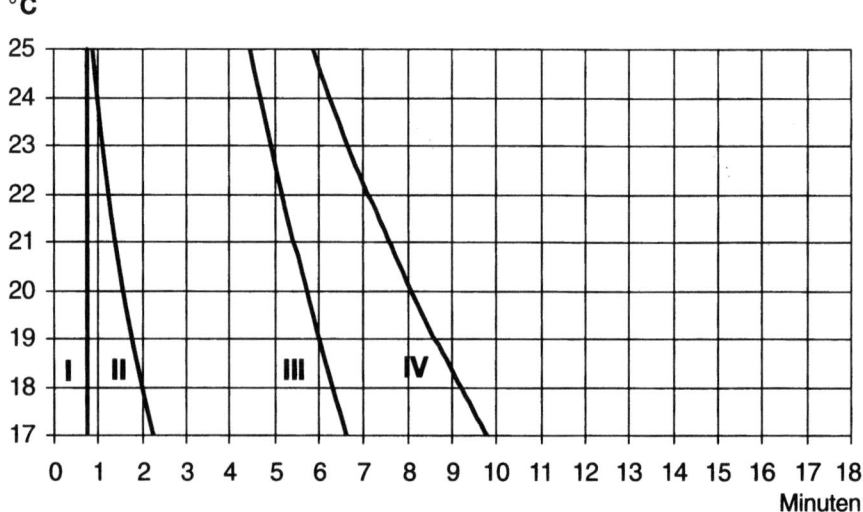

I = Anmischphase   II = Wartephase   III = Applikationsphase   IV = Aushärtephase

Abb. 75. Verarbeitungseigenschaften von Osteopal HA bei verschiedenen Komponenten- und Umgebungstemperaturen

Tabelle 44. Mechanische Festigkeiten nach ISO 5833 und DIN 53435 von Osteopal HA

	ISO 5833 Biegefestigkeit (MPa)	Biegemodul (MPa)	Druckfestigkeit (MPa)	DIN 53435 Biegefestigkeit (MPa)	Schlagzähigkeit kJ/m²
Limit	> 50	> 1800	> 70		
	69,7	2849	78,4	68,9	6

Die beiden im Pappe-Tray eingelegten Ampullen werden innerhalb der Verpackung nicht nur durch die Blisterverpackung sondern zusätzlich durch den darüberliegenden Aluminiumschutzbeutel geschützt. Die Blisterverpackung selbst besteht aus durchsichtigem, tiefgezogenem PVC und einer Papierseite. Auf der Papierseite ist ein Ampullenetikett angebracht, das alle notwendigen Informationen – insbesondere die Chargenbezeichnung und das Verfalldatum enthält. Das Monomere ist in einer Braunglasampulle enthalten, die mit einem Klarsicht-Etikett versehene Ampulle führt die für Osteopal HA typische grüne Monomerflüssigkeit, die aus 98,0 % Methylmethacrylat, 2,0 % Di-methyl-p-toluidin, 0,4 mg Chlorophyll und ca. 60 ppm Hydrochinon besteht (Abb. 74).

Für die Öffnung der Braunglasampulle ist keine Öffnungshilfe angebracht, der Polymerbeutel sollte mit Hilfe einer Schere geöffnet werden. Das Polymerpulver lässt sich bequem aus dem Beutel in das Anmischgefäß schütten.

Vor der Anmischung der Zementkomponenten ist bei Osteopal HA zu beachten, das zunächst die Flüssigkeit vorgegeben wird. Anschließend wird das Poly-

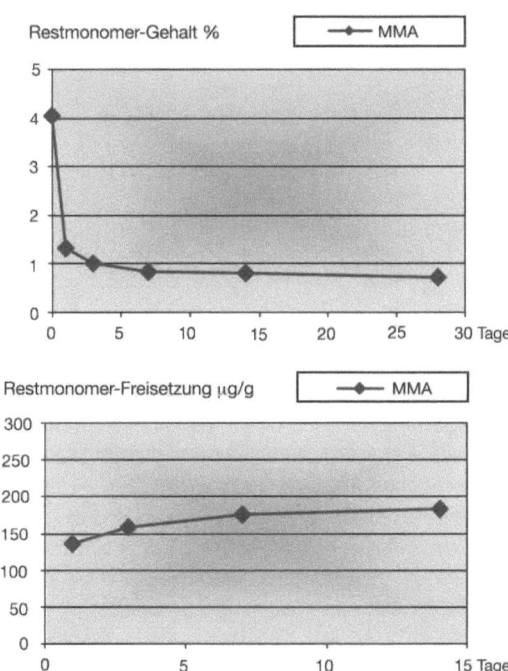

Abb. 76. Restmonomergehalt und -freisetzung von Osteopal HA im zeitlichen Verlauf

Tabelle 45. Anforderungen der ISO 5833 (1992) an die Packungseinheiten von Osteopal HA

Anforderung		+ = erfüllt – = nicht erfüllt	Angaben vorhanden auf
	Pulver doppelt verpackt?	+	–
	Flüssigkeit doppelt verpackt?	+	–
Angaben zu Bestandteilen des Pulvers	qualitativ quantitativ	+ +	IB, Alu, FS, PB IB, Alu, FS, PB
Angaben zu Bestandteilen der Flüssigkeit	qualitativ quantitativ	+ +	AB, A, PB AB, PB
	Warnhinweis für Monomer: leichtentzündlich	+	A, AB, FS, PB
	Hinweis auf Lagerbedingungen (= 25 °C, dunkel)	+	IB, Alu, FS, AB, PB
	Hinweis auf Sterilität	+	IB, Alu, FS, AB, PB
	Hinweis auf Wiederverwendungsverbot	+	IB, Alu, FS, AB, PB
	Angabe von Chargen-Nummer(n)	+	IB, Alu, FS, AB
	Angabe von Verfalldatum	+	IB, Alu, FS, A, AB, PB
	Angabe der Hersteller- bzw. Inverkehrbringer-Adresse	+	IB, A, FS, AB, PB
Angaben in der Packungsbeilage	Nummer und Datum dieser Norm	–	–
	Hinweise zum Anmischen und Verarbeiten der Zement-Komponenten	+	PB
	Warnhinweise zu den Gefahren der Anwendung für den Patienten	+	PB
	Angabe, ob Verwendung mit oder ohne Spritze	+	PB
	Hinweise zum Temperatureinfluss auf die Verarbeitungseigenschaften	+	PB
	Graphische Darstellung des Temperatureinflusses auf die Verarbeitungseigenschaften	+	PB

A = Ampulle; IB = Innenbeutel; POB = Peel-Off-Beutel; PF = Pulverflasche; Alu = Alu-Schutzbeutel; PB = Packungsbeilage; FS = Faltschachtel; AB = Ampullen-Blister; GB = Gesamt-Blister

merpulver zu dem Monomeren hinzugegeben. Die Uhr wird gestartet. Innerhalb von 10–15 sec. lässt sich leicht ein homogener Teig herstellen, der rasch an Zähigkeit zunimmt. Aufgrund des hohen Anteils an Hydroxylapatit ist das Pulver nicht so freifließend und etwas voluminös. Das Homogenisieren ist dennoch unproblematisch. Bei einer Komponententemperatur bzw. OP-Temperatur von 23 °C für kann der Teig klebfrei nach spätestens 60 Sekunden aus dem Anmischgefäß entnommen werden. Die Verarbeitungsbreite von Osteopal HA liegt zwischen 3:30 und 4:00 Minuten. Die Aushärtung des Zementes erfolgt zwischen 6:00 und 7:00 Minuten. Osteopal HA muss daher als ein hochviskoser Zement bezeichnet werden (Abb. 75).

Osteopal HA gilt aufgrund seiner Verarbeitungseigenschaften als hochviskoser Zement mit vergleichbaren Handlings-Eigenschaften wie Palacos R.

Tabelle 46. Die wichtigsten Charakteristika von Osteopal HA

```
hochviskos
Zirkondioxid als Röntgen-Opaker
Polymer enthält MMA/MA-Copolymer und Hydroxylapatit
Polymer mittels EO sterilisiert
Beutel und Ampulle getrennt verpackt
Anmischreihenfolge: Monomer, dann Pulver
VB: lang
ISO 5833 erfüllt, Molmasse > 350.000
hohe Schlagzähigkeit
```

Da der Osteopal HA derzeit nur in Frankreich auf dem Markt ist, existiert lediglich eine französische Aufmachung.

Trotz des hohen Anteils an nicht direkt an der Polymerisation beteiligten Substanzen liegen die mechanischen Daten alle innerhalb der Norm (Tabelle 44).

Die Aushärtetemperatur nach ISO 5833 liegt bei 68 °C, die ISO-Aushärtung erfolgt nach 11:10 min. Der Restmonomergehalt ist vergleichbar mit dem, der bei Palacos R gemessen wurde (Abb. 76). Die wichtigsten Eigenschaften von Osteopal HA sind in Tabelle 45 und 46 zusammengefasst. Ein Hinweis auf die gültige ISO-Norm fehlt.

3.2.1.15
Osteopal VS

Osteopal VS ist zwar noch im französischen Markt, wird aber nicht mehr produziert. Wegen der noch eingesetzten Posten wird der Zement ebenfalls in der Untersuchung berücksichtigt.

Die Zementkomponenten des Osteopal VS sind in einer rechteckigen Faltschachtel verpackt, die am oberen, schmalen Bereich leicht geöffnet werden kann. Der Aufdruck auf der Faltschachtel entspricht in jeder Hinsicht der gültigen Verpackungsverordnung. Die Angaben zu Chargenbezeichnung und Verfalldaten sind nicht an der Frontseite sondern am unbedruckten seitlichen Bereich aufgedruckt. Ein Hinweis auf den Inverkehrbringer/Hersteller ist deutlich zu erkennen (Abb. 77).

Die Faltschachtel enthält eine Einlage aus Pappe, in der zwei Aussparungen für die beiden Ampullenblister vorgestanzt sind. Dort liegen die beiden blisterverpackten Monomerampullen. Über den beiden Monomerampullen liegt in der Regel die Packungsbeilage und ein Aluminiumschutzbeutel, der die zwei Polymerbeutel enthält. Die beiden gefalteten Polymeraußenbeutel enthalten jeweils einen sterilen Innenbeutel, in dem das Polymer eingefüllt ist.

Der Innenbeutel für das Polymer ist auf seiner Papierseite bedruckt und enthält wichtige Informationen zur Handhabung und Lagerung. Des weiteren sind vorschriftsmäßig die Chargenbezeichnung sowie das Verfalldatum deutlich sichtbar auf der bedruckten Frontseite angebracht. Die Beutelrückseite ist aus Polyester und damit durchsichtig. Das für Osteopal VS markante und unverwechselbare grüne Polymerpulver ist deutlich sichtbar. Das Polymer-Pulver setzt sich zu 84,4 % Methylmethacrylat-Methylacrylat-Copolymer, 1,0 % Benzoylperoxid und als Röntgenkontrastmittel zu 15,0 % Zirkondioxid zusammen (Abb. 78).

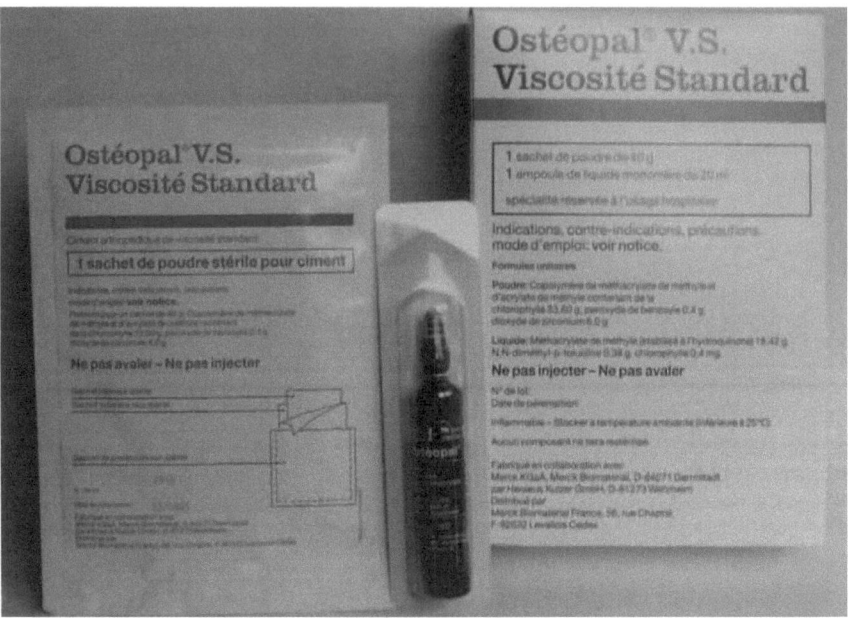

Abb. 77. Die Aufmachung des von uns untersuchten Osteopal VS

Der sterile Innenbeutel ist von einem unbedruckten Außenbeutel umschlossen, der ebenfalls wie der Innenbeutel aus einer Papierseite und einer Polyethylen-Seite besteht. Da die durchsichtige Polyethylenseite den bedruckten Papierteil des Innenbeutels umschließt, ist der Aufdruck des Innenbeutels auch durch den Außenbeutel deutlich lesbar. Auf dem Außenbeutel ist ein Steril-Etikett angebracht, welches offenbar erst nach einer erfolgreichen Sterilisation dort angebracht wird. Zwei gefaltete Außenbeutel sind in einem ebenfalls bedruckten Aluminiumschutzbeutel verpackt. Auch der Aluminiumschutzbeutel ist nur auf einer Seite bedruckt und enthält alle notwendigen Hinweise.

Die beiden im Pappe-Tray eingelegten Ampullen werden innerhalb der Verpackung nicht nur durch die Blisterverpackung sondern zusätzlich durch den darüberliegenden Aluminiumschutzbeutel geschützt. Die Blisterverpackung selbst besteht aus durchsichtigem, tiefgezogenem PVC und einer Papierseite. Auf

Pulver		Flüssigkeit	
33,6 g	Methylmethacrylat-Methylacrylat-Copolymer	18,40 g	Methylmethacrylat (=19,57 ml)
6,0 g	Zirkondioxid	0,38 g	N,N-Dimethyl-p-Toluidin (=0,43 ml)
0,4 g	Benzoylperoxid	0,4 mg	Chlorophyll
40,0 g		18,78 g	(20 ml)
		Osteopal VS	

Abb. 78. Zusammensetzung von Osteopal VS

der Papierseite ist ein Ampullenetikett angebracht, das alle notwendigen Informationen – insbesondere die Chargenbezeichnung und das Verfalldatum enthält. Das Monomere ist in einer Braunglasampulle enthalten, die mit einem Klarsicht-Etikett versehene Ampulle führt die für Osteopal VS typische grüne Monomerflüssigkeit, die aus Methylmethacrylat (98,0 %), Di-methyl-p-toluidin (2,0 %), 0,4 mg Chlorophyll und ca. 60 ppm Hydrochinon besteht (Abb. 78).

Für die Öffnung der Braunglasampulle ist keine Öffnungshilfe angebracht, der Polymerbeutel sollte mit Hilfe einer Schere geöffnet werden. Das Polymerpulver lässt sich bequem aus dem Beutel in das Anmischgefäß schütten. Es fällt auf, dass das Pulver grobkörnige, grüne Polymerpartikel enthält.

Vor der Anmischung der Zementkomponenten ist bei Osteopal VS zu beachten, dass zunächst die Flüssigkeit vorgegeben wird. Anschließend wird das Polymerpulver zu dem Monomeren hinzugegeben. Die Uhr wird gestartet. Innerhalb weniger Sekunden lässt sich leicht ein homogener Teig herstellen, der rasch an Zähigkeit zunimmt. Je nach Komponententemperatur bzw. OP-Temperatur lässt sich beispielsweise bei 23 °C für Komponenten und Raumtemperatur der Teig klebfrei nach spätestens 60 Sekunden aus dem Anmischgefäß entnehmen. Die Verarbeitungsbreite von Osteopal VS liegt zwischen 3:30 und 4:00 Minuten. Während des Knetens zur Bestimmung der Verarbeitungszeit fühlt man die Rauhigkeit der Teigoberfläche. Die Aushärtung des Zementes erfolgt zwischen 6:00 und 7:00 Minuten. Osteopal VS muss daher als ein hochviskoser Zement bezeichnet werden (Abb. 79).

Die Verarbeitungseigenschaften von Osteopal VS sind identisch mit denen von Palacos R. Es handelt sich somit ebenfalls um einen hochviskosen Knochenzement.

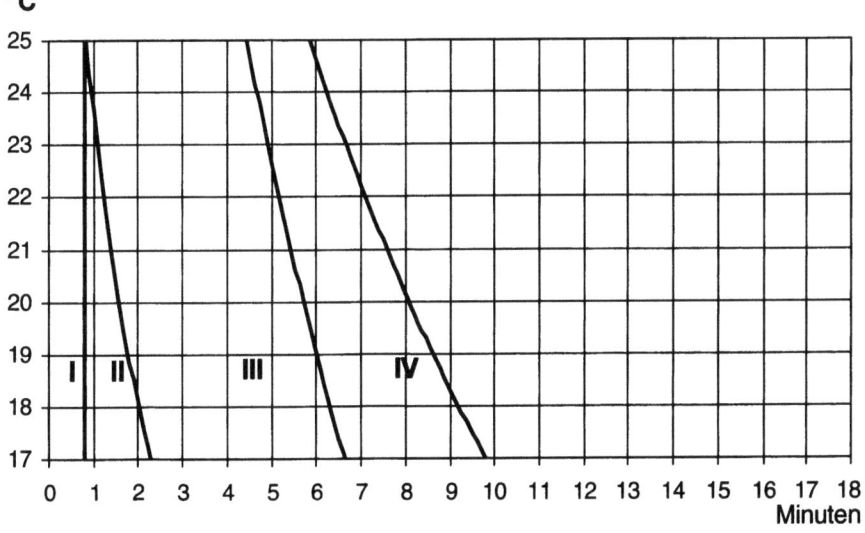

Abb. 79. Verarbeitungskurven von Osteopal VS bei unterschiedlichen Komponenten- und Umgebungstemperaturen

Tabelle 47. Mechanische Festigkeiten von Osteopal VS nach ISO 5833 und DIN 53435

	ISO 5833 Biege-festigkeit (MPa)	Biege-modul (MPa)	Druck-festigkeit (MPa)	DIN 53435 Biege-festigkeit (MPa)	Schlag-zähigkeit kJ/m²
Limit	> 50	> 1800	> 70		
	72,6	2827	76,9	87,8	7,2

Die Zementoberfläche von Osteopal VS ist im Vergleich zu allen anderen untersuchten Zementen nicht glatt sondern durch die gröberen Polymerpartikel deutlich rauer. Es soll dadurch eine bessere Anhaftung von neu gebildeten Knochenzellen ermöglicht werden.

Der Osteopal VS ist derzeit nur in Frankreich auf dem Markt. Es existiert lediglich eine französische Aufmachung.

Die mechanischen Kenndaten erfüllen alle die Norm. Die ermittelten Werte sind alle recht hoch, mit Ausnahme der Druckfestigkeit (Tabelle 47).

Die Aushärtung nach ISO 5833 erfolgt nach 9:30 min. Die Aushärtetemperatur liegt bei 69 °C. Der anfängliche Restmonomergehalt liegt unter 5 % und ist damit vergleichbar mit Palacos R (Abb. 80).

Das BPO/DmpT-Verhältnis ist deutlich kleiner als 1. Ein Hinweis auf die gültige Norm fehlt auf der Verpackung.

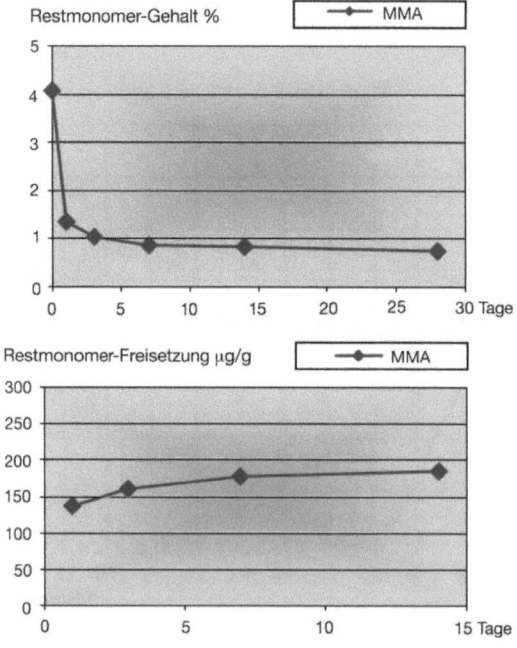

Abb. 80. Restmonomergehalt und -freisetzung von Osteopal VS im zeitlichen Verlauf

Osteopal VS

Die wichtigsten Eigenschaften von Osteopal VS sind in Tabelle 48 und 49 zusammengefasst.

Tabelle 48. Anforderungen der ISO 5833 (1992) an die Packungseinheiten von Osteopal VS

Anforderung		+ = erfüllt − = nicht erfüllt	Angaben vorhanden auf
	Pulver doppelt verpackt?	+	−
	Flüssigkeit doppelt verpackt?	+	−
Angaben zu Bestand- teilen des Pulvers	qualitativ	+	IB, Alu, FS, PB
	quantitativ	+	IB, Alu, FS, PB
Angaben zu Bestand- teilen der Flüssigkeit	qualitativ	+	AB, A, PB
	quantitativ	+	AB, PB
	Warnhinweis für Monomer: leicht- entzündlich	+	A, AB, FS, PB
	Hinweis auf Lagerbedingungen (≤ 25 °C, dunkel)	+	IB, Alu, FS, AB, PB
	Hinweis auf Sterilität	+	IB, Alu, FS, AB, PB
	Hinweis auf Wiederverwendungsverbot	+	IB, Alu, FS, AB, PB
	Angabe von Chargen-Nummer(n)	+	IB, Alu, FS, AB
	Angabe von Verfalldatum	+	IB, Alu, FS, A, AB, PB
	Angabe der Hersteller- bzw. Inverkehr- bringer-Adresse	+	IB, A, FS, AB, PB
	Nummer und Datum dieser Norm	−	−
Angaben in der Packungsbeilage	Hinweise zum Anmischen und Verarbeiten der Zement-Komponenten	+	PB
	Warnhinweise zu den Gefahren der Anwendung für den Patienten	+	PB
	Angabe, ob Verwendung mit oder ohne Spritze	+	PB
	Hinweise zum Temperatureinfluss auf die Verarbeitungseigenschaften	+	PB
	Graphische Darstellung des Temperatur- einflusses auf die Verarbeitungseigenschaften	+	PB

A = Ampulle; IB = Innenbeutel; POB = Peel-Off-Beutel; PF = Pulverflasche; Alu = Alu-Schutzbeutel; PB = Packungsbeilage; FS = Faltschachtel; AB = Ampullen-Blister; GB = Gesamt-Blister

Tabelle 49. Die wichtigsten Charakteristika von Osteopal VS

hochviskos
Zirkondioxid als Röntgen-Opaker
Polymer enthält MMA/MA-Copolymer
Polymer mittels EO sterilisiert
Beutel und Ampulle getrennt verpackt
Anmischreihenfolge: Monomer, dann Pulver
VB: lang
ISO 5833 erfüllt, Molmasse > 350.000
hohe Biegefestigkeiten, hohe Schlagzähigkeit

3.2.1.16
Palacos R

Die Zementkomponenten des Palacos R sind in einer rechteckigen Faltschachtel verpackt, die am oberen, schmalen Bereich leicht geöffnet werden kann. Der Auf-

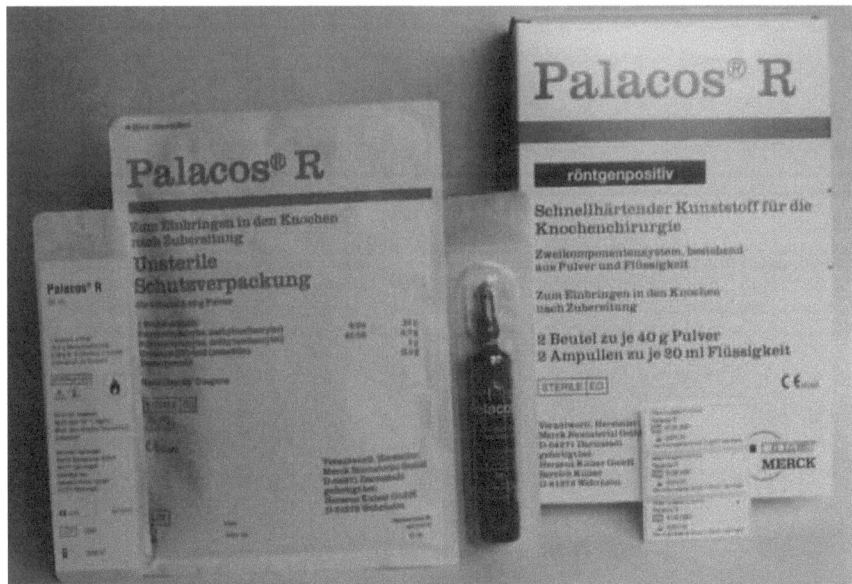

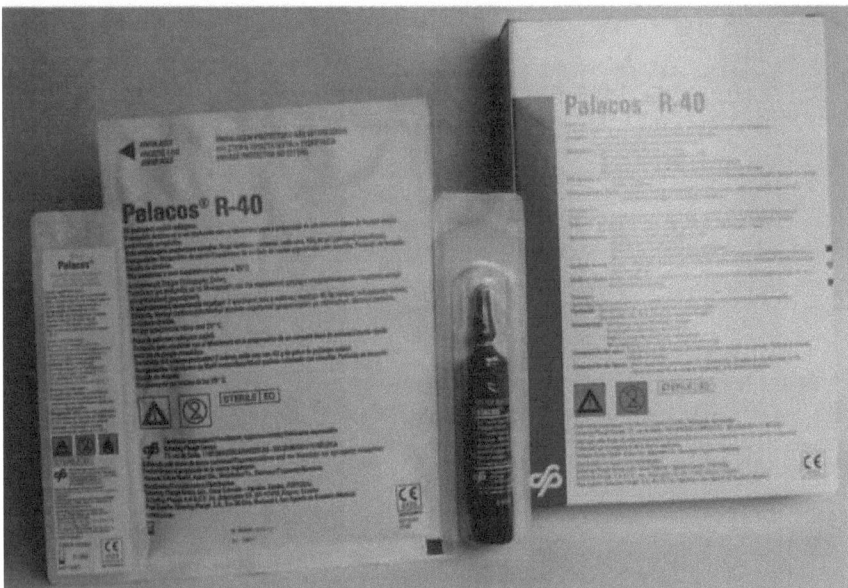

Abb. 81. Die Aufmachung des von uns untersuchten Palacos R

druck auf der Faltschachtel entspricht in jeder Hinsicht der gültigen Verpackungsverordnung. Die Angaben zu Chargenbezeichnung und Verfalldaten sind nicht an der Frontseite sondern am unbedruckten seitlichen Bereich aufgedruckt. Ein Hinweis auf den Inverkehrbringer ist deutlich zu erkennen (Abb. 81).

Die Faltschachtel enthält eine Einlage aus Pappe, in der zwei Aussparungen für die beiden Ampullenblister vorgestanzt sind. Dort liegen die beiden blisterverpackten Monomerampullen. Über den beiden Monomerampullen liegt in der Regel die Packungsbeilage und ein Aluminiumschutzbeutel, der die zwei Polymerbeutel enthält. Die beiden gefalteten Polymeraußenbeutel enthalten jeweils einen sterilen Innenbeutel, in dem das Polymer eingefüllt ist.

Der Innenbeutel für das Polymer ist auf seiner Papierseite bedruckt und enthält wichtige Informationen zur Handhabung und Lagerung. Des weiteren sind vorschriftsmäßig die Chargenbezeichnung sowie das Verfalldatum deutlich sichtbar auf der bedruckten Frontseite angebracht. Die Beutelrückseite ist aus Polyester und damit durchsichtig. Das für Palacos R markante und unverwechselbare grüne Polymerpulver ist deutlich sichtbar. Die Zusammensetzung des Pulvers zeigt Methylmethacrylat-Methylacrylat-Copolymer zu 84,5 %, 0,5 % Benzoylperoxid und als Röntgenkontrastmittel 15,0 % Zirkondioxid (Abb. 82).

Der sterile Innenbeutel ist von einem unbedruckten Außenbeutel umschlossen, der ebenfalls wie der Innenbeutel aus einer Papierseite und einer Polyethylen-Seite besteht. Da die durchsichtige Polyethylenseite den bedruckten Papierteil des Innenbeutels umschließt, ist der Aufdruck des Innenbeutels auch durch den Außenbeutel deutlich lesbar. Auf dem Außenbeutel ist ein Steril-Etikett angebracht, welches offenbar erst nach einer erfolgreichen Sterilisation dort angebracht wird. Zwei gefaltete Außenbeutel sind in einem ebenfalls bedruckten Aluminiumschutzbeutel verpackt. Auch der Aluminiumschutzbeutel ist nur auf einer Seite bedruckt und enthält alle notwendigen Hinweise.

Die beiden im Pappe-Tray eingelegten Ampullen werden innerhalb der Verpackung nicht nur durch die Blisterverpackung sondern zusätzlich durch den darüber liegenden Aluminiumschutzbeutel geschützt. Die Blisterverpackung selbst besteht aus durchsichtigem, tiefgezogenem PVC und einer Papierseite. Auf der Papierseite ist ein Ampulletikett angebracht, das alle notwendigen Informationen – insbesondere die Chargenbezeichnung und das Verfalldatum enthält. Das Monomere ist in einer Braunglasampulle enthalten, die mit einem Klarsicht-Etikett versehene Ampulle führt die für Palacos R typische grüne Monomerflüs-

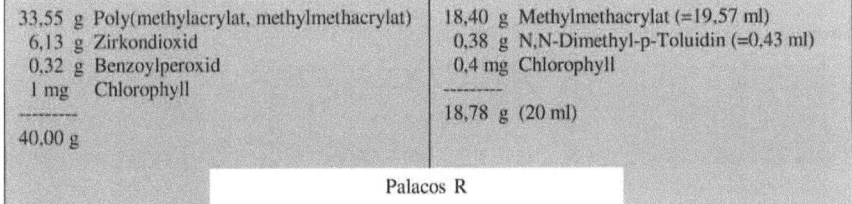

Abb. 82. Zusammensetzung von Palacos R

sigkeit, die aus 98,0% Methylmethacrylat, 2,0% Di-methyl-p-toluidin, 0,4 mg Chlorophyll und ca. 60 ppm Hydrochinon besteht (Abb. 82).

Für die Öffnung der Braunglasampulle ist keine Öffnungshilfe angebracht, der Polymerbeutel sollte mit Hilfe einer Schere geöffnet werden. Das Polymerpulver lässt sich bequem aus dem Beutel in das Anmischgefäß schütten.

Vor der Anmischung der Zementkomponenten ist bei Palacos R zu beachten, dass zunächst die Flüssigkeit vorgegeben wird. Anschließend wird das Polymerpulver zu dem Monomeren hinzugegeben. Die Uhr wird gestartet. Innerhalb weniger Sekunden lässt sich leicht ein niedrigviskoser, homogener Teig herstellen, der rasch an Zähigkeit zunimmt. Je nach Komponententemperatur bzw. OP-Temperatur lässt sich beispielsweise bei 23 °C für Komponenten und Raumtemperatur der Teig klebfrei nach spätestens 60 Sekunden aus dem Anmischgefäß entnehmen. Die Verarbeitungsbreite von Palacos R liegt zwischen 3:30 und 4:00 Minuten. Die Aushärtung des Zementes erfolgt zwischen 6:00 und 7:00

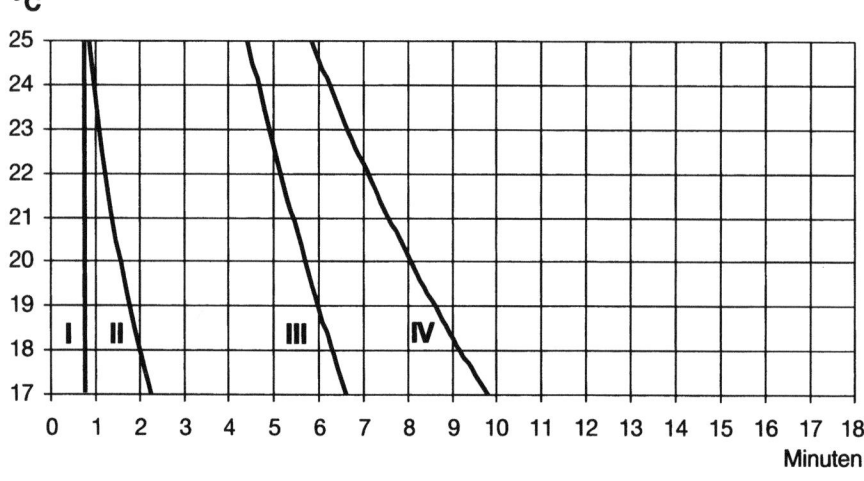

I = Anmischphase   II = Wartephase   III = Applikationsphase   IV = Aushärtephase

Abb. 83. Verarbeitungseigenschaften von Palacos R bei unterschiedlichen Komponenten- und Umgebungstemperaturen

Tabelle 50. Mechanische Festigkeiten nach ISO 5833 und DIN 53435 von Palacos R

	ISO 5833			DIN 53435	
	Biegefestigkeit (MPa)	Biegemodul (MPa)	Druckfestigkeit (MPa)	Biegefestigkeit (MPa)	Schlagzähigkeit kJ/m²
Limit	> 50	> 1800	> 70		
	72,2	2628	79,6	87,4	7,5

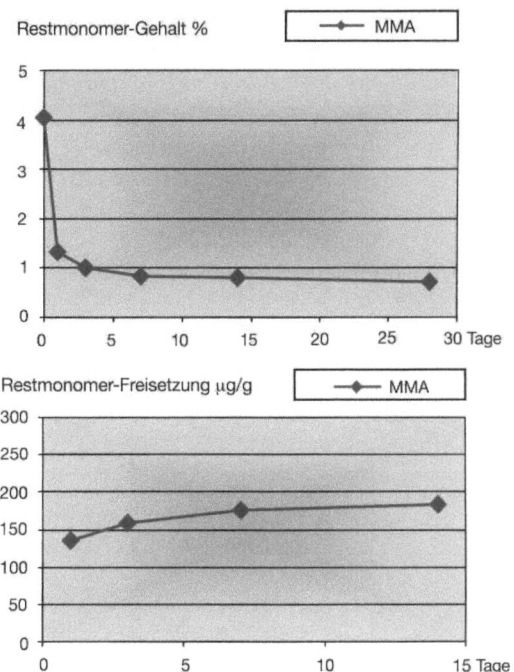

Abb. 84. Restmonomergehalt und -freisetzung von Palacos R im zeitlichen Verlauf

Minuten. Palacos R muss daher als ein hochviskoser Zement bezeichnet werden (Abb. 83).

Den Palacos R gibt es in verschiedenen Aufmachungen auf dem Markt. In den USA findet man ausschließlich eine single-dose Version, die zudem vier chartstik-labels enthalten. Des weiteren gibt es länderspezifische Aufmachung (z.B. für Frankreich und Deutschland) sowie mehrsprachige Versionen, die in vielen verschiedenen Ländern eingesetzt werden können.

Bezüglich der mechanischen Kenndaten weist Palacos R in jeder Hinsicht besonders gute Werte auf (Tabelle 50).

Die Aushärtung nach ISO 5833 erfolgt nach 9:30 min. bei einer Aushärtetemperatur von 75 °C.

Der Restmonomergehalt von Palacos R liegt relativ niedrig (Abb. 84). Im Gegensatz zur niedrigviskosen Variante Palacos LV/E Flow liegt das Initiatorverhältnis um 1. Der prozentuale Anteil an BPO liegt deutlich niedriger als der von DmpT, was für einen vollständigen Initiatorverbrauch und damit für einen vollständigen Umsatz spricht.

Dieses zuvor beschriebene Initiatorverhältnis finden wir bei allen Palacos R-, Osteopal- und Palamed-Produkten. Auf der Verpackung fehlt ein Hinweis auf die gültige Norm.

Die wichtigsten Eigenschaften von Palacos R sind in Tabelle 51 und 52 zusammengefasst.

Tabelle 51. Anforderungen der ISO 5833 (1992) an die Packungseinheiten von Palacos R

Anforderung		+ = erfüllt − = nicht erfüllt	Angaben vorhanden auf
	Pulver doppelt verpackt?	+	−
	Flüssigkeit doppelt verpackt?	+	−
Angaben zu Bestandteilen des Pulvers	qualitativ	+	IB, Alu, FS, PB
	quantitativ	+	IB, Alu, FS, PB
Angaben zu Bestandteilen der Flüssigkeit	qualitativ	+	A, AB, PB
	quantitativ	+	AB, PB
	Warnhinweis für Monomer: leichtentzündlich	+	A, AB, FS, PB
	Hinweis auf Lagerbedingungen (≤ 25 °C, dunkel)	+	IB, Alu, FS, AB, PB
	Hinweis auf Sterilität	+	IB, Alu, FS, AB, PB
	Hinweis auf Wiederverwendungsverbot	+	IB, Alu, FS, AB, PB
	Angabe von Chargen-Nummer(n)	+	IB, Alu, FS, A, PB
	Angabe von Verfalldatum	+	IB, Alu, FS, AB
	Angabe der Hersteller- bzw. Inverkehrbringer-Adresse	+	IB, Alu, FS, A, AB, PB
	Nummer und Datum dieser Norm	−	−
Angaben in der Packungsbeilage	Hinweise zum Anmischen und Verarbeiten der Zement-Komponenten	+	PB
	Warnhinweise zu den Gefahren der Anwendung für den Patienten	+	PB
	Angabe, ob Verwendung mit oder ohne Spritze	+	PB
	Hinweise zum Temperatureinfluss auf die Verarbeitungseigenschaften	+	PB
	Graphische Darstellung des Temperatureinflusses auf die Verarbeitungseigenschaften	+	PB

A = Ampulle; IB = Innenbeutel; POB = Peel-Off-Beutel; PF = Pulverflasche; Alu = Alu-Schutzbeutel; PB = Packungsbeilage; FS = Faltschachtel; AB = Ampullen-Blister; GB = Gesamt-Blister

Tabelle 52. Die wichtigsten Charakteristika von Palacos R

hochviskos
Zirkondioxid als Röntgen-Opaker
Polymer enthält MMA/MA-Copolymere
Polymer mittels EO sterilisiert
Beutel und Ampulle getrennt verpackt
Anmischreihenfolge: Monomer, dann Pulver
VB: lang
ISO 5833 erfüllt, Molmasse > 350.000
Ermüdungsfestigkeit ist hoch
hohe Biegefestigkeiten, hohe Schlagzähigkeit

3.2.1.17
Palamed

Die Zementkomponenten des Palamed sind in einer rechteckigen Faltschachtel verpackt, die am oberen, schmalen Bereich leicht geöffnet werden kann. Der Aufdruck auf der Faltschachtel entspricht auch hier in jeder Hinsicht der gültigen Verpackungsverordnung. Die Angaben zu Chargenbezeichnung und Verfalldaten sind nicht an der Frontseite sondern am unbedruckten seitlichen Bereich aufgedruckt. Ein Hinweis auf den Inverkehrbringer/Hersteller ist deutlich zu erkennen (Abb. 85).

Die Faltschachtel enthält eine Einlage aus Pappe, in der zwei Aussparungen für die Ampullenblister vorgestanzt sind. Dort liegt in der single-dose Version eine und in der double-dose Version die beiden blisterverpackten Monomerampullen. Über den Monomerampullen liegt in der Regel die Packungsbeilage in Form einer mehrsprachigen Broschüre und ein Aluminiumschutzbeutel, der den Polymerbeutel enthält. Die gefalteten Polymeraußenbeutel enthalten jeweils einen sterilen Innenbeutel, in dem das Polymer eingefüllt ist.

Der Innenbeutel für das Polymer ist auf seiner Papierseite bedruckt und enthält wichtige Informationen zur Handhabung und Lagerung. Des weiteren sind vorschriftsmäßig die Chargenbezeichnung sowie das Verfalldatum deutlich sichtbar auf der bedruckten Frontseite angebracht. Die Beutelrückseite ist aus Polyester und damit durchsichtig. Das für Palamed markante und unverwechselbare grüne Polymerpulver ist deutlich sichtbar. Die Zusammensetzung des Pulvers zeigt Methylmethacrylat-Methylacrylat-Copolymer (87,0 %), 1,0 % Benzoylperoxid und als Röntgenkontrastmittel 12,0 % Zirkondioxid (Abb. 86).

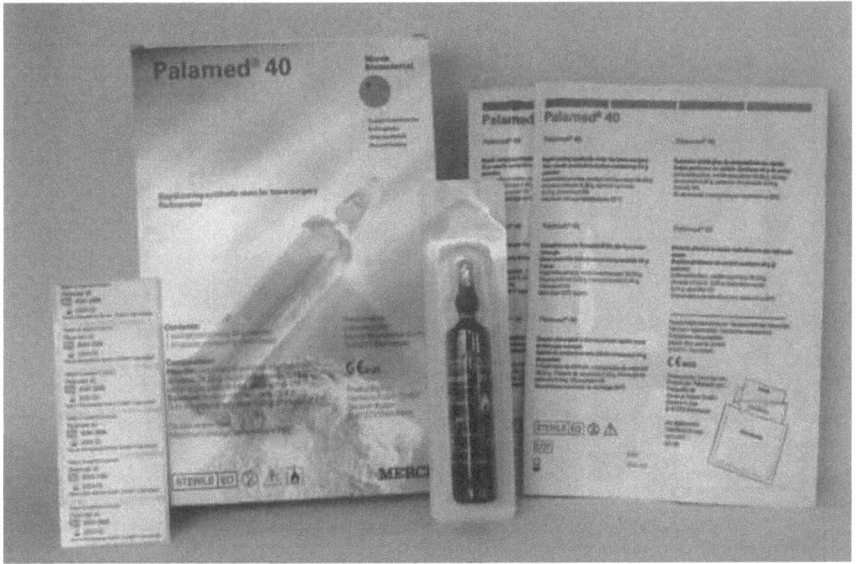

Abb. 85. Die Aufmachung des von uns untersuchten Palamed

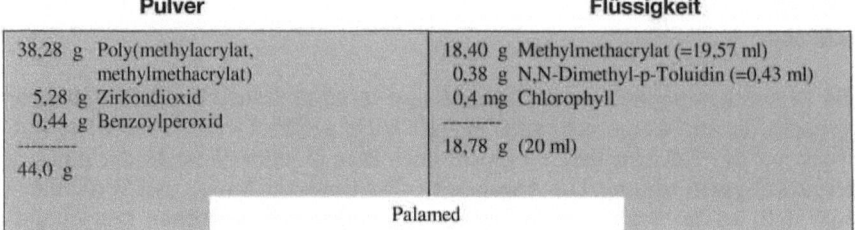

Abb. 86. Zusammensetzung von Palamed

Der sterile Innenbeutel ist von einem unbedruckten Außenbeutel umschlossen, der ebenfalls wie der Innenbeutel aus einer Papierseite und einer Polyethylen-Seite besteht. Da die durchsichtige Polyethylenseite den bedruckten Papierteil des Innenbeutels umschließt, ist der Aufdruck des Innenbeutels auch durch den Außenbeutel deutlich lesbar. Auf dem Außenbeutel ist ein Steril-Etikett angebracht, welches offenbar erst nach einer erfolgreichen Sterilisation dort angebracht wird. Die gefalteten Außenbeutel sind in einem ebenfalls bedruckten Aluminiumschutzbeutel verpackt. Auch der Aluminiumschutzbeutel ist nur auf einer Seite bedruckt und enthält alle notwendigen Hinweise.

Die im Pappe-Tray eingelegten Ampullen werden innerhalb der Verpackung nicht nur durch die Blisterverpackung sondern zusätzlich durch den darüber liegenden Aluminiumschutzbeutel geschützt. Die Blisterverpackung selbst besteht aus durchsichtigem, tiefgezogenem PVC und einer Papierseite. Auf der Papierseite ist ein Ampullenetikett angebracht, das alle notwendigen Informationen – insbesondere die Chargenbezeichnung und das Verfalldatum enthält. Das Monomere ist in einer Braunglasampulle enthalten, die mit einem Klarsicht-Etikett

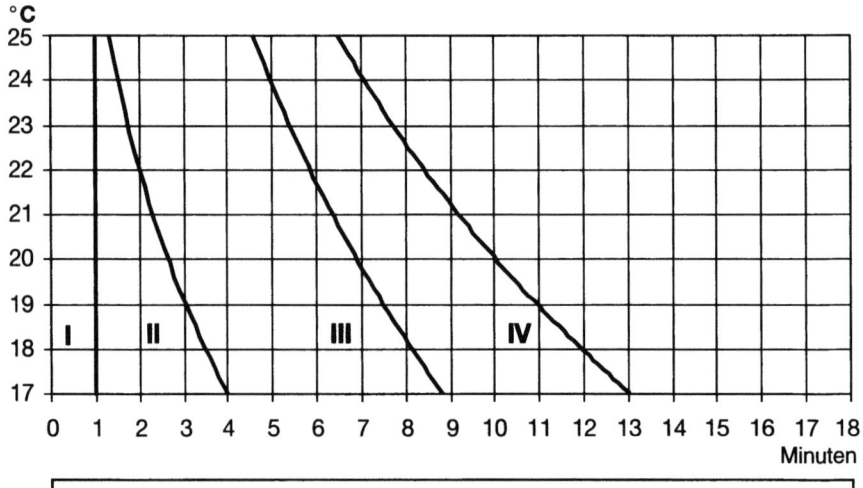

Abb. 87. Verarbeitungskurven von Palamed bei unterschiedlichen Komponenten- und Umgebungstemperaturen

Tabelle 53. Mechanische Festigkeiten nach ISO 5833 und DIN 53435 von Palamed

	ISO 5833 Biegefestigkeit (MPa)	Biegemodul (MPa)	Druckfestigkeit (MPa)	DIN 53435 Biegefestigkeit (MPa)	Schlagzähigkeit kJ/m²
Limit	> 50	> 1800	> 70		
	69,4	2581	93,5	90,8	5,2

versehene Ampulle führt die für Palamed typische grüne Monomerflüssigkeit, die aus 98,0 % Methylmethacrylat, 2,0 % Di-methyl-p-toluidin, 0,4 mg Chlorophyll und ca. 60 ppm Hydrochinon besteht (Abb. 86).

Für die Öffnung der Braunglasampulle ist keine Öffnungshilfe angebracht, der Polymerbeutel sollte mit Hilfe einer Schere geöffnet werden. Das Polymerpulver lässt sich bequem aus dem Beutel in das Anmischgefäß schütten.

Vor der Anmischung der Zementkomponenten ist bei Palamed zu beachten, das zunächst die Flüssigkeit vorgegeben wird. Anschließend wird das Polymerpulver zu dem Monomeren hinzugegeben. Die Uhr wird gestartet. Innerhalb weniger Sekunden lässt sich leicht ein niedrigviskoser, homogener Teig herstellen, der rasch dann langsam an Zähigkeit zunimmt. Je nach Komponententemperatur bzw. OP-Temperatur lässt sich beispielsweise bei 23 °C für Komponenten und Raumtemperatur der Teig klebfrei nach ca. 90–100 Sekunden aus dem

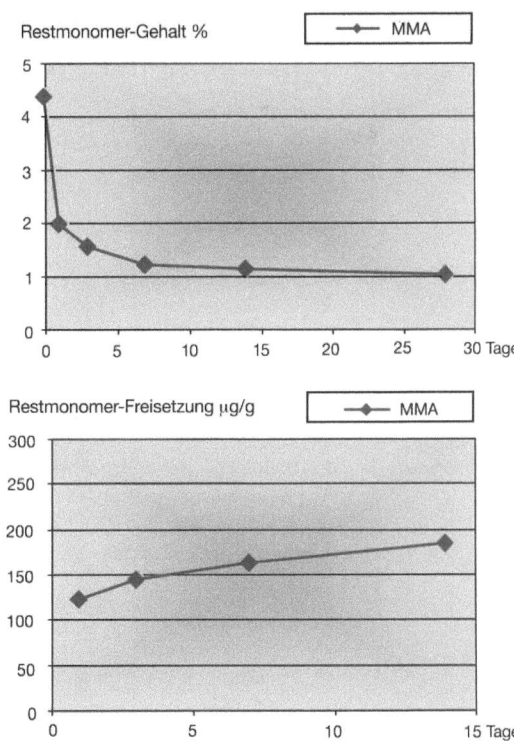

Abb. 88. Restmonomergehalt und -freisetzung von Palamed im zeitlichen Verlauf

Anmischgefäß entnehmen. Die Verarbeitungsbreite von Palamed liegt zwischen 3:30 und 4:00 Minuten, d.h. nach etwa 5:00 min. nach Zusammenbringen der Komponenten ist das Ende der Verarbeitungsbreite erreicht. Die Aushärtung des Zementes erfolgt zwischen 6:00 und 8:00 Minuten.

Palamed muss daher als ein hochviskoser Zement mit einer flüssigen Anmischphase bezeichnet werden (Abb. 87). Aufgrund der niedrigen Anfangsviskosität ist Palamed auch ohne vorherige Kühlung in Anmischsysteme anmischbar.

Die mechanischen Festigkeiten liegen alle deutlich in der Norm (Tabelle 53).

Die Aushärtung nach ISO 5833 konnte mit 11:05 min. ermittelt werden. Die Aushärtetemperatur lag bei 69,5 °C. Der Restmonomergehalt ist vergleichbar mit den Werten von Palamed (Abb. 88).

Auf der Verpackung fehlt ein Hinweis auf die gültige Norm. Die wichtigsten Eigenschaften von Palamed sind in Tabelle 54 und 55 zusammengefasst.

Tabelle 54. Anforderungen der ISO 5833 (1992) an die Packungseinheiten von Palamed

Anforderung		+ = erfüllt – = nicht erfüllt	Angaben vorhanden auf
	Pulver doppelt verpackt?	+	–
	Flüssigkeit doppelt verpackt?	+	–
Angaben zu Bestandteilen des Pulvers	qualitativ	+	IB, Alu, FS, PB
	quantitativ	+	IB, Alu, FS, PB
Angaben zu Bestandteilen der Flüssigkeit	qualitativ	+	A, AB, PB
	quantitativ	+	AB, PB
	Warnhinweis für Monomer: leicht- entzündlich	+ +	A, AB, FS, PB IB, Alu, FS, AB,
	Hinweis auf Lagerbedingungen (≤ 25 °C, dunkel)		PB
	Hinweis auf Sterilität	+	IB, Alu, FS, AB, PB
	Hinweis auf Wiederverwendungsverbot	+	IB, Alu, FS, AB, PB
	Angabe von Chargen-Nummer(n)	+	IB, Alu, FS, A, PB
	Angabe von Verfalldatum	+	IB, Alu, FS, AB
	Angabe der Hersteller- bzw. Inverkehrbringer-Adresse	+	IB, Alu, FS, A, AB, PB
	Nummer und Datum dieser Norm	–	–
Angaben in der Packungsbeilage	Hinweise zum Anmischen und Verarbeiten der Zement-Komponenten	+	PB
	Warnhinweise zu den Gefahren der Anwendung für den Patienten	+	PB
	Angabe, ob Verwendung mit oder ohne Spritze	+	PB
	Hinweise zum Temperatureinfluss auf die Verarbeitungseigenschaften	+	PB
	Graphische Darstellung des Temperatureinflusses auf die Verarbeitungseigenschaften	+	PB

A = Ampulle; IB = Innenbeutel; POB = Peel-Off-Beutel; PF = Pulverflasche; Alu = Alu-Schutzbeutel; PB = Packungsbeilage; FS = Faltschachtel; AB = Ampullen-Blister; GB = Gesamt-Blister

Tabelle 55. Die wichtigsten Charakteristika von Palamed

hochviskos
Zirkondioxid als Röntgen-Opaker
Polymer enthält MMA/MA-Copolymer
Polymer mittels EO sterilisiert
Beutel und Ampulle getrennt verpackt
Anmischreihenfolge: Monomer, dann Pulver
VB: lang
ISO 5833 erfüllt, Molmasse > 350.000
Ermüdungsfestigkeit ist hoch
hohe Biegefestigkeiten, hohe Schlagzähigkeit

3.2.1.18
Palavit HV

Palavit HV wird derzeit nicht mehr hergestellt. Es sind aber noch einige Chargen im Markt, so dass diese Knochenzement mit in die Vergleichsuntersuchungen aufgenommen wurde.

Die Zementkomponenten des Palavit HV sind in einer rechteckigen Faltschachtel verpackt, die am oberen, schmalen Bereich leicht geöffnet werden kann. Der Aufdruck auf der Faltschachtel enthält alle wichtigen Angaben, ist aber nicht durch ein CE-Zeichen gekennzeichnet. Die Angaben zu Chargenbezeichnung und Verfalldaten sind nicht an der Frontseite sondern am unbedruckten seitlichen Bereich aufgedruckt. Ein Hinweis auf den Inverkehrbringer/Hersteller ist deutlich zu erkennen (Abb. 89).

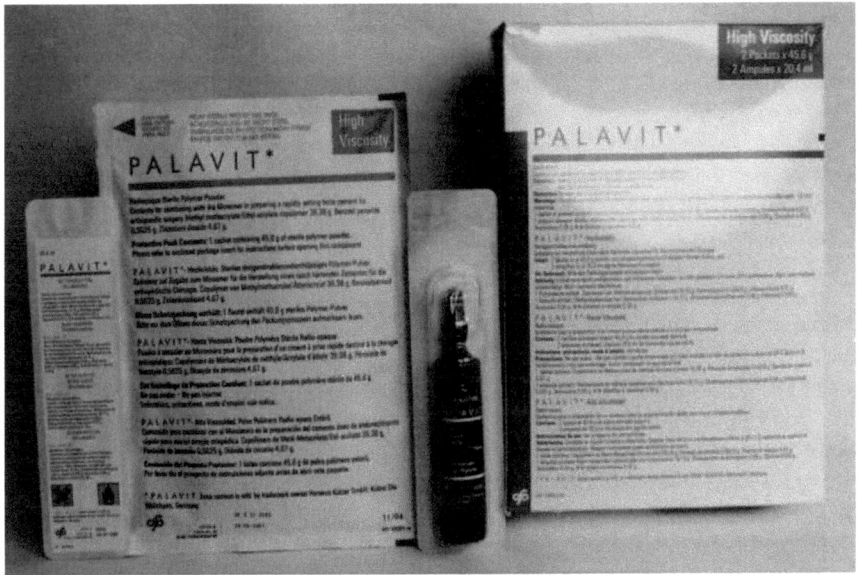

Abb. 89. Die Aufmachung des von uns untersuchten Palavit HV

Pulver	Flüssigkeit
39,38 g Methylmethacrylat-ethylacrylat-Copolymer	18,75 g Methylmethacrylat (=19,95 ml)
4,67 g Zirkondioxid	0,08 g Ethylenglycoldimethacrylat (=0,08 ml)
0,56 g Benzoylperoxid	0,36 g N,N-Dimethyl-p-Toluidin (=0,38 ml)
0,99 g Calciumcarbonat	0,05 g Terpinolen
	0,015g Chlorophyll
45,60 g	19,26 g (20,4 ml)
Palavit HV	

Abb. 90. Zusammensetzung von Palavit HV

Die Faltschachtel enthält eine Einlage aus Pappe, in der zwei Aussparungen für die beiden Ampullenblister vorgestanzt sind. Dort liegen die beiden blisterverpackten Monomerampullen. Über den beiden Monomerampullen liegt in der Regel die Packungsbeilage und ein Aluminiumschutzbeutel, der die zwei Polymerbeutel enthält. Die beiden gefalteten Polymeraußenbeutel enthalten jeweils einen sterilen Innenbeutel, in dem das Polymer eingefüllt ist.

Der Innenbeutel für das Polymer ist auf seiner Papierseite bedruckt und enthält wichtige Informationen zur Handhabung und Lagerung. Des weiteren sind vorschriftsmäßig die Chargenbezeichnung sowie das Verfalldatum deutlich sichtbar auf der bedruckten Frontseite angebracht. Die Beutelrückseite ist aus Polyester und damit durchsichtig, das Palavit HV-Pulver ist daher deutlich sichtbar. Die Zusammensetzung des Pulvers zeigt ein Co-Polymer-Anteil aus Methylmethacrylat-Ethylacrylat von 86,4 %, 2,2 % Calciumcarbonat, 1,2 % Benzoylperoxid und als Röntgenkontrastmittel 10,2 % Zirkondioxid (Abb. 90).

Der sterile Innenbeutel ist von einem unbedruckten Außenbeutel umschlossen, der ebenfalls wie der Innenbeutel aus einer Papierseite und einer Polyethylen-Seite besteht. Da die durchsichtige Polyethylenseite den bedruckten Papierteil des Innenbeutels umschließt, ist der Aufdruck des Innenbeutels auch durch den Außenbeutel deutlich lesbar. Auf dem Außenbeutel ist ein Steril-Etikett angebracht, welches offenbar erst nach einer erfolgreichen Sterilisation dort angebracht wird. Zwei gefaltete Außenbeutel sind in einem ebenfalls bedruckten Aluminiumschutzbeutel verpackt. Auch der Aluminiumschutzbeutel ist nur auf einer Seite bedruckt und enthält alle notwendigen Hinweise.

Die beiden im Pappe-Tray eingelegten Ampullen werden innerhalb der Verpackung nicht nur durch die Blisterverpackung sondern zusätzlich durch den darüberliegenden Aluminiumschutzbeutel geschützt. Die Blisterverpackung selbst besteht aus durchsichtigem, tiefgezogenem PVC und einer Papierseite. Auf der Papierseite ist ein Ampulletikett angebracht, das alle notwendigen Informationen – insbesondere die Chargenbezeichnung enthält. Das Monomere ist in einer Braunglasampulle enthalten, die mit einem Klarsicht-Etikett versehene Ampulle führt die für Palavit HV typische grüne Monomerflüssigkeit, die aus 97,35 % Methylmethacrylat, 1,9 % Di-methyl-p-toluidin, 0,42 % Ethylenglycol-dimethacrylat, 0,26 % Terpinolen, 0,015 g Chlorophyll und ca. 60 ppm Hydrochinon als Stabilisator besteht (Abb. 90).

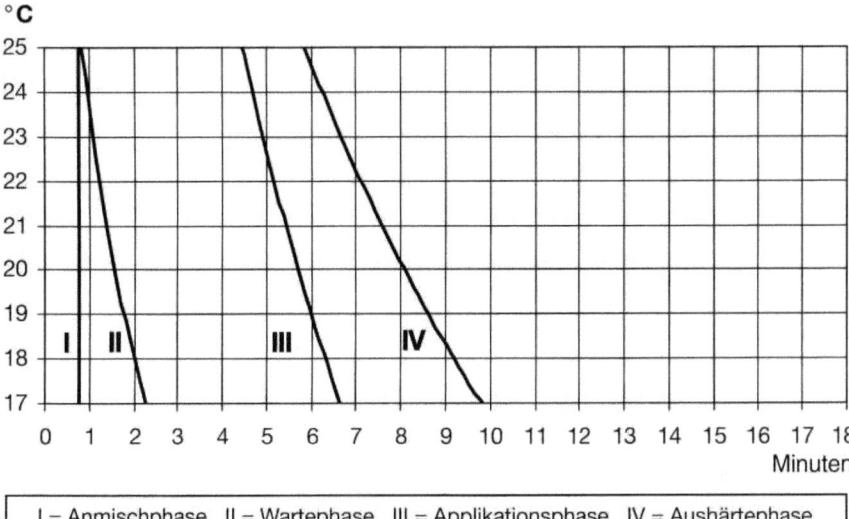

Abb. 91. Verarbeitungskurven von Palavit HV bei unterschiedlichen Komponenten- und Umgebungstemperaturen

Für die Öffnung der Braunglasampulle ist keine Öffnungshilfe angebracht, der Polymerbeutel sollte mit Hilfe einer Schere geöffnet werden. Das Polymerpulver lässt sich bequem aus dem Beutel in das Anmischgefäß schütten.

Vor der Anmischung der Zementkomponenten ist bei Palavit HV zu beachten, das zunächst die Flüssigkeit vorgegeben wird. Anschließend wird das Polymerpulver zu dem Monomeren hinzugegeben. Die Uhr wird gestartet. Innerhalb 10–15 Sekunden lässt sich leicht ein niedrigviskoser, homogener Teig herstellen, der rasch an Zähigkeit zunimmt. Je nach Komponententemperatur bzw. OP-Temperatur lässt sich beispielsweise bei 23 °C für Komponenten und Raumtemperatur der Teig klebfrei nach spätestens 60 Sekunden aus dem Anmischgefäß entnehmen. Die Verarbeitungsbreite von Palavit HV liegt zwischen 3:30 und 4:00 Minuten. Die Aushärtung des Zementes erfolgt zwischen 6:00 und 7:00 Minuten (Abb. 91). Palavit HV ist ein hochviskoser Knochenzement.

Die mechanischen Kenndaten erfüllen alle die Norm (Tabelle 56). Offenbar sorgt das in der Flüssigkeit enthaltene Terpinolen für derart gute Werte.

Die Aushärtung nach ISO 5833 liegt bei 8:20 min. Die Aushärtetemperatur liegt mit 54.0 °C extrem niedrig.

Tabelle 56. Mechanische Festigkeiten nach ISO 5833 und DIN 53435 für Palavit HV

	ISO 5833 Biegefestigkeit (MPa)	Biegemodul (MPa)	Druckfestigkeit (MPa)	DIN 53435 Biegefestigkeit (MPa)	Schlagzähigkeit kJ/m²
Limit	> 50	> 1800	> 70		
	68,6	2668	98,4	74,9	6

Auf der Verpackung fehlt ein Hinweis auf die gültige Norm und ein Wiederverwendungsverbot. Die wichtigsten Eigenschaften von Palavit HV sind in Tabelle 57 und 58 zusammengefasst.

Tabelle 57. Anforderungen der ISO 5833 (1992) an die Packungseinheiten von Palavit HV

Anforderung		+ = erfüllt − = nicht erfüllt	Angaben vorhanden auf
	Pulver doppelt verpackt?	+	−
	Flüssigkeit doppelt verpackt?	+	−
Angaben zu Bestandteilen des Pulvers	qualitativ	+	IB, Alu, FS, PB
	quantitativ	+	IB, Alu, FS, PB
Angaben zu Bestandteilen der Flüssigkeit	qualitativ	+	A, AB, PB
	quantitativ	+	AB, PB
	Warnhinweis für Monomer: leichtentzündlich	+	A, AB, FS
	Hinweis auf Lagerbedingungen (≤ 25 °C, dunkel)	+	FS
	Hinweis auf Sterilität	+	IB, Alu, FS, AB, PB
	Hinweis auf Wiederverwendungsverbot	−	−
	Angabe von Chargen-Nummer(n)	+	IB, Alu, FS, A, AB
	Angabe von Verfalldatum	+	IB, Alu, FS, AB
	Angabe der Hersteller- bzw. Inverkehrbringer-Adresse	+	IB, Alu, FS, A, AB, PB
Angaben in der Packungsbeilage	Nummer und Datum dieser Norm	−	−
	Hinweise zum Anmischen und Verarbeiten der Zement-Komponenten	+	PB
	Warnhinweise zu den Gefahren der Anwendung für den Patienten	+	PB
	Angabe, ob Verwendung mit oder ohne Spritze	+	PB
	Hinweise zum Temperatureinfluss auf die Verarbeitungseigenschaften	+	PB
	Graphische Darstellung des Temperatureinflusses auf die Verarbeitungseigenschaften	+	PB

A = Ampulle; IB = Innenbeutel; POB = Peel-Off-Beutel; PF = Pulverflasche; Alu = Alu-Schutzbeutel; PB = Packungsbeilage; FS = Faltschachtel; AB = Ampullen-Blister; GB = Gesamt-Blister

Tabelle 58. Die wichtigsten Charakteristika von Palavit HV

hochviskos
Zirkondioxid als Röntgen-Opaker
Polymer enthält MA/EA-Copolymer
Flüssigkeit enthält Vernetzer und Regler
Polymer mittels EO sterilisiert
Beutel und Ampulle getrennt verpackt
Anmischreihenfolge: Monomer, dann Pulver
VB: lang
ISO 5833 erfüllt, Molmasse > 350.000
hohe Schlagzähigkeit

Den Restmonomergehalt und die Freisetzung haben wir nicht mehr gemessen, weil dieses Produkt zwar noch im Markt ist, aber keine weiteren Chargen mehr hergestellt werden. Es wird in absehbarer Zeit ein Folgeprodukt eingeführt werden (Kühn und Ege 2000).

3.2.1.19
Palavit LV

Für die Marktsituation von Palavit LV gilt dieselbe Situation wie für Palavit HV. Beide Zemente werden nicht mehr hergestellt, sind aber noch im Markt.

Auch die Zementkomponenten des Palavit LV sind wie die des Palavit HV in einer rechteckigen Faltschachtel verpackt, die am oberen, schmalen Bereich leicht geöffnet werden kann. Der Aufdruck auf der Faltschachtel entspricht der gültigen Verpackungsverordnung, ist aber nicht CE-gekennzeichnet. Die Angaben zu Chargenbezeichnung und Verfalldaten sind nicht an der Frontseite sondern am unbedruckten seitlichen Bereich aufgedruckt. Ein Hinweis auf den Inverkehrbringer/Hersteller ist deutlich zu erkennen (Abb. 92).

Die Faltschachtel enthält eine Einlage aus Pappe, in der zwei Aussparungen für die beiden Ampullenblister vorgestanzt sind. Dort liegen die beiden blisterverpackten Monomerampullen. Über den beiden Monomerampullen liegt in der Regel die Packungsbeilage und ein Aluminiumschutzbeutel, der die zwei Polymerbeutel enthält. Die beiden gefalteten Polymeraußenbeutel enthalten jeweils einen sterilen Innenbeutel, in dem das Polymer eingefüllt ist.

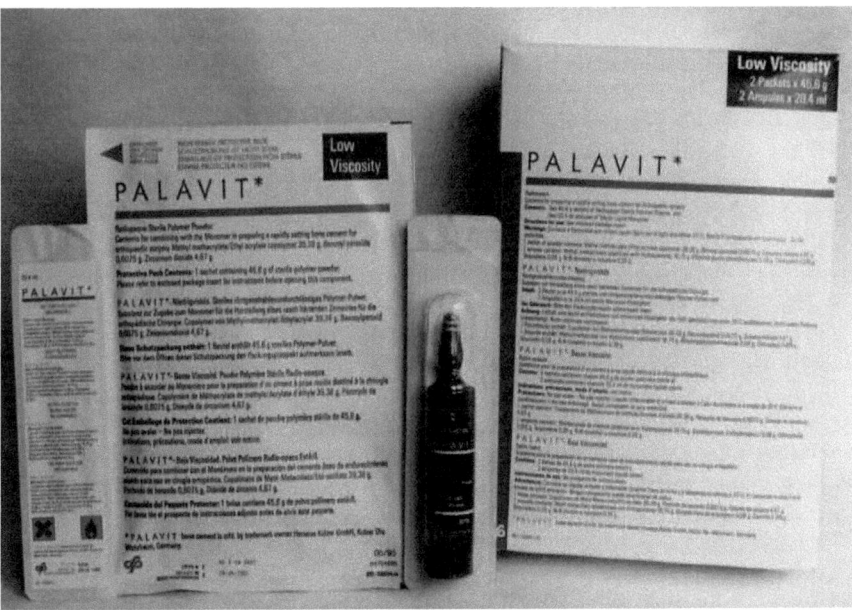

Abb. 92. Die Aufmachung des von uns untersuchten Palavit LV

Pulver	Flüssigkeit
39,38 g Methylmethacrylat-ethylacrylat-Copolymer 4,67 g Zirkondioxid 0,61 g Benzoylperoxid 0,94 g Calciumcarbonat	18,75 g Methylmethacrylat (=19,95 ml) 0,08 g Ethylenglycoldimethacrylat (=0,08 ml) 0,36 g N,N-Dimethyl-p-Toluidin (=0,38 ml) 0,05 g Terpinolen 0,015g Chlorophyll
45,60 g	19,26 g (20,4 ml)
Palavit LV	

Abb. 93. Zusammensetzung von Palavit LV

Der Innenbeutel für das Polymer ist auf seiner Papierseite bedruckt und enthält wichtige Informationen zur Handhabung und Lagerung. Des weiteren sind vorschriftsmäßig die Chargenbezeichnung sowie das Verfalldatum deutlich sichtbar auf der bedruckten Frontseite angebracht. Die Beutelrückseite ist aus Polyester und damit durchsichtig und das Polymerpulver ist deutlich sichtbar. Die Zusammensetzung des Pulvers zeigt ein Co-Polymere aus Methylmethacrylat-Ethylacrylat (86,4%), 2,1% Calciumcarbonat, 1,3% Benzoylperoxid und als Röntgenkontrastmittel 10,2% Zirkondioxid (Abb. 93).

Der sterile Innenbeutel ist von einem unbedruckten Außenbeutel umschlossen, der ebenfalls wie der Innenbeutel aus einer Papierseite und einer Polyethylen-Seite besteht. Da die durchsichtige Polyethylenseite den bedruckten Papierteil des Innenbeutels umschließt, ist der Aufdruck des Innenbeutels auch durch den Außenbeutel deutlich lesbar. Auf dem Außenbeutel ist ein Steril-Etikett angebracht, welches offenbar erst nach einer erfolgreichen Sterilisation dort angebracht wird. Zwei gefaltete Außenbeutel sind in einem ebenfalls bedruckten Aluminiumschutzbeutel verpackt. Auch der Aluminiumschutzbeutel ist nur auf einer Seite bedruckt und enthält alle notwendigen Hinweise.

Die beiden im Pappe-Tray eingelegten Ampullen werden innerhalb der Verpackung nicht nur durch die Blisterverpackung sondern zusätzlich durch den darüber liegenden Aluminiumschutzbeutel geschützt. Die Blisterverpackung selbst besteht aus durchsichtigem, tiefgezogenem PVC und einer Papierseite. Auf der Papierseite ist ein Ampulletikett angebracht, das alle notwendigen Informationen – insbesondere die Chargenbezeichnung und das Verfalldatum enthält. Das Monomere ist in einer Braunglasampulle enthalten, die mit einem Klarsicht-Etikett versehene Ampulle führt die für Palavit LV typische grüne Monomerflüssigkeit, die aus 97,35% Methylmethacrylat, 1,9% Di-methyl-p-toluidin, 0,42% Ethylenglycol-dimethacrylat, 0,26% Terpinolen, 0,015 g Chlorophyll und ca. 60 ppm Hydrochinon besteht (Abb. 93).

Für die Öffnung der Braunglasampulle ist keine Öffnungshilfe angebracht, der Polymerbeutel sollte mit Hilfe einer Schere geöffnet werden. Das Polymerpulver lässt sich bequem aus dem Beutel in das Anmischgefäß schütten.

Vor der Anmischung der Zementkomponenten ist bei Palavit LV zu beachten, das zunächst die Flüssigkeit vorgegeben wird. Anschließend wird das Polymerpulver zu dem Monomeren hinzugegeben. Die Uhr wird gestartet. Innerhalb weniger Sekunden lässt sich leicht ein niedrigviskoser, homogener Teig herstellen, der

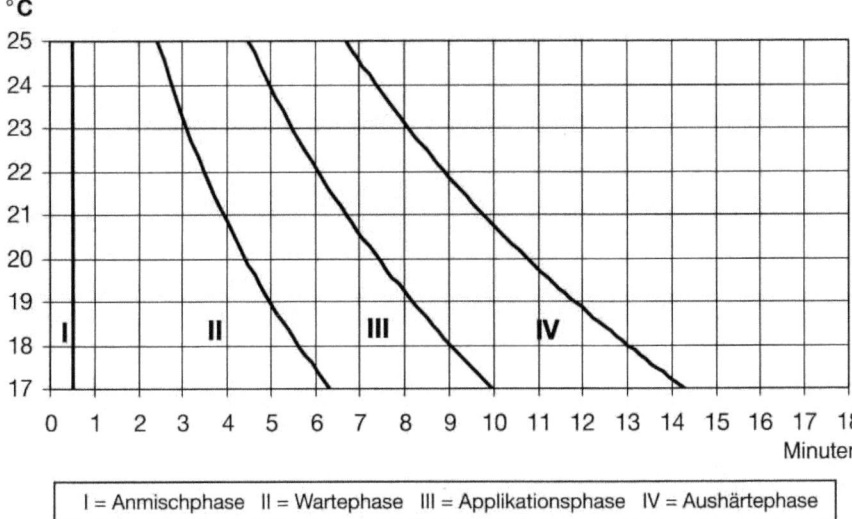

Abb. 94. Verarbeitungseigenschaften von Palavit LV bei unterschiedlichen Komponenten- und Umgebungstemperaturen

rasch an Zähigkeit zunimmt. Je nach Komponententemperatur bzw. OP-Temperatur lässt sich beispielsweise bei 23 °C für Komponenten und Raumtemperatur der Teig klebfrei nach spätestens 3:00 Minuten aus dem Anmischgefäß entnehmen. Die Verarbeitungsbreite von Palavit LV liegt zwischen 3:00 und 5:30 Minuten. Die Aushärtung des Zementes erfolgt zwischen 6:00 und 8:00 Minuten. Palavit LV muss daher als ein niedrigviskoser Zement bezeichnet werden (Abb. 94).

Die mechanischen Kenndaten erfüllen alle die Norm (Tabelle 59). Die Aushärtetemperatur nach ISO (Minuten/Grad Celsius) liegt wie schon beim Palavit HV beobachtet auch bei Palavit LV mit 9,8 min./52 °C deutlich niedriger als bei allen anderen untersuchten Knochenzementen. Offenbar sorgt auch hier das in der Flüssigkeit enthaltene Terpinolen für derart gute Werte. Sowohl Palavit HV als auch Palavit LV enthalten die gleiche Flüssigkeit.

Die Aushärtung nach ISO 5833 erfolgt nach 9:50 min. Die Aushärtetemperatur liegt wie auch bei Palavit HV sehr niedrig (52,0 °C).

Den Restmonomergehalt und die Freisetzung haben wir nicht mehr gemessen, weil dieses Produkt zwar noch im Markt ist, aber keine weiteren Chargen mehr hergestellt werden. Es wird voraussichtlich in absehbarer Zeit ein Folgeprodukt eingeführt werden (Kühn und Ege 2000).

Tabelle 59. Mechanische Festigkeiten nach ISO 5833 und DIN 53435 von Palavit LV

	ISO 5833 Biegefestigkeit (MPa)	Biegemodul (MPa)	Druckfestigkeit (MPa)	DIN 53435 Biegefestigkeit (MPa)	Schlagzähigkeit kJ/m²
Limit	> 50	> 1800	> 70		
	69,1	2768	112,9	78,4	5,2

Auf der Verpackung fehlt ein Hinweis auf die gültige Norm und ein Wiederverwendungsverbot. Die wichtigsten Eigenschaften von Palavit LV sind in Tabelle 60 und 61 zusammengefasst.

Tabelle 60. Anforderungen der ISO 5833 (1992) an die Packungseinheiten von Palavit LV

Anforderung			+ = erfüllt − = nicht erfüllt	Angaben vorhanden auf
	Pulver doppelt verpackt?		+	−
	Flüssigkeit doppelt verpackt?		+	−
Angaben zu Bestandteilen des Pulvers	qualitativ		+	IB, Alu, FS, PB
	quantitativ		+	IB, Alu, FS, PB
Angaben zu Bestandteilen der Flüssigkeit	qualitativ		+	A, AB, PB
	quantitativ		+	AB, PB
	Warnhinweis für Monomer: leichtentzündlich		+	A, AB, FS
	Hinweis auf Lagerbedingungen (≤ 25 °C, dunkel)		+	FS
	Hinweis auf Sterilität		+	IB, Alu, FS, AB, PB
	Hinweis auf Wiederverwendungsverbot		−	−
	Angabe von Chargen-Nummer(n)		+	IB, Alu, FS, A, AB
	Angabe von Verfalldatum		+	IB, Alu, FS, AB
	Angabe der Hersteller- bzw. Inverkehrbringer-Adresse		+	IB, Alu, FS, A, AB, PB
Angaben in der Packungsbeilage	Nummer und Datum dieser Norm		−	−
	Hinweise zum Anmischen und Verarbeiten der Zement-Komponenten		+	PB
	Warnhinweise zu den Gefahren der Anwendung für den Patienten		+	PB
	Angabe, ob Verwendung mit oder ohne Spritze		+	PB
	Hinweise zum Temperatureinfluss auf die Verarbeitungseigenschaften		+	PB
	Graphische Darstellung des Temperatureinflusses auf die Verarbeitungseigenschaften		+	PB

A = Ampulle; IB = Innenbeutel; POB = Peel-Off-Beutel; PF = Pulverflasche; Alu = Alu-Schutzbeutel; PB = Packungsbeilage; FS = Faltschachtel; AB = Ampullen-Blister; GB = Gesamt-Blister

Tabelle 61. Die wichtigsten Charakteristika von Palavit LV

niedrigviskos
Zirkondioxid als Röntgen-Opaker
Polymer enthält MA/EA-Copolymer
Flüssigkeit enthält Vernetzer und Regler
Polymer mittels EO sterilisiert
Beutel und Ampulle getrennt verpackt
Anmischreihenfolge: Monomer, dann Pulver
VB: lang
ISO 5833 erfüllt, Molmasse > 350.000
hohe Druckfestigkeit

3.2.1.20
Surgical Simplex P und Surgical Simplex P with Microlok

Die Zementkomponenten von Surgical Simplex P with Microlok sind in einer recht einfachen, flachen Faltschachtel verpackt, die an einer seitlichen Lasche geöffnet werden kann. Diese Öffnungslasche ist entsprechend gekennzeichnet. Die Faltschachtel für Surgical Simplex P wird dagegen an der oberen Lasche geöffnet. Auf den bedruckten Frontseiten der Faltschachteln sind alle wichtigen Informationen aufgedruckt. Ein zusätzliches Etikett enthält die Angaben zu den Chargenbezeichnungen, des Sterilisationsdatums und des Verfalldatums von Polymer und Monomer. Zusätzlich findet man dort eine Kontrollnummer. Zudem sind zwei Barcodes auf diesem Label angebracht. Eine direkte Bedruckung der Faltschachteln erfolgt also nicht. Der allgemeine Aufdruck auf den Faltschachteln entspricht in jeder Hinsicht der gültigen Verpackungsverordnung. Auf der Rückseite der Faltschachteln für Surgical Simplex P with Microlok sind zudem einige Informationen angebracht, die normalerweise in der Packungsbeilage erscheinen wie Kontraindikationen, Warnhinweise und Vorsichtsmaßnahmen. Ein Hinweis auf den Inverkehrbringer ist deutlich zu erkennen.

Die Faltschachtel für Surgical Simplex P with Microlok enthält eine Einlage aus Pappe mit einer kleinen Lasche, an der man die komplette Einlage aus der Faltschachtel entnehmen kann. Manchmal ist diese Einlage derart eng an der Innenwandung der Faltschachtel wodurch eine Entnahme erschwert wird. Im vorderen Bereich der Einlage ist eine Aussparungen für den Ampullenblister vorgestanzt. Diese Ampulle sollte zuerst entnommen werden. Die Einlage kann anschließend bequem aufgerichtet werden. Von der Unter- und der Oberseite der Einlage geschützt ist der Polymerbeutel zu entnehmen, der bereits über eine rechteckige Aussparung an der Oberseite der Einlage teilweise sichtbar ist.

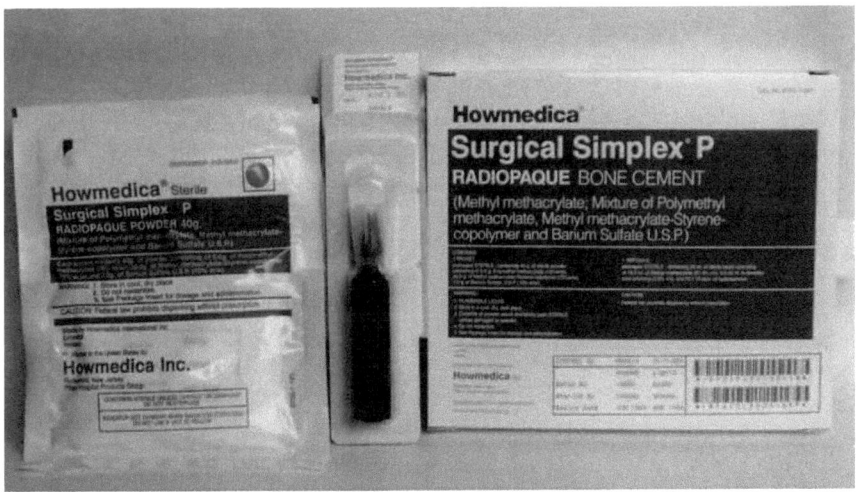

Abb. 95. Die Aufmachung des von uns untersuchten Surgical Simplex P

Die Faltschachteln für Surgical Simplex P enthalten nicht eine derartige Einlage. Ein zusätzlicher Steg in der Faltschachtel trennt die blisterverpackte Monomerampulle vom doppelt verpackten Innenbeutel. Zudem findet man vier selbstklebende Etiketten, die offenbar für die Patientenunterlagen sind. Über die dort angegebene Kontrollnummer ist jederzeit eine Rückverfolgbarkeit des Materials gewährleistet.

Alle weiteren Verpackungseinheiten sind sowohl bei Surgical Simplex P als auch bei Surgical Simplex P with Microlok zu finden.

Das Öffnen des einseitig bedruckten Polyethylen-Umbeutels erfolgt über eine Tyvek-Öffnungslasche. Anschließend kann der Polyethylen-Innenbeutel leicht entnommen werden. Der Umbeutel enthält auf seiner bedruckten Seite insbesondere Informationen zum Gebrauch des Materials. Ein Sterilisations-Indikatorpunkt in der rechten oberen Ecke weist eine dunkelrote Verfärbung auf, aber auf der Verpackung von Surgical Simplex P with Microlok gibt es im Gegensatz zum Umbeutel von Surgical Simplex P keinen eindeutigen Hinweis, der damit auch die Sterilität erklärt. Auf der unbedruckten, durchsichtigen Rückseite des Umbeutels findet man die Tyvek-Öffnungslasche, die etwa bis in die Mitte des Umbeutels reicht. Durch den durchsichtigen PE-Teil kann man die auf dem Innenbeutel angebrachten Informationen zur Chargenbezeichnung, Sterilisationsnummer und Verfalldatum deutlich erkennen. Derartige Informationen sind allerdings nicht auf dem bedruckten Teil des Umbeutel angebracht. Der durchsichtige Polyethylen-Innenbeutel enthält eben nur die eben genannten, in schwarzer Schrift aufgedruckten Angaben, die man bereits durch die unbedruckte Rückseite des Umbeutel lesen kann.

Das Polymerpulver setzt sich aus 15,0 % Polymethylmethacrylat, 75,0 % Methylmethacrylat-Styrol-Copolymer, 1,5 % Benzoylperoxid und 10,0 % Bariumsulfat als Röntgenkontrastmittel zusammen. Eine Angabe zum Benzoylperoxid fehlt. Offenbar ist das BPO in den Polymerperlen eingeschlossen (Abb. 96).

Laut Herstellerangabe ist die Polymerzusammensetzung von Surgical Simplex P und Surgical Simplex P with Microlok unterschiedlich. Auf den Packungen gibt es dazu keinerlei Hinweis.

Die in der Aussparung eingelegte Blisterverpackung besteht aus durchsichtigem, tiefgezogenem PVC und einer Tyvek-Seite. Die bedruckte Tyvek-Seite der Blisterverpackung enthält alle notwendigen Informationen – insbesondere die Chargenbezeichnung, das Verfalldatum und eine Sterilisationsnummer. Des wei-

Pulver	Flüssigkeit
29,4 g Methylmethacrylat-Styrol-Copolymer	18,31 g Methylmethacrylat (= 19,50 ml)
6,0 g Polymethylmethacrylat	0,48 g N,N-Dimethyl-p-Toluidin (= 0,50 ml)
4,0 g Bariumsulfat	80 ppm Hydrochinon
0,6 g BPO	
	18,79 g (20 ml)
40,0 g	
Surgical Simplex P	

Abb. 96. Zusammensetzung von Surgical Simplex P

teren ist im Gegensatz zum Polymerbeutel ein Hinweis angebracht, der einen Gebrach der Ampulle verbietet, wenn die vier Indikatorpunkte eine Blaufärbung aufweisen. Das Monomere ist in einer bedruckten Braunglasampulle enthalten, an der eine Kunststoff-Öffnungshilfe angebracht ist. Die farblose Monomerflüssigkeit besteht aus 97,4 % Methylmethacrylat, 2,6 % Dimethyl-p-toluidin und ca. 80 ppm Hydrochinon (Abb. 96)

Für die Öffnung der Braunglasampulle ist eine Öffnungshilfe angebracht, der Polymerbeutel sollte mit Hilfe einer Schere geöffnet werden. Das Polymerpulver lässt sich nur schwer aus dem Beutel in das Anmischgefäß schütten. Der Grund dafür ist die hohe Voluminösität des Pulvers.

Das Polymerpulver wird vorgegeben. Es ist bereits im Vorfeld darauf zu achten ein nicht zu kleines Anmischgefäß zu verwenden, da das Pulver extrem voluminös ist. Anschließend wird die Monomerflüssigkeit hinzugegeben. Die Uhr wird gestartet. Zunächst hat man den Eindruck, die Flüssigkeitsmenge wird nie ausreichen, um die große Polymermenge benetzen zu können. Es muss deshalb äußerst vorsichtig mit dem Rührstab gearbeitet werden. Nach 15–20 Sekunden fällt dann der Teig plötzlich schlagartig zusammen und eine vollständige Benetzung ist erzielt. Die relativ niedrige Anfangsviskosität sorgt anschließend für eine bequeme Homogenisierung des Teiges. Je nach Komponentemperatur bzw. OP-Temperatur lässt sich beispielsweise bei 23 °C für Komponenten und Raumtemperatur der Teig klebfrei nach etwa 2:45 min. aus dem Anmischgefäß entnehmen. Die Verarbeitungsbreite von Surgical Simplex P liegt zwischen 3:00 und 6:00 Minuten, wobei die Viskosität nach 4:00–4:30 min. bereits so hoch ist, dass eine weitere Verarbeitung nicht mehr möglich ist. Die Aushärtung des Zementes erfolgt zwischen 7:45 und 8:00 Minuten. Surgical Simplex P muss daher als ein mittelviskoser Zement bezeichnet werden (Abb. 97).

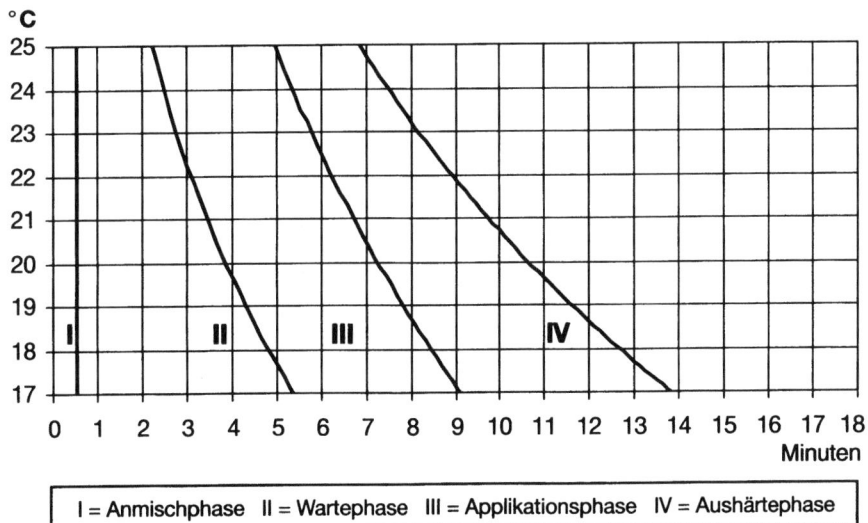

Abb. 97. Verarbeitungskurven von Surgical Simplex P bei unterschiedlichen Komponenten- und Umgebungstemperaturen

Tabelle 62. Mechanische Festigkeiten nach ISO 5833 und DIN 53435 von Surgical Simplex P

	ISO 5833 Biegefestigkeit (MPa)	Biegemodul (MPa)	Druckfestigkeit (MPa)	DIN 53435 Biegefestigkeit (MPa)	Schlagzähigkeit kJ/m²
Limit	> 50	> 1800	> 70		
	67,1	2643	80,1	70,5	3,9

Die mechanischen Kenndaten von Surgical Simplex P sind nicht besonders hoch. Sowohl die Biegefestigkeit nach ISO 5833 und nach DIN 53435 liegen im unteren Bereich (Tabelle 62).

Die Aushärtung nach ISO 5833 ergab 10:00 min. Die Aushärtetemperatur lag hoch bei 89,7 °C. Der Restmonomergehalt liegt knapp über 5 % nach Prüfkörperherstellung (Abb. 98). Der prozentuale DmpT-Anteil ist mit über 2,5 % zusammen mit Zimmer dough-type am höchsten von allen untersuchten Zementen. Demgegenüber liegt der BPO-Gehalt bei lediglich 1,5 %, womit ein noch relativ günstiges Initiatorverhältnis von 1,5 erzielt wird.

Angaben über die qualitative und quantitative Zusammensetzung der Zementkomponenten befinden sich lediglich auf der Faltschachtel und in der

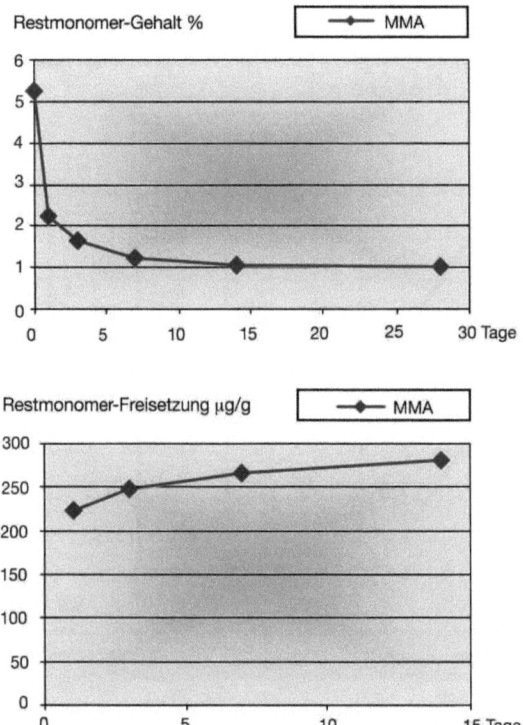

Abb. 98. Restmonomergehalt und -freisetzung von Surgical Simplex P im zeitlichen Verlauf

Tabelle 63. Anforderungen der ISO 5833 (1992) an die Packungseinheiten von Surgical Simplex P

Anforderung		+ = erfüllt − = nicht erfüllt	Angaben vorhanden auf
	Pulver doppelt verpackt?	+	−
	Flüssigkeit doppelt verpackt?	+	−
Angaben zu Bestandteilen des Pulvers	qualitativ	+	FS, PB
	quantitativ	+	FS, PB
Angaben zu Bestandteilen der Flüssigkeit	qualitativ	+	FS, PB
	quantitativ	+	FS, PB
	Warnhinweis für Monomer: leichtentzündlich	+	A, AB, FS
	Hinweis auf Lagerbedingungen (≤ 25 °C, dunkel)	+ +	A, FS, IB, PB A, FS, IB, PB
	Hinweis auf Sterilität	+	A, AB, POB, FS, PB
	Hinweis auf Wiederverwendungsverbot	+	AB
	Angabe von Chargen-Nummer(n)	+	FS, AB
	Angabe von Verfalldatum	+	FS, AB
	Angabe der Hersteller- bzw. Inverkehrbringer-Adresse	+	AB, POB, FS, PB
	Nummer und Datum dieser Norm	−	−
Angaben in der Packungsbeilage	Hinweise zum Anmischen und Verarbeiten der Zement-Komponenten	+	PB
	Warnhinweise zu den Gefahren der Anwendung für den Patienten	+	PB
	Angabe, ob Verwendung mit oder ohne Spritze	+	PB
	Hinweise zum Temperatureinfluss auf die Verarbeitungseigenschaften	+	PB
	Graphische Darstellung des Temperatureinflusses auf die Verarbeitungseigenschaften	−	−

A = Ampulle; IB = Innenbeutel; POB = Peel-Off-Beutel; PF = Pulverflasche; Alu = Alu-Schutzbeutel; PB = Packungsbeilage; FS = Faltschachtel; AB = Ampullen-Blister; GB = Gesamt-Blister

Tabelle 64. Die wichtigsten Charakteristika von Surgical Simplex P

mittelviskos
Bariumsulfat als Röntgen-Opaker
Polymer enthält Styrol
Polymer gammabestrahlt
Beutel und Ampulle getrennt verpackt
Anmischreihenfolge: Pulver, dann Monomer
Polymer sehr voluminös
VB: lang, Viskosität relativ hoch
ISO 5833 erfüllt, Molmasse < 350.000
niedrige Schlagzähigkeit

Packungsbeilage. Der Ampullenblister enthält zwar Angaben zur Chargenbezeichung und zum Verfalldatum, auf dem Primärbehältnis des Polymeren fehlen diese Informationen gänzlich.

Ein Hinweis auf die derzeit gültige Norm ist nicht vorhanden, obwohl die Symbole der ISO-Norm verwendet werden.

Eine graphische Darstellung des Temperatureinflusses auf die Verarbeitungseigenschaften des Zementes fehlt (Tabelle 63).

Die wichtigsten Eigenschaften von Simplex P sind in Tabelle 64 zusammengefasst.

3.2.1.21
Surgical Subiton RO

Die Zementkomponenten von Surgical Subiton RO sind in einer flachen rechteckigen Faltschachtel verpackt, die am oberen, schmalen Bereich leicht geöffnet werden kann. Der Aufdruck auf der Faltschachtel entspricht der gültigen Verpackungsverordnung. Allerdings sind die Angaben zu Chargenbezeichnung und Verfalldaten auf einem zusätzlich aufgeklebten Etikett angebracht und damit nicht direkt auf der Außenverpackung. Ein Hinweis auf den Inverkehrbringer ist deutlich zu erkennen. Die Verpackung ist mit einem CE Kennzeichen versehen, obwohl das Material fast ausschließlich in Argentinien vertrieben wird. Ein weiterer Hinweis auf der Außenverpackung gibt an, dass das Material die ISO-Norm 5833 für Knochenzemente erfüllt (Abb. 99).

In der Faltschachtel ist lediglich eine Blisterverpackung zu finden, die sowohl den Polymerpulverbeutel als auch die Monomerampulle enthält. Die Sterilisation der verschiedenen Komponenten erfolgt offenbar zusammen innerhalb dieser Blisterverpackung. Eine Aluschutzverpackung fehlt. Das PVC-Tiefziehteil ist in derart konzipiert, dass gegebenenfalls auch zwei Ampullenblister darin verpackt werden könnten. In der Mitte der Blisterverpackung ist der doppelt verpackte Innenbeutel positioniert. Während der Aufdruck auf dem Innenbeutel durch das

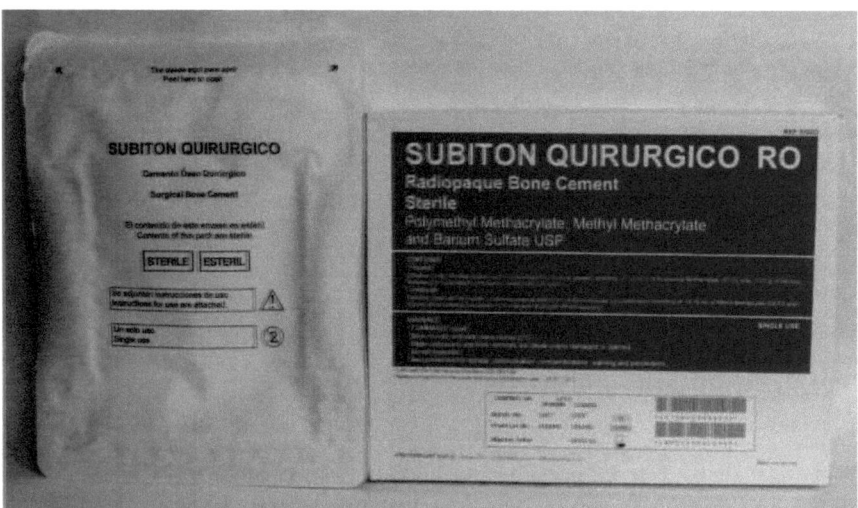

Abb. 99. Die Aufmachung des von uns untersuchten Surgical Subiton RO

durchsichtige PVC deutlich gelesen werden kann, kann die Rückseite des Ampullenaufklebers in dieser Verpackung noch nicht identifiziert werden.

Die Blisterrückseite ist aus medizinischem Papier, auf dem einige allgemeine Informationen angegeben sind. Ein Hinweis auf das Verfalldatum und die Chargenbezeichnung fehlen. Die Papierseite lässt sich nicht immer leicht vom PVC-Unterteil aufpeelen, in der Regel reißt das Papier ein.

Der doppelt verpackte Innenbeutel klebt leicht an der beschichteten Innenseite des Papiers vom Außenblister fest. Während sich das Papier des Außenblisters mit den deutlichen Waffelmuster des medizinischen Papiers charakterisieren lässt, wird beim peel-off-Beutel und Innenbeutel neben Polyethylen offenbar Tyvek eingesetzt. Der unbedruckte peel-off-Beutel ist mit einem grünen EO-Indikator versehen, zudem es aber auf der Verpackung keinen eindeutigen Hinweis gibt. Der Innenbeutel und der peel-off-Beutel sind jeweils aus den gleichen Verpackungsmaterialien. Offenbar werden dreiseitig verschweißte Beutel verwendet, die nach ihrer Befüllung manuell verschlossen werden. Die bedruckte Papierseite des Innenbeutels enthält Angaben zur Chargenbezeichnung und zum Verfalldatum.

Bei einer uns vorliegenden Packung von Surgical Subiton RO wurde beobachtet, dass auf der Faltschachtel angegebene Verfalldatum mit 2001-11 festgelegt wurde. Allerdings war auf dem Innenbeutel für das eingesetzte Pulver der Charge 1607 mit einen Verfalldatum 2001-10 angegeben worden, während die Flüssigkeit der Charge 1627 das Verfalldatum 2001-11 trug. Das Verfalldatum auf der Faltschachtel ist demnach falsch angegeben worden.

Das weiße Polymerpulver von Surgical Subiton RO enthält 87,6 % Polymethylmethacrylat, 2,4 % Benzoylperoxid und 10,0 % Bariumsulfat USP als Röntgenkontrastmittel (Abb. 100). Diese Herstellerangaben stehen allerdings im Widerspruch zur Analyse, die ca. 20% Co-Monomer, n-Butylmethacrylat, ergab.

Die in der Blisterverpackung enthaltene Braunglasampulle ist ihrerseits in einem PVC-Tiefziehteil eingelegt, die mit medizinischem Papier verschlossen wird. Das medizinische Papier ist bedruckt und enthält – ähnlich wie der Innenbeutel für das Pulver – alle notwendigen Informationen für die Flüssigkeit. Die Ampulle selbst ist mit einer weißen Farbe bedruckt. Die farblose Monomerflüssigkeit von Surgical Subiton RO besteht im wesentlichen aus Methylmethacrylat (98,8%), 1,2% Di-methyl-p-toluidin sowie ca. 70 ppm Hydrochinon (Abb. 100).

Pulver	Flüssigkeit
35,03 g Polymethylmethacrylat (mit 20% n-BUMA) 4,00 g Bariumsulfat 0,97 g Benzoylperoxid --- 40,00 g	18,57 g Methylmethacrylat (=19,76 ml) 0,23 g N,N-Dimethyl-p-Toluidin (=0,24 ml) --- 18,80 g (20,0 ml)
Subiton	

Abb. 100. Zusammensetzung von Surgical Subiton RO

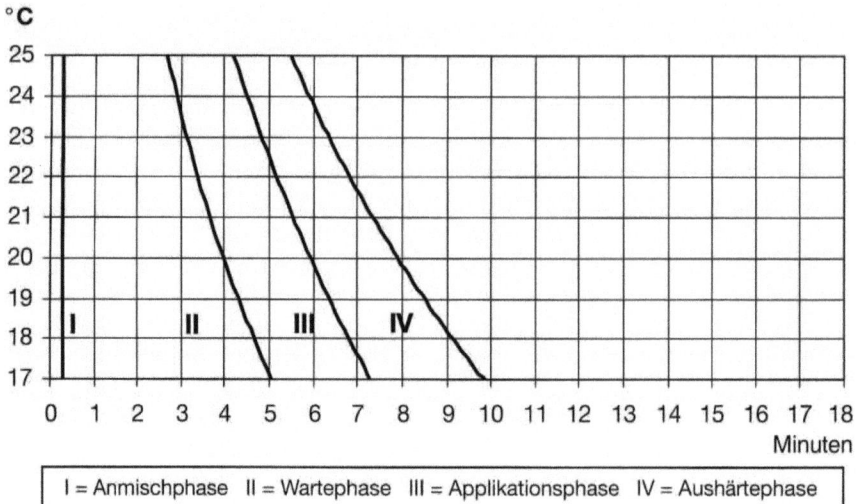

Abb. 101. Verarbeitungseigenschaften von Surgical Subiton RO bei unterschiedlichen Komponenten- und Umgebungstemperaturen

Für die Öffnung der Braunglasampulle ist keine Öffnungshilfe angebracht, der Polymerbeutel sollte mit Hilfe einer Schere geöffnet werden. Das Polymerpulver lässt sich bequem aus dem Beutel in das Anmischgefäß schütten.

Vor der Anmischung der Zementkomponenten ist bei Surgical Subiton RO zu beachten, das zunächst nach Herstellerangaben das Pulver vorgegeben wird. Anschließend wird die Flüssigkeit zu dem Polymerpulver hinzugegeben. Die Uhr wird gestartet. Innerhalb weniger Sekunden lässt sich leicht ein niedrigviskoser, homogener Teig herstellen, der langsam an Zähigkeit zunimmt. Je nach Komponententemperatur bzw. OP-Temperatur lässt sich beispielsweise bei 23 °C für Komponenten und Raumtemperatur der Teig klebfrei nach spätestens 2:45–3:00 min. aus dem Anmischgefäß entnehmen. Die Verarbeitungsbreite von Surgical Subiton RO liegt mit ca. 2:00 min. sehr niedrig. Nach etwa 4:40–5:00 min. ist der Zement nicht mehr zu verarbeiten. Zu diesem Zeitpunkt wird der Zement bereits deutlich warm. Die Aushärtung des Zementes erfolgt etwa 6:00 Minuten nach Zusammenbringen der Komponenten. Surgical Subiton RO muss daher als ein mittelviskoser Zement bezeichnet werden (Abb. 101).

Tabelle 65. Mechanische Festigkeiten von nach ISO 5833 und DIN 53435 Surgical Subiton RO

	ISO 5833			DIN 53435	
	Biege-festigkeit (MPa)	Biege-modul (MPa)	Druck-festigkeit (MPa)	Biege-festigkeit (MPa)	Schlag-zähigkeit kJ/m²
Limit	> 50	> 1800	> 70		
	45,6	1765	87,1	64,3	2,7

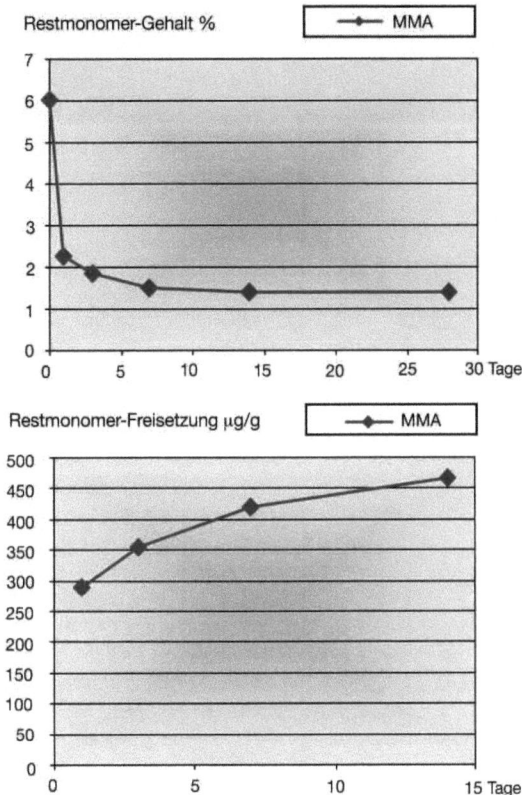

Abb. 102. Restmonomergehalt und -freisetzung von Subiton RO im zeitlichen Verlauf

Die mechanische Kenndaten liegen sehr niedrig und erfüllen nicht immer die Norm. Bei den uns vorliegenden Chargen lagen die Biegefestigkeiten nach ISO 5833 sowie die Biegemodule stets unterhalb der Limite. Die Werte für die DIN 53435 lagen ebenfalls recht niedrig (Tabelle 65).

Die Aushärtung nach ISO 5833 ergab bei Surgical Subiton RO eine Aushärtezeit von 9:50 min. Die Polymerisationstemperatur lag mit 60,9 °C recht niedrig.

Der Restmonomergehalt liegt mit über 6 % nach Prüfkörperherstellung hoch, gleiches gilt für die Restmonomerfreisetzung (Abb. 102). Der BPO-Anteil ist bei diesem Zement vergleichsweise hoch, während der DmpT-Anteil knapp über 1 % liegt. Damit finden wir ein Initiatorverhältnis von 4.

Hinsichtlich der Angaben auf den Verpackungseinheiten fällt auf, dass die qualitative und quantitative Zusammensetzung von Pulver und Flüssigkeit lediglich auf der Faltschachtel und in der Packungsbeilage explizit angegeben sind. Ein Hinweis auf eine Wiederverwendungsverbot fehlt. Auf den Primärbehältnissen sind weder Angaben zur Chargenbezeichnung noch zum Verfalldatum ersichtlich. Ein Hinweis bezüglich der gültigen ISO 5833 existiert, aber ausgerechnet bei diesem Zement lagen einige mechanische Tests geprüft nach dieser Norm, außerhalb der ISO-Anforderungen (Tabelle 66).

Tabelle 66. Anforderungen der ISO 5833 (1992) an die Packungseinheiten von Subiton RO

Anforderung		+ = erfüllt − = nicht erfüllt	Angaben vorhanden auf
	Pulver doppelt verpackt?	+	−
	Flüssigkeit doppelt verpackt?	+	−
Angaben zu Bestandteilen des Pulvers	qualitativ	+	FS, PB
	quantitativ	+	FS, PB
Angaben zu Bestandteilen der Flüssigkeit	qualitativ	+	FS, PB
	quantitativ	+	FS, PB
Angaben in der Packungsbeilage	Warnhinweis für Monomer: leichtentzündlich	+	A, AB, FS
	Hinweis auf Lagerbedingungen (≤ 25 °C, dunkel)	+ +	A, FS, PB A, FS, PB
	Hinweis auf Sterilität	+	GB, FS
	Hinweis auf Wiederverwendungsverbot	−	−
	Angabe von Chargen-Nummer(n)	+	FS, AB
	Angabe von Verfalldatum	+	FS, AB
	Angabe der Hersteller- bzw. Inverkehrbringer-Adresse	+	IB, FS, PB
	Nummer und Datum dieser Norm	+	FS
	Hinweise zum Anmischen und Verarbeiten der Zement-Komponenten	+	PB
	Warnhinweise zu den Gefahren der Anwendung für den Patienten	+	PB
	Angabe, ob Verwendung mit oder ohne Spritze	+	PB
	Hinweise zum Temperatureinfluss auf die Verarbeitungseigenschaften	+	PB
	Graphische Darstellung des Temperatureinflusses auf die Verarbeitungseigenschaften	+	PB

A = Ampulle; IB = Innenbeutel; POB = Peel-Off-Beutel; PF = Pulverflasche; Alu = Alu-Schutzbeutel; PB = Packungsbeilage; FS = Faltschachtel; AB = Ampullen-Blister; GB = Gesamt-Blister

Die wichtigsten Eigenschaften von Subiton RO sind in Tabelle 67 zusammengefasst.

Tabelle 67. Die wichtigsten Charakteristika von Subiton RO

mittelviskos
Bariumsulfat als Röntgen-Opaker
Polymer enthält ein BuMA-Copolymer
Polymer mittels EO sterilisiert
Beutel und Ampulle in einem Blister verpackt
Anmischreihenfolge: Pulver, dann Monomer
VB: kurz
ISO 5833 nicht immer erfüllt, Molmasse > 350.000
niedrige Biegefestigkeiten, niedrige Schlagzähigkeit

3.2.1.22
Zimmer dough-type radiopaque

Zimmer dough-type radiopaque ist in einer länglichen, großen, rechteckigen Faltschachtel erhältlich, die der von Osteobond sehr ähnlich ist. Der Aufdruck auf der Faltschachtel entspricht der gültigen Verpackungsverordnung. Es sind Angaben zur Chargenbezeichnung der Polymerkomponenten auf einem seitlich angebrachten Etikett aufgedruckt, nicht aber separate Angaben zur Flüssigkeit. Die Zusammensetzung von Pulver und Flüssigkeit ist ebenfalls auf der blau angefärbten Faltschachtel-Oberseite angegeben. Offenbar gilt die dort angegebene aufgedruckte Charge für beide Zementkomponenten. Das Verfalldatum auf dem zusätzlichen Etikett wird sogar in der üblichen CE-Schreibweise und in Schriftform angegeben. Allerdings muss angemerkt werden, dass dies auch der einzige Hinweis auf die CE-Kennzeichnung des Materials ist, denn alle weiteren Verpackungskomponenten im Inneren der Faltschachtel tragen einen solchen Hinweis nicht mehr. Der Inverkehrbringer ist deutlich zu erkennen (Abb. 103).

Auch diese Faltschachtel von Zimmer ist zweikammerig. Man findet eine größere Kammer, in der die Flüssigkeitsampulle gelagert ist und einen kleineren Abschnitt, in dem der Polymerbeutel positioniert ist. Zudem findet man neben der Packungsbeilage vier auf einem Blatt angebrachte, leicht abziehbare Informations-Etiketten, die für die Patientendokumentation eingesetzt werden können.

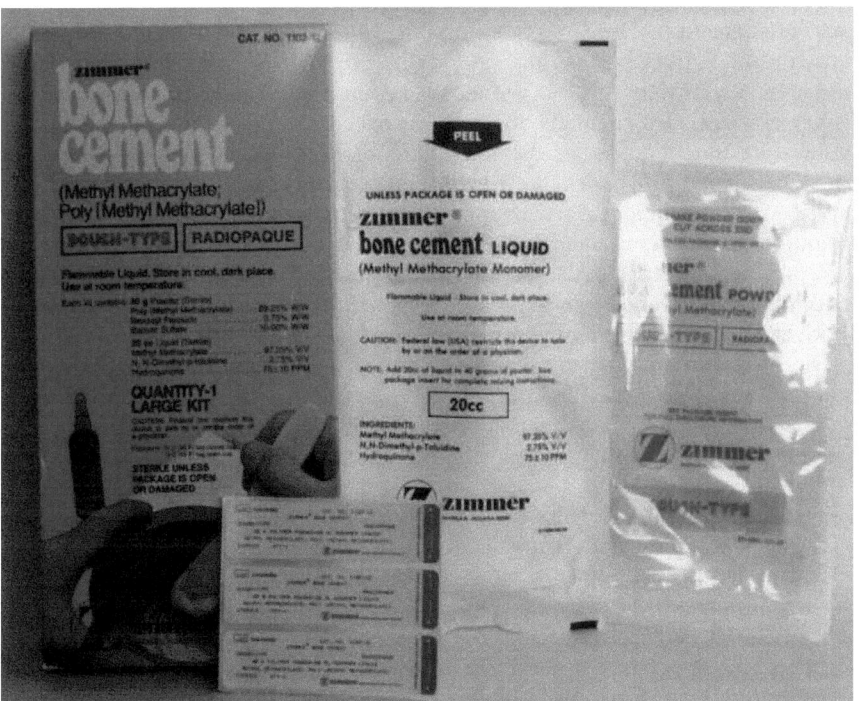

Abb. 103. Die Aufmachung des von uns untersuchten Zimmer dough-type radiopaque

Pulver	Flüssigkeit
35,70 g Polymethylmethacrylat 4,00 g Bariumsulfat 0,30 g Benzoylperoxid	18,28 g Methylmethacrylat (19,45 ml) 0,52 g N,N-Dimethyl-p-Toluidin (0,55 ml) 80 ppm Hydrochinon
40,00 g	18,8 g (20 ml)
Zimmer dough-type radiopaque	

Abb. 104. Zusammensetzung von Zimmer dough-type radiopaque cement

Der Innenbeutel, in dem das Polymerpulver verpackt ist, ist von einem Umbeutel umschlossen. Dieser besteht aus einer blau bedruckten Tyvek-Seite und einer unbedruckten Polyethylenseite. Der Umbeutel lässt sich bequem öffnen, ohne dass das Papier einreißt. Der Polyethylenbeutel innerhalb des Umbeutels liegt mit seiner ebenfalls blau bedruckten Seite unter der unbedruckten PE-Seite des Umbeutels, so dass der Aufdruck auch durch den Umbeutel hindurch gelesen werden kann. Die Chargenbezeichnung und das Verfalldatum des Polymers sind lediglich auf dem Umbeutel aufgedruckt, nicht auf dem Innenbeutel selbst. Der Innenbeutel ist nur mit einer Schere zu öffnen. Das Polymerpulver setzt sich aus 88,75 % PMMA, 0,75 % Benzoylperoxid und 10,0 % Bariumsulfat als Röntgenkontrastmittel zusammen (Abb. 104).

Die Monomerampulle ist in der gleichen Art verpackt wie Osteobond, also wie das Polymerpulver. Die Braunglasampulle ist ebenfalls von einem Umbeutel umschlossen. Dieser besteht aus einer bedruckten Tyvek-Seite und einer unbedruckten Polyethylenseite. Der Umbeutel lässt sich bequem öffnen, ohne dass das Papier einreißt. Der ebenfalls aus einer Tyvek-Seite und einer Polyethylenseite bestehende Innenbeutel, der die Ampulle enthält, ist ebenso wie der Umbeutel auf seiner Papierseite bedruckt. Die dort angegebenen Informationen sind absolut identisch. Auf beiden Verpackungseinheiten ist auf der Papierseite die Chargennummer und das Verfalldatum der Flüssigkeit angegeben. Der Innenbeutel ist im Umbeutel so verpackt, dass man die Ampulle durch die unbedruckte PE-Seite hindurch deutlich erkennen kann. Der Innenbeutel ist leicht mit dem Umbeutel verklebt, so dass die Entnahme der Innenbeutels erschwert sein kann.

Die Ampulle selbst ist mit einer weißen Farbe bedruckt und trägt eine Öffnungshilfe. Die Monomerflüssigkeit von Zimmer dough-type radiopaque besteht im wesentlichen aus Methylmethacrylat (97,23 %), Di-methyl-p-toluidin (2,77 %) sowie ca. 80 ppm Hydrochinon als Stabilisator (Abb. 104).

Für die Öffnung der Braunglasampulle ist eine Öffnungshilfe angebracht, der Polymerbeutel sollte mit Hilfe einer Schere geöffnet werden. Das Polymerpulver lässt sich bequem aus dem Beutel in das Anmischgefäß schütten.

Für die Teigherstellung wird die Pulverkomponente in das Anmischgefäß vorgegeben. Aufgrund der extrem hohen Voluminösität des Pulvers ist ein relativ großen Gefäß einzusetzen. Nach Zugabe der Flüssigkeit glaubt man zunächst nicht an eine Benetzung des Pulvers durch das Monomere. Die Anmischung ist daher besonders schwer. Nach etwa 35–40 sec. entsteht zunächst eine einigermaßen homogene Masse, aber erst nach 60 sec ein homogener Teig, der nach

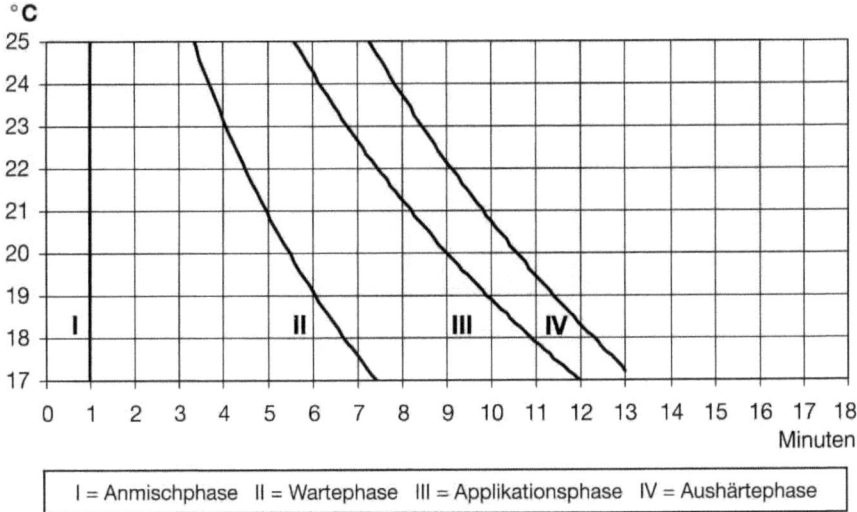

Abb. 105. Verarbeitungskurven von Zimmer dough-type radiopaque bei verschiedenen Komponenten- und Umgebungstemperaturen

4:00 min. das Ende der Klebphase erreicht hat. Im Vergleich zu Osteobond ist allerdings die Viskosität von Zimmer dough-type radiopaque stets höher. Die Verarbeitungszeit endet nach 6:40 min. Auch während der Verarbeitungsbreite des Teigs ist die Viskosität relativ hoch. Die Aushärtung des Teigs ist mit 8:30 min. abgeschlossen (Abb. 105).

Aufgrund der Zementeigenschaften muss diese Variante als ein niedrigviskoser Zementtyp eingestuft werden.

Die mechanischen Daten erfüllen in jeder Hinsicht die Norm. Die Biegefestigkeit nach ISO 5833 ist mit 62,5 MPa recht niedrig (Tabelle 68).

Die Aushärtung nach ISO 5833 ergab 12:40 min. Die Aushärtetemperatur lag bei 66,3 °C

Diese Zementvariante zeigte den höchsten Restmonomergehalt aller untersuchten Proben (Abb. 106). Der prozentuale Anteil an DmpT ist zusammen mit Simplex P am höchsten. Im Gegensatz dazu liegt der BPO-Anteil eher niedrig, wodurch das Initiatorverhältnis extrem klein ist (0,5).

Lediglich der Innenbeutel des Polymeren ist nicht mit Angaben der qualitativen und quantitativen Zusammensetzung ausgestattet worden. Die Ampullen

Tabelle 68. Mechanische Festigkeiten nach ISO 5833 und DIN 53435 von Zimmer dough-type radiopaque

	ISO 5833 Biegefestigkeit (MPa)	Biegemodul (MPa)	Druckfestigkeit (MPa)	DIN 53435 Biegefestigkeit (MPa)	Schlagzähigkeit kJ/m²
Limit	> 50	> 1800	> 70		
	62,5	2454	75,4	77	5,02

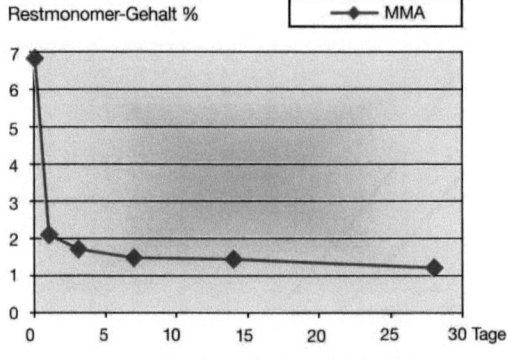

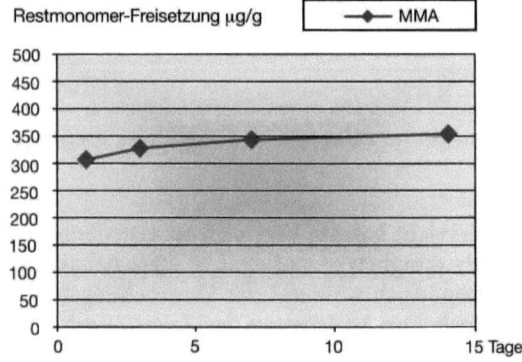

Abb. 106. Restmonomergehalt und -freisetzung von Zimmer dough-type radiopaque im zeitlichen Verlauf

hingegen trägt diese Informationen. Auf den Primärbehältnissen sind aber keinerlei Informationen zur Chargenbezeichnung und zum Verfalldatum angegeben. Ein Hinweis auf die derzeit gültige ISO-Norm fehlt. Des weiteren ist in der Packungsbeilage keine graphische Darstellung zum Temperatureinfluss auf die Verarbeitungsbreite angegeben (Tabelle 69).

Die wichtigsten Eigenschaften von Zimmer dough-type radiopaque sind in Tabelle 70 zusammengefasst.

Tabelle 69. Anforderungen der ISO 5833 (1992) an die Packungseinheiten von Zimmer dough-type radiopaque

Anforderung		+ = erfüllt - = nicht erfüllt	Angaben vorhanden auf
	Pulver doppelt verpackt?	+	–
	Flüssigkeit doppelt verpackt?	+	–
Angaben zu Bestandteilen des Pulvers	Qualitativ	+	POB, FS, PB
	Quantitativ	+	POB, FS, PB
Angaben zu Bestandteilen der Flüssigkeit	qualitativ	+	A, POB, FS, PB
	quantitativ	+	A, POB, FS, PB
	Warnhinweis für Monomer: leichtentzündlich	+	A, POB, FS
	Hinweis auf Lagerbedingungen (≤ 25 °C, dunkel)	+	A, POB, FS
	Hinweis auf Sterilität	+	POB, IB, FS
	Hinweis auf Wiederverwendungsverbot	–	PB
	Angabe von Chargen-Nummer(n)	+	FS, POB
	Angabe von Verfalldatum	+	FS, POB
	Angabe der Hersteller- bzw. Inverkehrbringer-Adresse	+	IB, FS, POB, PB
Angaben in der Packungsbeilage	Nummer und Datum dieser Norm	–	–
	Hinweise zum Anmischen und Verarbeiten der Zement-Komponenten	+	PB
	Warnhinweise zu den Gefahren der Anwendung für den Patienten	+	PB
	Angabe, ob Verwendung mit oder ohne Spritze	+	PB
	Hinweise zum Temperatureinfluss auf die Verarbeitungseigenschaften	+	PB
	Graphische Darstellung des Temperatureinflusses auf die Verarbeitungseigenschaften	–	–

A = Ampulle; IB = Innenbeutel; POB = Peel-Off-Beutel; PF = Pulverflasche; Alu = Alu-Schutzbeutel; PB = Packungsbeilage; FS = Faltschachtel; AB = Ampullen-Blister; GB = Gesamt-Blister

Tabelle 70. Die wichtigsten Charakteristika von Zimmer dough-type radiopaque

niedrigviskos
Bariumsulfat als Röntgen-Opaker
Polymer gammabestrahlt
Beutel und Ampulle getrennt verpackt
Anmischreihenfolge: Pulver, dann Monomer
Polymer voluminös; Teig erscheint trocken
VB: lang
ISO 5833 erfüllt, Molmasse < 350.000
niedrige ISO-Biegefestigkeit, niedriger E-Modul

3.2.2
Vergleichende Untersuchung antibiotikafreier Zemente

Nachdem die Zemente und deren Verpackung im einzeln beschrieben worden sind, sollen nun einige wichtige Parameter der im Vergleich betrachtet und mit Literaturangaben diskutiert werden.

3.2.2.1
Aushärtetemperatur/Aushärtezeiten

Die niedrigsten Aushärtetemperaturen konnten in der vorliegenden Untersuchung bei Palavit LV und Palavit HV gefunden werden. Die Ursache für die doch deutlichen Unterschiede zu allen anderen untersuchten Zementtypen liegt sicherlich in der Zusammensetzung der Monomerflüssigkeit. Das in der Flüssigkeit enthaltene Terpinolen bewirkt eine Verzögerung der Polymerisation. Dadurch wird das Temperaturmaximum vermindert. Die Cemex-Zemente, die als einzige Knochenzemente auf dem Markt ein nahezu 3:1 Pulver-Flüssigkeits-Ver-

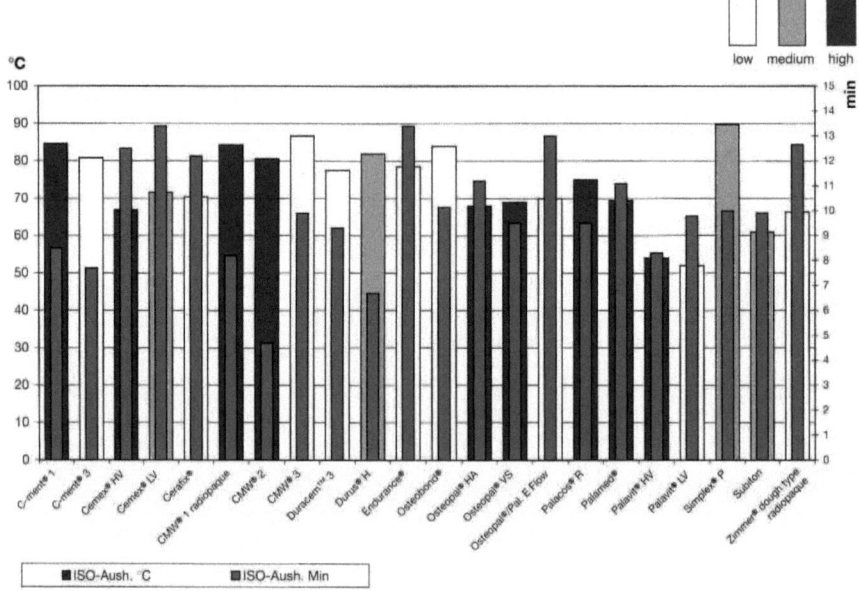

Abb. 107. ISO-Aushärtung und ISO-Temperatur der untersuchten antibiotikafreien Knochenzemente

hältnis aufweisen (Abb. 11) und daher theoretisch eine deutlich niedrigere Aushärtetemperatur zeigen müssten, liegen hier im großen Mittelmaß. Der Hersteller wirbt mit Polymerisationstemperaturen um 55 °C und führt ebenfalls das besondere Mischverhältnis an. Die Zemente Simplex P, Osteobond, Durus H sowie C-ment 1 und 3 weisen zusammen mit den CMW 1, 2 und CMW 3 Werte auf, die stets deutlich über 80 °C liegen (Abb. 107).

Die relativ niedrige Polymerisationstemperatur von Zimmer dough-type wird auch von Edwards und Thomasz (1981) mit 54 °C sowie Hansen und Jensen (1990) mit 69,5 °C und Kindt-Larsen et al. (1995) bestätigt, wobei die erstgenannten Autoren die deutlich niedrigste Temperatur ermittelten. Möglicherweise wurden unterschiedlich dicke Formkörper bei den Untersuchungen verwendet. Meyer et al. (1973) findet an 3 mm dicken Formkörper von Simplex P eine Aushärtetemperatur von ca. 60 °C, während an 10 mm dickem Material die Temperatur bereits bei 107 °C lag.

Hansen und Jensen (1990) ermittelten an 9 verschiedenen Zementtypen eine Polymerisationstemperatur nach ISO 5833 von 66 – 82,5 °C an 6 mm dicken Formkörpern. Die bei dieser Untersuchung gefundenen Werte für Cerafix von 66 °C, für Palacos E-flow von 73 °C, Zimmer dough-type von 69,5 °C entsprechen denen der hier vorgestellten Ergebnisse.

Deutlich unterschiedliche zu den von uns beobachteten Temperaturen werden für CMW 3 (77,5 °C), Simplex P (81,5 °C), CMW 1 (76,5 °C) und für Palacos R (82,5 °C) offenkundig. Dabei liegen die Werte nach Hansen und Jensen (1990) der CMW-Zemente bzw. Simplex P ca. 10 °C niedriger und die für Palacos ca. 10 °C höher als die von uns ermittelten Aushärtetemperaturen, obwohl exakt dieselbe Methode nach ISO 5833 angewandt wurde. Ähnliche Abweichungen können auch bei der Aushärtezeit im Vergleich zu den Werten von Hansen und Jensen (1990) beobachtet werden. Im Gegensatz dazu finden wir eine gute Übereinstimmung unsere Ergebnisse mit den von Edwards und Thomasz (1981) gefundenen Aushärtezeiten.

3.2.2.2
Druckfestigkeiten

Mit der Einführung der ASTM-Norm in den USA 1978 und der weltweiten Harmonisierung dieser Norm zur ISO 5833 wurde als mechanische Prüfung zunächst nur die Druckfestigkeit in die Norm aufgenommen. Ungethüm und Hinterberger (1978) überprüften seinerzeit erstmals die damals auf dem Markt befindlichen Knochenzemente (Tabelle 71) gemäß der Norm.

Tabelle 71. Vergleichende mechanische Daten nach ISO 5833/1 (Ungethüm und Hinterberger 1978)

Zement	Druckfestigkeit MPa	Schlagzähigkeit kJ/m²
Palacos R	82,8 ± 6,1	2,83
Refobacin-Palacos R	86,3 ± 6,2	2,45
Sulfix 6	103,6 ± 7,8	2,62
Simplex	92,3 ± 3,7	2,42
CMW	91,3 ± 5,6	2,17

Diese Ergebnisse stimmen bezüglich der Druckfestigkeiten mit denen der vorliegenden Untersuchung gut überein. Dies kann daran liegen, dass nur bei exakter Einhaltung der in der Norm angegebenen methodischen Vorgaben vergleichbare Resultate herauskommen.

Bei den eigenen Untersuchungen der Druckfestigkeiten nach ISO 5833 fallen zwei Gruppen von Zementen auf. Die eine Gruppe weist Druckfestigkeiten von über 100 MPa oder knapp darunter auf und die zweite Gruppe liegt mit ihren Werten sicher aber knapp über dem Grenzwert der ISO-Norm von 70 MPa (Abb. 108).

Zur ersten Gruppe gehören Palavit LV, Osteobond, C-ment 3, Palavit HV, Endurance, Durus H, CMW 1, CMW 2, CMW 3, Cerafix und Cemex HV. Darunter befinden sich viele niedrigviskose Zementtypen (Abb. 108). Die hohen Druckfestigkeiten der Palavit-Produkte könnten mit dem in der Flüssigkeit vorhandenen Ethylenglycoldimethacrylat zusammenhängen. Diese Komponente wird als Vernetzer der Flüssigkeit zugegeben, um die Beweglichkeit der Polymerketten unter Druckbelastung einzuschränken, damit starrer zu werden und einer möglichen Ausweichreaktion der Ketten entgegenzuwirken. Damit wird das Material in der Regel etwas spröder, weist bei gleichzeitig vorhandenen hohem E-Modul weniger plastische Reserven auf und bricht möglicherweise unter Belastung leichter.

> Eine zu hohe Druckfestigkeit der Knochenzemente bei gleichzeitig hohem E-Modul dürfte daher in der Endoprothetik als elastischen Puffer zur gleichmäßigen Kraftübertragung auf den Knochen eher als ein Nachteil angesehen werden.

Es wäre demnach wünschenswert, wenn u.a. für die Druckfestigkeit nicht nur ein unteres sondern auch ein oberes Limit in der Norm festgeschrieben wird.

Hohe Druckfestigkeiten über 100 MPa werden u.a. für Sulfix 6 in der Literatur beschrieben (Edwards und Thomasz 1981). Solche Angaben auch für andere niedrigviskose Zemente können ebenfalls bei Hansen und Jensen (1992) gefunden werden, die beispielsweise für CMW 3 Druckfestigkeiten von 100-104 MPa fanden. Trotz der niedrigen Viskosität finden auch Krause et al. (1980) für Zimmer dough-type eine Druckfestigkeit von lediglich 73 MPa und Bargar et al. (1983) eine von 81 MPa für denselben Zementtyp.

Manche Hersteller werben in Prospekten ebenfalls mit hohen Druckfestigkeiten ihrer Produkte. So stimmen beispielsweise die Herstellerangaben zur Druckfestigkeit für Cerafix mit 107 MPa gut mit den von uns ermittelten Werten überein. Für die Cemex-Zemente werden Druckfestigkeiten von über 120 MPa und ein E-Modul von weit über 3000 MPa propagiert. Gemäß den physikalischen Gesetzmäßigkeiten wären die Cemex-Zemente sehr spröde. Wir konnten aber weder eine derart hohe Druckfestigkeit noch einen so extremen E-Modul finden.

In der zweiten Gruppe finden wir Osteopal HA, Osteopal VS, Palacos R, Simplex P und Zimmer dough-type. Die niedrigen Druckfestigkeiten von Osteopal VS bzw. Osteopal HA lassen sich sicherlich auch durch den hohen Anteil von Füllstoffen im Polymerpulver erklären.

Die von uns ermittelten Ergebnisse decken sich mit denen von Hansen und Jensen (1992) sowie Kindt-Larsen et al. (1995), die ebenfalls an hochviskosen Zementen eher eine Druckfestigkeit von < 90 MPa feststellten. Unterschiedliche

Dynstat-Biegefestigkeiten

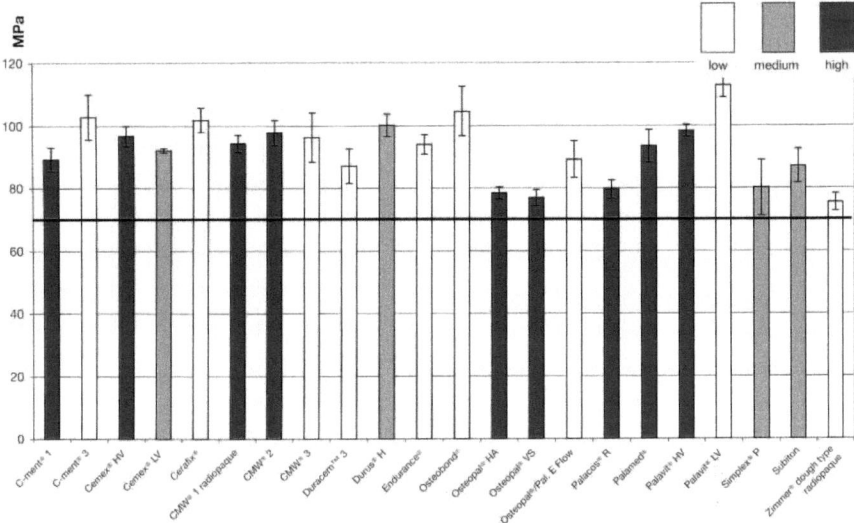

Abb. 108. Druckfestigkeit der antibiotikafreien Knochenzemente nach ISO 5833

Angaben werden diesbezüglich insbesondere für Simplex P gefunden. Während unsere Untersuchungen Festigkeiten von ca. 80 MPa im Mittel aufzeigen konnten, kommen Kindt-Larsen et al. (1995) unabhängig von der Anmischtechnik zu Druckfestigkeiten von nahezu 100 MPa. Solche hohen Resultate finden auch Edwards und Thomasz (1981). Hohe Druckfestigkeiten von niedrigviskosen Knochenzementen im Vergleich zu den hochviskosen Vertretern lassen sich auch durch die vorliegenden Untersuchung bestätigen.

Neben Probenvorbereitung und Lagerbedingungen der hergestellten Formkörper sind die Prüfbedingungen von entscheidender Bedeutung für die Ergebnisse. Lee et al. (1978) hatten bereits frühzeitig auf eine Reihe von Einflussfaktoren hingewiesen. Wir möchten hier lediglich die Bedeutung der »strain rate« zitieren, die an den unterschiedlichen Proben bezüglich der Druckfestigkeit Werte zwischen 80 und 122 MPa ergaben. Ähnliche Beobachtungen konnten die Autoren auch bei der Bestimmung des Elastizitätsmoduls feststellen.

3.2.2.3
Dynstat-Biegefestigkeiten

Die Dynstat Biegefestigkeit ist keine Prüfung, die in der für PMMA-Knochenzemente relevante ISO-Norm angegeben wird. Zudem sind die Formkörper für diese Tests besonders klein: 15 x 10 x 3,3 mm. Bei derart kleinen Prüfkörpern ist der Auflageabstand während der Messung etwa 10 x so groß wie die Probenhöhe, so dass die Grundvoraussetzung für eine normale Spannungsverteilung aus physikalischer Sicht nicht mehr gegeben ist. Aus diesem Grund sollten die Ergebnisse der Dynstat-Prüfungen für die Biegefestigkeit und Schlagzähigkeit nicht überbewertet werden. Jede noch so geringe Fehlstelle im Formkörper wirkt sich bei dieser Versuchsanordnung dramatisch auf das Endresultat aus. Es sollte daher bei

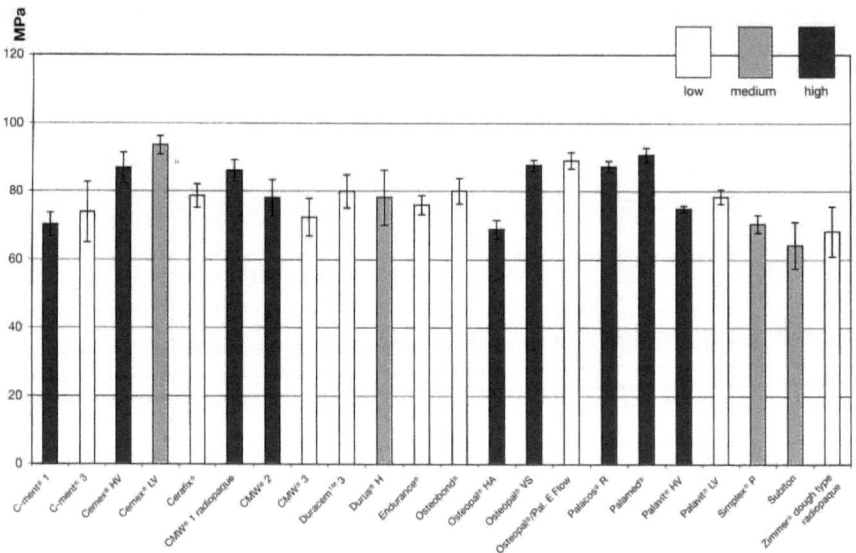

Abb. 109. Dynstat-Biegefestigkeiten der antibiotikafreien Zemente nach DIN 53435

den ermittelten Ergebnissen nicht nur auf die Werte an sich geachtet werden, sondern insbesondere auch auf die Standardabweichung aller untersuchten Proben.

In der Spitzengruppe der Biegefestigkeiten liegen Palamed, Palacos, Osteopal sowie die beiden Cemex-Zemente (Abb. 109). Einen Überblick über Ergebnisse der Biegefestigkeiten und Schlagzähigkeiten nach DIN 53435 (1983) sowie des Elastizitätsmoduls nach DIN EN ISO 1567 (früher DIN 13907) gibt Ege (1994).

3.2.2.4
Dynstat-Schlagzähigkeiten

> Schlagzähigkeiten werden u.a. gerne als Kenngröße für Materialien eingesetzt, die hohen Belastungsgeschwindigkeiten ausgesetzt werden (z.B. Kunststoffe in der Autoindustrie als Verhalten unter Stress).

Aufgrund dieser Konstellation ist dieser Test für Knochenzemente weniger von Bedeutung. Zudem werden beim Dynstat-Test für die Schlagzähigkeit die kleinen Formkörpermaße verwendet, die über die bereits angesprochenen ungünstigen Spannungsverteilungen verfügen (vgl. 3.2.2.3). Bei der Alternativmessung der »echten Schlagzähigkeit« werden dieselben Formkörper eingesetzt, die auch beim ISO-4-Punkt-Biegeversuch angewandt werden, also Prüfkörpermaße von 3,3 x 10 x 75 mm. In diesem Zusammenhang ist interessant, dass bereits Ungethüm und Hinterberger im Jahre 1978 die Schlagzähigkeit im Pendelversuch ermittelt haben und somit ein Vergleich mit den von uns ermittelten Werten möglich ist.

Dynstat-Schlagzähigkeiten

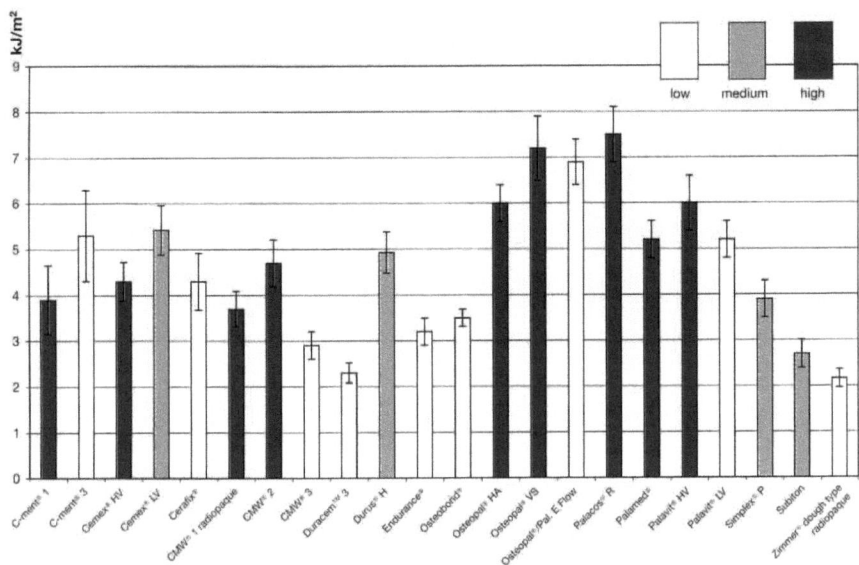

Abb. 110. Dynstat-Schlagzähigkeit für antibiotikafreie Zemente nach DIN 53435

Obwohl dieser Test sicherlich keine optimale Voraussetzungen für die Prüfungen von Knochenzemente bietet, fallen im Gegensatz zu Ungethüm und Hinterberger (1978) gerade bei den von uns ermittelten Ergebnissen erhebliche Unterschiede auf. Werte über 5 kJ/m^2 weisen C-ment 3, Cemex LV, Osteopal - Produkte, Palacos, Palamed sowie die Palavit - Produkte auf. Extrem niedrige Schlagzähigkeiten mit Werten deutlich unter 3 kJ/m^2 finden wir bei CMW 3, Duracem, Subiton und Zimmer (Abb. 110).

Niedrige Schlagzähigkeiten für Zimmer dough-type konnte auch Ege (1992) feststellen. In dieser Aufstellung wird deutlich, dass einige niedrigviskose Zemente extrem gute Schlagzähigkeiten aufwiesen, eine Beobachtung, die sich nach unseren Ergebnissen nicht grundsätzlich auf alle niedrigviskosen Zemente übertragen lässt.

Tendenziell werden die von uns ermittelten Werte auch von Ungethüm und Hinterberger (1978) beobachtet. Auch dort lagen die Materialien mit MA-MMA-Copolymeren (alle Palacos-, Palamed- und Osteopal-Produkte) – über denen mit reinem PMMA (z. B. CMW -Produkte), Butylmethacrylat (z. B. Duracem 3/Sulcem 3) oder Styrol (z. B. Simplex P). So zeigen beispielsweise ältere Untersuchungen an Sulfix 6 bzw. Sulfix 60 als Vorgängerprodukte von Duracem 3/Sulcem 3 ebenfalls niedrige Schlagzähigkeiten.

Eine weitere Interpretationsmöglichkeit für die Festigkeitsunterschiede der verschiedenen Materialien könnte die unterschiedliche Nachpolymerisation der Zementtypen sein. Die Prüfkörper werden – ebenso wie für die Dynstat-Biegefestigkeit – nach ca. 16 h Lagerung trocken der Prüfung unterzogen. Zu diesem Zeitpunkt dürften sich die untersuchten Materialien in verschiedenen Stadien der Nachpolymerisation befinden. Knochenzemente, die aufgrund der Reakti-

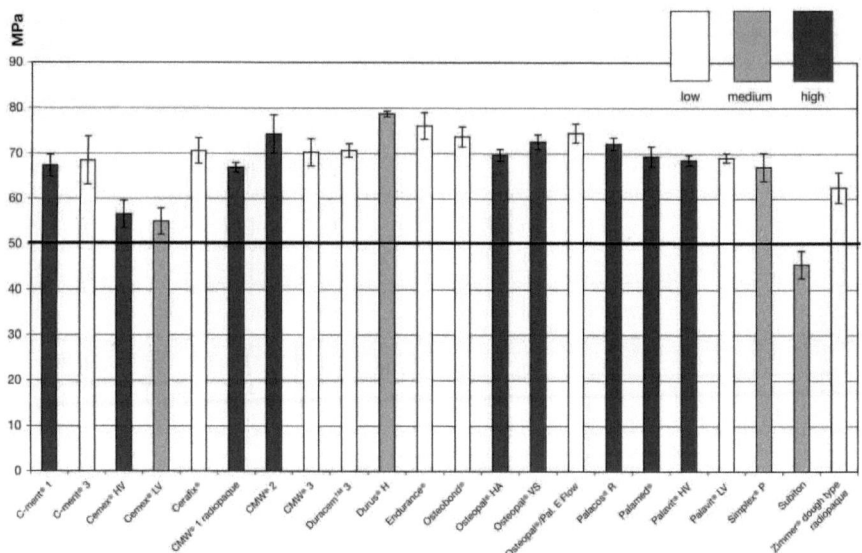

Abb. 111. Biegefestigkeiten für antibiotikafreie Zemente nach ISO 5833

onskinetik über ein günstiges BPO/DmpT-Verhältnis verfügen, dürften bei dieser Versuchsanordnung anderen im Vorteil sein. Eine raschere Nachpolymerisation muss in bezug auf die Anwendungsgebiete als ein Vorteil angesehen werden, weil bei solchen Materialien der Endzustand früher erreicht wird.

3.2.2.5
ISO-Biegefestigkeiten

> Im Gegensatz zu den Dynstat-Prüfungen setzt man bei den ISO-Biegefestigkeiten genormte Prüfkörper ein, die zudem ca. 50 h im Wasser oder Ringerlösung gelagert werden, bevor der Test durchgeführt wird. Durch die Lagerung im wässrigem Medium muss ein zusätzlicher Faktor in die Überlegungen mit einfließen: die Wasseraufnahmefähigkeit der Materialien.

Auffallend sind die vergleichsweise niedrigen ISO-Biegefestigkeiten von den Cemex-Produkten und die Nichterfüllung der Norm aller der von uns getesteten Subiton-Chargen (Abb. 111).

Aus der Literatur bekannt sind auch niedrige Biegefestigkeiten für Zimmer-Zemente mit 48 MPa (Hansen und Jensen 1992) sowie 56 MPa (Weber und Bargar 1983). Bei dieser Untersuchung liegen alle weiteren geprüften Zemente um die 70 MPa. Im Gegensatz zu Hansen und Jensen (1992), die bei Simplex P mit 74 MPa den höchsten Wert ermitteln konnten, zeigt dieser Zement bei unseren Untersuchungen stets niedrigere Werte. Des weiteren liegen sowohl die CMW-Zemente als auch die Palacos-Produkte doch erheblich höher als in der Untersuchung von Hansen und Jensen (1992).

Elastizitätsmodul

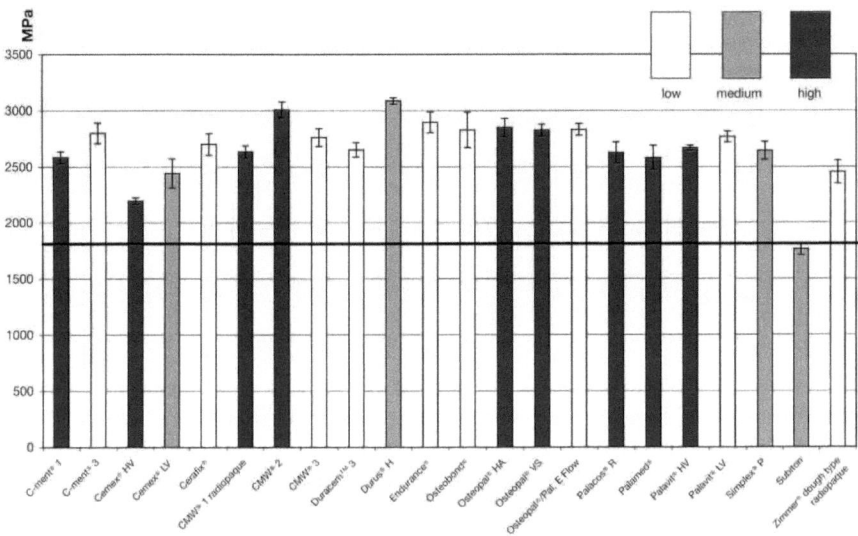

Abb. 112. Biegemodul nach ISO 5833 für antibiotikafreie Zemente

3.2.2.6
Elastizitätsmodul

> Der Elastizitätsmodul gilt als Kenngröße für die Steifigkeit eines Materials. Er gibt an, wie stark sich ein Material unter Last verformt. Je höher der E-Modul, desto weniger verformt sich ein Material unter Last.

Die Steifigkeit des Materials hängt u. a. stark von der Fähigkeit ab, wie rasch Wasser aufgenommen und eingelagert wird. Aus diesem Grund ist in der ISO-Norm genau angegeben, wie lange die Formkörper einer Wasser- bzw. Ringerlösung-Lagerung ausgesetzt sein müssen. Weitere Einflussfaktoren wurden bei Lee et al. (1978) beschrieben.

Alle von uns untersuchten Biegemodule liegen in der Norm mit Ausnahme der untersuchten Subiton-Chargen. Im Vergleich zur Versuchsanordnung der ISO-Norm haben wir die ISO-Formkörper nach der Dynstat-Methode einer Trockenlagerung bei 23 °C ausgesetzt um den Effekt der Wasseraufnahme auf die mechanische Festigkeit detailliert zu prüfen. Die wassergelagerten Proben weisen im anschließenden Test Biegemodule von bis zu 500 MPa niedriger auf (Abb. 112).

Trotz dieser Unterschiede lagen alle ermittelten Resultate noch deutlich oberhalb des Grenzwertes von 1800 MPa für den Biegemodul gemäß ISO 5833.

Im Gegensatz dazu ergaben die Ergebnisse der Biegefestigkeit keine signifikanten Unterschiede im Vergleich von 16 h Trockenlagerung und 50 h Wasserlagerung bei 37 °C (Tabelle 72).

Interessant bei den in Tabelle 6 zusammengefassten Festigkeitsuntersuchungen sind die extrem unterschiedlichen Ergebnisse für Simplex P. Während die untersuchten Chargen, die wir für unserer Vergleichsuntersuchung überprüft

Tabelle 72. Vergleich des 4-Punkt E-Moduls bzw. der 4-Punkt Biegefestigkeit an ISO Formkörpern zwischen Lagerung 16 h trocken 37 °C und 50 h nass 37 °C (Kühn und Ege 1999)

Material	Charge	4 Punkt E-Modul 16h trocken MPa	4 Punkt E-Modul 50h nass MPa	4 Punkt Biegefestigkeit 16h trocken MPa	4 Punkt Biegefestigkeit 50h nass MPa
Simplex P	148DD/822DD	2915	2665	51,7	50,5
Palacos R	8909	3075	2697	71,7	68,3
CMW 1	XO79R40	2964	2682	68,2	70,8
CMW 3	YOO9L40	3275	2875	73,7	72,8
Osteopal	9035	3049	2795	77,1	73,6

hatten, noch Mittelwerte von ca. 70 MPa aufwiesen, finden wir bei der in Tabelle 72 untersuchten Charge unter Anwendung derselben Methode lediglich 50,5 MPa.

Des weiteren haben wir geprüft, welche Veränderungen bezüglich Biegefestigkeit und Schlagzähigkeit bei Knochenzement-Prüfkörpern durch Lagerung in Wasser bei 37 °C eintreten (Tabelle 73).

Es zeigte sich, dass die mechanischen Festigkeiten der Prüfkörper nach 2 Std. Wasserlagerung bei 37 °C vergleichbar sind mit denen, die 4 Wochen entsprechend gelagert wurden. Nach unseren Erfahrungen treten keine signifikanten Veränderungen der mechanischen Festigkeiten über eine Lagerung von 4 Wochen hinaus auf. Als Erklärung für dieses Phänomen kann angeführt werden, dass während der Nachpolymerisationsphase zunächst ein leichter Anstieg der Festigkeit erfolgt und mit der zunehmenden Wasseraufnahme dann ein Plastifizierungseffekt eintritt, der für die nachträgliche Abnahme der mechanischen Festigkeiten verantwortlich sein dürfte (vgl. Tabelle 73).

Grundsätzlich gibt es keine Anzeichen von in vivo-Zementalterung durch Einwirkung der Körperflüssigkeit. Kirschner (1978) kommt bei seinen Untersuchungen zur Zementalterung zu dem Schluss, dass fehlerhafte Implantatverankerungen nicht auf möglichen Alterungsprozessen des Knochenzements basieren, sondern auf biomechanischen Faktoren. In einer ganzen Reihe von Langzeitstudien wurden ebenfalls keine alterungsbedingten Veränderungen an in Ringer-Lösung gelagerten Zementproben beobachtet (Müller 1987, Hiss 1987).

Tabelle 73. Biegefestigkeiten und Schlagzähigkeiten nach DIN 53435 von Palacos-Prüfkörpern nach Lagerung im Wasser bei 37 °C

Lagerung	Zeit der Prüfung (nach Herstellung der Formkörper)	Dynstat Biegefestigkeit MPa	Dynstat Schlagzähigkeit kJ/m^2
Trocken	1 Std.	66,87	4,41
Wasser/37°C	2 Std.	77,38	4,95
Wasser/37°C	5 Std.	79,64	5,07
Wasser/37°C	16 Std. (24 Std.)	88,24	4,90
Wasser/37°C	2 Wochen	81,64	4,39
Wasser/37°C	4 Wochen	76,24	4,58

3.2.3
Antibiotikahaltige Zemente

Im folgenden werden alle derzeit im Markt befindlichen antibiotikahaltigen Knochenzemente beschrieben. Nach unseren Recherchen sind heute 18 verschieden antibiotikahaltige Knochenzemente im Markt. Allofix G wird laut Herstellerangaben nicht mehr produziert, ist aber noch in einigen Ländern im Markt. Neuerdings wird Allofix G durch Sulcem 3 G ersetzt, eine Variante, die sich nur in der Flüssigkeit geringfügig unterscheidet. Dieser Zement stand uns nicht rechtzeitig für die vergleichende Untersuchung zur Verfügung. Einige Zemente mit Antibiotika existieren offenbar nur in diversen Broschüren von Herstellern. Trotz intensiver Bemühungen war es uns nicht möglich, z.B. von Durus HA oder Durus LA Material für Untersuchungen zu bekommen. Laut Packungsbeilage des Herstellers kann für Durus H ein zusätzlicher Beutel mit Antibiotika bestellt werden und das Antibiotikum bei der Zementherstellung dem Pulver zugemischt werden. Ein weiterer, mittlerweile zugelassener Zement, der uns nicht rechtzeitig für die Untersuchung zur Verfügung stand, ist Antibiotic Simplex Tobramycin von Howmedica (Tabelle 74).

Tabelle 74. Im Markt befindliche antibiotikahaltige Zemente

Name	Verantwortlicher Hersteller	Viskositätstyp	Pulversterilisation	Marktverbreitung
AKZ	Stryker Howmedica	medium	Gammabestrahlung	weltweit
Allofix-G (ähnlich Sulcem 3 G)	Sulzer	low	Formaldehyd	Mitteleuropa, CH
Cemex-Genta HV	Tecres	high	Ethylenoxid	Südeuropa, I
Cemex-Genta LV	Tecres	medium	Ethylenoxid	Südeuropa, I
Cerafixgenta	Ceraver Osteal	low	Gammabestrahlung	Südeuropa, F
CMW 1 Gentamicin	DePuy – J&J	high	Gammabestrahlung	weltweit
CMW 2 G	DePuy – J&J	high	Gammabestrahlung	weltweit
CMW 2000 Gentamicin	DePuy – J&J	high	Gammabestrahlung	weltweit
CMW 3 Gentamicin	DePuy – J&J	low	Gammabestrahlung	weltweit
Copal	Merck	high	Ethylenoxid	weltweit
Genta C-ment 1	E. M. C. M. B. V.	high	Ethylenoxid	Mitteleuropa, D
Genta C-ment 3	E. M. C. M. B. V.	low	Ethylenoxid	Mitteleuropa, D
Osteopal G	Merck	low	Ethylenoxid	weltweit
Palacos LV + G/E Flow with G.	Schering Plough	low	Ethylenoxid	weltweit
Palacos R with Gentamicin	Schering Plough	high	Ethylenoxid	weltweit
Palamed G	Merck	high	Ethylenoxid	weltweit
Refobacin-Palacos R	Merck	high	Ethylenoxid	weltweit
Subiton G	Prothoplast	medium	Ethylenoxid	Argentinien

F, Frankreich; *D*, Deutschland; *I*, Italien; *CH*, Schweiz

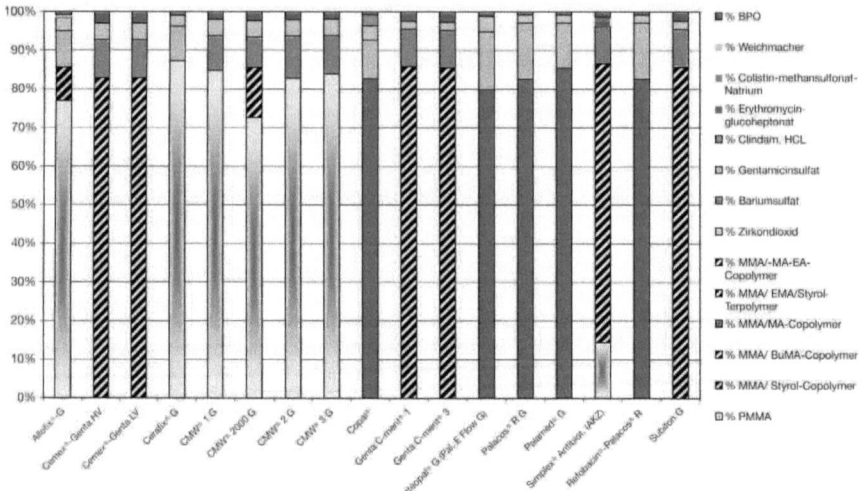

Abb. 113. Zusammensetzung der Pulverkomponenten aller untersuchten antibiotikahaltigen Zemente

Nahezu alle Zemente enthalten als Antibiotikum Gentamicinsulfat in unterschiedlichen Mengen. Lediglich ein Knochenzement, nämlich AKZ, enthält völlig andere Substanzen: Erythromycin-glucoheptonat und Colistin-methansulfonat-Natrium. Ein weiterer Vertreter, Copal, enthält neben Gentamicinsulfat noch Clindamicin-HCL. Der Zement soll vorrangig bei Revisionen infizierter Hüften eingesetzt werden.

Auch von allen diesen Zementen haben wir mindestens 3 verschiedene Chargen untersucht. Wir haben die verschiedenen Hersteller direkt angeschrieben und um Material gebeten oder aber die Produkte über Klinikapotheken besorgt.

Es konnten demnach nur die Zementpackungen beschrieben werden, die auch in der Deutschland erhältlich sind und demnach Zugang zu den Krankenhäusern haben. Es ist durchaus möglich, dass es für einige Zemente länderspezifische Aufmachungen gibt. Solche Begebenheiten sind bei der Beschreibung der Zementaufmachungen nicht berücksichtigt worden.

Auch bei den wirkstoffhaltigen Zementtypen zeigt der vergleichende Überblick zur Zusammensetzung der verschiedenen Polymerpulver bereits deutliche Unterschiede auf. Bei einigen antibiotikahaltigen Zementen konnten hinsichtlich der Herstellerangaben zur Zusammensetzung des Polymerpulvers im Vergleich zu den eigenen Untersuchungen deutliche Abweichungen festgestellt werden.

Auch die gentamicinhaltigen Cemex-Zemente enthalten ca. 3% Styrol und Subiton G ca. 20% n-Butylmethacrylat als Comonomere im Polymerpulver, und die Genta C-ment-Zemente enthalten einige Prozent Methylacrylat und Ethylacrylat. Die Schraffur der Copolymer-Balken in Abbildung 113 soll deutlich machen, dass hier neben MMA Comonomere mit nicht genau bekanntem Anteil vorliegen. Der exakte prozentuale Comomeren-Anteil kann mittels NMR festgestellt werden.

Bei den wirkstoffhaltigen Produkten im Markt werden nur von wenigen Anbietern mehrere Zementversionen am Markt angeboten. Auffallend ist dabei

Antibiotikahaltige Zemente

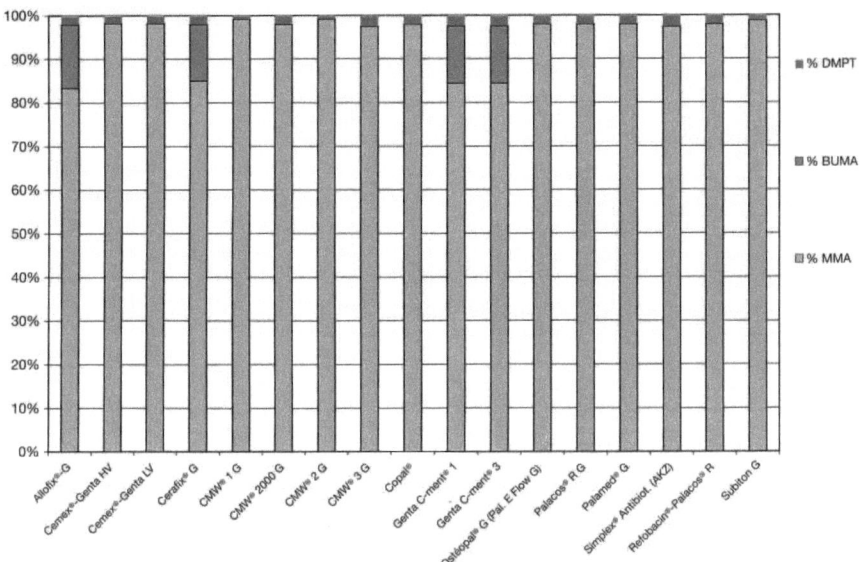

Abb. 114. Zusammensetzung der Flüssigkeitskomponenten aller untersuchten antibiotikahaltigen Zemente

auch hier die enge chemische Verwandtschaft von Zementtypen des gleichen Herstellers. Dabei werden den Produkten zur Grundpolymersubstanz lediglich noch verschiedene Wirkstoffe zugesetzt. Einen Hinweis auf den Einsatz von möglicherweise unterschiedlichen Wirkstoffqualitäten bei einem Hersteller konnte nicht beobachtet werden. Die Wirkstoffe müssen – soweit sie in Pharmakopöen beschrieben sind – diesen Anforderungen entsprechen.

Bei allen antibiotikahaltigen Produkten der Firma Heraeus Kulzer, deren Polymerpulver grün eingefärbt ist, kommt offenbar eine Polymerbasis zum Einsatz, die nahezu identisch zu den wirkstofffreien ist.

Bezüglich der Zusammensetzung der Flüssigkeiten finden wir bei keinem der untersuchten Produkte eine Abweichung im Monomeren von antibiotikahaltigen und wirkstofffreien Zementtypen. Alle Flüssigkeiten zeichnen sich durch das bekannte MMA-DmpT-System aus.

Vier der untersuchten Zementtypen enthalten neben MMA noch BuMA im Monomeren: Allofix G, Cerafixgenta, Genta C-ment-1 und Genta C-ment-3. Interessant ist sicherlich die Beobachtung, dass bei einigen wenigen Produkten (wie Cemex-Zementen) die Flüssigkeitszusammensetzung der wirkstofffreien Varianten nicht identisch mit der der wirkstoffhaltigen ist.

Vernetzer haben wir in keiner Flüssigkeit nachweisen können, obwohl in der Literatur der Zusatz von Vernetzer in dem Monomeren als ein Fortschritt zur Verbesserung der physikalischen Zementeigenschaften propagiert wird.

Die Angaben in Abbildung 115 zeigen die Gewichtsprozentanteile jeder Initiatorkomponente. Diese Darstellung wurde gewählt, weil das Polymerpulver/Monomerflüssigkeits-Verhältnis (Abb. 115) der verschiedenen untersuchten

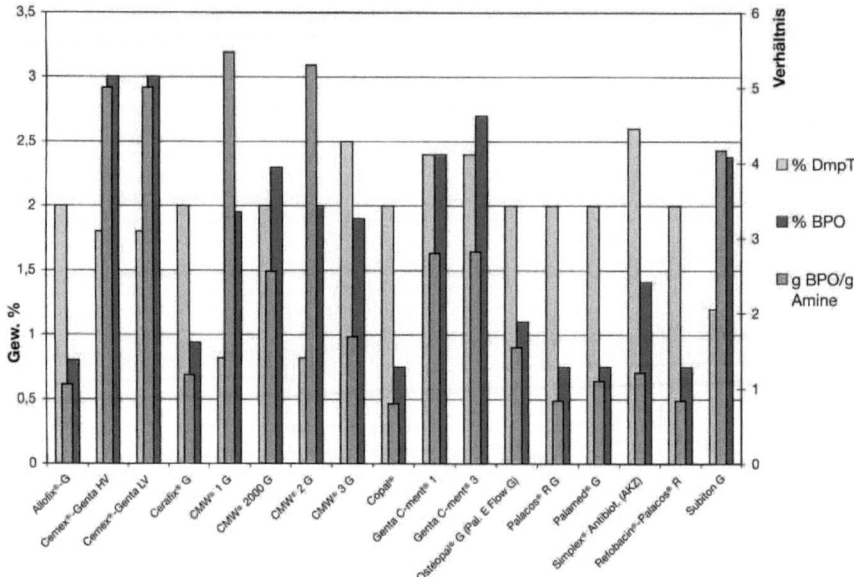

Abb. 115. Initiatorverhältnisse aller untersuchten antibiotikahaltigen Zemente

Zemente sehr unterschiedlich sein kann und damit trotz eines Pulverüberschusses im Vergleich zur korrespondierenden Flüssigkeit durchaus das Initiatorverhältnis gleich 1 sein kann.

Als Röntgenkontrastmittel kommen lediglich Zirkondioxid und Bariumsulfat in unterschiedlichen Konzentrationen zum Einsatz. Die niedrigsten Mengen an Röntgenkontrastmittel weist mit 8 % CMW 2000 G auf, es folgen Cerafixgenta (9 %) und Allofix G (9,5 %). Bei den CMW-Zementen finden wir bei CMW 3 G ca. 10 % und

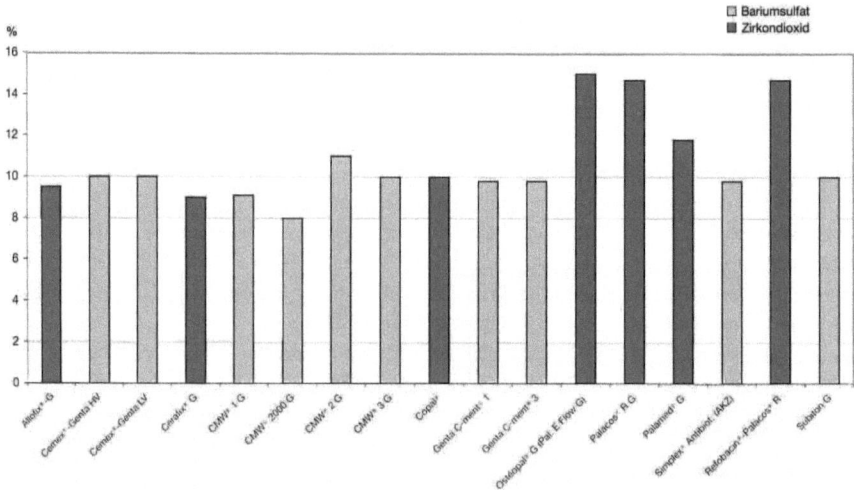

Abb. 116. Röntgenkontrastmittelgehalt aller untersuchten antibiotikahaltigen Zemente

bei CMW 2 G ca. 11 %, wobei die hochviskose Variante CMW 1 G nur ca. 9 % enthält. Die beiden Gentamicin-haltigen Cemex-Zemente enthalten 10 %, wohingegen die wirkstofffreien Varianten 9 % bzw. 13 % enthalten. Den höchsten Anteil an Röntgenkontrastmittel finden wir in Osteopal G / Palacos LV/E Flow + G und Refobacin-Palacos R mit 14-15 %. Palamed G enthält dagegen lediglich ca. 12 % (Abb. 116).

Die meisten Anbieter stellen auch bei den antibiotikahaltigen Zementtypen den Anteil an Röntgenopaker mit etwa 10 % ein. Auffallend ist, daß in der Regel der prozentuale Gehalt an Opakern bei der wirkstoffhaltigen Zementen im Gegensatz zu den wirkstofffreien niedriger ist.

3.2.3.1
AKZ (= Antibiotikahaltiger Knochenzement)

Die Aufmachung für AKZ ist weitgehend identisch mit der von Surgical Simplex P, der antibiotikafreien Variante dieses Zementes. So werden die Faltschachteln an der oberen Lasche der Frontseite geöffnet. Auf den bedruckten Frontseiten der Faltschachteln sind alle wichtigen Informationen aufgedruckt. Ein zusätzliches Etikett enthält die Angaben zu den Chargenbezeichnungen, des Sterilisationsdatums und des Verfalldatums von Polymer und Monomer. Zusätzlich findet man dort eine Kontrollnummer. Zudem sind zwei Barcodes auf diesem Label angebracht. Eine direkte Bedruckung der Faltschachteln erfolgt also nicht. Der allgemeine Aufdruck auf den Faltschachteln entspricht in jeder Hinsicht der gültigen Verpackungsverordnung (Abb. 117).

Ein zusätzlicher Steg in der Faltschachtel trennt die blisterverpackte Monomerampulle vom doppelt verpackten Innenbeutel. Zudem findet man vier selbstklebende Etiketten, die offenbar für die Patientenunterlagen sind. Über die dort angegebene Kontrollnummer ist jederzeit eine Rückverfolgbarkeit des Materials gewährleistet.

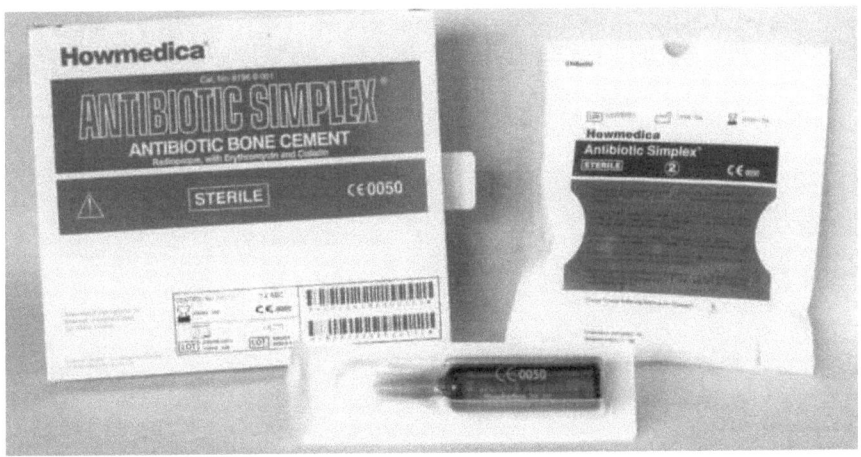

Abb. 117. Die Aufmachung des von uns untersuchten AKZ

Das Öffnen des einseitig bedruckten Polyethylen-Umbeutels erfolgt über eine Tyvek-Öffnungslasche. Bei neueren Packungen kann auch anstatt der direkten Bedruckung des Tyvek-Beutels ein beschriftetes Etikett eingesetzt werden. Der Polyethylen-Innenbeutel kann leicht entnommen werden. Der Umbeutel enthält auf seiner bedruckten bzw. etikettierten Seite insbesondere Informationen zum Gebrauch des Materials. Ein Sterilisations-Indikatorpunkt in der rechten oberen Ecke, den wir nur an älteren Verpackungen angetroffen haben, weist eine dunkelrote Verfärbung auf, aber auf der Verpackung gibt es keinen eindeutigen Hinweis, der damit auch die Sterilität erklärt. Auf der unbedruckten, durchsichtigen Rückseite des Umbeutels findet man die Tyvek-Öffnungslasche, die etwa bis in die Mitte des Umbeutels reicht. Durch den undurchsichtigen PE-Teil kann man die auf dem Innenbeutel angebrachten Informationen zur Chargenbezeichnung, Sterilisationsnummer und Verfalldatum deutlich erkennen. Derartige Informationen sind allerdings auf alten Verpackungen nicht auf dem bedruckten Teil des Umbeutel angebracht. Auf den neueren Aufmachungen werden neben der Chargenbezeichnung und dem Verfalldatum auch das Herstelldatum angegeben. Die Haltbarkeit des Materials kann dadurch leicht ermittelt werden und beträgt in diesem Falle 2 Jahre.

Der durchsichtige Polyethylen-Innenbeutel enthält nur die eben genannten, in schwarzer Schrift aufgedruckten Angaben, die man bereits durch die unbedruckte Rückseite des Umbeutel lesen kann.

Das Polymerpulver setzt sich aus 14,4 % Polymethylmethacrylat, 72,0 % Methylmethacrylat-Styrol-Copolymer, 2,45 % Benzoylperoxid und 9,8 % Bariumsulfat als Röntgenkontrastmittel zusammen. Als Wirkstoffe sind enthalten 1,78 % Erythromycin-glucoheptonat (= 1,22 % Base) und 0,6 % Colistin-methansulfonat-Natrium. Eine Angabe zum Benzoylperoxid fehlt. Offenbar ist das BPO in den Polymerperlen eingeschlossen (Abb. 118).

Die in der Aussparung eingelegte Blisterverpackung besteht aus durchsichtigem, tiefgezogenem PVC und einer Tyvek-Seite. Die bedruckte Tyvek-Seite der Blisterverpackung enthält alle notwendigen Informationen – insbesondere die Chargenbezeichnung, das Verfalldatum und eine Sterilisationsnummer. Des weiteren ist im Gegensatz zum Polymerbeutel ein Hinweis angebracht, der einen Gebrauch der Ampulle verbietet, wenn die vier Indikatorpunkte eine Blaufär-

Pulver	Flüssigkeit
29,51 g Methylmethacrylat-Styrol-Copolymer	18,31 g Methylmethacrylat (=19,50 ml)
5,91 g Polymethylmethacrylat	0,48 g N,N-Dimethyl-p-Toluidin (=0,50 ml)
4,00 g Bariumsulfat	1,5 mg Hydrochinon
0,58 g Benzoylperoxid (titriert)	
0,73 g Erythromycin-glucoheptonat (= 0,5 g Base)	18,79 g (20 ml)
0,24 g Colistin-methansulfonat-Natrium (= 3000000 I.E.)	
40,97 g	
AKZ (Antibiotikahaltiger Knochenzement)	

Abb. 118. Zusammensetzung von AKZ

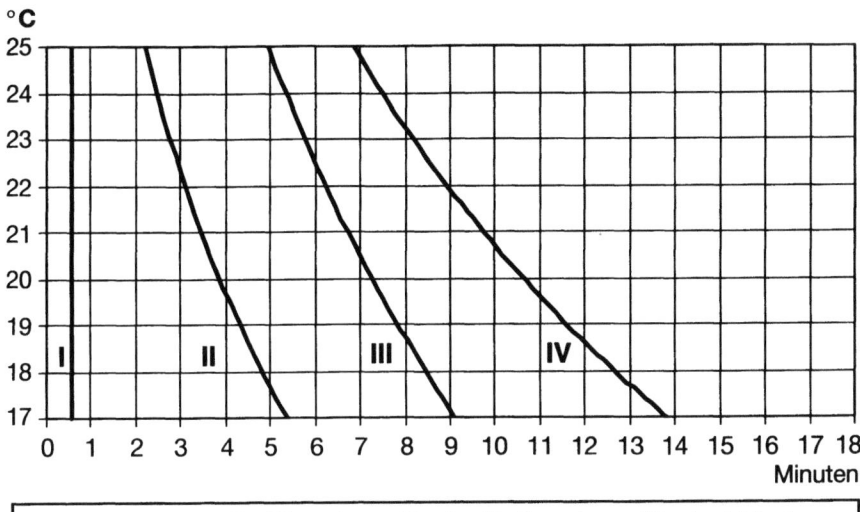

I = Anmischphase   II = Wartephase   III = Applikationsphase   IV = Aushärtephase

Abb. 119. Verarbeitungseigenschaften von AKZ bei unterschiedlichen Komponenten- und Umgebungstemperaturen

bung aufweisen. Das Monomere ist in einer bedruckten Braunglasampulle enthalten, an der eine Kunststoff-Öffnungshilfe angebracht ist. Die farblose Monomerflüssigkeit besteht aus 97,4 % Methylmethacrylat, 2,6 % Di-methyl-p-toluidin und ca. 80 ppm Hydrochinon. Die Flüssigkeiten von Surgical Simplex P und AKZ sind damit absolut identisch (Abb. 118).

Für die Öffnung der Braunglasampulle ist eine Öffnungshilfe angebracht, der Polymerbeutel sollte mit Hilfe einer Schere geöffnet werden. Das Polymerpulver lässt sich nur schwer aus dem Beutel in das Anmischgefäß schütten. Der Grund dafür ist die hohe Voluminösität des Pulvers. Der AKZ und der Surgical Simplex P weisen hinsichtlich ihrer Verarbeitungseigenschaften ebenfalls keine nennenswerten Unterschiede auf.

Für das Anmischung der Zementkomponenten wird nach Herstellerangaben zunächst das Polymerpulver vorgegeben. Es ist bereits im Vorfeld darauf zu achten, ein nicht zu kleines Anmischgefäß zu verwenden, da das Pulver extrem voluminös ist. Anschließend wird die Monomerflüssigkeit hinzugegeben.

Die Uhr wird gestartet. Zunächst hat man den Eindruck, die Flüssigkeitsmenge würde nie ausreichen, um die große Polymermenge benetzen zu können. Es muss deshalb äußerst vorsichtig mit dem Rührstab gearbeitet werden. Nach 15–20 Sekunden fällt dann der Teig plötzlich schlagartig zusammen und eine vollständige Benetzung ist erzielt. Die relativ niedrige Anfangsviskosität sorgt anschließend für eine bequeme Homogenisierung des Teiges. Je nach Komponentemperatur bzw. OP-Temperatur lässt sich beispielsweise bei 23 °C für Komponenten und Raumtemperatur der Teig klebfrei nach etwa 2:45 min. aus dem Anmischgefäß entnehmen. Die Verarbeitungsbreite von AKZ liegt zwischen 3:00 und 6:00 Minuten, wobei die Viskosität nach 4:00–4:30 min. bereits so hoch ist,

Tabelle 75. Mechanische Festigkeiten von AKZ nach ISO 5833 und DIN 53435

	ISO 5833			DIN 53435	
	Biege-festigkeit (MPa)	Biege-modul (MPa)	Druck-festigkeit (MPa)	Biege-festigkeit (MPa)	Schlag-zähigkeit kJ/m²
Limit	> 50	> 1800	> 70		
	66,6	2506	91,5	68,5	3,9

dass eine weitere Verarbeitung nicht mehr möglich ist. Die Aushärtung des Zementes erfolgt zwischen 7:45 und 8:00 Minuten.

AKZ muss daher als ein mittelviskoser Zement bezeichnet werden (Abb. 119).

Die mechanischen Kenndaten von AKZ sind nicht besonders hoch. Sowohl die Biegefestigkeit nach ISO 5833 und nach DIN 53435 liegen im unteren Bereich (Tabelle 75).

Die Aushärtung nach ISO 5833 erfolgt nach 11:00 min. Die ermittelte ISO-Aushärtetemperatur liegt bei 82,9 °C.

Der Restmonomergehalt liegt knapp über 5 % nach Prüfkörperherstellung (Abb. 120). Der prozentuale DmpT-Anteil ist mit über 2,5 % zusammen mit Zimmer dough-type am höchsten von allen untersuchten Zementen. Demgegenüber liegt der BPO-Gehalt bei lediglich 1,5 %, womit ein noch relativ günstiges Initiatorverhältnis von 1,5 erzielt wird.

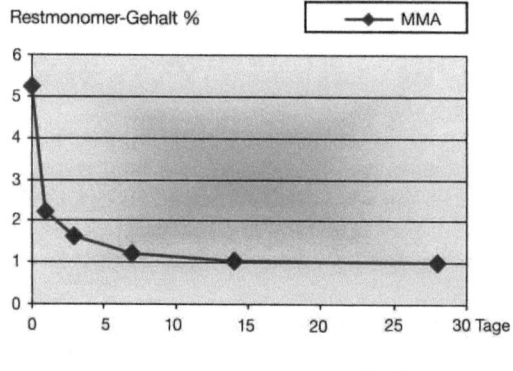

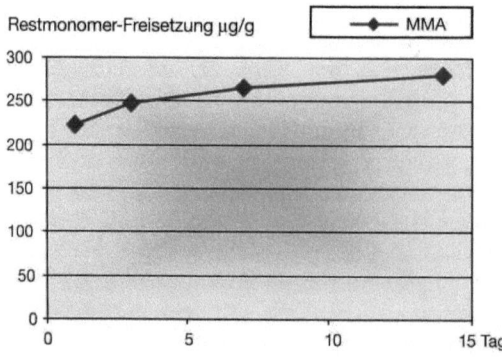

Abb. 120. Restmonomergehalt und -freisetzung von AKZ im zeitlichen Verlauf

Angaben über die qualitative und quantitative Zusammensetzung der Zementkomponenten befinden sich lediglich auf der Faltschachtel und in der Packungsbeilage. Der Ampullenblister enthält zwar Angaben zur Chargenbezeichung und

Tabelle 76. Anforderungen der ISO 5833 (1992) an die Packungseinheiten von AKZ

Anforderung		+ = erfüllt − = nicht erfüllt	Angaben vorhanden auf
	Pulver doppelt verpackt?	+	−
	Flüssigkeit doppelt verpackt?	+	−
Angaben zu Bestandteilen des Pulvers	qualitativ	+	FS, PB
	quantitativ	+	FS, PB
Angaben zu Bestandteilen der Flüssigkeit	qualitativ	+	FS, PB
	quantitativ	+	FS, PB
	Warnhinweis für Monomer: leichtentzündlich	+	A, AB, FS
	Hinweis auf Lagerbedingungen (≤ 25 °C, dunkel)	+	A, FS, IB, PB
	Hinweis auf Sterilität	+	A, AB, POB, FS, PB
	Hinweis auf Wiederverwendungsverbot	+	AB, POB
	Angabe von Chargen-Nummer(n)	+	FS, AB, POB
	Angabe von Verfalldatum	+	FS, AB, POB
	Angabe der Hersteller- bzw. Inverkehrbringer-Adresse	+	AB, POB, FS, PB
	Nummer und Datum dieser Norm	−	−
Angaben in der Packungsbeilage	Hinweise zum Anmischen und Verarbeiten der Zement-Komponenten	+	PB
	Warnhinweise zu den Gefahren der Anwendung für den Patienten	+	PB
	Angabe, ob Verwendung mit oder ohne Spritze	+	PB
	Hinweise zum Temperatureinfluss auf die Verarbeitungseigenschaften	+	PB
	Graphische Darstellung des Temperatureinflusses auf die Verarbeitungseigenschaften	−	−

A = Ampulle; IB = Innenbeutel; POB = Peel-Off-Beutel; PF = Pulverflasche; Alu = Alu-Schutzbeutel; PB = Packungsbeilage; FS = Faltschachtel; AB = Ampullen-Blister; GB = Gesamt-Blister

Tabelle 77. Die wichtigsten Charakteristika von AKZ

mittelviskos
Bariumsulfat als Röntgen-Opaker
Polymer enthält Styrol
Polymer gammabestrahlt
Beutel und Ampulle getrennt verpackt
Anmischreihenfolge: Pulver, dann Monomer
Polymer sehr voluminös
VB: lang, Viskosität relativ hoch
ISO 5833 erfüllt, Molmasse < 350.000
Erythromycin-glucoheptonat und Colistin-methansulfonat-Natrium sind nur bakteriostatisch − nicht bakterizid

zum Verfalldatum, auf dem Primärbehältnis des Polymeren fehlen diese Informationen gänzlich.

Ein Hinweis auf die derzeit gültige Norm ist nicht vorhanden, obwohl die Symbole der ISO-Norm verwendet werden.

Eine graphische Darstellung des Temperatureinflusses auf die Verarbeitungseigenschaften des Zementes fehlt (Tabelle 77).

Die wichtigsten Eigenschaften von AKZ sind in Tabelle 77 zusammengefasst.

3.2.3.2
Allofix G

Allofix G wird vom Hersteller nicht mehr produziert. Es sind allerdings noch einige Chargen im Handel, so dass auch dieses Material bei der vorliegenden Untersuchung berücksichtigt wurde.

Ähnlich dem Duracem 3 sind die Komponenten des Allofix G sind in einer recht kleinen Faltschachtel eingeschlossen. Im Gegensatz zur Einzel-Verpackung von Duracem 3 lagen uns für Allofix G nur Verpackungen vor, die zwei einzelne Blisterverpackungen enthielten. Die Faltschachtel lässt sich an der oberen Seite leicht öffnen, nachdem man ein durchsichtiges Klebeetikett entfernt bzw. durchgeschnitten hat. Die Faltschachtel selbst ist mit den wichtigsten Informationen bedruckt und weist im Gegensatz zur Duracem 3 Verpackung auch detaillierte Angaben zur Zusammensetzung der Komponenten aus. An einer seitlichen schmalen Seite ist ein weißes Etikett aufgeklebt, welches die Angaben zu Chargenbezeichnungen, Verfalldatum, Zulassungsstelle und Inverkehrbringer enthält.

Die Faltschachtel enthält einen Polyethylenbeutel, der eine Blisterverpackung umschließt, der sowohl die Pulverglasflasche als auch die Monomerampulle ent-

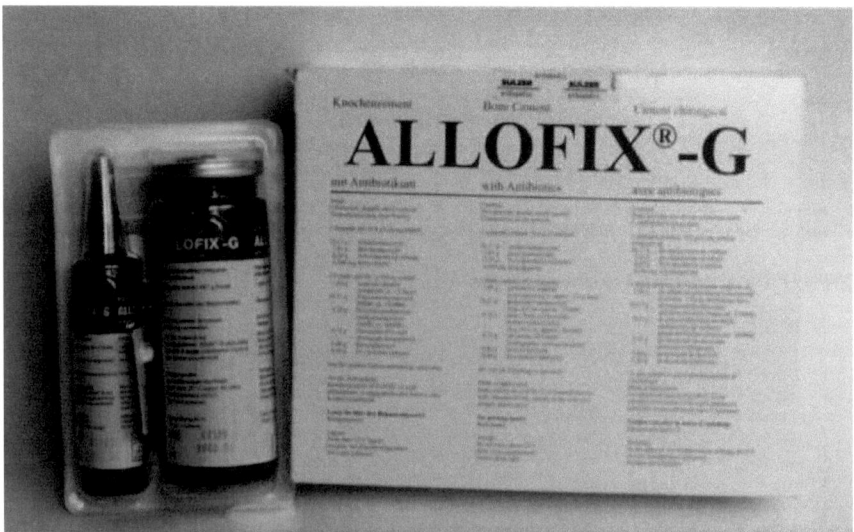

Abb. 121. Die Aufmachung des von uns untersuchten Allofix G

Allofix G

Pulver	Flüssigkeit
38,27 g Polymethylmethacrylat	16,17 g Methylmethacrylat (=17,20 ml)
4,25 g Poly(butylmethacrylat)	2,85 g Butylmethacrylat (=3,17 ml)
4,72 g Zirkondioxid	0,38 g N,N-Dimethyl-p-Toluidin (=0,404 ml)
0,40 g Benzoylperoxid	0,54 mg Hydrochinon
0,40 g Di-cyclo-hexylphthalat	-----------
1,66 g Gentamicinsulfat (=1,0 g Base)	19,40 g (20,77 ml)

49,70 g	
Allofix-G	

Abb. 122. Zusammensetzung von Allofix G

hält. Zudem findet man die Packungsbeilage und drei selbstklebende Etiketten für die Patientendokumentation (Abb. 121).

Der durchsichtige, unbedruckte Polyethylenbeutel lässt sich leicht öffnen. Die Blisterverpackung besteht aus durchsichtigem PVC, das durch Tyvek verschlossen wird. Dieser Seite fehlen allerdings Angaben zur Chargenbezeichnung und zum Verfalldatum. Diese Informationen sind aber leicht durch die PVC-Seite zu lesen, da die beiden Braunglasbehälter mit einen bedruckten Etikett versehen sind. Die Blisterverpackung lässt sich leicht mittels einer dafür vorgesehenen Papierlasche öffnen. Im Inneren des Blisters befindet sich eine verpackte Formaldehyd-Tablette, die offenbar die Sterilität des Blisterinhaltes gewährleisten soll. Einen Hinweis der eine Erklärung zu der Tablette liefert, gibt es nicht. Die damit verbundene mögliche Problematik ist bereits unter Duracem 3 beschrieben.

Das Polymerpulver ist in einer Braunglasflasche verpackt. Sie ist mit einem Etikett ausgestattet, welches Angaben zur Chargenbezeichnung, Verfalldatum und Sterilisationsverfahren. Demnach wird das Pulver mittels Formaldehyd sterilisiert. Es scheint allerdings vielmehr so zu sein, dass lediglich die Oberfläche der Braunglasflasche mittels der im Blister verpackten Formaldehydtablette sterilisiert wird. Die Öffnung der Braunglasflasche ist auch hier nicht immer unproblematisch. Das weiße Polymerpulver enthält 77 % Polymethylmethacrylat, 8,6 % Polybutylmethacrylat, 0,8 % Di-cyclo-hexylphthalat, 0,8 % Benzoylperoxid, 3,3 % Gentamicinsulfat (= 2 % Gentamicin) und 9,5 % Zirkondioxid als Röntgenkontrastmittel (Abb. 122).

Die Flüssigkeitsampulle ist ebenfalls mit einem bedruckten Etikett ausgestattet, welches alle nötigen Informationen enthält. Der Hinweis zur Sterilfiltration der Monomerflüssigkeit ist aufgedruckt. Die Flüssigkeit besteht aus 83,3 % Methymethacrylat, 14,6 % Butylmethacrylat, 2 % DmpT und 30 ppm Hydrochinon als Stabilisator (Abb. 122).

Zur Teigherstellung wird die Flüssigkeit vorgegeben und anschließend wird das voluminöse Pulver hinzugegeben. Eine Benetzung findet nur sehr langsam statt. Man hat den Eindruck, als ob die Flüssigkeitsmenge nicht ausreichend ist. Nach etwa 25-30 sec. entsteht aber ein dünnflüssiger Teig, der völlig homogen ist. Der Zement ist nach 3:30 min. klebfrei aus dem Anmischgefäß entnehmbar. Die Verarbeitungsphase endet bei 6:15 min, wobei der Teig nach 5:45-6:00 min. schon deutlich warm wird. Die Aushärtung erfolgt nach 7:00 min. (Abb. 123).

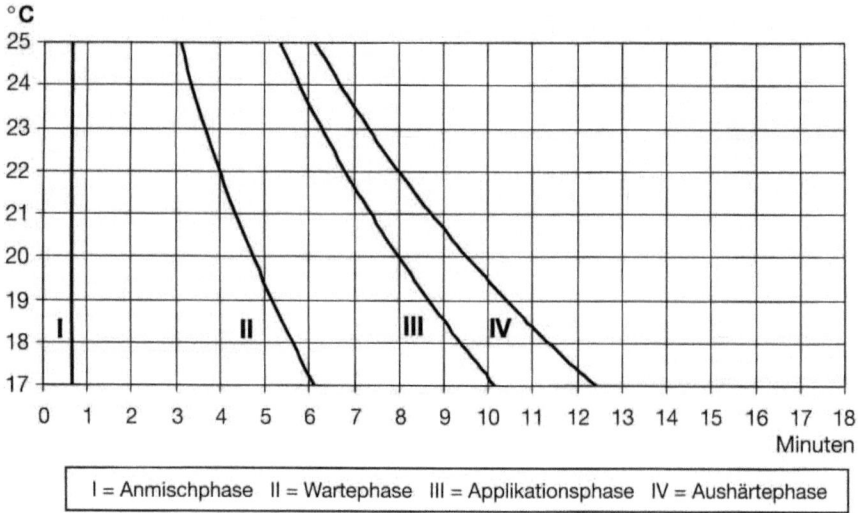

I = Anmischphase II = Wartephase III = Applikationsphase IV = Aushärtephase

Abb. 123. Verarbeitungseigenschaften von Allofix G bei unterschiedlichen Komponenten- und Umgebungstemperaturen

Hinsichtlich der mechanischen Festigkeiten erfüllen die hier überprüften Parameter alle sicher die ISO-Norm (Tabelle 78). Die ermittelten Werte für die DIN 53435 liegen auffällig hoch. Der Unterschied zwischen der Biegefestigkeit nach ISO im Vergleich zur DIN-Prüfung ist gravierend. Die Wasseraufnahmefähigkeit von Allofix G scheint innerhalb der ersten 50 h rasant abzulaufen.

Die Aushärtung nach ISO 5833 wurde bereits nach 9:10 min. festgestellt. Die Aushärtetemperatur lag bei 72,1 °C.

Bezüglich des Restmonomergehaltes liegen hierbei ähnliche Verhältnisse vor, wie bei Cerafix. Auch hier enthält die Flüssigkeit Butylmethacrylat (ca. 15 %, vgl. Abb. 124), das Verhältnis der Initiatoren ist ebenfalls vergleichbar (liegt knapp über 1), obwohl in Duracem 3 etwas weniger BPO und DmpT enthalten ist.

Auch hier ist ein Vergleich mit Zementen, die eine reine MMA-Flüssigkeit enthalten, nicht zweifelsfrei gegeben.

Lediglich in der Packungsbeilage befinden sich qualitative und qualitative Angaben zu Bestandteilen vom Polymer und Monomeren.

Ein Hinweis auf die gültige ISO-Norm 5833 fehlt (Tabelle 79).

Tabelle 78. Mechanische Festigkeiten von Allofix G nach ISO 5833 und DIN 53435

	ISO 5833 Biegefestigkeit (MPa)	Biegemodul (MPa)	Druckfestigkeit (MPa)	DIN 53435 Biegefestigkeit (MPa)	Schlagzähigkeit kJ/m²
Limit	> 50	> 1800	> 70		
	63	2378	91,8	79,2	5,5

Allofix G

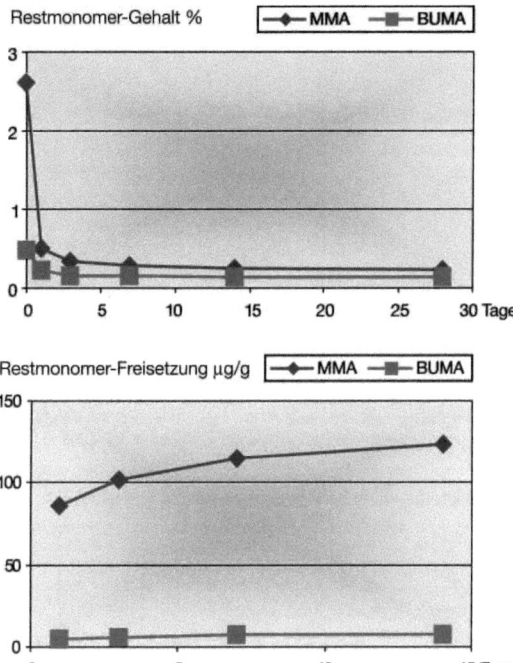

Abb. 124. Restmonomergehalt und -freisetzung von Allofix G im zeitlichen Verlauf

Tabelle 79. Anforderungen der ISO 5833 (1992) an die Packungseinheiten von Allofix G

Anforderung		+ = erfüllt − = nicht erfüllt	Angaben vorhanden auf
	Pulver doppelt verpackt?	+	−
	Flüssigkeit doppelt verpackt?	+	−
Angaben zu Bestandteilen des Pulvers	qualitativ quantitativ	+ +	PB PB
Angaben zu Bestandteilen der Flüssigkeit	qualitativ quantitativ	+ +	PB PB
	Warnhinweis für Monomer: leichtentzündlich	+	A
	Hinweis auf Lagerbedingungen (≤ 25 °C, dunkel)	+	PB, FS
	Hinweis auf Sterilität	+	PF, A, GB, FS, PB
	Hinweis auf Wiederverwendungsverbot	+	PB, FS
	Angabe von Chargen-Nummer(n)	+	A, PF, FS
	Angabe von Verfalldatum	+	A, PF, FS
	Angabe der Hersteller- bzw. Inverkehrbringer-Adresse	+	A, PF, FS, PB
	Nummer und Datum dieser Norm	−	−

Tabelle 79. Fortsetzung

Anforderung		+ = erfüllt - = nicht erfüllt	Angaben vorhanden auf
Angaben in der Packungsbeilage	Hinweise zum Anmischen und Verarbeiten der Zement-Komponenten	+	PB
	Warnhinweise zu den Gefahren der Anwendung für den Patienten	+	PB
	Angabe, ob Verwendung mit oder ohne Spritze	+	PB
	Hinweise zum Temperatureinfluss auf die Verarbeitungseigenschaften	+	PB
	Graphische Darstellung des Temperatureinflusses auf die Verarbeitungseigenschaften	+	PB

A = Ampulle; IB = Innenbeutel; POB = Peel-Off-Beutel; PF = Pulverflasche; Alu = Alu-Schutzbeutel; PB = Packungsbeilage; FS = Faltschachtel; AB = Ampullen-Blister; GB = Gesamt-Blister

Tabelle 80. Die wichtigsten Charakteristika von Allofix G

niedrigviskos
Polymer enthält BuMA und Di-cyclo-hexylphthalat
Monomer enthält BuMA
Zirkondioxid als Röntgen-Opaker
Polymer (= voluminös) mit Formaldehyd behandelt
Polymer in Braunglasflasche
Polymer-Flasche und Monomerampulle in einem Blister
Anmischreihenfolge: Pulver, dann Monomer
VB: mittel
ISO 5833 erfüllt, Molmasse < 350.000
hohe Schlagzähigkeit
Gentamicingehalt: hoch, Freisetzung: niedrig

Die wichtigsten Eigenschaften von Allofix G sind in Tabelle 80 zusammengefasst.

3.2.2.3
Cemex Genta HV

Die Zementkomponenten von Cemex Genta HV sind in einer rechteckigen Faltschachtel verpackt. Diese ist auf allen Seiten bedruckt. Auf der Rückseite der Faltschachtel sind Zusammensetzung der Komponenten sowie Lagerhinweise angegeben. Mittels eines kleinen Etikettes an einer der Stirnseiten an der die Faltschachtel auch zu öffnen ist, werden die wichtigen Informationen zur Chargenbezeichnung und zum Verfalldatum angegeben. Das Etikett verschließt gleichzeitig die Öffnungslasche. Zudem sind auf diesem Label alle notwendigen CE-Hinweise aufgedruckt Der Inverkehrbringer ist deutlich zu erkennen. In deren Inneren findet man eine Packungsbeilage, eine Aluschutzverpackung und eine Verpackung, in der ein Anmischbecher und ein Rührstab enthalten sind. Die Aluschutzverpackung enthält sowohl den Polymerbeutel als auch die Monomerampulle (Abb. 125).

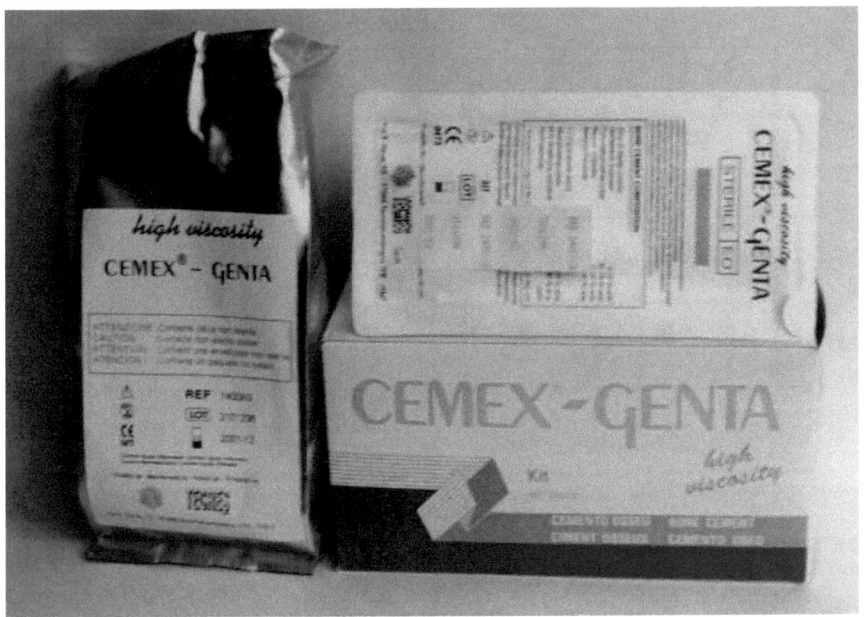

Abb. 125. Die Aufmachung des von uns untersuchten Cemex Genta HV

Der Aluschutzbeutel ist gänzlich unbedruckt, aber mit einem bedruckten Etikett versehen, das alle notwendigen Informationen enthält. Der gefaltete Schutzbeutel enthält das tiefgezogene PVC-Teil, welches von einer bedruckten Tyvek-Seite überzogen wird. Diese enthält nochmals alle wichtigen Produktinformationen wie Zusammensetzung, Chargenbezeichnung und Verfalldatum. Die Angaben zur Chargenbezeichnung und zum Verfalldatum sind nicht direkt aufgedruckt, sondern sind auf einem Zusatzetikett angegeben, das nahezu die komplette Papierseite bedeckt. Auffällig ist weiterhin, dass der Indikatorstreifen fehlt, der bei den Produkten Cemex HV und Cemex LV hier angebracht ist.

Die Tyvekfolie lässt sich relativ leicht von der PVC-Unterseite abtrennen, so dass die einzelnen Komponenten leicht entnommen werden können. Zuerst wird

Pulver	Flüssigkeit
33,11 g Polymethylmethacrylat (mit 3% Styrol) 4,00 g Bariumsulfat 1,20 g Benzoylperoxid 1,69 g Gentamicinsulfat (1,0 g Gentamicin-Base)	13,06 g Methylmethacrylat (=13,89 ml) 0,24 g N,N-Dimethyl-p-Toluidin (=0,255 ml) 75 ppm Hydrochinon
40,00 g	13,30 g (14,2 ml)
Cemex-Genta HV	

Abb. 126. Zusammensetzung von Cemex Genta HV

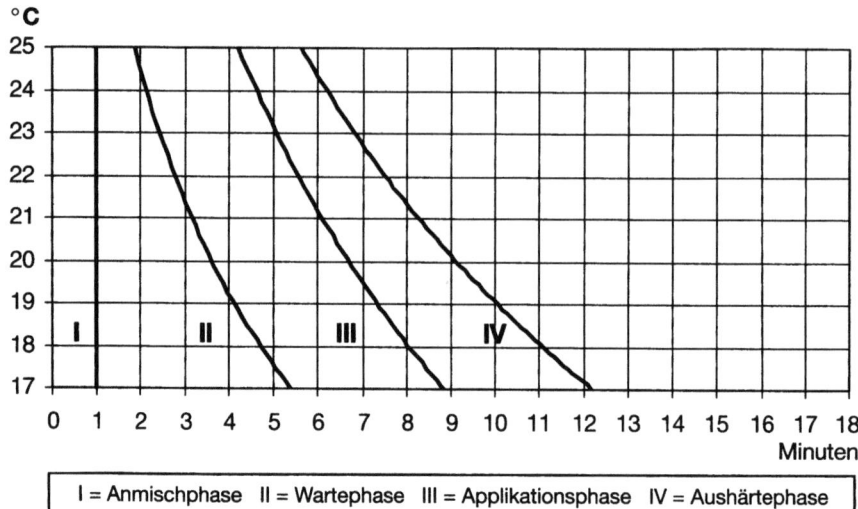

Abb. 127. Verarbeitungseigenschaften von Cemex Genta HV bei unterschiedlichen Komponenten- und Umgebungstemperaturen

dabei der Polymer-Innenbeutel sichtbar, der seinerseits aus einer Papierseite und einer Polyesterseite besteht. Auffällig ist, dass der Innenbeutel völlig unbedruckt ist, also keinerlei Informationen enthält. Mittels einer Markierung weiß der Anwender, an welcher Stelle er die Öffnung des Beutels vorzunehmen hat. Das weiße Polymerpulver setzt sich zusammen aus 82,8 % Polymethylmethacrylat (das allerdings ca. 3 % Styrol in Form eines Copolymers enthält), 3 % Benzoylperoxid, 10 % Bariumsulfat als Röntgenkontrastmittel und 4,2 % Gentamicinsulfat (= 2,5 % Gentamicin, Abb. 126).

Die Monomerampulle liegt unterhalb des Innenbeutels in einer speziellen Aussparung der PVC-Tiefziehfolie. Die Braunglasampulle ist mit einer weißen Farbe bedruckt, die Informationen auf der Ampulle sind äußerst spärlich; es ist lediglich ein Lagerhinweis und die Angabe, das Material nicht zu injizieren, aufgedruckt. Die Monomerampulle enthält das Monomer, welches nicht identisch ist mit der Wirkstoff-freien Variante. Sie besteht aus 98,2 % Methylmethacrylat, 1,8 % Dimethylparatoluidin und 75 ppm Hydrochinon (Abb. 126).

Erst nach etwa 50 sec. erhält man einen einigermaßen homogenen Teig, der allerdings nur langsam zusammenfällt. Die Anfangsviskosität ist auffällig hoch und doch ist die Klebfreiheit des Teiges erst nach 2:15 min. erreicht. Das Ende der Verarbeitungsbreite lag bei den von uns durchgeführten Tests stets bei 4:45 min.; eine völlige Aushärtung beobachteten wir nach 6:45 min.

Der Zement ist als deutlich hochviskos mit einer nur geringen Verarbeitungsbreite einzuordnen, da die Viskosität uns recht frühzeitig als derart hoch erscheint und damit das Einsetzen der Prothese erheblich erschwert (Abb. 127).

Auffällig ist, dass auf den entsprechenden Verpackungseinheiten immer nur eine Charge und ein Verfalldatum angegeben ist. Demnach haben sowohl die

Tabelle 81. Mechanische Festigkeiten nach ISO 5833 und DIN 53435 von Cemex Genta HV

	ISO 5833 Biegefestigkeit (MPa)	Biegemodul (MPa)	Druckfestigkeit (MPa)	DIN 53435 Biegefestigkeit (MPa)	Schlagzähigkeit kJ/m²
Limit	> 50	> 1800	> 70		
	67,1	2767	87,8	75,3	3,4

Flüssigkeit als auch das Pulver nicht nur die gleiche Charge, sondern auch das gleiche Verfalldatum.

Die Aushärtung nach ISO 5833 (Minuten/Grad Celsius) ergab Werte von 9:35 min. sowie 76,8 °C. Diese Ergebnisse spiegeln sich nicht in dem vom Hersteller angegebenen Aussagen wider, bei dem aufgrund des Polymer-Monomer-Verhältnisses von 3 : 1 die Polymerisationstemperatur deutlich niedriger sein soll, als bei anderen Knochenzementen.

Die mechanischen Kenndaten erfüllen alle die Norm (Tabelle 81).

Der anfängliche Restmonomergehalt ist mit > 5% ermittelt worden (Abb. 128), obwohl der hohe BPO-Anteil im Vergleich zum DmpT (vgl. Abb. 115) sich günstig auf die vollständige Monomerumsetzung auswirken sollte. Möglicherweise werden zunächst ausreichend Starterradikale und Ketten gebildet, aber durch die rasche Viskositätserhöhung findet eine weitere Kettenbildung nur zögerlich statt.

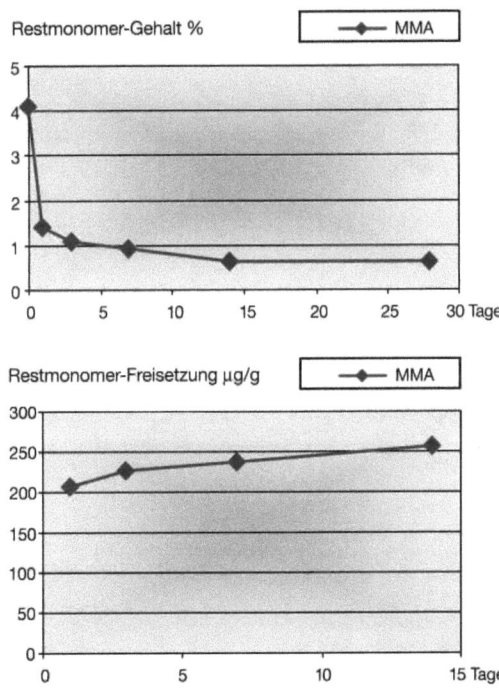

Abb. 128. Restmonomergehalt und -freisetzung von Cemex Genta HV im zeitlichen Verlauf

Tabelle 82. Anforderungen der ISO 5833 (1992) an die Packungseinheiten von Cemex Genta HV

Anforderung		+ = erfüllt − = nicht erfüllt	Angaben vorhanden auf
	Pulver doppelt verpackt?	+	−
	Flüssigkeit doppelt verpackt?	+	−
Angaben zu Bestandteilen des Pulvers	qualitativ	+	GB, FS, PB
	quantitativ	+	GB, FS, PB
Angaben zu Bestandteilen der Flüssigkeit	qualitativ	+	GB, FS, PB
	quantitativ	+	GB, FS, PB
Angaben in der Packungsbeilage	Warnhinweis für Monomer: leichtentzündlich	+	FS, PB, A, B, Alu
	Hinweis auf Lagerbedingungen (≤ 25 °C, dunkel)	+	FS, A, PB
	Hinweis auf Sterilität	+	FS, GB, PB, Alu
	Hinweis auf Wiederverwendungsverbot	+	FS, GB, PB, Alu
	Angabe von Chargen-Nummer(n)	+	FS, GB, Alu
	Angabe von Verfalldatum	+	FS, GB, Alu
	Angabe der Hersteller- bzw. Inverkehrbringer-Adresse	+	GB, FS, A, PB, Alu
	Nummer und Datum dieser Norm	−	−
	Hinweise zum Anmischen und Verarbeiten der Zement-Komponenten	+	PB
	Warnhinweise zu den Gefahren der Anwendung für den Patienten	+	PB
	Angabe, ob Verwendung mit oder ohne Spritze	+	PB
	Hinweise zum Temperatureinfluss auf die Verarbeitungseigenschaften	+	PB
	Graphische Darstellung des Temperatureinflusses auf die Verarbeitungseigenschaften	+	PB

A = Ampulle; IB = Innenbeutel; POB = Peel-Off-Beutel; PF = Pulverflasche; Alu = Alu-Schutzbeutel; PB = Packungsbeilage; FS = Faltschachtel; AB = Ampullen-Blister; GB = Gesamt-Blister

Tabelle 83. Die wichtigsten Charakteristika von Cemex Genta HV

hochviskos
Polymer enthält Styrol
Bariumsulfat als Röntgen-Opaker
Polymer sterilisiert mittels EO
Polymer in Braunglasflasche
Polymer-Flasche und Monomerampulle in einem Blister
Anmischreihenfolge: Monomer, dann Pulver
Teig trocken, VB: kurz
ISO 5833 erfüllt, Molmasse < 350.000
Gentamicingehalt: hoch, Freisetzung: niedrig

Auch der geringe Flüssigkeitsanteil beim Anmischen des Teiges sollte zu einem kleineren Restmonomergehalt führen.

Die Restmonomerfreisetzung liegt mit über 200 µg/g ebenfalls in der Spitzengruppe aller untersuchten Zemente (Abb. 128).

Die qualitativen und quantitativen Angaben zu den Pulver- und Flüssigkeitsbestandteilen sind nicht auf dem Primärbehältnissen aufgedruckt. Allerdings enthält die Blisterverpackung alle diese Informationen.

Sowohl Chargennummern als auch Verfalldatum sind nicht direkt auf dem Primärbehältnis angegeben. Offenbar soll vermieden werden, die Einzelkomponenten separat aufzubewahren.

In der Packungsbeilage gibt es seit 1998 eine graphische Darstellung über den Temperatureinfluss auf die Verarbeitungseigenschaften des Materials.

Ein Hinweis auf die derzeit gültige ISO 5833 fehlt auf allen Packungseinheiten (Tabelle 82).

Die wichtigsten Eigenschaften von Cemex Genta LV sind in Tabelle 83 zusammengefasst.

3.2.3.4
Cemex Genta LV

Die Zementkomponenten von Cemex Genta LV sind in einer rechteckigen Faltschachtel verpackt. Diese ist auf allen Seiten bedruckt. Auf der Rückseite der Faltschachtel sind Zusammensetzung der Komponenten sowie Lagerhinweise angegeben. Mittels eines kleinen Etikettes an einer der Stirnseiten an der die Falt-

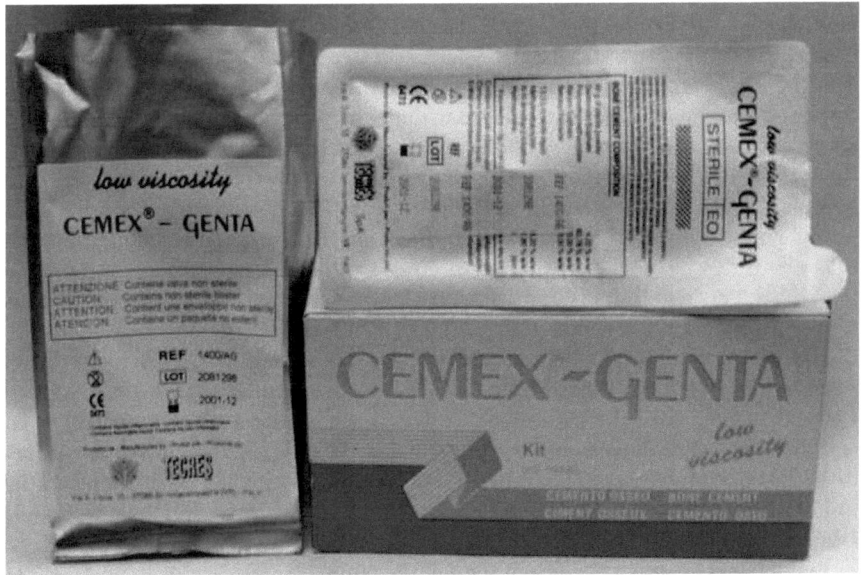

Abb. 129. Die Aufmachung des von uns untersuchten Cemex Genta LV

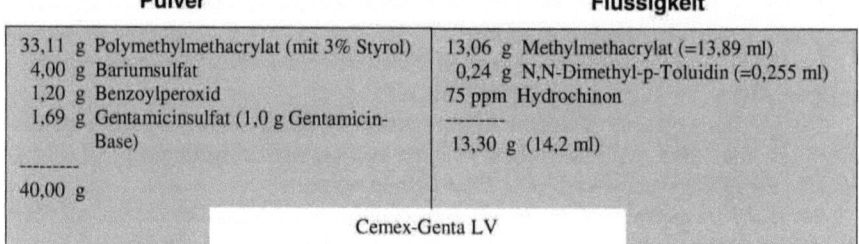

Abb. 130. Zusammensetzung von Cemex Genta LV

schachtel auch zu öffnen ist, werden die wichtigen Informationen zur Chargenbezeichnung und zum Verfalldatum angegeben. Das Etikett verschließt gleichzeitig die Öffnungslasche. Zudem sind auf diesem Label alle notwendigen CE-Hinweise aufgedruckt Der Inverkehrbringer ist deutlich zu erkennen. In deren Inneren findet man eine Packungsbeilage, eine Aluschutzverpackung und eine Verpackung, in der ein Anmischbecher und ein Rührstab enthalten sind. Die Aluschutzverpackung enthält sowohl den Polymerbeutel als auch die Monomerampulle (Abb. 129).

Der Aluschutzbeutel ist gänzlich unbedruckt, aber mit einem bedruckten Etikett versehen, das alle notwendigen Informationen enthält. Der gefaltete Schutzbeutel enthält das tiefgezogene PVC-Teil, welches von einer bedruckten Tyvek-Seite überzogen wird. Diese enthält nochmals alle wichtigen Produktinformationen wie Zusammensetzung, Chargenbezeichnung und Verfalldatum. Die Angaben zur Chargenbezeichnung und zum Verfalldatum sind nicht direkt aufgedruckt, sondern sind auf einem Zusatzetikett angegeben, das nahezu die komplette Papierseite bedeckt. Auffällig ist weiterhin, dass der Indikatorstreifen fehlt, der bei den Produkten Cemex HV und Cemex LV hier angebracht ist.

Die Tyvekfolie lässt sich relativ leicht von der PVC-Unterseite abtrennen, so dass die einzelnen Komponenten leicht entnommen werden können. Zuerst wird dabei der Polymer-Innenbeutel sichtbar, der seinerseits aus einer Papierseite und einer Polyesterseite besteht. Auffällig ist, dass der Innenbeutel völlig unbedruckt ist, also keinerlei Informationen enthält. Mittels einer Markierung weiß der Anwender, an welcher Stelle er die Öffnung des Beutels vorzunehmen hat. Das weiße Polymerpulver setzt sich zusammen aus 82,8 % Polymethylmethacrylat (das allerdings ca. 3 % Styrol in Form eines Copolymers enthält), 3 % Benzoylperoxid, 4,2 % Gentamicinsulfat (= 2,5 % Gentamicin) und 10 % Bariumsulfat als Röntgenkontrastmittel (Abb. 130).

Die Monomerampulle liegt unterhalb des Innenbeutels in einer speziellen Aussparung der PVC-Tiefziehfolie. Die Braunglasampulle ist mit einer weißen Farbe bedruckt, die Informationen auf der Ampulle sind äußerst spärlich; es ist lediglich ein Lagerhinweis und die Angabe das Material nicht zu injizieren aufgedruckt. Die Monomerampulle enthält das Monomer, welches nicht identisch ist mit der Wirkstoff-freien Variante. Sie besteht aus 98,2 % Methylmethacrylat, 1,8 % Dimethylparatoluidin und 75 ppm Hydrochinon besteht (Abb. 130).

Erst nach etwa 45-50 sec. erhält man einen einigermaßen homogenen Teig, der allerdings nur langsam und keineswegs plötzlich zusammenfällt. Die Anfangsvis-

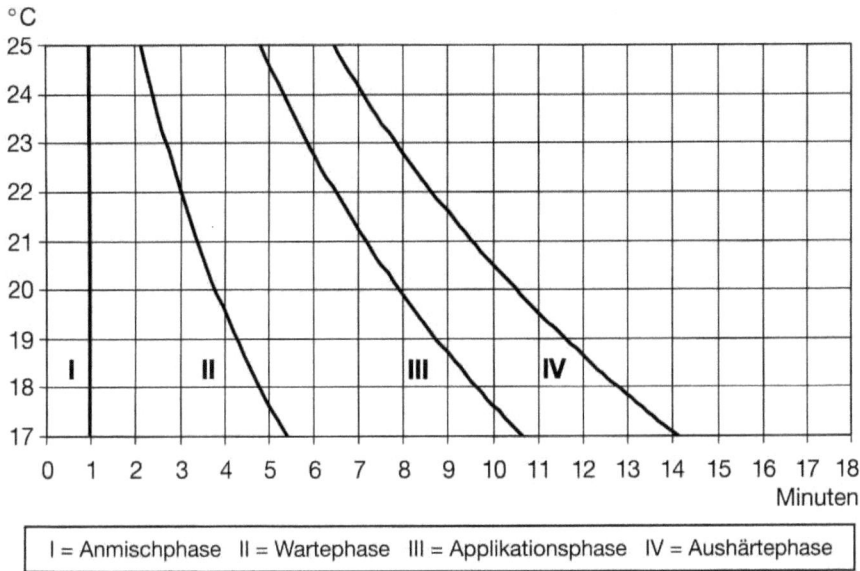

Abb. 131. Verarbeitungseigenschaften von Cemex Genta LV bei unterschiedlichen Komponenten- und Umgebungstemperaturen

kosität ist zwar niedriger als bei der Cemex HV-Variante aber immer noch mittelviskös. Die Klebfreiheit des Teiges wird erst nach 3:00 min. erreicht. Das Ende der Verarbeitungsbreite lag bei den von uns durchgeführten Tests stets bei 4:45 min., wobei die Teigviskosität bereits nach 4:30-5:00 min. so hoch war, dass eine Verankerung der Prothese uns als schwierig erscheint. Eine völlige Aushärtung beobachteten wir nach 8:15 min. (Abb. 131).

Der Zement ist als mittelviskös mit einer nur geringen Verarbeitungsbreite einzuordnen, da die Viskosität recht frühzeitig hoch erscheint. Eine Spritzenapplikation ist mit diesem Zement nach unseren Dafürhalten nicht möglich.

Auffällig ist, dass auf den entsprechenden Verpackungseinheiten immer nur eine Charge und ein Verfalldatum angegeben ist. Demnach haben sowohl die Flüssigkeit als auch das Pulver nicht nur die gleiche Charge , sondern auch das gleiche Verfalldatum.

Die Aushärtung nach ISO 5833 betrug 11:05 min., die Aushärtetemperatur lag bei 75,4 °C.

Tabelle 84. Mechanische Festigkeiten nach ISO 5833 und DIN 53435 von Cemex Genta LV

	ISO 5833			DIN 53435	
	Biege-festigkeit (MPa)	Biege-modul (MPa)	Druck-festigkeit (MPa)	Biege-festigkeit (MPa)	Schlag-zähigkeit kJ/m²
Limit	> 50 64,9	> 1800 2694	> 70 88,1	80,1	3,3

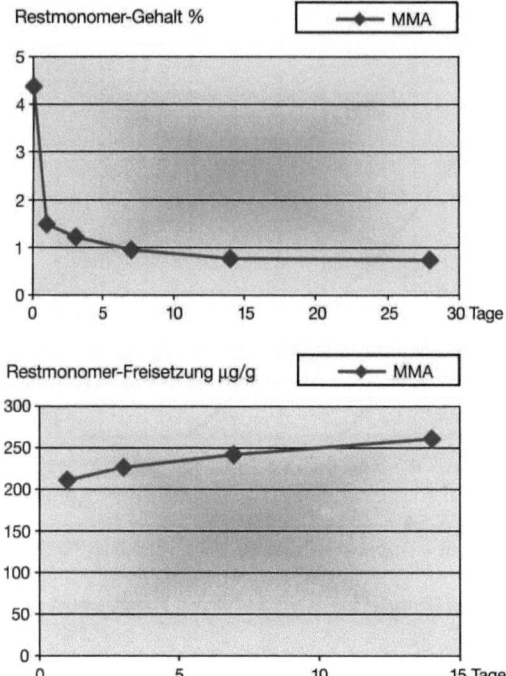

Abb. 132. Restmonomergehalt und -freisetzung von Cemex Genta LV im zeitlichen Verlauf

Die mechanischen Eigenschaften von Cemex Genta LV erfüllen die Norm (Tabelle 84), wobei auffällt, dass die 4-Punkt-Biegefestigkeit höher ist als beim wirkstofffreien Zement.

Der Restmonomergehalt und die Restmonomerfreisetzung sind vergleichbar mit der HV-Variante (Abb. 132). Das BPO/DmpT-Verhältnis beider Materialien sind ebenfalls nahezu identisch. Auch die Polymere scheinen sich nicht wesentlich zu unterscheiden, enthalten aber - wie bereits erwähnt - entgegen den Herstellerangaben einen bestimmten Anteil an Styrol-Copolymer.

Die qualitativen und quantitativen Angaben zu den Pulver- und Flüssigkeitsbestandteilen sind nicht auf dem Primärbehältnissen aufgedruckt. Allerdings enthält die Blisterverpackung alle diese Informationen.

Sowohl Chargennummern als auch Verfalldatum sind nicht direkt auf dem Primärbehältnis angegeben. Offenbar soll vermieden werden, die Einzelkomponenten separat aufzubewahren.

In der Packungsbeilage gibt es seit 1998 eine graphische Darstellung über den Temperatureinfluss auf die Verarbeitungseigenschaften des Materials.

Ein Hinweis auf die derzeit gültige ISO 5833 fehlt auf allen Packungseinheiten (Tabelle 83).

Die wichtigsten Eigenschaften von Cemex Genta LV sind in Tabelle 86 zusammengefasst.

Tabelle 85. Anforderungen der ISO 5833 (1992) an die Packungseinheiten von Cemex Genta LV

Anforderung			+ = erfüllt − = nicht erfüllt	Angaben vorhanden auf
		Pulver doppelt verpackt?	+	−
		Flüssigkeit doppelt verpackt?	+	−
Angaben zu Bestandteilen des Pulvers		qualitativ	+	GB, FS, PB
		quantitativ	+	GB, FS, PB
Angaben zu Bestandteilen der Flüssigkeit		qualitativ	+	GB, FS, PB
		quantitativ	+	GB, FS, PB
		Warnhinweis für Monomer: leichtentzündlich	+	FS, PB, A, B, Alu
		Hinweis auf Lagerbedingungen (≤ 25 °C, dunkel)	+	FS, A, PB
		Hinweis auf Sterilität	+	FS, GB, PB, Alu
		Hinweis auf Wiederverwendungsverbot	+	FS, GB, PB, Alu
		Angabe von Chargen-Nummer(n)	+	FS, GB, Alu
		Angabe von Verfalldatum	+	FS, GB, Alu
		Angabe der Hersteller- bzw. Inverkehrbringer-Adresse	+	GB, FS, A, PB, Alu
		Nummer und Datum dieser Norm	−	−
Angaben in der Packungsbeilage		Hinweise zum Anmischen und Verarbeiten der Zement-Komponenten	+	PB
		Warnhinweise zu den Gefahren der Anwendung für den Patienten	+	PB
		Angabe, ob Verwendung mit oder ohne Spritze	+	PB
		Hinweise zum Temperatureinfluss auf die Verarbeitungseigenschaften	+	PB
		Graphische Darstellung des Temperatureinflusses auf die Verarbeitungseigenschaften	+	PB

A = Ampulle; IB = Innenbeutel; POB = Peel-Off-Beutel; PF = Pulverflasche; Alu = Alu-Schutzbeutel; PB = Packungsbeilage; FS = Faltschachtel; AB = Ampullen-Blister; GB = Gesamt-Blister

Tabelle 86. Die wichtigsten Charakteristika von Cemex Genta LV

mittelviskos
Polymer enthält Styrol
Bariumsulfat als Röntgen-Opaker
Polymer sterilisiert mittels EO
Polymer in Braunglasflasche
Polymer-Flasche und Monomerampulle in einem Blister
Anmischreihenfolge: Monomer, dann Pulver
Teig trocken, VB: lang
ISO 5833 erfüllt, Molmasse < 350.000
hohe Dynstat-Biegefestigkeit
Gentamicingehalt: hoch, Freisetzung: niedrig

3.2.3.5
Cerafixgenta

Die Zementkomponenten von Cerafixgenta sind in einer einfachen, rechteckigen Faltschachtel verpackt, die über ihre Frontseite leicht zu öffnen ist. Innerhalb der Faltschachtel befindet sich eine Kunststoffeinlage, die eine Aussparung für den Ampullenblister enthält. Oberhalb des Ampullenblisters liegt der doppelt verpackte Pulverbeutel, über dem die Packungsbeilage in Form einer Broschüre abgelegt ist. Zusätzlich befindet sich in der Faltschachtel ein Etikett, welches für die Dokumentation in die Patientenunterlagen eingeklebt werden kann (Abb. 133).

Die Faltschachtel ist an allen Seiten bedruckt, wobei auf der Rückseite die Zusammensetzung der Zementkomponenten in vier verschiedenen Sprachen angegeben ist. Die Aufmachung der Faltschachtel entspricht zwar der Verpackungverordnung, allerdings sind die wichtigen Informationen über Chargenbezeichnung und Verfalldatum, sowie die CE-Kennzeichnung lediglich auf einem nachträglich angebrachten Etikett aufgedruckt. Des weiteren fällt auf, dass noch nicht die typischen Symbole verwendet werden, beispielsweise für die Chargenbezeichnung oder für das Verfalldatum. Ferner ist auf dem Zusatz-Etikett auf der Faltschachtel ein Hinweis zu finden, dass das Material der ISO 5833 für Knochenzemente entspricht.

Der Polymerinnenbeutel ist von einem peel-off-Beutel umschlossenen, der aus einer unbedruckten, durchsichtigen Polyethylenseite und einer Tyvek-Seite besteht. Auf der Tyvek-Seite befindet sich ein Etikett mit einem Sterilisationsbalken, der durch seine rote Farbe zusätzlich den Sterilisationserfolg anzeigt. Ein entsprechender Hinweis befindet sich auf dem Etikett. Es scheint ein dreiseitig geschlossener Beutel eingesetzt zu werden, der nach Zugabe des Innenbeutels manuell an seiner vierten Seite verschlossen wird. Der Innenbeutel selbst ist lediglich mit der Marke des Produktes versehen. Zusätzlich befindet sich dort ein roter Sterilisationsindikatorpunkt. Des weiteren ist ein Papier-Etikett aufgeklebt,

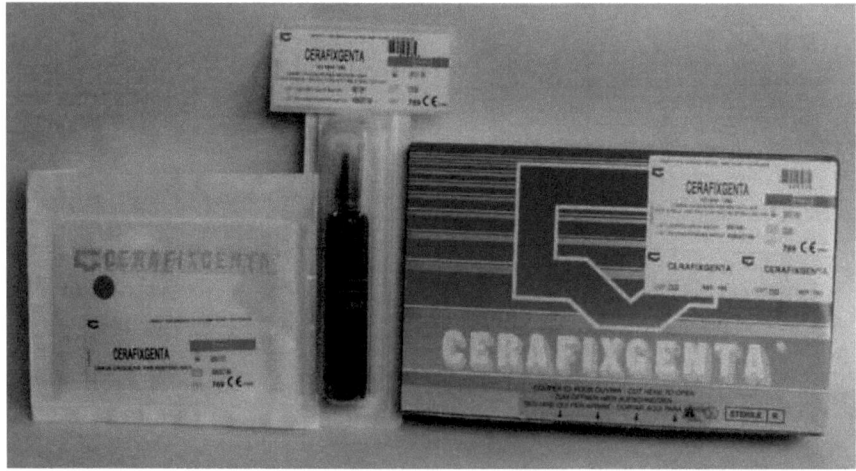

Abb. 133. Die Aufmachung des von uns untersuchten Cerafixgenta

Cerafixgenta

Pulver	Flüssigkeit
41,75 g Polymethylmethacrylat	15,88 g Methylmethacrylat (=16,91 ml)
4,30 g Zirkondioxid	2,43 g n-Butylmethacrylat (=2,69 ml)
0,45 g Benzoylperoxid	0,38 g N,N-Dimethyl-p-Toulidin (=0,4 ml)
1,33 g Gentamicinsulfat (=0,8 g Base)	45 ppm Hydrochinon
47,83 g	18,69 g (20 ml)
Cerafixgenta	

Abb. 134. Zusammensetzung von Cerafixgenta

welches Angaben zur Charge und zum Verfalldatum enthält. Dieser Aufdruck des Innenbeutels ist bereits durch die durchsichtige Polyester-Seite des Umbeutels zu erkennen. Weder auf dem Umbeutel noch auf dem Innenbeutel befindet sich ein Hinweis auf die Zusammensetzung des Polymers. Auch weitere Hinweise fehlen gänzlich. Das Polymerpulver setzt sich aus 87,3 % Polymethylmethacrylat, 0,9 % Benzoylperoxid, 2,87 % Gentamicinsulfat (= 1,7 % Gentamicin) und 9 % Zirkondioxid als Röntgenkontrastmittel zusammen (Abb. 134).

Der im Kunststoff-Tray eingelegte Ampullenblister enthält eine doppelt verpackte Ampulle. Beide Blisterverpackungen sind aus einem tiefgezogenen PVC-Teil die von unbedrucktem Tyvek verschlossen werden. Der Außenblister enthält ein kleines Etikett, welches die Chargennummer und das Verfalldatum enthält, sowie einen Hinweis auf das Sterilisationsverfahren. Ob der an dem Etikett seitlich angebrachte grüne Streifen ein Indikator für die Sterilisation darstellt, geht aus dem Aufdruck nicht hervor. Der zweite Blister hat an seiner Öffnungsseite,

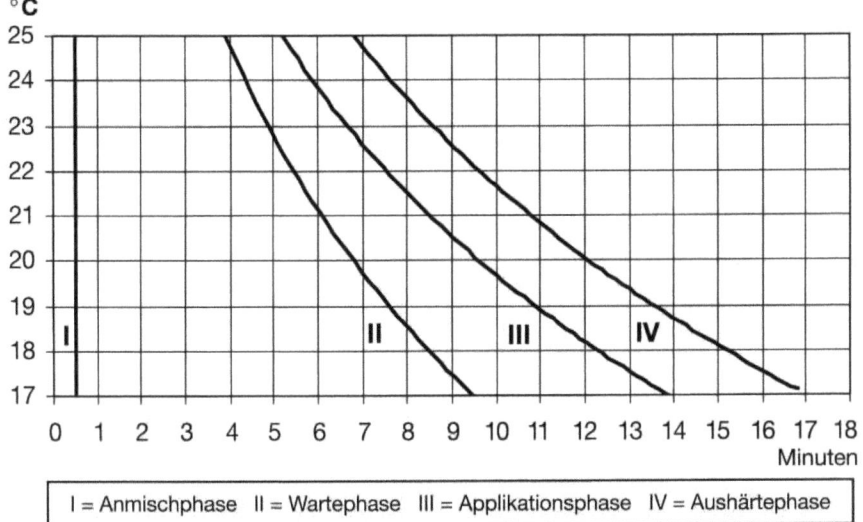

Abb. 135. Verarbeitungseigenschaften von Cerafixgenta bei unterschiedlichen Komponententemperaturen

Tabelle 87. Mechanische Festigkeiten nach ISO 5833 und DIN 53435 von Cerafixgenta

	ISO 5833 Biege-festigkeit (MPa)	Biege-modul (MPa)	Druck-festigkeit (MPa)	DIN 53435 Biege-festigkeit (MPa)	Schlag-zähigkeit kJ/m²
Limit	> 50	> 1800	> 70		
	63	2378	91,8	78,7	4

auf die deutlich hingewiesen wird, ebenfalls einen grünen Farbpunkt, der aller Voraussicht nach als Sterilisationsindikator aufgefasst werden muss. Die Braunglasampulle ist weiß bedruckt und ist mit einer Kunststoff-Öffnungshilfe ausgestattet. Sowohl auf den Verpackungseinheiten als auch auf der Ampulle selbst sind keinerlei Angaben über die Zusammensetzung der Flüssigkeit. Diese besteht aus 85% Methylmethacrylat, 13% Butylmethacrylat, 2% Dimethylparatoluidin und 45 ppm Hydrochinon (Abb. 134).

Laut Herstellerangaben wird das Pulver vorgegeben und anschließend die Flüssigkeit hinzugegeben. Es entsteht binnen 10–15 sec. ein dünnflüssiger homogener Teig. Dieser weist eine leicht cremeartige Färbung auf. Der Teig bleibt lange dünnflüssig und klebrig. Erst nach ca. 4:30 min. kann der Teig einigermaßen klebfrei aus dem Anmischgefäß entnommen werden. Es wurden auch Komponenten angemischt, bei denen die Klebphase länger als 5:00 min. andauerte. Die Verarbeitungsbreite erscheint uns als recht kurz, da die Viskosität des Teigs nun rasch ansteigt und nach bereits 6:30 min. derart hoch ist, dass der Einsatz der

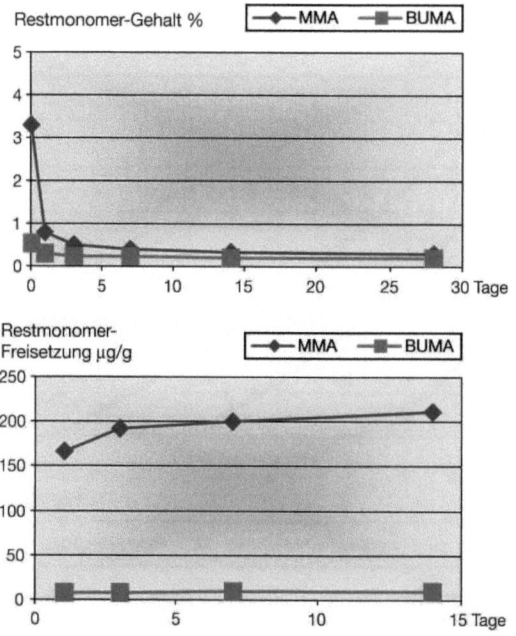

Abb. 136. Restmonomergehalt und -freisetzung von Cerafixgenta im zeitlichen Verlauf

Prothese nicht mehr sicher vorgenommen werden kann. Die völlige Aushärtung des Teiges erfolgt nach 8:15 min.

Aufgrund der flüssigen Anfangsphase und der kurzen Verarbeitungsbreite ist eine manuelle Verarbeitung nicht empfehlenswert. Der Zement muss als ein niedrigviskoser Vertreter angesehen werden (Abb. 135).

Die Aushärtung nach ISO 5833 betrug 11:35 min., die Aushärtetemperatur war 65 °C und damit sehr deutlich unter 80 °C.

Die mechanischen Anforderungen wurden erfüllt (Tabelle 87), die ISO- und DIN-Biegefestigkeiten liegen allerdings weit auseinander.

Bezüglich des Initiatorverhältnisses fällt der relativ niedrige BPO-Gehalt und ein vergleichsweise hoher DmpT-Gehalt auf. Diese Bedingungen sollten sich allerdings hinsichtlich einer möglichst vollständigen Polymerisation und damit einem niedrigeren Restmonomergehalt positiv auswirken (vgl. auch Abb. 136). Wegen des Anteils an BuMA ist hier aber ein Vergleich schwierig.

Tabelle 88. Anforderungen der ISO 5833 (1992) an die Packungseinheiten von Cerafixgenta

Anforderung		+ = erfüllt − = nicht erfüllt	Angaben vorhanden auf
	Pulver doppelt verpackt?	+	−
	Flüssigkeit doppelt verpackt?	+	−
Angaben zu Bestandteilen des Pulvers	qualitativ	+	FS, PB
	quantitativ	+	FS, PB
Angaben zu Bestandteilen der Flüssigkeit	qualitativ	+	FS, PB
	quantitativ	+	FS, PB
	Warnhinweis für Monomer: leichtentzündlich	+	FS, A
	Hinweis auf Lagerbedingungen (≤ 25 °C, dunkel)	+	FS, PB
	Hinweis auf Sterilität	+	AB, IB, POB, FS, PB
	Hinweis auf Wiederverwendungsverbot	+	IB
	Angabe von Chargen-Nummer(n)	+	FS, AB, IB
	Angabe von Verfalldatum	+	FS, AB, IB
	Angabe der Hersteller- bzw. Inverkehrbringer-Adresse	+	IB, FS, PB
	Nummer und Datum dieser Norm	+	FS
Angaben in der Packungsbeilage	Hinweise zum Anmischen und Verarbeiten der Zement-Komponenten	+	PB
	Warnhinweise zu den Gefahren der Anwendung für den Patienten	+	PB
	Angabe, ob Verwendung mit oder ohne Spritze	+	PB
	Hinweise zum Temperatureinfluss auf die Verarbeitungseigenschaften	+	PB
	Graphische Darstellung des Temperatureinflusses auf die Verarbeitungseigenschaften	+	PB

A = Ampulle; IB = Innenbeutel; POB = Peel-Off-Beutel; PF = Pulverflasche; Alu = Alu-Schutzbeutel; PB = Packungsbeilage; FS = Faltschachtel; AB = Ampullen-Blister; GB = Gesamt-Blister

Tabelle 89. Die wichtigsten Charakteristika von Cerafixgenta

niedrigviskos
Monomer enthält BuMA
Zirkondioxid als Röntgen-Opaker
Polymer gammabestrahlt
Beutel und Ampulle getrennt verpackt
Anmischreihenfolge: Pulver, dann Monomer
VB: kurz
ISO 5833 erfüllt, Molmasse < 350.000
Gentamicingehalt: mittel, Freisetzung: niedrig

Lediglich auf der Faltschachtel und auf der Packungsbeilage finden wir qualitative und quantitative Angaben zu den Pulver- und Flüssigkeitsbestandteilen. Derartige Informationen sind daher nicht auf den Primärbehältnissen aufgedruckt.

Sowohl Chargennummern als auch Verfalldatum sind nicht direkt auf dem Primärbehältnis angegeben. Offenbar soll auch hier vermieden werden, die Einzelkomponenten separat aufzubewahren.

Cerafixgenta enthält auf der Faltschachtel einen Hinweis auf die derzeit gültige ISO 5833-Norm, was bei nahezu allen Anbietern fehlt (Tabelle 88).

Die wichtigsten Eigenschaften von Cerafixgenta sind in Tabelle 89 zusammengefasst.

3.2.3.6
CMW 1 G

Die Zementkomponenten von CMW 1 G sind in einer rechteckigen Faltschachtel verpackt, die an einer Längsseite mittels einer perforierten Öffnungshilfe bequem geöffnet werden kann. Die eine Frontseite der Faltschachtel dient nun als Deckel, unter dem dann die Zementkomponenten verpackt sind. Der Aufdruck auf der Faltschachtel entspricht in jeder Hinsicht der gültigen Verpackungsverordnung. Die Angaben zu Chargenbezeichnung und Verfalldaten sind nicht an der Frontseite, sondern an der Unterseite der Faltschachtel angebracht. Ein Hinweis auf den Inverkehrbringer ist deutlich zu erkennen (Abb. 137).

Die Faltschachtel enthält eine Einlage aus Pappe, in der eine Aussparung für den Ampullenblister vorgestanzt ist. Oberhalb und unterhalb der Aussparung ist eine Öffnung, die eine Entnahme der Einlage erleichtert. Dieselbe Einlage besitzt auf ihrer Unterseite zwei solcher Aussparungen, so dass diese Einlage auch für eine Doppelpackung mit zwei Ampullenblister genutzt werden kann. Über der blisterverpackten Monomerampulle liegt die Packungsbeilage und ein Aluminiumschutzbeutel, der den Polymerbeutel enthält. Des weiteren findet man innerhalb der Faltschachtel noch sechs selbstklebende Etiketten für die Patientenunterlagen.

Das Öffnen des beidseitig bedruckten Aluminiumschutzbeutel soll ausdrücklich nicht unter Zuhilfenahme einer Schere erfolgen, sondern an der eigens für das Öffnen vorgesehene Markierung. Der Alu-Beutel trägt ebenfalls die Chargen-

CMW 1 G

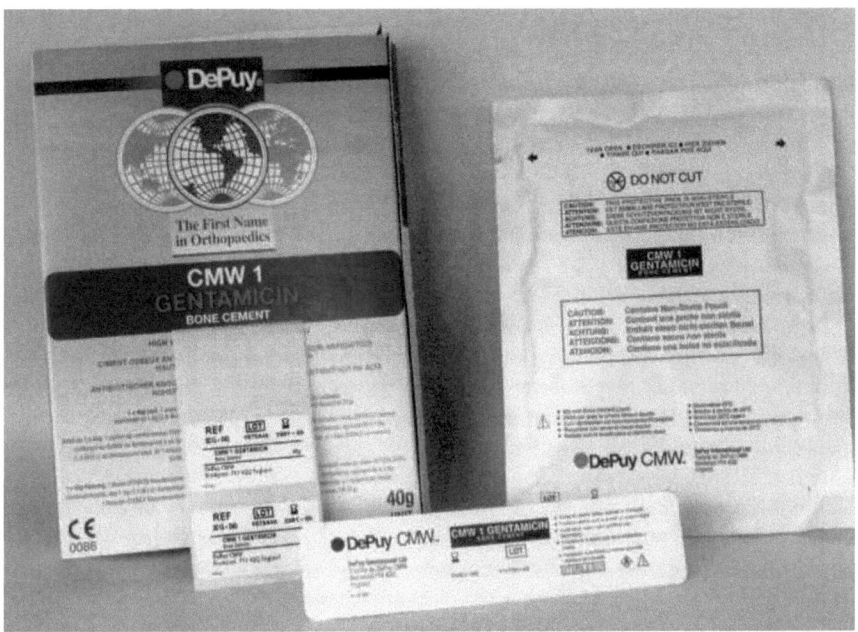

Abb. 137. Die Aufmachung des von uns untersuchten CMW 1 G

bezeichnung und das Verfalldatum des Materials. Die Innenfläche des Schutzbeutels ist vollständig mit Polyethylen beschichtet. Im Inneren des Beutels findet man den gefalteten Umbeutel, der auf seiner Tyvek-Seite bedruckt ist und einen Sterilisationsindikatorpunkt enthält. Beim Öffnen des Umbeutels fällt auf, dass die Siegelnaht des Beutels ein deutliches Waffelmuster trägt. Durch die unbedruckte und durchsichtige Polyethylenseite ist der Innenbeutel deutlich zu erkennen und der Aufdruck des Innenbeutels kann bequem gelesen werden. Der Polyethylen-Innenbeutel ist mit einer schwarzen Schrift bedruckt, wobei die Chargenbezeichnung und das Verfalldatum an der unteren Seite außerhalb der Siegelnaht angebracht ist. Das Polymerpulver setzt sich aus 84,7 % Polymethylmethacrylat, 2,05 % Benzoylperoxid, 4,2 % Gentamicinsulfat (= 2,5 % Gentamicin) und 9 % Bariumsulfat als Röntgenkontrastmittel zusammen (Abb. 138).

Pulver	Flüssigkeit
33,89 g Polymethylmethacrylat	18,22 g Methylmethacrylat (= 19,36 ml)
1,69 g Gentamicinsulfat (=1 g Base)	0,15 g N,N-Dimethyl-p-Toluidin (= 0,16 ml)
3,60 g Bariumsulfat	25 ppm Hydrochinon
0,82 g Benzoylperoxid	----------
----------	18,37 g (19,52 ml)
40,00 g	
CMW 1 Gentamicin	

Abb. 138. Zusammensetzung von CMW 1 G

Die in einem Blister verpackte Ampulle trägt dieselbe Chargenbezeichnung und das gleiche Verfalldatum wie das Pulver. Diese Angaben befinden sich auf der Tyvek-Seite der Blisterverpackung, die zudem alle notwendigen Warnhinweise beinhaltet. Im tiefgezogenen PVC-Teil des Blister befindet sich die Braunglasampulle. Diese ist mit einem Etikett versehen, das nochmals alle notwendigen Angaben enthält. Offenbar hat es im August 97 eine Änderung in der Monomerzusammensetzung gegeben, da in früheren Ampullen noch 0,17 g Ethanol als Weichmacher und 0,004 g Ascorbinsäure als zusätzlicher Radikalfänger enthalten waren. Heute setzt sich die farblose Monomerflüssigkeit zu 99,18 % aus Methylmethacrylat und zu 0,82 % aus Dimethylparatoluidin zusammen. Als Stabilisator können ca. 25 ppm Hydrochinon gefunden werden (Abb. 138).

Für die Öffnung der Braunglasampulle ist keine Öffnungshilfe angebracht, der Polymerbeutel sollte mit Hilfe einer Schere geöffnet werden. Das Polymerpulver lässt sich bequem aus dem Beutel in das Anmischgefäß schütten.

Zunächst wird für die Anmischung des Teigs das Polymer in das Anmischgefäß vorgegeben. Das Monomere wird anschließend auf das Polymer geschüttet. Die Benetzung erfolgt nur sehr zögerlich. Man hat das Gefühl, als ob die Flüssigkeitsmenge nicht ausreichend ist. So entsteht bei vorsichtiger Spatelbewegung ein trockener Teig, der erst nach 30–35 sec. plötzlich zusammenfließt und dann als homogene Masse bezeichnet werden kann. Dieses plötzliche Zusammenfallen des Teiges ist typisch für alle CMW-Zemente. Bei CMW 1 G erreicht man die Klebfreiheit nach 80–90 sec. Das Ende der Verarbeitungsbreite liegt bei 4:15 min. Die Teigmasse ist zu diesem Zeitpunkt schon recht warm. Die völlige Aushärtung kann nach 5:45 min. beobachtet werden (Abb. 139).

Aufgrund der geschilderten Verarbeitungseigenschaften von CMW 1 G muss dieser Zement als ein hochviskoser Typ eingestuft werden.

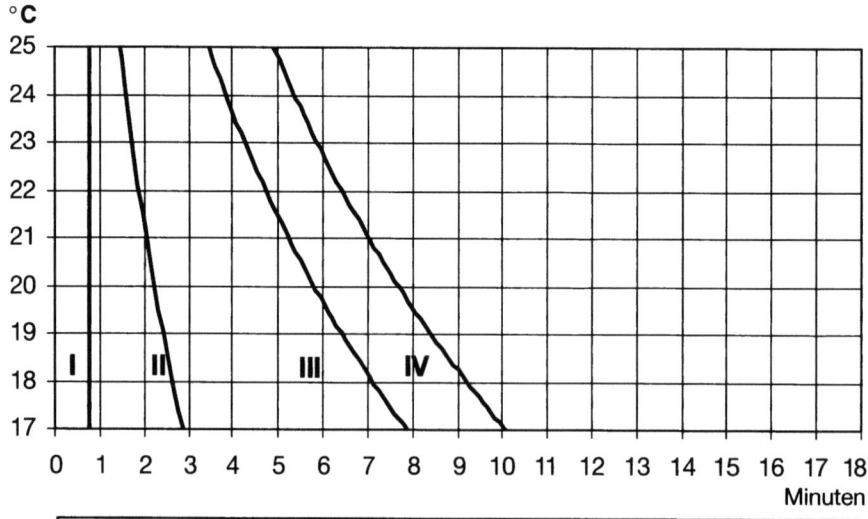

Abb. 139. Verarbeitungseigenschaften von CMW 1 G bei verschiedenen Komponenten- und Umgebungstemperaturen

Tabelle 90. Mechanische Festigkeiten nach ISO 5833 und DIN 53435 von CMW 1 G

	ISO 5833 Biegefestigkeit (MPa)	Biegemodul (MPa)	Druckfestigkeit (MPa)	DIN 53435 Biegefestigkeit (MPa)	Schlagzähigkeit kJ/m²
Limit	> 50	> 1800	> 70		
	66,9	2468	85,7	72,8	3,5

Die Anforderungen an die mechanische Festigkeit wurden erfüllt (Tabelle 90). Die Biegefestigkeit ergab für beide Normen fast den gleichen Wert.

Die Aushärtung nach ISO 5833 lag bei 8:10 min., die Aushärtetemperatur betrug 84,3 °C.

Eine Erklärung dafür könnte der hohe Anteil an BPO sein, dem relativ wenig DmpT in der Flüssigkeit entgegensteht. Das Verhältnis (ISO und DIN) der Initiatoren zueinander liegt damit weit über 5 (Abb. 115). Der Restmonomergehalt lag deutlich über 6 % nach der Prüfkörperherstellung (vgl. Abb. 140).

Qualitative und quantitative Angaben zu den Bestandteilen der Zementkomponenten befinden sich lediglich in der Packungsbeilage. Ein Hinweis auf ein Wiederverwendungsverbot fehlt gänzlich.

Eine graphische Darstellung des Temperatureinflusses auf die Handlingeigenschaften des Zementes ist nicht mehr in der Packungsbeilage zu finden.

Des weiteren fehlt ein Bezug auf die derzeit gültige ISO-Norm 5833 (Tabelle 91).

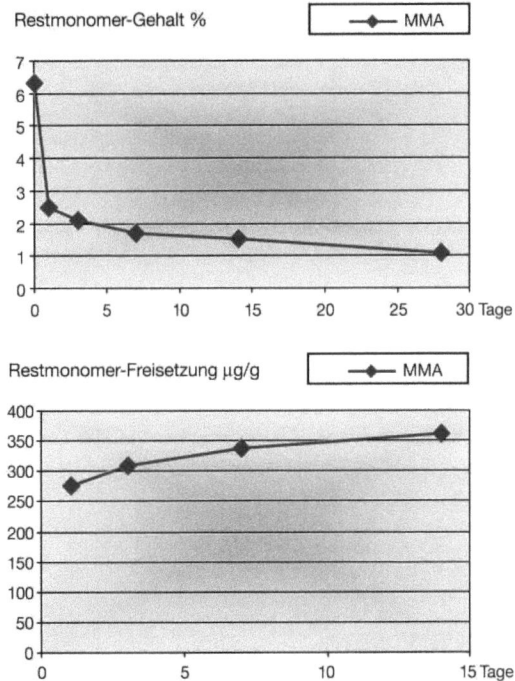

Abb. 140. Restmonomergehalt und -freisetzung von CMW 1 G im zeitlichen Verlauf

Tabelle 91. Anforderungen der ISO 5833 (1992) an die Packungseinheiten von CMW 1 G

Anforderung		+ = erfüllt − = nicht erfüllt	Angaben vorhanden auf
	Pulver doppelt verpackt?	+	−
	Flüssigkeit doppelt verpackt?	+	−
Angaben zu Bestandteilen des Pulvers	qualitativ	+	PB
	quantitativ	+	PB
Angaben zu Bestandteilen der Flüssigkeit	qualitativ	+	PB
	quantitativ	+	PB
	Warnhinweis für Monomer: leichtentzündlich	+	A, AB, FS
	Hinweis auf Lagerbedingungen (≤ 25 °C, dunkel)	+	IB, Alu, FS
	Hinweis auf Sterilität	+	IB, POB, A, AB, FS, Alu
	Hinweis auf Wiederverwendungsverbot	+	−
	Angabe von Chargen-Nummer(n)	+	IB, A, AB, FS, Alu
	Angabe von Verfalldatum	+	IB, A, AB, FS, Alu
	Angabe der Hersteller- bzw. Inverkehrbringer-Adresse	+	IB, A, AB, FS, Alu, PB
	Nummer und Datum dieser Norm	−	−
Angaben in der Packungsbeilage	Hinweise zum Anmischen und Verarbeiten der Zement-Komponenten	+	PB
	Warnhinweise zu den Gefahren der Anwendung für den Patienten	+	PB
	Angabe, ob Verwendung mit oder ohne Spritze	+	PB
	Hinweise zum Temperatureinfluss auf die Verarbeitungseigenschaften	+	PB
	Graphische Darstellung des Temperatureinflusses auf die Verarbeitungseigenschaften	+	PB

A = Ampulle; IB = Innenbeutel; POB = Peel-Off-Beutel; PF = Pulverflasche; Alu = Alu-Schutzbeutel; PB = Packungsbeilage; FS = Faltschachtel; AB = Ampullen-Blister; GB = Gesamt-Blister

In Tabelle 92 sind die wichtigsten Eigenschaften von CMW 1 G zusammengefasst.

Tabelle 92. Die wichtigsten Charakteristika von CMW 1 G

hochviskos
Bariumsulfat als Röntgen-Opaker
Polymer gammabestrahlt
Beutel und Ampulle getrennt verpackt
Anmischreihenfolge: Pulver, dann Monomer
Teig trocken, VB: kurz
ISO 5833 erfüllt, Molmasse < 350.000
hohe Biegefestigkeiten
Gentamicingehalt: hoch, Freisetzung: niedrig

3.2.3.7
CMW 2 G

Die Zementkomponenten von CMW 2 G sind in einer rechteckigen Faltschachtel verpackt, die an einer Längsseite mittels einer perforierten Öffnungshilfe bequem geöffnet werden kann. Die eine Frontseite der Faltschachtel dient nun als Deckel, unter dem dann die Zementkomponenten verpackt sind. Der Aufdruck auf der Faltschachtel entspricht in jeder Hinsicht der gültigen Verpackungsverordnung. Die Angaben zu Chargenbezeichnung und Verfalldaten sind nicht an der Frontseite sondern an der Unterseite der Faltschachtel angebracht. Ein Hinweis auf den Inverkehrbringer ist deutlich zu erkennen (Abb. 141).

Die Faltschachtel enthält eine Einlage aus Pappe, in der eine Aussparung für den Ampullenblister vorgestanzt ist. Oberhalb und unterhalb der Aussparung ist eine Öffnung, die eine Entnahme der Einlage erleichtert. Dieselbe Einlage besitzt auf ihrer Unterseite zwei solcher Aussparungen, so dass diese Einlage auch für eine Doppelpackung mit zwei Ampullenblister genutzt werden kann. Über der blisterverpackten Monomerampulle liegt die Packungsbeilage und ein Aluminiumschutzbeutel, der den Polymerbeutel enthält. Des weiteren findet man innerhalb der Faltschachtel noch sechs selbstklebende Etiketten für die Patientenunterlagen.

Das Öffnen des beidseitig bedruckten Aluminiumschutzbeutel soll ausdrücklich nicht unter Zuhilfenahme einer Schere erfolgen, sondern an der eigens für

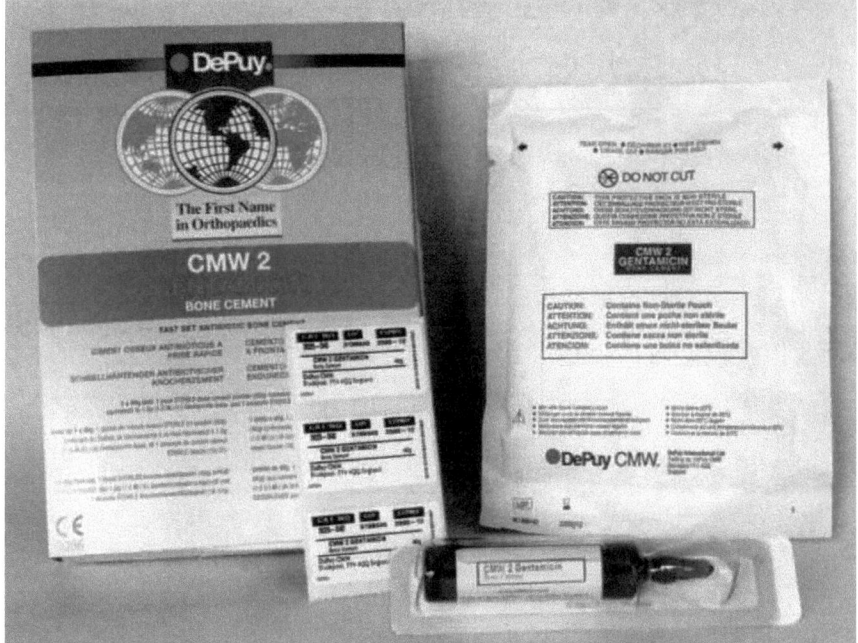

Abb. 141. Die Aufmachung des von uns untersuchten CMW 2 G

Pulver	Flüssigkeit
33,11 g Polymethylmethacrylat 0,80 g Benzoylperoxid 4,40 g Bariumsulfat 1,69 g Gentamicinsulfat (=1g Base) --------- 40,00 g	18,22 g Methylmethacrylat (=19,36 ml) 0,15 g N,N-Dimethyl-p-Toluidin (=0,16 ml) 25 ppm Hydrochinon --------- 18,37 g (19,52 ml)
CMW 2 Gentamicin	

Abb. 142. Zusammensetzung von CMW 2 G

das Öffnen vorgesehene Markierung. Der Alu-Beutel trägt ebenfalls die Chargenbezeichnung und das Verfalldatum des Materials. Die Innenfläche des Schutzbeutels ist vollständig mit Polyethylen beschichtet. Im Inneren des Beutels findet man den gefalteten Umbeutel, der auf seiner Tyvek-Seite bedruckt ist und einen Sterilisationsindikatorpunkt enthält. Beim Öffnen des Umbeutels fällt auf, dass die Siegelnaht des Beutels ein deutliches Waffelmuster trägt. Durch die unbedruckte und durchsichtige Polyethylenseite ist der Innenbeutel deutlich zu erkennen und der Aufdruck des Innenbeutels kann bequem gelesen werden. Der Polyethylen-Innenbeutel ist mit einer schwarzen Schrift bedruckt, wobei die Chargenbezeichnung und das Verfalldatum an der unteren Seite außerhalb der Siegelnaht angebracht ist. Das Polymerpulver setzt sich aus 82,8 % Polymethylmethacrylat, 2 % Benzoylperoxid, 4,2 % Gentamicinsulfat (= 2,5 % Gentamicin) und 11 % Bariumsulfat als Röntgenkontrastmittel zusammen (Abb. 142).

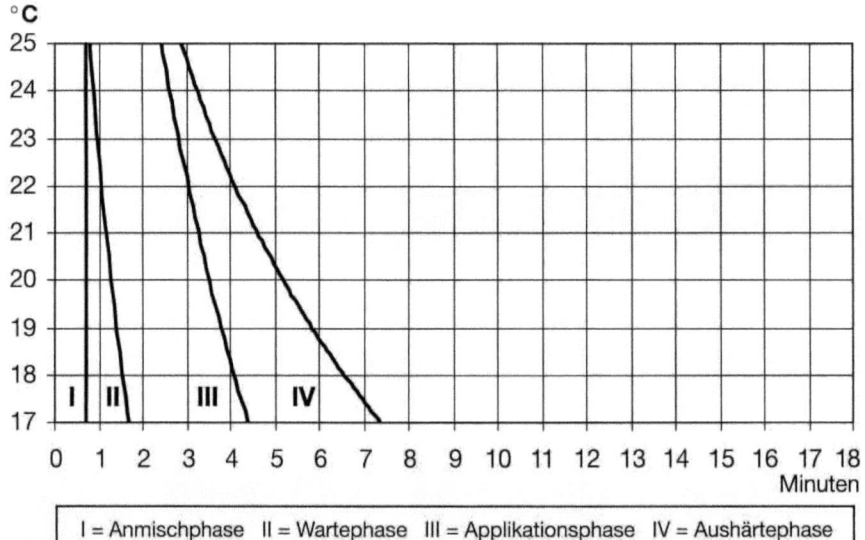

Abb. 143. Verarbeitungseigenschaften von CMW 2 G bei unterschiedlichen Komponenten- und Umgebungstemperaturen

Tabelle 93. Mechanische Festigkeiten nach ISO 5833 und DIN 53435 von CMW 2 G

	ISO 5833 Biegefestigkeit (MPa)	Biegemodul (MPa)	Druckfestigkeit (MPa)	DIN 53435 Biegefestigkeit (MPa)	Schlagzähigkeit kJ/m^2
Limit	> 50	> 1800	> 70		
	68,9	2636	92,9	73,3	2,9

Für die Öffnung der Braunglasampulle ist keine Öffnungshilfe angebracht, der Polymerbeutel sollte mit Hilfe einer Schere geöffnet werden. Das Polymerpulver lässt sich bequem aus dem Beutel in das Anmischgefäß schütten.

Die Monomerflüssigkeit setzt sich zu 99,18 % aus Methylmethacrylat und zu 0,82 % aus Dimethylparatoluidin zusammen. Als Stabilisator können ca. 25 ppm Hydrochinon gefunden werden (Abb. 142).

Auch beim CMW 2 G wird für die Herstellung des Teiges das Polymerpulver vorgegeben. Anschließend wird das Monomere hinzugegeben. Die Benetzung erfolgt nur sehr zögerlich. Man hat auch hier das Gefühl, als ob die Flüssigkeitsmenge keineswegs ausreichend ist. So entsteht bei vorsichtiger, kaum sicher

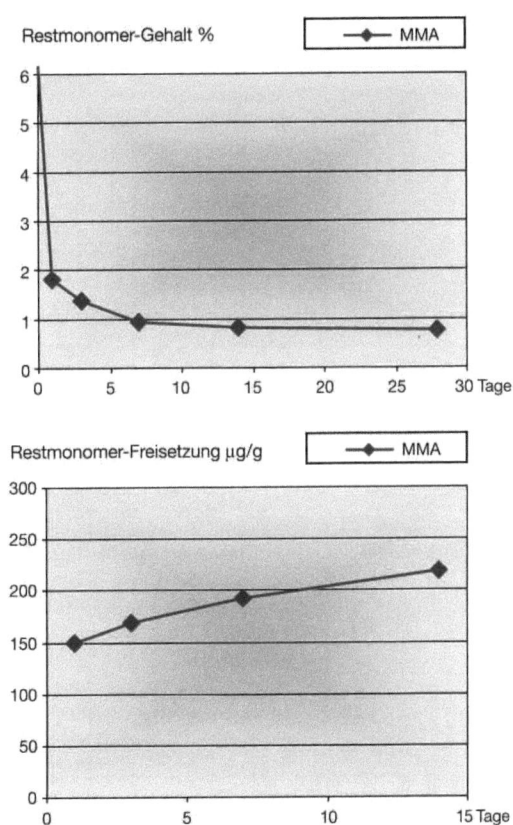

Abb. 144. Restmonomergehalt und -freisetzung von CMW 2 G im zeitlichen Verlauf

durchführbarer Spatelbewegung ein trockener Teig, der erst nach 30-35 sec. plötzlich zusammenfließt und bereits wenige Sekunden später klebfrei aus dem Anmischgefäß entnommen werden kann (45-50 sec.). Das Ende der Verarbeitungsbreite liegt bei 2:45 min, wobei die Viskosität des Teiges bereits nach 2:00 min. extrem hoch ist und zu diesem Zeitpunkt der Teig bereits warm wird. Die völlig Aushärtung kann bereits nach 3:30 min. beobachtet werden (Abb. 143).

Diese hochviskose Variante dient auch nach Herstellerangaben nicht zur Anwendung am Femur. Des weiteren wird vom Vakuumanmischen und Einsatz in Spritzen abgeraten.

Die mechanischen Anforderungen der ISO 5833 werden erfüllt. Allerdings lag die Schlagzähigkeit mit 2,9 kJ/m² sehr niedrig (Tabelle 93).

Die Aushärtung nach ISO 5833 erfolgte nach 4:55 min. Die ISO-Polymerisationstemperatur lag bei 75,7 °C.

Tabelle 94. Anforderungen der ISO 5833 (1992) an die Packungseinheiten von CMW 2 G

Anforderung		+ = erfüllt - = nicht erfüllt	Angaben vorhanden auf
	Pulver doppelt verpackt?	+	–
	Flüssigkeit doppelt verpackt?	+	–
Angaben zu Bestandteilen des Pulvers	qualitativ	+	PB
	quantitativ	+	PB
Angaben zu Bestandteilen der Flüssigkeit	qualitativ	+	PB
	quantitativ	+	PB
	Warnhinweis für Monomer: leichtentzündlich	+	A, AB, FS
	Hinweis auf Lagerbedingungen (≤ 25 °C, dunkel)	+	IB, Alu, FS
	Hinweis auf Sterilität	+	IB, POB, A, AB, FS, Alu
	Hinweis auf Wiederverwendungsverbot	+	–
	Angabe von Chargen-Nummer(n)	+	IB, A, AB, FS, Alu
	Angabe von Verfalldatum	+	IB, A, AB, FS, Alu
	Angabe der Hersteller- bzw. Inverkehrbringer-Adresse	+	IB, A, AB, FS, Alu, PB
	Nummer und Datum dieser Norm	–	–
Angaben in der Packungsbeilage	Hinweise zum Anmischen und Verarbeiten der Zement-Komponenten	+	PB
	Warnhinweise zu den Gefahren der Anwendung für den Patienten	+	PB
	Angabe, ob Verwendung mit oder ohne Spritze	+	PB
	Hinweise zum Temperatureinfluss auf die Verarbeitungseigenschaften	+	PB
	Graphische Darstellung des Temperatureinflusses auf die Verarbeitungseigenschaften	–	–

A = Ampulle; IB = Innenbeutel; POB = Peel-Off-Beutel; PF = Pulverflasche; Alu = Alu-Schutzbeutel; PB = Packungsbeilage; FS = Faltschachtel; AB = Ampullen-Blister; GB = Gesamt-Blister

Tabelle 95. Die wichtigsten Charakteristika von CMW 2 G

hochviskos
Bariumsulfat als Röntgen-Opaker
Polymer gammabestrahlt
Beutel und Ampulle getrennt verpackt
Anmischreihenfolge: Pulver, dann Monomer
Teig sehr trocken, VB: kurz
ISO 5833 erfüllt, Molmasse < 350.000
hohe ISO-Biegefestigkeit, niedrige Schlagzähigkeit
Gentamicingehalt: hoch, Freisetzung: niedrig

Der Restmonomergehalt wurde stets ähnlich hoch ermittelt wie bei CMW 1 G. Er lag deutlich über 6 % nach der Prüfkörperherstellung (Abb. 144) und liegt damit ebenfalls in der Spitzengruppe. Auch bei CMW 2 G finden wir einen relativ hohen Anteil an BPO, dem relativ wenig DmpT in der Flüssigkeit entgegensteht. Das Verhältnisse der Initiatoren zueinander liegt damit auch über 5 (Abb. 115).

Qualitative und quantitative Angaben zu den Bestandteilen der Zementkomponenten befinden sich lediglich in der Packungsbeilage. Ein Hinweis auf ein Wiederverwendungsverbot fehlt gänzlich.

Eine graphische Darstellung des Temperatureinflusses auf die Handlingeigenschaften des Zementes ist nicht mehr in der Packungsbeilage zu finden.

Des weiteren fehlt ein Bezug auf die derzeit gültige ISO-Norm 5833 (Tabelle 94).

Die wichtigsten Eigenschaften von CMW 2 G sind in Tabelle 95 zusammengefasst.

3.2.3.8
CMW 3 G

Die Zementkomponenten von CMW 3 G sind in einer rechteckigen Faltschachtel verpackt, die an einer Längsseite mittels einer perforierten Öffnungshilfe bequem geöffnet werden kann. Die eine Frontseite der Faltschachtel dient nun als Deckel, unter dem dann die Zementkomponenten verpackt sind. Der Aufdruck auf der Faltschachtel entspricht in jeder Hinsicht der gültigen Verpackungsverordnung. Die Angaben zu Chargenbezeichnung und Verfalldaten sind nicht an der Frontseite, sondern an der Unterseite der Faltschachtel angebracht. Ein Hinweis auf den Inverkehrbringer ist deutlich zu erkennen.

Die Faltschachtel enthält eine Einlage aus Pappe, in der eine Aussparung für den Ampullenblister vorgestanzt ist. Oberhalb und unterhalb der Aussparung ist eine Öffnung, die eine Entnahme der Einlage erleichtert. Dieselbe Einlage besitzt auf ihrer Unterseite zwei solcher Aussparungen, so dass diese Einlage auch für eine Doppelpackung mit zwei Ampullenblister genutzt werden kann. Über der blisterverpackten Monomerampulle liegt die Packungsbeilage und ein Aluminiumschutzbeutel, der den Polymerbeutel enthält. Des weiteren findet man innerhalb der Faltschachtel noch sechs selbstklebende Etiketten für die Patientenunterlagen (Abb. 145).

Das Öffnen des beidseitig bedruckten Aluminiumschutzbeutel soll ausdrücklich nicht unter Zuhilfenahme einer Schere erfolgen sondern an der eigens für

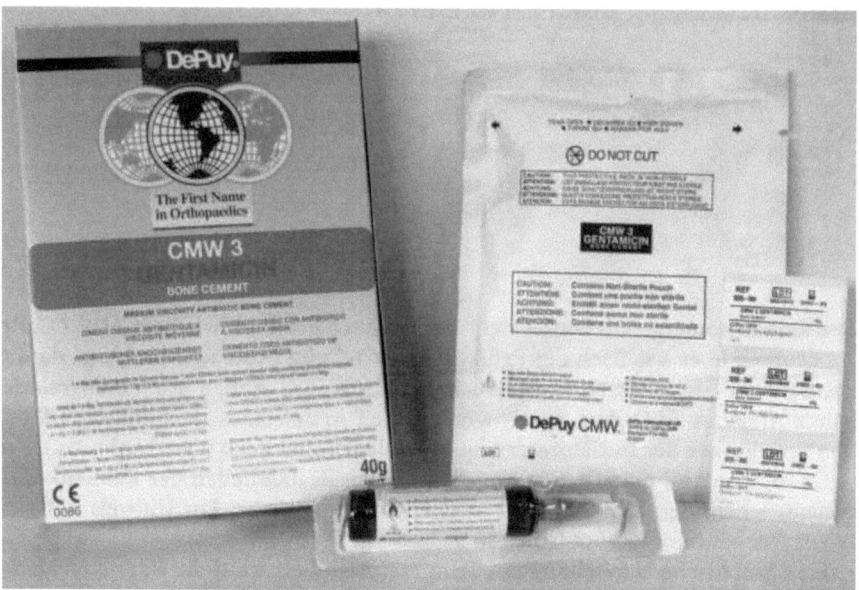

Abb. 145. Die Aufmachung des von uns untersuchten CMW 3 G

das Öffnen vorgesehene Markierung. Der Alu-Beutel trägt ebenfalls die Chargenbezeichnung und das Verfalldatum des Materials. Die Innenfläche des Schutzbeutels ist vollständig mit Polyethylen beschichtet. Im Inneren des Beutels findet man den gefalteten Umbeutel, der auf seiner Tyvek-Seite bedruckt ist und einen Sterilisationsindikatorpunkt enthält. Beim Öffnen des Umbeutels fällt auf, dass die Siegelnaht des Beutels ein deutliches Waffelmuster trägt. Durch die unbedruckte und durchsichtige Polyethylenseite ist der Innenbeutel deutlich zu erkennen und der Aufdruck des Innenbeutels kann bequem gelesen werden. Der Polyethylen-Innenbeutel ist mit einer schwarzen Schrift bedruckt, wobei die Chargenbezeichnung und das Verfalldatum an der unteren Seite außerhalb der Siegelnaht angebracht ist. Das Polymerpulver setzt sich aus 83,8 % Polymethylmethacrylat, 1,9 % Benzoylperoxid, 4,2 % Gentamicinsulfat (= 2,5 % Gentamicin) und 10 % Bariumsulfat als Röntgenkontrastmittel zusammen (Abb. 146).

Pulver	Flüssigkeit
33,55 g Polymethylmethacrylat 1,69 g Gentamicinsulfat (=1 g Base) 4,00 g Bariumsulfat 0,76 g Benzoylperoxid ---------- 40,00 g	17,45 g Methylmethacrylat (=18,56 ml) 0,45 g N,N-Dimethyl-p-Toluidin (=0,48 ml) 25 ppm Hydrochinon ---------- 17,90 g (19,04 ml)
CMW 3 Gentamicin	

Abb. 146. Zusammensetzung von CMW 3 G

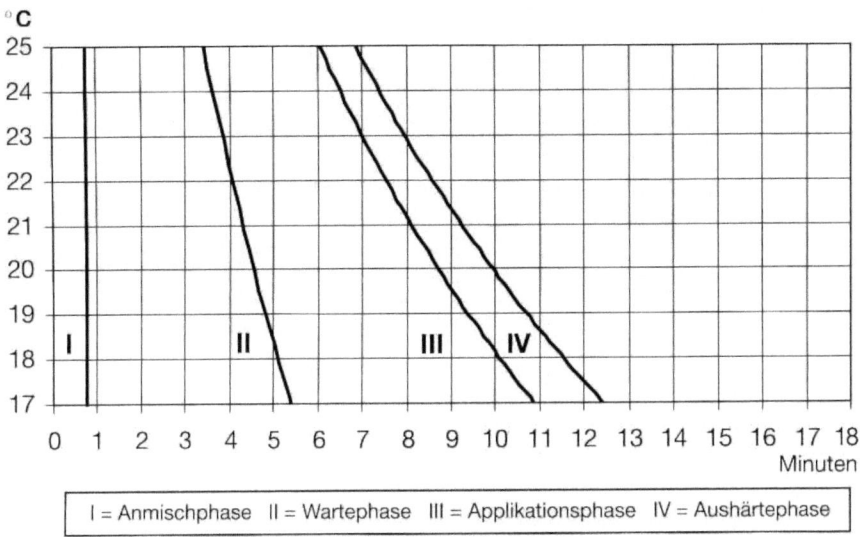

Abb. 147. Verarbeitungseigenschaften von CMW 3 G bei unterschiedlichen Komponenten- und Umgebungstemperaturen

Für die Öffnung der Braunglasampulle ist keine Öffnungshilfe angebracht, der Polymerbeutel sollte mit Hilfe einer Schere geöffnet werden. Das Polymerpulver lässt sich bequem aus dem Beutel in das Anmischgefäß schütten.

Die Monomerflüssigkeit setzt sich zu 97,5 % aus Methylmethacrylat und zu 2,5 % aus Dimethylparatoluidin zusammen. Als Stabilisator können ca. 25 ppm Hydrochinon gefunden werden (Abb. 146).

Zunächst wird für die Anmischung des Teigs das Polymer in das Anmischgefäß vorgegeben. Das Monomere wird anschließend dazugegeben. Die Benetzung erfolgt nur zögerlich, aber erheblich besser als beim Herstellen der Mischungen für CMW 1 G und CMW 2 G. Man hat dennoch zunächst das Gefühl, als ob die Flüssigkeitsmenge nicht ausreichend ist. So entsteht ein trockener Teig, der aber nach 30 sec. plötzlich zusammenfließt und dann als flüssige, homogene Masse bezeichnet werden kann. Dieses plötzliche Zusammenfallen des Teiges ist hier nicht so deutlich ausgeprägt wie bei den hochviskosen Varianten von CMW-Zementen. Bei CMW 3 G erreicht man die Klebfreiheit nach 3:40–3:45 min. Das

Tabelle 96. Mechanische Festigkeiten nach ISO 5833 und DIN 53435 von CMW 3 G

	ISO 5833 Biegefestigkeit (MPa)	Biegemodul (MPa)	Druckfestigkeit (MPa)	DIN 53435 Biegefestigkeit (MPa)	Schlagzähigkeit kJ/m²
Limit	> 50	> 1800	> 70		
	70,3	2764	100,8	74,4	3

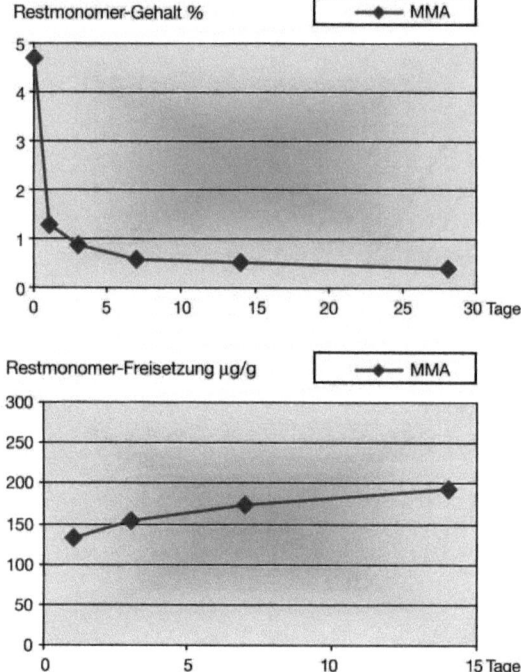

Abb. 148. Restmonomergehalt und -freisetzung von CMW 3 G im zeitlichen Verlauf

Ende der Verarbeitungsbreite liegt bei 6:45 min. Die völlige Aushärtung kann nach 7:45 min. beobachtet werden (Abb. 147).

Bei der niedrigviskosen CMW G-Variante fällt weiterhin ganz deutlich auf, dass der Teig bereits beim Ende der Verarbeitungsbreite – also nach ca. 6:45 min. – sich sehr warm anfühlt (Abb. 147).

Die mechanischen Anforderungen werden erfüllt (Tabelle 96). Die Schlagzähigkeit ist sehr niedrig, die Druckfestigkeit sehr hoch. Die Biegefestigkeit nach ISO uund DIN liegen nahe zusammen.

Die Aushärtung nach ISO 5833 erfolgt nach 9:55 min. Die Polymerisationstemperatur nach ISO konnte mit 86,7 °C bestimmt werden.

Im Gegensatz zu den beiden zuvor beschriebenen Varianten haben wir bei CMW 3 G eine gleichmäßige Aufteilung der Initiatoren und damit ein Verhältnis von knapp über 1.

Der Restmonomergehalt war stets unter 5 % und damit niedriger als bei CMW 1 G und 2 G. (Abb. 148). Wahrscheinlich führt die Änderung in der Flüssigkeitszusammensetzung zu günstigeren Werten.

Qualitative und quantitative Angaben zu den Bestandteilen der Zementkomponenten befinden sich lediglich in der Packungsbeilage. Ein Hinweis auf ein Wiederverwendungsverbot fehlt gänzlich.

Eine graphische Darstellung des Temperatureinflusses auf die Handlingeigenschaften des Zementes ist nicht in der Packungsbeilage zu finden.

Des weiteren fehlt ein Bezug auf die derzeit gültige ISO-Norm 5833 (Tabelle 97).

Tabelle 97. Anforderungen der ISO 5833 (1992) an die Packungseinheiten von CMW 3 G

Anforderung			+ = erfüllt − = nicht erfüllt	Angaben vorhanden auf
		Pulver doppelt verpackt?	+	−
		Flüssigkeit doppelt verpackt?	+	−
Angaben zu Bestandteilen des Pulvers		qualitativ	+	PB
		quantitativ	+	PB
Angaben zu Bestandteilen der Flüssigkeit		qualitativ	+	PB
		quantitativ	+	PB
		Warnhinweis für Monomer: leichtentzündlich	+	A, AB, FS
		Hinweis auf Lagerbedingungen (≤ 25 °C, dunkel)	+	IB, Alu, FS
		Hinweis auf Sterilität	+	IB, POB, A, AB, FS, Alu
		Hinweis auf Wiederverwendungsverbot	+	−
		Angabe von Chargen-Nummer(n)	+	IB, A, AB, FS, Alu
		Angabe von Verfalldatum	+	IB, A, AB, FS, Alu
Angabe von Verfalldatum			+	IB, A, AB, FS, Alu
		Angabe der Hersteller- bzw. Inverkehrbringer-Adresse	+	IB, A, AB, FS, Alu, PB
		Nummer und Datum dieser Norm	−	−
Angaben in der Packungsbeilage		Hinweise zum Anmischen und Verarbeiten der Zement-Komponenten	+	PB
		Warnhinweise zu den Gefahren der Anwendung für den Patienten	+	PB
		Angabe, ob Verwendung mit oder ohne Spritze	+	PB
		Hinweise zum Temperatureinfluss auf die Verarbeitungseigenschaften	+	PB
		Graphische Darstellung des Temperatureinflusses auf die Verarbeitungseigenschaften	+	PB

A = Ampulle; IB = Innenbeutel; POB = Peel-Off-Beutel; PF = Pulverflasche; Alu = Alu-Schutzbeutel; PB = Packungsbeilage; FS = Faltschachtel; AB = Ampullen-Blister; GB = Gesamt-Blister

Die wichtigsten Eigenschaften von CMW 3 G sind in Tabelle 98 zusammengefasst.

Tabelle 98. Die wichtigsten Charakteristika von CMW 3 G

Niedrigviskos
Bariumsulfat als Röntgen-Opaker
Polymer gammabestrahlt
Beutel und Ampulle getrennt verpackt
Anmischreihenfolge: Pulver, dann Monomer
Teig trocken, VB: lang
ISO 5833 erfüllt, Molmasse < 350.000
hohe Druckfestigkeit, hohe Biegefestigkeit
Gentamicingehalt: hoch, Freisetzung: niedrig

3.2.3.9
CMW 2000 Gentamicin

Die Zementkomponenten von CMW 2000 Gentamicin sind in einer rechteckigen Faltschachtel verpackt, die an einer Längsseite mittels einer perforierten Öffnungshilfe bequem geöffnet werden kann. Die eine Frontseite der Faltschachtel dient nun als Deckel, unter dem dann die Zementkomponenten verpackt sind. Der Aufdruck auf der Faltschachtel entspricht in jeder Hinsicht der gültigen Verpackungsverordnung. Die Angaben zu Chargenbezeichnung und Verfalldaten sind nicht an der Frontseite sondern an der Unterseite der Faltschachtel angebracht. Ein Hinweis auf den Inverkehrbringer ist deutlich zu erkennen (Abb. 149).

Die Faltschachtel enthält eine Einlage aus Pappe, in der eine Aussparung für den Ampullenblister vorgestanzt ist. Oberhalb und unterhalb der Aussparung ist eine Öffnung, die eine Entnahme der Einlage erleichtert. Dieselbe Einlage besitzt auf ihrer Unterseite zwei solcher Aussparungen, so dass diese Einlage auch für eine Doppelpackung mit zwei Ampullenblister genutzt werden kann. Über der blisterverpackten Monomerampulle liegt die Packungsbeilage und ein Aluminiumschutzbeutel, der den Polymerbeutel enthält. Des weiteren findet man innerhalb der Faltschachtel noch sechs selbstklebende Etiketten für die Patientenunterlagen.

Das Öffnen des beidseitig bedruckten Aluminiumschutzbeutel soll ausdrücklich nicht unter Zuhilfenahme einer Schere erfolgen, sondern an der eigens für

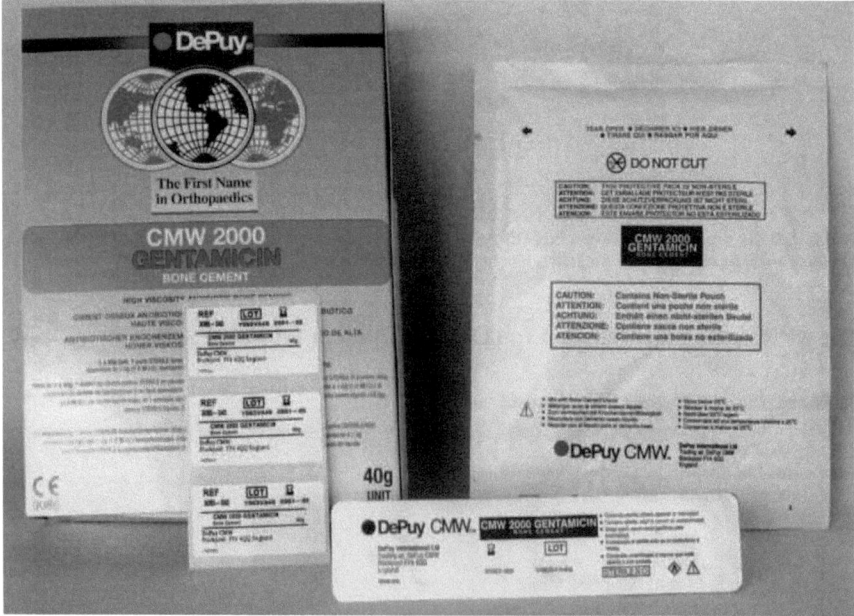

Abb. 149. Die Aufmachung des von uns untersuchten CMW 2000 Gentamicin

Pulver	Flüssigkeit
29,06 g Polymethylmethacrylat 5,13 g Methylmethacrylat/Ethylmethacrylat/ Styrol-Terpolymer 1,69 g Gentamicinsulfat (=1 g Base) 3,20 g Bariumsulfat 0,92 g Benzoylperoxid 40,00 g	17,64 g Methylmethacrylat (=18,76 ml) 0,36 g N,N-Dimethyl-p-Toluidin (=0,38ml) 75 ppm Hydrochinon 18 g (19,15 ml)

CMW 2000 Gentamicin

Abb. 150. Zusammensetzung von CMW 2000 Gentamicin

das Öffnen vorgesehene Markierung. Der Alu-Beutel trägt ebenfalls die Chargenbezeichnung und das Verfalldatum des Materials. Die Innenfläche des Schutzbeutels ist vollständig mit Polyethylen beschichtet. Im Inneren des Beutels findet man den gefalteten Umbeutel, der auf seiner Tyvek-Seite bedruckt ist und einen Sterilisationsindikatorpunkt enthält. Beim Öffnen des Umbeutels fällt auf, dass die Siegelnaht des Beutels ein deutliches Waffelmuster trägt. Durch die unbedruckte und durchsichtige Polyethylenseite ist der Innenbeutel deutlich zu erkennen und der Aufdruck des Innenbeutels kann bequem gelesen werden. Der Polyethylen-Innenbeutel ist mit einer schwarzen Schrift bedruckt, wobei die Chargenbezeichnung und das Verfalldatum an der unteren Seite außerhalb der Siegelnaht angebracht ist. Das Polymerpulver setzt sich aus 72,65 % Polymethylmethacrylat, 12,8 % eines Methylmethacrylat/Ethylmethacrylat/Styrol-Terpolymers, 2,3 % Benzoylperoxid, 4,2 % Gentamicinsulfat (= 2,5 % Gentamicin) und 8% Bariumsulfat als Röntgenkontrastmittel zusammen (Abb. 150).

Für die Öffnung der Braunglasampulle ist keine Öffnungshilfe angebracht, der Polymerbeutel sollte mit Hilfe einer Schere geöffnet werden. Das Polymerpulver lässt sich bequem aus dem Beutel in das Anmischgefäß schütten.

Die Monomerflüssigkeit setzt sich zu 98 % aus Methylmethacrylat und zu 2 % aus Dimethylparatoluidin zusammen. Als Stabilisator können ca. 75 ppm Hydrochinon gefunden werden (Abb. 150).

Zunächst wird für die Anmischung des Teigs das Polymer in das Anmischgefäß vorgegeben. Das Monomere wird anschließend dazugegeben. Die Benetzung erfolgt nur zögerlich, aber erheblich besser als beim Anmischen der hochviskosen Varianten CMW 1 G und CMW 2 G. Man hat dennoch zunächst das Gefühl, als ob die Flüssigkeitsmenge nicht ausreichend ist. So entsteht ein trockener Teig, der aber nach 30 sec. plötzlich zusammenfließt und dann als flüssige, homogene Masse bezeichnet werden kann. Dieses plötzliche Zusammenfallen des Teiges ist hier nicht so deutlich ausgeprägt wie bei den anderen Varianten von CMW-Zementen. Bei CMW 2000 G erreicht man die Klebfreiheit nach 2:15 min. Das Ende der Verarbeitungsbreite liegt bei 5:25 min. Die völlige Aushärtung kann nach 7:00 min. beobachtet werden (Abb. 151).

Bei CMW 2000 Gentamicin fällt weiterhin ganz deutlich auf, dass der Teig bereits beim Ende der Verarbeitungsbreite – also nach ca. 6:45 min. – sich sehr warm anfühlt (Abb. 151).

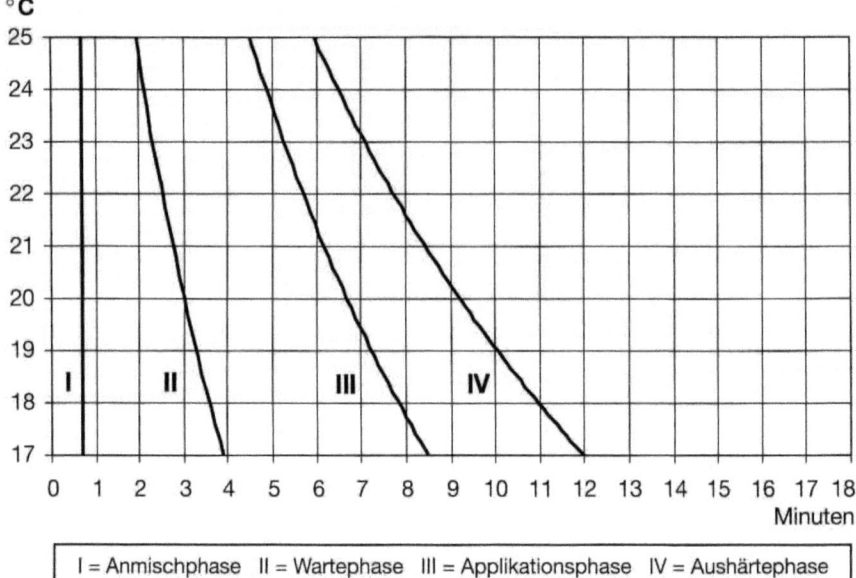

Abb. 151. Verarbeitungseigenschaften von CMW 2000 Gentamicin bei unterschiedlichen Komponenten- und Umgebungstemperaturen

Die mechanischen Anforderungen werden erfüllt. Die Biegefestigkeiten nach ISO und DIN liegen weit auseinander (Tabelle 99).

Die Aushärtung nach ISO 5833 lag bei 11:00 min. Die Polymerisationstemperatur betrug 83,0 °C.

Der Restmonomergehalt lag, wie bei den hochviskosen Varianten CMW 1 G und CMW 2 G, über 6% (Abb. 152).

Qualitative und quantitative Angaben zu den Bestandteilen der Zementkomponenten befinden sich lediglich in der Packungsbeilage. Ein Hinweis auf ein Wiederverwendungsverbot fehlt gänzlich.

Eine graphische Darstellung des Temperatureinflusses auf die Handlingeigenschaften des Zementes ist in Packungsbeilage von 1997 zu finden.

Des weiteren fehlt ein Bezug auf die derzeit gültige ISO-Norm 5833 (Tabelle 100).

Tabelle 99. Mechanische Festigkeiten nach ISO 5833 und DIN 53435 von CMW 2000 Gentamicin

	ISO 5833			DIN 53435	
	Biege-festigkeit (MPa)	Biege-modul (MPa)	Druck-festigkeit (MPa)	Biege-festigkeit (MPa)	Schlag-zähigkeit kJ/m²
Limit	> 50	> 1800	> 70		
	69	2546	94	82,5	3,8

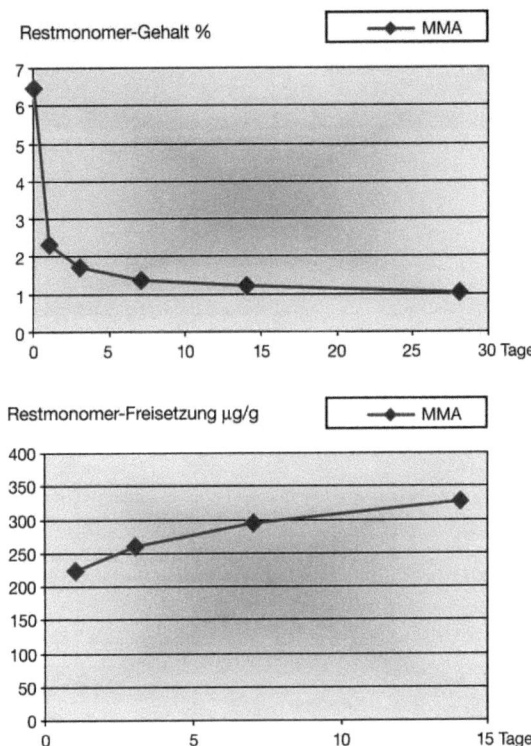

Abb. 152. Restmonomergehalt und -freisetzung von CMW 2000 Gentamicin im zeitlichen Verlauf

Tabelle 100. Anforderungen der ISO 5833 (1992) an die Packungseinheiten von CMW 2000 G

Anforderung		+ = erfüllt − = nicht erfüllt	Angaben vorhanden auf
	Pulver doppelt verpackt?	+	−
	Flüssigkeit doppelt verpackt?	+	−
Angaben zu Bestandteilen des Pulvers	qualitativ	+	PB
	quantitativ	+	PB
Angaben zu Bestandteilen der Flüssigkeit	qualitativ	+	PB
	quantitativ	+	PB
	Warnhinweis für Monomer: leichtentzündlich	+	A, AB, FS
	Hinweis auf Lagerbedingungen (≤ 25 °C, dunkel)	+	IB, Alu, FS
	Hinweis auf Sterilität	+	IB, POB, A, AB, FS, Alu
	Hinweis auf Wiederverwendungsverbot	+	−
	Angabe von Chargen-Nummer(n)	+	IB, A, AB, FS, Alu

Tabelle 100. Fortsetzung

Anforderung		+ = erfüllt - = nicht erfüllt	Angaben vorhanden auf
Angaben in der Packungsbeilage	Angabe von Verfalldatum	+	IB, A, AB, FS, Alu
	Angabe der Hersteller- bzw. Inverkehrbringer-Adresse	+	IB, A, AB, FS, Alu, PB
	Nummer und Datum dieser Norm	−	−
	Hinweise zum Anmischen und Verarbeiten der Zement-Komponenten	+	PB
	Warnhinweise zu den Gefahren der Anwendung für den Patienten	+	PB
	Angabe, ob Verwendung mit oder ohne Spritze	+	PB
	Hinweise zum Temperatureinfluss auf die Verarbeitungseigenschaften	+	PB
	Graphische Darstellung des Temperatureinflusses auf die Verarbeitungseigenschaften	+	PB

A = Ampulle; IB = Innenbeutel; POB = Peel-Off-Beutel; PF = Pulverflasche; Alu = Alu-Schutzbeutel; PB = Packungsbeilage; FS = Faltschachtel; AB = Ampullen-Blister; GB = Gesamt-Blister

Tabelle 101. Die wichtigsten Charakteristika von CMW 2000 G

hochviskos
Polymer enthält MMA/EA/Styrol-Terpolymer
Bariumsulfat als Röntgen-Opaker
Polymer gammabestrahlt
Beutel und Ampulle getrennt verpackt
Anmischreihenfolge: Pulver, dann Monomer
Teig trocken, VB: lang
ISO 5833 erfüllt, Molmasse < 350.000
hohe Biegefestigkeiten
Gentamicingehalt: hoch, Freisetzung: niedrig

In Tabelle 101 sind die wichtigsten Eigenschaften von CMW 2000 Gentamicin zusammengefasst.

3.2.3.10
Copal

Die Zementkomponenten sind in einer rechteckigen Faltschachtel verpackt, die wie bei Palacos R am oberen, schmalen Bereich leicht geöffnet werden kann. Der Aufdruck der Faltschachtel entspricht in jeder Hinsicht der gültigen Verpackungsverordnung. Die Angaben zu Chargenbezeichnung und Verfalldaten sind nicht an der Frontseite sondern am unbedruckten seitlichen Bereich aufgedruckt. Ein Hinweis auf den Inverkehrbringer/Hersteller ist deutlich zu erkennen (Abb. 153).

Die Faltschachtel enthält ein Pappe-Tray, in der zwei Aussparungen für die beiden Ampullenblister vorgestanzt sind. Dort liegen die beiden blisterverpack-

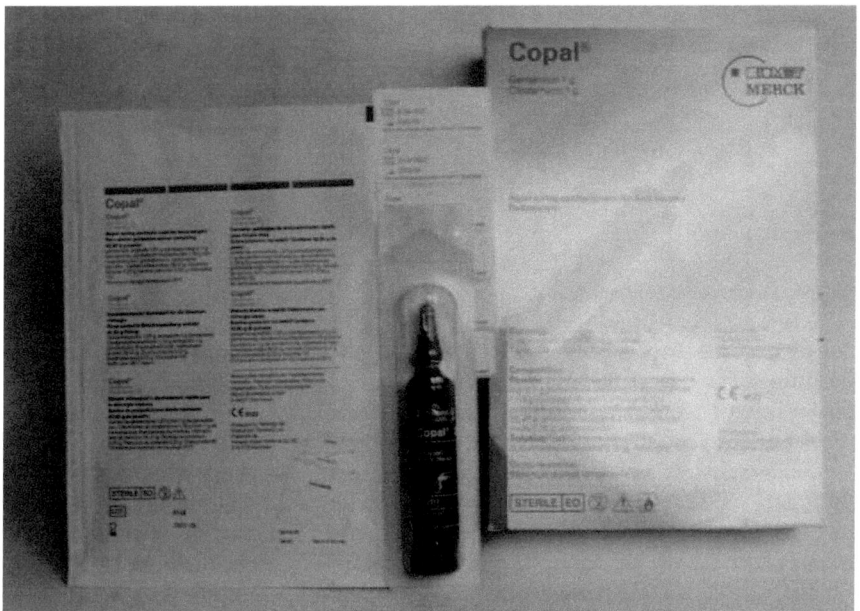

Abb. 153. Die Aufmachung des von uns untersuchten Copal

ten Monomerampullen. Über den beiden Monomerampullen liegt in der Regel die Packungsbeilage und ein Aluminiumschutzbeutel, der die zwei Polymerbeutel enthält. Die beiden gefalteten Polymeraußenbeutel enthalten jeweils einen sterilen Innenbeutel, in dem das Polymer eingefüllt ist.

Die Innenbeutel für die Polymerkomponente sind auf ihren Papierseiten bedruckt und enthalten wichtige Informationen zur Handhabung und Lagerung. Des weiteren sind vorschriftsmäßig die Chargenbezeichnung sowie das Verfalldatum deutlich sichtbar auf der bedruckten Frontseite angebracht. Die Beutelrückseite ist aus Polyester und damit durchsichtig. Das markante und unverwechselbare grüne Polymerpulver ist deutlich sichtbar. Die Zusammensetzung des Pulvers zeigt zwei verschiedene Co-Polymere (zusammen 82,6 %) aus Methylmethacrylat und Methylacrylat, 0,75 % Benzoylperoxid, 3,8 % Gentamicinsulfat (= 2,2 % Gentamicin), 2,8 % Clindamicinhydrochlorid und als Röntgenkontrastmittel 10 % Zirkondioxid (Abb. 154).

Der sterile Innenbeutel ist von einem unbedruckten Außenbeutel umschlossen, der ebenfalls wie der Innenbeutel aus einer Papierseite und einer Polyethylen-Seite besteht. Da die durchsichtige Polyethylenseite den bedruckten Papierteil des Innenbeutels umschließt, ist der Aufdruck des Innenbeutels auch durch den Außenbeutel deutlich lesbar. Auf dem Außenbeutel ist ein Steril-Etikett angebracht, welches offenbar erst nach einer erfolgreichen Sterilisation dort angebracht wird. Zwei gefaltete Außenbeutel sind in einem ebenfalls bedruckten Aluminiumschutzbeutel verpackt. Auch der Aluminiumschutzbeutel ist nur auf einer Seite bedruckt und enthält alle notwendigen Hinweise.

Pulver	Flüssigkeit
35,20 g Poly(methylacrylat, methylmethacrylat)	18,40 g Methylmethacrylat (=19,57 ml)
4,27 g Zirkondioxid	0,38 g N,N-Dimethyl-p-Toluidin (=0,43 ml)
0,32 g Benzoylperoxid	0,4 mg Chlorophyll
1,60 g Gentamicinsulfat (=1,0 g Base)	
1,20 g Clindamicinhydrochlorid (=1,0 g Base)	18,78 g (20 ml)
42,59 g	
Copal	

Abb. 154. Zusammensetzung von Copal

Die beiden im Pappe-Tray eingelegten Ampullen werden innerhalb der Verpackung nicht nur durch die Blisterverpackung, sondern zusätzlich durch den darüber liegenden Aluminiumschutzbeutel geschützt. Die Blisterverpackung selbst besteht aus durchsichtigem, tiefgezogenem PVC und einer Papierseite. Auf der Papierseite ist ein Ampullenetikett angebracht, das alle notwendigen Informationen – insbesondere die Chargenbezeichnung und das Verfalldatum – enthält. Das Monomere ist in einer Braunglasampulle enthalten, die mit einem Klarsicht-Etikett versehene Ampulle führt die typische grüne Monomerflüssigkeit, die aus 98,0 % Methylmethacrylat, 2,0 % Di-methyl-p-toluidin, 0,4 mg Chlorophyll und ca. 60 ppm Hydrochinon besteht (Abb. 154).

Vor der Anmischung der Zementkomponenten ist bei Copal zu beachten, das zunächst die Flüssigkeit vorgegeben wird. Anschließend wird das Polymerpulver zu dem Monomeren hinzugegeben. Die Uhr wird gestartet. Innerhalb weniger Sekunden lässt sich leicht ein niedrigviskoser, homogener Teig herstellen, der

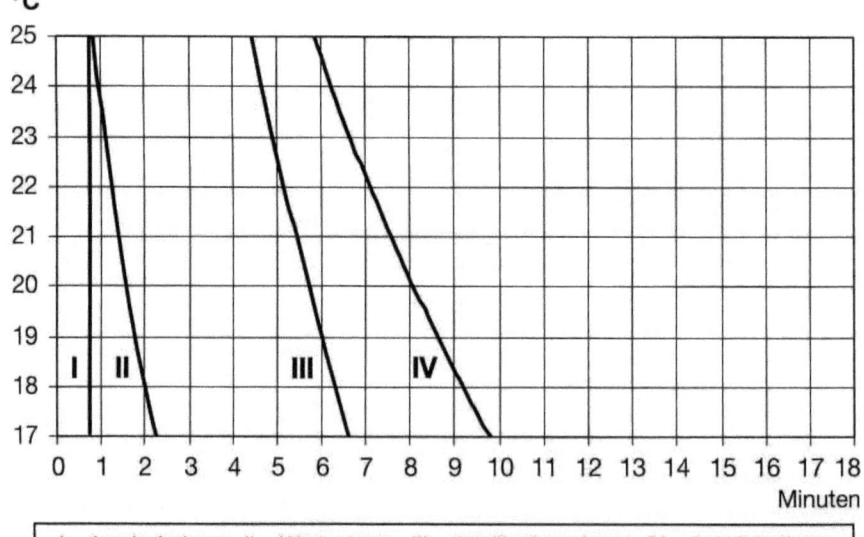

Abb. 155. Verarbeitungskurven von Copal bei unterschiedlichen Komponenten- und Umgebungstemperaturen

Tabelle 102. Mechanische Festigkeiten nach ISO 5833 und DIN 53435 von Copal

	ISO 5833 Biegefestigkeit (MPa)	Biegemodul (MPa)	Druckfestigkeit (MPa)	DIN 53435 Biegefestigkeit (MPa)	Schlagzähigkeit kJ/m²
Limit	> 50	> 1800	> 70		
	63,8	2160	78,9	70,3	3,7

rasch an Zähigkeit zunimmt. Je nach Komponententemperatur bzw. OP-Temperatur lässt sich beispielsweise bei 23 °C für Komponenten und Raumtemperatur der Teig klebfrei nach spätestens 60 Sekunden aus dem Anmischgefäß entnehmen. Die Verarbeitungsbreite von Copal liegt zwischen 3:30 und 4:00 Minuten. Die Aushärtung des Zementes erfolgt zwischen 6:00 und 7:00 Minuten.

Copal muss daher als ein hochviskoser Zement bezeichnet werden (Abb. 155).

Die Anforderungen an die mechanischen Werte werden erfüllt, obwohl ein hoher Wirkstoffanteil im Zementpulver enthalten ist (Tabelle 102).

Die Aushärtung nach ISO 5833 betrug 11:05 min. Die Aushärtetemperatur lag bei 81,5 °C. Der anfängliche Restmonomergehalt liegt unter 5 %, das BPO/DmpT-Verhältnis unter 1 (Abb. 156).

Auf der Verpackung fehlt ein Hinweis auf die gültige Norm (Tabelle 103).

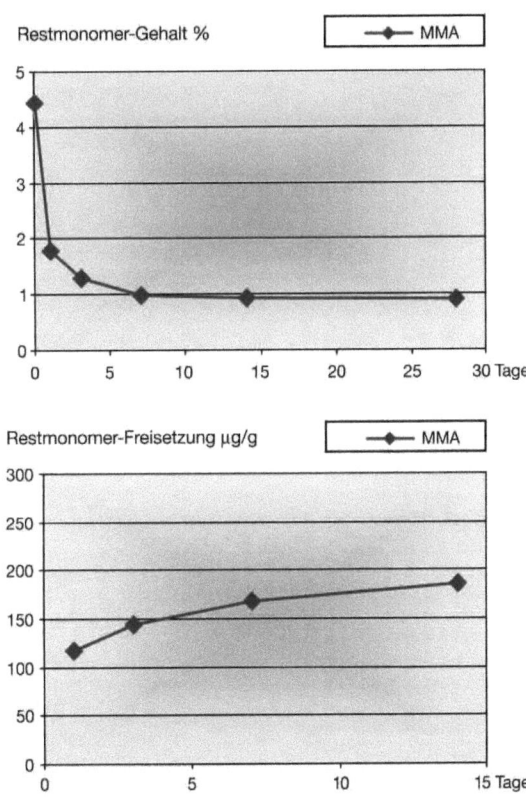

Abb. 156. Restmonomergehalt und -freisetzung von Copal im zeitlichen Verlauf

Tabelle 103. Anforderungen der ISO 5833 (1992) an die Packungseinheiten von Copal

Anforderung		+ = erfüllt − = nicht erfüllt	Angaben vorhanden auf
	Pulver doppelt verpackt?	+	−
	Flüssigkeit doppelt verpackt?	+	−
Angaben zu Bestandteilen des Pulvers	qualitativ	+	IB, Alu, FS, PB
	quantitativ	+	IB, Alu, FS, PB
Angaben zu Bestandteilen der Flüssigkeit	qualitativ	+	A, AB, PB
	quantitativ	+	AB, PB
	Warnhinweis für Monomer: leichtentzündlich	+	A, AB, FS, PB
	Hinweis auf Lagerbedingungen (≤ 25 °C, dunkel)	+	IB, Alu, FS, AB, PB
	Hinweis auf Sterilität	+	IB, Alu, FS, AB, PB
	Hinweis auf Wiederverwendungsverbot	+	IB, Alu, FS, AB, PB
	Angabe von Chargen-Nummer(n)	+	IB, Alu, FS, A, PB
	Angabe von Verfalldatum	+	IB, Alu, FS, AB
	Angabe der Hersteller- bzw. Inverkehrbringer-Adresse	+	IB, Alu, FS, A, AB, PB
	Nummer und Datum dieser Norm	−	−
Angaben in der Packungsbeilage	Hinweise zum Anmischen und Verarbeiten der Zement-Komponenten	+	PB
	Warnhinweise zu den Gefahren der Anwendung für den Patienten	+	PB
	Angabe, ob Verwendung mit oder ohne Spritze	+	PB
	Hinweise zum Temperatureinfluss auf die Verarbeitungseigenschaften	+	PB
	Graphische Darstellung des Temperatureinflusses auf die Verarbeitungseigenschaften	+	PB

A = Ampulle; IB = Innenbeutel; POB = Peel-Off-Beutel; PF = Pulverflasche; Alu = Alu-Schutzbeutel; PB = Packungsbeilage; FS = Faltschachtel; AB = Ampullen-Blister; GB = Gesamt-Blister

Die wichtigsten Eigenschaften von Copal sind in Tabelle 103 und 104 zusammengefasst.

Tabelle 104. Die wichtigsten Charakteristika von Copal

hochviskos
Zirkondioxid als Röntgen-Opaker
Polymer enthält MMA/MA-Copolymere
Polymer mittels EO sterilisiert
Beutel und Ampulle getrennt verpackt
Anmischreihenfolge: Monomer, dann Pulver
VB: lang
ISO 5833 erfüllt, Molmasse > 350.000
Ermüdungsfestigkeit ist hoch
Gentamicin-/Clindamicingehalt: hoch, Freisetzung: sehr hoch

3.2.3.11
Genta C-ment 1

Polymerpulver und Monomerflüssigkeit von Genta C-ment 1 sind in einer recht kleinen, sehr stabilen Faltschachtel verpackt. Diese lässt sich an der oberen Seite leicht öffnen. Die Faltschachtel selbst ist mit den wichtigsten Informationen bedruckt. Auf zwei separaten kleinen Etiketten sind Chargenbezeichnung sowie Verfalldatum aufgedruckt. Angaben zur Zulassungsstelle und Inverkehrbringer sind ebenfalls deutlich zu erkennen.

Die Faltschachtel enthält einen Polyethylenbeutel, der eine Blisterverpackung umschließt. Diese Blisterverpackung enthält sowohl die Pulverglasflasche als auch die Monomerampulle. Zudem findet man die Packungsbeilage, selbstklebende Etiketten für die Patientendokumentation fehlen. Die Verpackung des Polymerpulvers in einer Braunglasflasche kennen wir nur noch bei den Zementen Allofix G und Duracem 3 der Firma Sulzer (Abb. 157).

Der Umbeutel besteht aus einer Tyvek-Seite und einer durchsichtigen Polyethylenseite. Auf der Papierseite ist ein Etikett angebracht, das Zusammensetzung von beiden Zementkomponenten, sowie das Verfalldatum und die Chargenbezeichnung trägt.

Der Umbeutel lässt sich leicht öffnen. Die darin enthaltene Blisterverpackung besteht aus einem durchsichtigen PVC-Tiefziehteil und ist mit unbedrucktem Tyvek verschlossen. Im PVC-Teil kann man die Pulverflasche und die Monomerampulle gut erkennen. Die Öffnung der Blisterverpackung lässt sich bequem vornehmen. Beide Primärbehältnisse tragen eine produktbezogene Chargenbezeichnung, die nicht identisch sind mit der Bezeichnung auf dem Umbeutel bzw. auf der Faltschachtel. Ein Verfalldatum fehlt auf beiden Behältnissen.

Das Polymerpulver in der Braunglasflasche mit Schraubverschluss verpackt. Ein Kunststoffpfropfen dient als Verschlusshilfe der Flasche. Diese ist mit einer weißen Schrift bedruckt. Es werden Angaben zur Sterilisation mittels Röntgenstrahlen, zur Zusammensetzung, zur Chargenbezeichnung und zum Hersteller

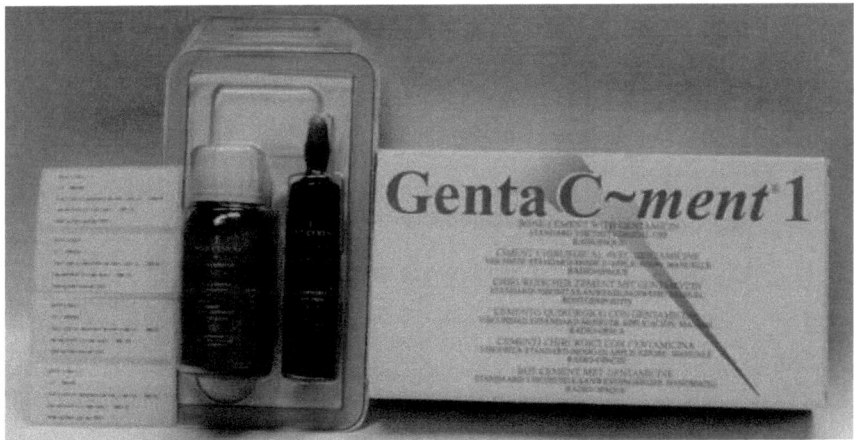

Abb. 157. Die Aufmachung des von uns untersuchten Genta C-ment 1

Pulver	Flüssigkeit
34,97 g Polymethylmethacrylat (mit einigen % MA und EA)	12,15 g Methylmethacrylat (=12,93 ml)
0,98 g Benzoylperoxid	1,90 g Butylmethacrylat (=2,12 ml)
4,00 g Bariumsulfat	0,35 g N,N-Dimethyl-p-toluidin (=0,37 ml)
0,80 g Gentamicinsulfat (= 0,5 g Base)	20 ppm Hydrochinon
40,80 g	14,40 g (15,42 ml)
	Genta C-ment 1

Abb. 158. Zusammensetzung von Genta C-ment 1

gemacht. Das Polymerpulver enthält 85,7 % Polymethylmethacrylat, 2,4 % Benzoylperoxid, 2 % Gentamicinsulfat (= 1,2 % Gentamicin) und 9,8 % Bariumsulfat als Röntgenkontrastmittel (Abb. 158). Diese Herstellerangaben stehen allerdings im Widerspruch zur Analyse, die einige Prozent Co-Monomere, Methylacrylat und Ethylacrylat, ergab.

Die Flüssigkeitsampulle ist ebenfalls wie die Polymerflasche bedruckt. Die Ampullenspitze enthält einen weißen Punkt, der die Brechachse anzeigt. Als Informationen wird neben der Monomermenge und der Zusammensetzung auch die Chargenbezeichnung und der Hersteller angegeben. Die Flüssigkeit besteht aus zwei verschiedenen Methacrylaten, zu 84,4 % aus Methylmethacrylat, zu 13,2 % aus Butylmethacrylat, sowie zu 2,4 % aus N,N-Dimethyl-p-toluidin und ca. 20 ppm Hydrochinon als Stabilisator (Abb. 158).

Zur Teigherstellung wird das Pulver vorgegeben und anschließend die Flüssigkeit hinzugegeben. Eine Benetzung findet relativ rasch statt, obwohl man im ersten Augenblick meint, das Material sei zu trocken. Doch nach etwa 15–20 sec.

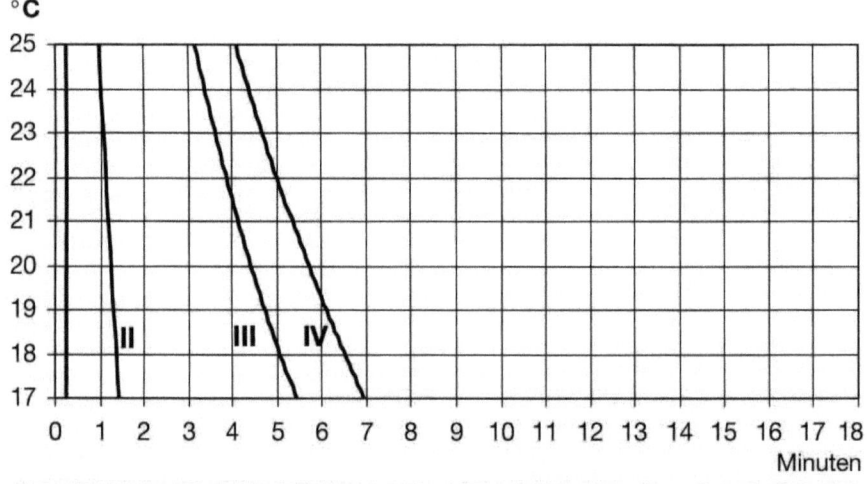

Abb. 159. Verarbeitungskurven von Genta C-ment 1 bei unterschiedlichen Komponenten- und Umgebungstemperaturen

Tabelle 105. Mechanische Festigkeiten nach ISO 5833 und DIN 53435 von Genta C-ment 1

	ISO 5833 Biegefestigkeit (MPa)	Biegemodul (MPa)	Druckfestigkeit (MPa)	DIN 53435 Biegefestigkeit (MPa)	Schlagzähigkeit kJ/m²
Limit	> 50	> 1800	> 70		
	63	2514	84,7	66,5	2,9

entsteht ein recht zäher Teig, der völlig homogen ist. Der Zement weist von Beginn an eine sehr hohe Viskosität auf und kann bereits nach knapp 1:00 min aus dem Anmischgefäß entnommen und weiterverarbeitet werden. Uns erscheint allerdings diese Viskosität derart hoch, dass eine problemlose Verarbeitung nicht ganz einfach ist. Bereits nach 3:30 min. ist der Teig nicht mehr zu verarbeiten. Nach 4:00 min. kann eine deutliche Erwärmung festgestellt werden. Schon nach 4:50–5:00 min. ist der Zement völlig ausgehärtet (Abb. 159).

Aufgrund dieser Eigenschaften muss Genta C-ment 1 als ein hochviskoser Zement eingeordnet werden.

Die mechanischen Anforderungen der ISO 5833 werden erfüllt. Die Schlagzähigkeit liegt allerdings mit 2,9 kJ/m² sehr niedrig (Tabelle 105). Ebenso konnten relativ niedrige Biegefestigkeiten festgestellt werden. Die Aushärtung nach ISO 5833 betrug 8:00 min. Die Aushärtetemperatur lag bei 80,8 °C. Der Restmonomeranteil ist nicht in den Vergleich mit aufgenommen worden, da neben dem MMA noch BuMA als weiteres Monomer in der Flüssigkeit enthalten ist (vgl. Abb. 160). Hinsichtlich der Verpackungskomponenten und deren Aufdruck fällt auf, dass

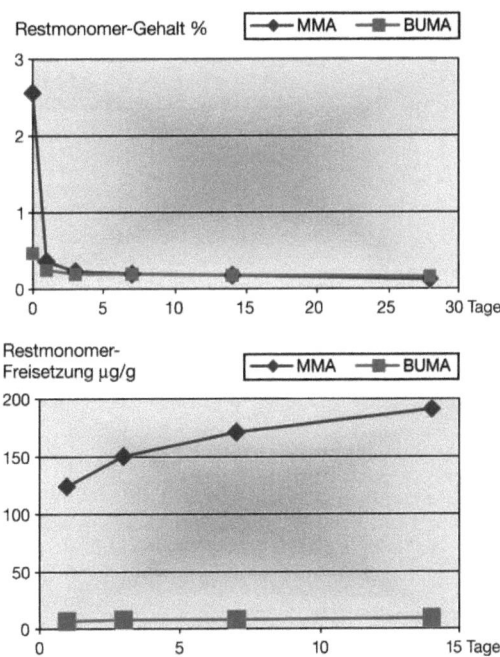

Abb. 160. Restmonomergehalt und -freisetzung von von Genta C-ment 1 im zeitlichen Verlauf

auf den Primärbehältnissen lediglich die Chargenbezeichnung aufgedruckt ist, ein Verfalldatum fehlt aber gänzlich. Ansonsten fehlt ein Hinweis auf die aktuelle Norm ISO 5833 (Tabelle 106). In Tabelle 107 sind die wichtigsten Eigenschaften von Genta C-ment 1 zusammengefasst.

Tabelle 106. Anforderungen der ISO 5833 (1992) an die Packungseinheiten von Genta C-ment 1

Anforderung		+ = erfüllt − = nicht erfüllt	Angaben vorhanden auf
	Pulver doppelt verpackt?	+	−
	Flüssigkeit doppelt verpackt?	+	−
Angaben zu Bestandteilen des Pulvers	qualitativ	+	PF, FS, POB, PB
	quantitativ	+	PF, FS, POB, PB
Angaben zu Bestandteilen der Flüssigkeit	qualitativ	+	A, POB, FS, PB
	quantitativ	+	A, POB, FS, PB
	Warnhinweis für Monomer: leichtentzündlich	+	PB, A, FS
	Hinweis auf Lagerbedingungen (≤ 25 °C, dunkel)	+	FS, POB
	Hinweis auf Sterilität	+	A, PF, FS, PB, POB
	Hinweis auf Wiederverwendungsverbot	+	FS, POB, PB, PF
	Angabe von Chargen-Nummer(n)	+	A, PF, FS, POB
	Angabe von Verfalldatum	+	FS, POB
	Angabe der Hersteller- bzw. Inverkehrbringer-Adresse	+	A, PF, POB, FS, PB
	Nummer und Datum dieser Norm	−	−
Angaben in der Packungsbeilage	Hinweise zum Anmischen und Verarbeiten der Zement-Komponenten	+	PB
	Warnhinweise zu den Gefahren der Anwendung für den Patienten	+	PB
	Angabe, ob Verwendung mit oder ohne Spritze	+	PB
	Hinweise zum Temperatureinfluss auf die Verarbeitungseigenschaften	+	PB
	Graphische Darstellung des Temperatureinflusses auf die Verarbeitungseigenschaften	+	PB

A = Ampulle; IB = Innenbeutel; POB = Peel-Off-Beutel; PF = Pulverflasche; Alu = Alu-Schutzbeutel; PB = Packungsbeilage; FS = Faltschachtel; AB = Ampullen-Blister; GB = Gesamt-Blister

Tabelle 107. Die wichtigsten Charakteristika von Genta C-ment 1

hochviskos
Monomer enthält BuMA
Bariumsulfat als Röntgen-Opaker
Polymer gammabestrahlt, enthält MA und EA
Polymer in Braunglasflasche
Polymer-Flasche und Monomerampulle in einem Blister
Anmischreihenfolge: Pulver, dann Monomer
VB: kurz
ISO 5833 erfüllt, Molmasse < 350.000
niedrige Biegefestigkeiten, niedrige Schlagzähigkeit
Gentamicingehalt: niedrig, Freisetzung: niedrig

3.2.3.12
Genta C-ment 3

Bezüglich der Verpackung und Kennzeichnung können wir an dieser Zementvariante keinen Unterschied zum Genta C-ment 1 feststellen. Polymerpulver und Monomerflüssigkeit von Genta C-ment 3 sind ebenfalls in einer recht kleinen, sehr stabilen Faltschachtel verpackt. Diese lässt sich an der oberen Seite leicht öffnen. Die Faltschachtel selbst ist mit den wichtigsten Informationen bedruckt. Chargenbezeichnung sowie Verfalldatum sind an zwei Stellen auf einem Zusatzetikett aufgedruckt. Angaben zur Zulassungsstelle und Inverkehrbringer sind ebenfalls deutlich zu erkennen (Abb. 161).

Die Faltschachtel enthält einen Polyethylenbeutel, der eine Blisterverpackung umschließt. Diese Blisterverpackung enthält sowohl die Pulverglasflasche als auch die Monomerampulle. Zudem findet man die Packungsbeilage, selbstklebende Etiketten für die Patientendokumentation fehlen.

Der Umbeutel besteht ebenfalls aus einer Tyvekseite und einer durchsichtigen Polyethylenseite. Auf der Papierseite ist ein Etikett angebracht, das Zusammensetzung von beiden Zementkomponenten, sowie das Verfalldatum und die Chargenbezeichnung trägt.

Der Umbeutel lässt sich leicht öffnen. Die darin enthaltene Blisterverpackung besteht aus einem durchsichtigen PVC-Tiefziehteil und ist mit unbedrucktem Tyvek verschlossen. Im PVC-Teil kann man die Pulverflasche und die Monomerampulle gut erkennen. Die Öffnung der Blisterverpackung lässt sich bequem vornehmen. Beide Primärbehältnisse tragen eine produktbezogene Chargenbezeichnung, die nicht identisch sind mit der Bezeichnung auf dem Umbeutel bzw. auf der Faltschachtel. Ein Verfalldatum fehlt auf beiden Behältnissen.

Das Polymerpulver in der Braunglasflasche mit Schraubverschluss verpackt. Ein Kunststoffpfropfen dient als Verschlusshilfe der Flasche. Diese ist mit einer weißen Schrift bedruckt. Es werden Angaben zur Sterilisation mittels Röntgenstrahlen, zur

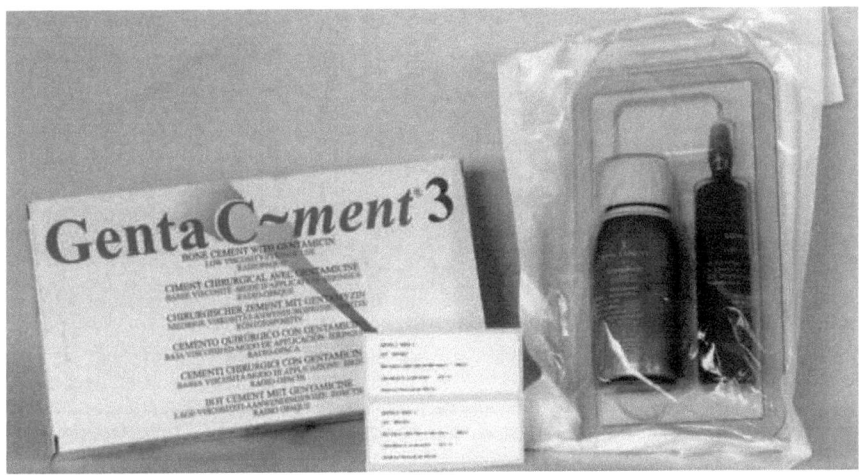

Abb. 161. Die Aufmachung des von uns untersuchten Genta C-ment 3

Pulver	Flüssigkeit
34,90 g Polymethylmethacrylat (mit einigen % MA und EA) 1,10 g Benzoylperoxid 4,00 g Bariumsulfat 0,80 g Gentamicinsulfat (= 0,5 g Base) ---------- 40,80 g	13,85 g Methylmethacrylat (=14,73 ml) 2,16 g Butylmethacrylat (=2,42 ml) 0,39 g N,N-Dimethyl-p-toluidin (=0,42 ml) 20 ppm Hydrochinon ---------- 16,40 g (17,57 ml)
Genta C-ment 3	

Abb. 162. Zusammensetzung von Genta C-ment 3

Zusammensetzung, zur Chargenbezeichnung und zum Hersteller gemacht. Das Polymerpulver enthält 85,5 % Polymethylmethacrylat, 2,7 % Benzoylperoxid, 2 % Gentamicinsulfat (= 1,2 % Gentamicin) und 9,8 % Bariumsulfat als Röntgenkontrastmittel (Abb. 162). Diese Herstellerangaben stehen allerdings im Widerspruch zur Analyse, die einige Prozent Co-Monomere, Methylacrylat und Ethylacrylat, ergab.

Die Flüssigkeitsampulle ist ebenfalls wie die Polymerflasche bedruckt. Die Brechglasampullen ist an der Spitze mit einen dunkelblauen Punkt versehen, der die Brechachse anzeigt. Als Informationen wird neben der Monomermenge und der Zusammensetzung auch die Chargenbezeichnung und der Hersteller angegeben. Die Flüssigkeit besteht aus zwei verschiedenen Methacrylaten, zu 84,4 % aus Methylmethacrylat, zu 13,2 % aus Butylmethacrylat, sowie zu 2,4 % aus N,N-Dimethyl-p-toluidin und ca. 20 ppm Hydrochinon als Stabilisator (Abb. 162).

Es scheint sich bei der Monomerflüssigkeit um dieselbe Zusammensetzung wie bei der C-ment 1 Flüssigkeit zu handeln, lediglich die Monomermenge ist unterschiedlich: für C-ment 1 = 14,4 g und für C-ment 3 = 16,4 g.

Zur Teigherstellung wird auch hier das Pulver vorgegeben und anschließend die Flüssigkeit hinzugegeben. Eine Benetzung findet relativ rasch (15–20 sec.)

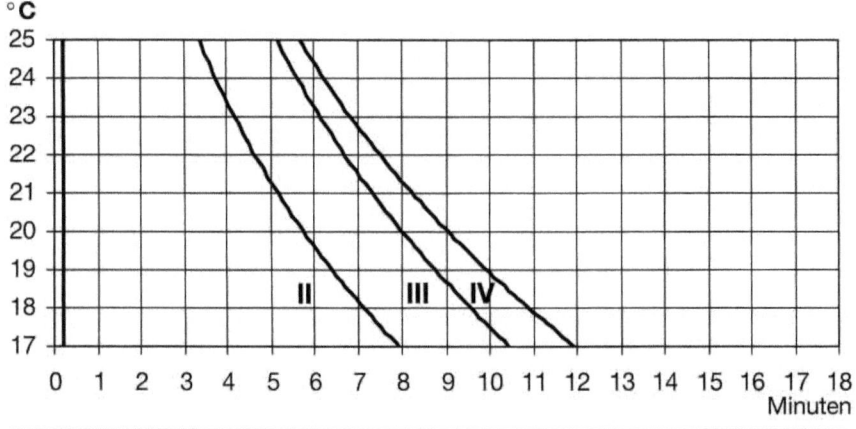

Abb. 163. Verarbeitungskurven von Genta C-ment 3 bei unterschiedlichen Komponenten- und Umgebungstemperaturen

Tabelle 108. Mechanische Festigkeiten nach ISO 5833 und DIN 53435 von Genta C-ment 3

	ISO 5833 Biegefestigkeit (MPa)	Biegemodul (MPa)	Druckfestigkeit (MPa)	DIN 53435 Biegefestigkeit (MPa)	Schlagzähigkeit kJ/m²
Limit	> 50	> 1800	> 70		
	68	2699	97,9	75,7	3,5

statt und es entsteht eine niedrigvisköse Masse. Nach etwa 4:00 min. kann der Teig aus dem Anmischgefäß entnommen und weiterverarbeitet werden. Eine Weiterverarbeitung ist nach 6:00 min. nicht mehr möglich. Eine Erwärmung des Teiges konnte bereits nach 5:30 min. festgestellt werden. Eine völlige Aushärtung konnten wir nach 6:40–6:45 min. beobachten (Abb. 163).

Es handelt sich demnach bei Genta C-ment 3 um einen niedrigviskosen Zement.

Die mechanischen Anforderungen werden erfüllt (Tabelle 108). Die Schlagzähigkeit ist niedrig, die Druckfestigkeit sehr hoch. Die Aushärtung nach ISO 5833 betrug 8:00 min. Die Aushärtetemperatur lag bei 77,6 °C.

Der Restmonomeranteil ist nicht in den Vergleich mit aufgenommen worden, da neben dem MMA noch BuMA als weiteres Monomer in der Flüssigkeit enthalten ist (vgl. Abb. 164).

Hinsichtlich der Verpackungskomponenten und deren Aufdruck fällt dasselbe auf, wie bereits bei der hochviskosen Variante dieses Herstellers beschrieben. Auf

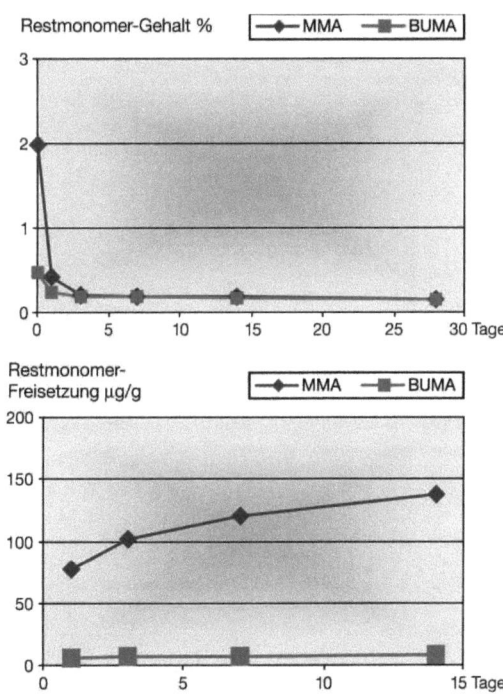

Abb. 164. Restmonomergehalt und -freisetzung von von Genta C-ment 3 im zeitlichen Verlauf

den Primärbehältnissen ist lediglich die Chargenbezeichnung aufgedruckt, ein Verfalldatum fehlt aber gänzlich. Ansonsten fehlt auch hier ein Hinweis auf die aktuelle Norm ISO 5833 (Tabelle 109). In Tabelle 110 sind die wichtigsten Eigenschaften von Genta C-ment 3 zusammengefasst

Tabelle 109. Anforderungen der ISO 5833 (1992) an die Packungseinheiten von Genta C-ment 3

Anforderung			+ = erfüllt - = nicht erfüllt	Angaben vorhanden auf
		Pulver doppelt verpackt?	+	-
		Flüssigkeit doppelt verpackt?	+	-
Angaben zu Bestandteilen des Pulvers		qualitativ	+	PF, FS, POB, PB
		quantitativ	+	PF, FS, POB, PB
Angaben zu Bestandteilen der Flüssigkeit		qualitativ	+	A, POB, FS, PB
		quantitativ	+	A, POB, FS, PB
Angaben in der Packungsbeilage		Warnhinweis für Monomer: leichtentzündlich	+	PB, A, FS
		Hinweis auf Lagerbedingungen (≤ 25 °C, dunkel)	+	FS, POB
		Hinweis auf Sterilität	+	A, PF, FS, PB, POB
		Hinweis auf Wiederverwendungsverbot	+	FS, POB, PB, PF
		Angabe von Chargen-Nummer(n)	+	A, PF, FS, POB
		Angabe von Verfalldatum	+	FS, POB
		Angabe der Hersteller- bzw. Inverkehrbringer-Adresse	+	A, PF, POB, FS, PB
		Nummer und Datum dieser Norm	-	-
		Hinweise zum Anmischen und Verarbeiten der Zement-Komponenten	+	PB
		Warnhinweise zu den Gefahren der Anwendung für den Patienten	+	PB
		Angabe, ob Verwendung mit oder ohne Spritze	+	PB
		Hinweise zum Temperatureinfluss auf die Verarbeitungseigenschaften	+	PB
		Graphische Darstellung des Temperatureinflusses auf die Verarbeitungseigenschaften	+	PB

A = Ampulle; IB = Innenbeutel; POB = Peel-Off-Beutel; PF = Pulverflasche; Alu = Alu-Schutzbeutel; PB = Packungsbeilage; FS = Faltschachtel; AB = Ampullen-Blister; GB = Gesamt-Blister

Tabelle 110. Die wichtigsten Charakteristika von Genta C-ment 3

niedrigviskos
Monomer enthält BuMA
Bariumsulfat als Röntgen-Opaker
Polymer gammabestrahlt, enthält MA und EA
Polymer in Braunglasflasche
Polymer-Flasche und Monomerampulle in einem Blister
Anmischreihenfolge: Pulver, dann Monomer
VB: kurz
ISO 5833 erfüllt, Molmasse < 350.000
Gentamicingehalt: niedrig, Freisetzung: niedrig

3.2.3.13
Osteopal G und Palacos LV + G/E Flow with Gentamicin

Es handelt sich bei den nun folgenden Zementen um die gleichen Materialien, die allerdings von verschiedenen Inverkehrbringern unter anderen Marken vertrieben werden.

Die Zementkomponenten sind in einer rechteckigen Faltschachtel verpackt, die am oberen, schmalen Bereich leicht geöffnet werden kann. Der Aufdruck auf

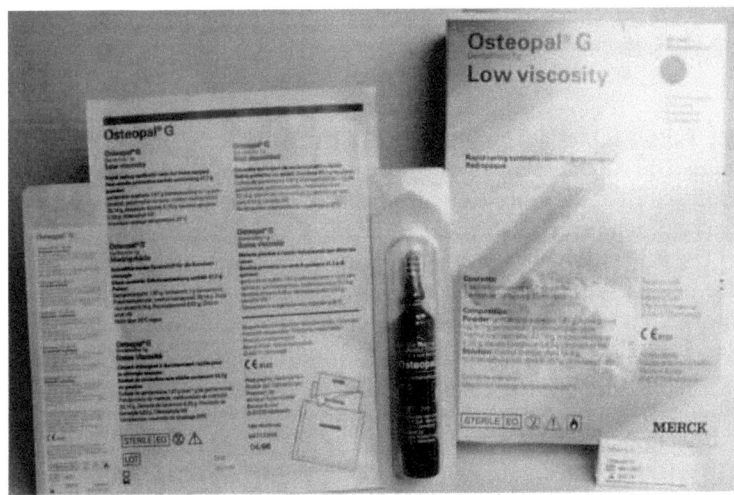

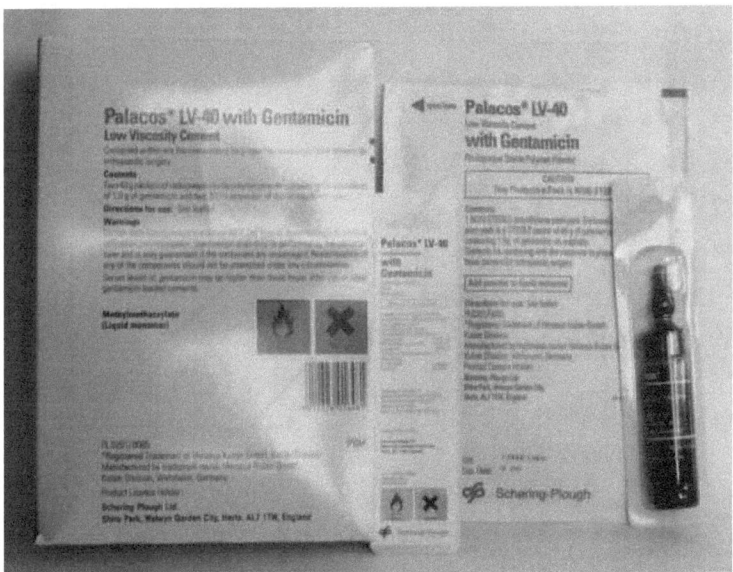

Abb. 165. Die Aufmachung des von uns untersuchten Osteopal G/Palacos LV + G

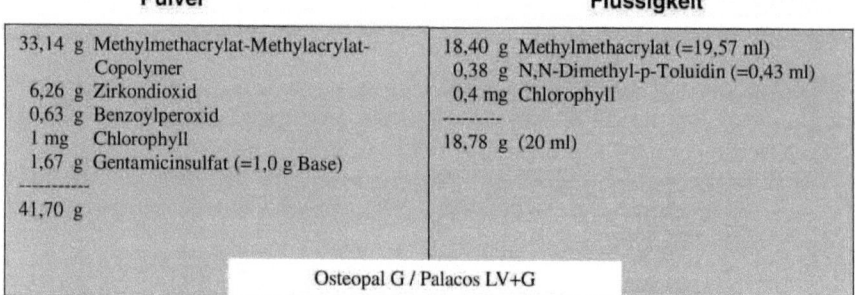

Abb. 166. Zusammensetzung von Osteopal G/Palacos LV + G

der Faltschachtel entspricht in jeder Hinsicht der gültigen Verpackungsverordnung. Die Angaben zu Chargenbezeichnung und Verfalldaten sind nicht an der Frontseite sondern am unbedruckten seitlichen Bereich aufgedruckt. Ein Hinweis auf den Inverkehrbringer ist deutlich zu erkennen (Abb. 165).

Die Faltschachtel enthält eine Einlage aus Pappe, in der zwei Aussparungen für die beiden Ampullenblister vorgestanzt sind. Dort liegen die beiden blisterverpackten Monomerampullen. Über den beiden Monomerampullen liegt in der Regel die Packungsbeilage und ein Aluminiumschutzbeutel, der die zwei Polymerbeutel enthält. Die beiden gefalteten Polymeraußenbeutel enthalten jeweils einen sterilen Innenbeutel, in dem das Polymer eingefüllt ist.

Der Innenbeutel für das Polymer ist auf seiner Papierseite bedruckt und enthält wichtige Informationen zur Handhabung und Lagerung. Des weiteren sind

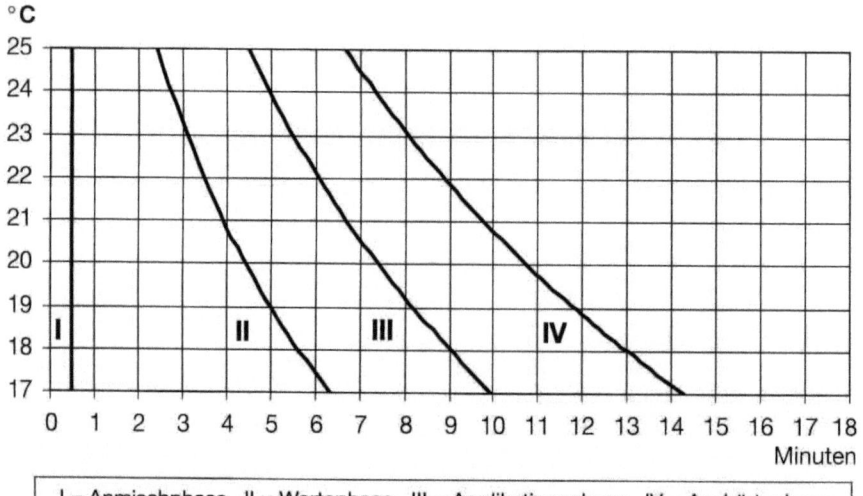

Abb. 167. Verarbeitungseigenschaften von Osteopal G/Palacos LV G bei verschiedenen Komponenten- und Umgebungstemperaturen

Tabelle 111. Mechanische Festigkeiten nach ISO 5833 und DIN 53435 von Osteopal G/Palacos LV G

	ISO 5833 Biegefestigkeit (MPa)	Biegemodul (MPa)	Druckfestigkeit (MPa)	DIN 53435 Biegefestigkeit (MPa)	Schlagzähigkeit kJ/m²
Limit	> 50	> 1800	> 70		
	72,8	2490	97	81,4	5,7

vorschriftsmäßig die Chargenbezeichnung sowie das Verfalldatum deutlich sichtbar auf der bedruckten Frontseite angebracht. Die Beutelrückseite ist aus Polyester und damit durchsichtig. Das für Palacos R markante und unverwechselbare grüne Polymerpulver ist deutlich sichtbar. Die Zusammensetzung des Pulvers zeigt zwei verschiedene Co-Polymere (zusammen 79,5 %) aus Methylmethacrylat und Methylacrylat, 1,5 % Benzoylperoxid, 4 % Gentamicinsulfat (= 2,4 % Gentamicin) und als Röntgenkontrastmittel 15 % Zirkondioxid (Abb. 166).

Der sterile Innenbeutel ist von einem unbedruckten Außenbeutel umschlossen, der ebenfalls wie der Innenbeutel aus einer Papierseite und einer Polyethylen-Seite besteht. Da die durchsichtige Polyethylenseite den bedruckten Papierteil des Innenbeutels umschließt, ist der Aufdruck des Innenbeutels auch

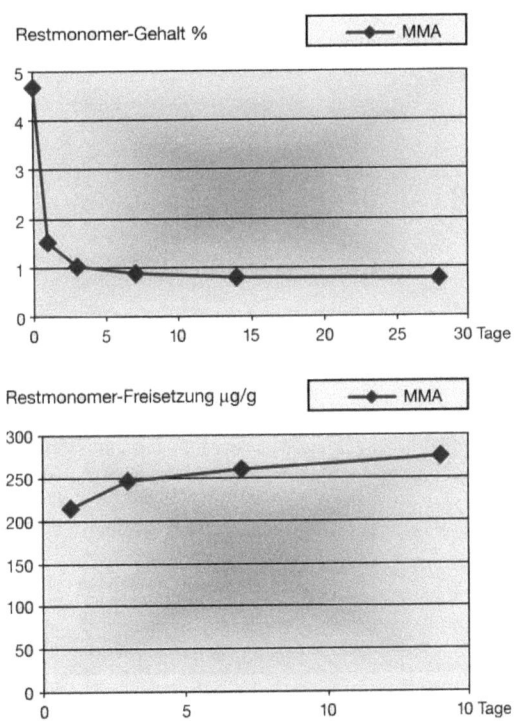

Abb. 168. Restmonomergehalt und -freisetzung von Osteopal G/Palacos LV G im zeitlichen Verlauf

durch den Außenbeutel deutlich lesbar. Auf dem Außenbeutel ist ein Steril-Etikett angebracht, welches offenbar erst nach einer erfolgreichen Sterilisation dort angebracht wird. Zwei gefaltete Außenbeutel sind in einem ebenfalls bedruckten Aluminiumschutzbeutel verpackt. Auch der Aluminiumschutzbeutel ist nur auf einer Seite bedruckt und enthält alle notwendigen Hinweise.

Die beiden im Pappe-Tray eingelegten Ampullen werden innerhalb der Verpackung nicht nur durch die Blisterverpackung sondern zusätzlich durch den darüber liegenden Aluminiumschutzbeutel geschützt. Die Blisterverpackung selbst besteht aus durchsichtigem, tiefgezogenem PVC und einer Papierseite. Auf der Papierseite ist ein Ampulletikett angebracht, das alle notwendigen Informationen – insbesondere die Chargenbezeichnung und das Verfalldatum enthält. Das Monomere ist in einer Braunglasampulle enthalten, die mit einem Klarsicht-

Tabelle 112. Anforderungen der ISO 5833 (1992) an die Packungseinheiten von Osteopal G und Palacos LV G/E Flow G

Anforderung			+ = erfüllt - = nicht erfüllt	Angaben vorhanden auf
	Pulver doppelt verpackt?		+	–
	Flüssigkeit doppelt verpackt?		+	–
Angaben zu Bestandteilen des Pulvers	qualitativ		+	IB, Alu, FS, PB
	quantitativ		+	IB, Alu, FS, PB
Angaben zu Bestandteilen der Flüssigkeit	qualitativ		+	A, AB, PB
	quantitativ		+	AB, PB
	Warnhinweis für Monomer: leicht- entzündlich		+	A, AB, FS, PB
	Hinweis auf Lagerbedingungen (≤ 25 °C, dunkel)		+	IB, Alu, FS, AB, PB
	Hinweis auf Sterilität		+	IB, Alu, FS, AB, PB
	Hinweis auf Wiederverwendungsverbot		+	IB, Alu, FS, AB, PB
	Angabe von Chargen-Nummer(n)		+	IB, Alu, FS, A, PB
	Angabe von Verfalldatum		+	IB, Alu, FS, AB
	Angabe der Hersteller- bzw. Inverkehr- bringer-Adresse		+	IB, Alu, FS, A, AB, PB
	Nummer und Datum dieser Norm		–	–
Angaben in der Packungsbeilage	Hinweise zum Anmischen und Verarbeiten der Zement-Komponenten		+	PB
	Warnhinweise zu den Gefahren der Anwendung für den Patienten		+	PB
	Angabe, ob Verwendung mit oder ohne Spritze		+	PB
	Hinweise zum Temperatureinfluss auf die Verarbeitungseigenschaften		+	PB
	Graphische Darstellung des Temperaturein- flusses auf die Verarbeitungseigenschaften		+	PB

A = Ampulle; IB = Innenbeutel; POB = Peel-Off-Beutel; PF = Pulverflasche; Alu = Alu-Schutzbeutel; PB = Packungsbeilage; FS = Faltschachtel; AB = Ampullen-Blister; GB = Gesamt-Blister

Tabelle 113. Die wichtigsten Charakteristika von Osteopal G / Palacos LV G/E Flow G

niedrigviskos
Polymer enthält MMA/MA-Copolymer
Zirkondioxid als Röntgen-Opaker
Polymer mittels EO sterilisiert
Beutel und Ampulle getrennt verpackt
Anmischreihenfolge: Monomer, dann Pulver
VB: lang
ISO 5833 erfüllt, Molmasse > 350.000
Ermüdungsfestigkeit: sehr hoch
hohe Biegefestigkeiten, hohe Schlagzähigkeit
Gentamicingehalt: hoch, Freisetzung: hoch

Etikett versehene Brechring-Ampulle führt die für Palacos typische grüne Monomerflüssigkeit, die aus 98,0 % Methylmethacrylat, 2,0 % Di-methyl-p-toluidin, 0,4 mg Chlorophyll und ca. 60 ppm Hydrochinon besteht (Abb. 166).

Vor der Anmischung der Zementkomponenten ist bei Osteopal G/Palacos LV G zu beachten, dass zunächst die Flüssigkeit vorgegeben wird. Anschließend wird das Polymerpulver zu dem Monomeren hinzugegeben. Die Uhr wird gestartet. Innerhalb weniger Sekunden lässt sich leicht ein sehr flüssiger, niedrigviskoser, homogener Teig herstellen, der nur sehr langsam an Zähigkeit zunimmt. Je nach Komponententemperatur bzw. OP-Temperatur lässt sich beispielsweise bei 23 °C für Komponenten und Raumtemperatur der Teig klebfrei nach etwa 3:00 min. aus dem Anmischgefäß entnehmen. Die Verarbeitungsbreite von Osteopal G bzw. Palacos LV G liegt zwischen 2:30 und 3:00 Minuten und endet in der Regel etwa 5:00–6:00 min. nach Starten der Uhr. Die Aushärtung des Zementes erfolgt nach ca. 7:00–8:00 Minuten (Abb. 167).

Osteopal G bzw. Palacos LV G sind niedrigviskose Zemente.

Die Aushärtung nach ISO 5833 betrug 11:20 min. Die Aushärtetemperatur lag bei 69,5 °C.

Die Anforderungen an die mechanische Festigkeit werden bemerkenswert gut erfüllt (Tabelle 111). Der anfängliche Restmonomergehalt lag bei unter 5 % (Abb. 168), obwohl das BPO/DmpT-Verhältnis höher liegt als bei den hochviskosen Zementen des Herstellers. Die Verpackung enthält keinen Hinweis auf die gültige Norm (Tabelle 112). Tabelle 113 gibt eine Zusammenfassung der wichtigsten Eigenschaften von Osteopal G / Palacos LV G/E Flow G.

3.2.3.14
Refobacin-Palacos R und Palacos R with Gentamicin

Antibiotikahaltiger Palacos R wird zum einen unter Refobacin-Palacos R und zum anderen als Palacos R with Gentamicin auf dem Markt angeboten. Beide Zemente werden an dieser Stelle gemeinsam beschrieben, da die Verpackung kaum Unterschiede aufweist.

Jeweils sind die Zementkomponenten in einer rechteckigen Faltschachtel verpackt, die wie bei Palacos R am oberen, schmalen Bereich leicht geöffnet werden kann. Der Aufdruck beider Faltschachteln entspricht in jeder Hinsicht der gülti-

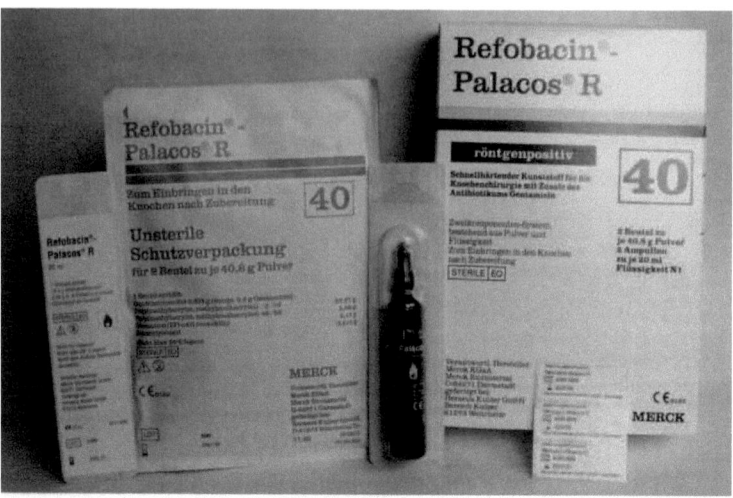

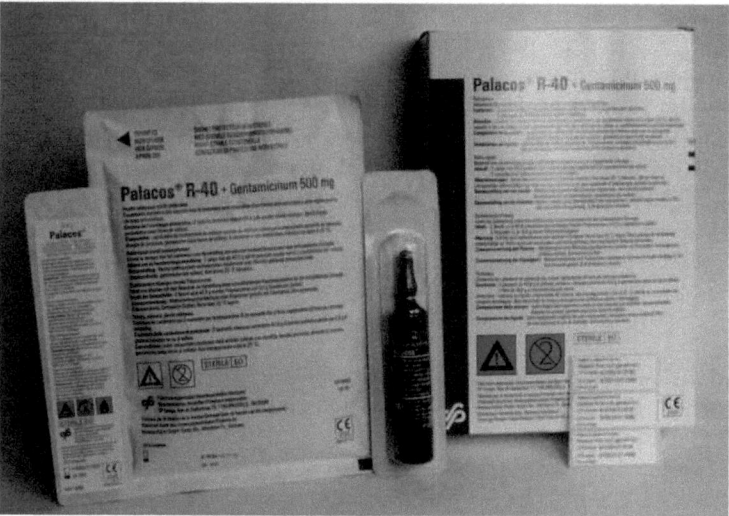

Abb. 169. Die Aufmachung des von uns untersuchten Refobacin-Palacos R/Palacos R with Gentamicin

gen Verpackungsverordnung. Die Angaben zu Chargenbezeichnung und Verfalldaten sind nicht an der Frontseite sondern am unbedruckten seitlichen Bereich aufgedruckt. Ein Hinweis auf die verschiedenen Inverkehrbringer sind deutlich zu erkennen (Abb. 169).

Die Faltschachteln enthalten ein Pappe-Tray, in der zwei Aussparungen für die beiden Ampullenblister vorgestanzt sind. Dort liegen die beiden blisterverpackten Monomerampullen. Über den beiden Monomerampullen liegt in der Regel die Packungsbeilage und ein Aluminiumschutzbeutel, der die zwei Polymerbeutel enthält. Die beiden gefalteten Polymeraußenbeutel enthalten jeweils einen sterilen Innenbeutel, in dem das Polymer eingefüllt ist.

Refobacin-Palacos R and Palacos R with Gentamicin

Pulver	Flüssigkeit
33,14 g Methylmethacrylat-Methylacrylat-Copolymer	18,40 g Methylmethacrylat (=19,57 ml)
6,26 g Zirkondioxid	0,38 g N,N-Dimethyl-p-Toluidin (=0,43 ml)
0,63 g Benzoylperoxid	0,4 mg Chlorophyll
1 mg Chlorophyll	---------
1,67 g Gentamicinsulfat (=1,0 g Base)	18,78 g (20 ml)

41,70 g	
Refobacin-Palacos R/Palacos R with Gentamicin	

Abb. 170. Zusammensetzung von Refobacin-Palacos R/Palacos R with Gentamicin

Die Innenbeutel für die Polymerkomponenten sind auf ihren Papierseiten bedruckt und enthalten wichtige Informationen zur Handhabung und Lagerung. Des weiteren sind vorschriftsmäßig die Chargenbezeichnung sowie das Verfalldatum deutlich sichtbar auf der bedruckten Frontseite angebracht. Die Beutelrückseite ist aus Polyester und damit durchsichtig. Das für beide Zemente markante und unverwechselbare grüne Polymerpulver ist deutlich sichtbar. Die Zusammensetzung der Pulver zeigt zwei verschiedene Co-Polymere (zusammen 82,1 %) aus Methylmethacrylat und Methylacrylat, 0,8 % Benzoylperoxid, 2 % Gentamicinsulfat (= 1,2 % Gentamicin) und als Röntgenkontrastmittel 15 % Zirkondioxid (Abb. 170).

Der sterile Innenbeutel ist von einem unbedruckten Außenbeutel umschlossen, der ebenfalls wie der Innenbeutel aus einer Papierseite und einer Polyethylen-Seite besteht. Da die durchsichtige Polyethylenseite den bedruckten Papierteil des Innenbeutels umschließt, ist der Aufdruck des Innenbeutels auch durch den

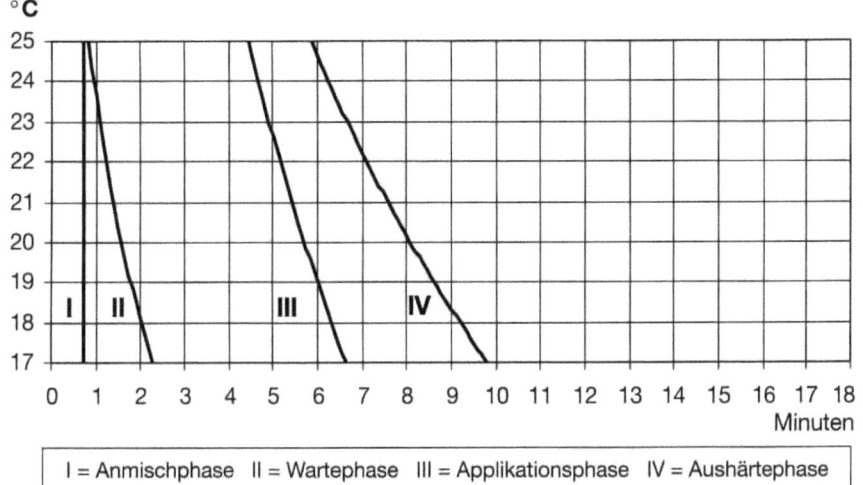

Abb. 171. Verarbeitungskurven von Refobacin-Palacos R und Palacos R with Gentamicin bei verschiedenen Komponenten- und Umgebungstemperaturen

Tabelle 114. Mechanische Festigkeiten nach ISO 5833 und DIN 53435 von Refobacin-Palacos R und Palacos R with Gentamicin

	ISO 5833 Biegefestigkeit (MPa)	Biegemodul (MPa)	Druckfestigkeit (MPa)	DIN 53435 Biegefestigkeit (MPa)	Schlagzähigkeit kJ/m²
Limit	> 50 69,9	> 1800 2680	> 70 97	82,9	4,7

Außenbeutel deutlich lesbar. Auf dem Außenbeutel ist ein Steril-Etikett angebracht, welches offenbar erst nach einer erfolgreichen Sterilisation dort angebracht wird. Zwei gefaltete Außenbeutel sind in einem ebenfalls bedruckten Aluminiumschutzbeutel verpackt. Auch der Aluminiumschutzbeutel ist nur auf einer Seite bedruckt und enthält alle notwendigen Hinweise.

Die beiden im Pappe-Tray eingelegten Ampullen werden innerhalb der Verpackung nicht nur durch die Blisterverpackung, sondern zusätzlich durch den darüber liegenden Aluminiumschutzbeutel geschützt. Die Blisterverpackung selbst besteht aus durchsichtigem, tiefgezogenem PVC und einer Papierseite. Auf der Papierseite ist ein Ampullenetikett angebracht, das alle notwendigen Informationen – insbesondere die Chargenbezeichnung und das Verfalldatum enthält. Das Monomere ist in einer Braunglasampulle enthalten, die mit einem Klarsicht-

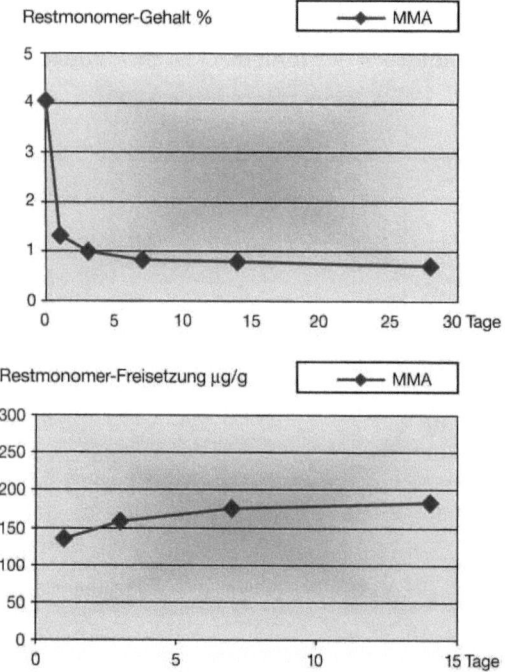

Abb. 172. Restmonomergehalt und -freisetzung von Refobacin-Palacos R und Palacos R with Gentamicin im zeitlichen Verlauf

Etikett versehene Brechring-Ampulle führt die für diese Zemente typische grüne Monomerflüssigkeit, die aus 98,0 % Methylmethacrylat, 2,0 % Di-methyl-p-toluidin, 0,4 mg Chlorophyll und ca. 60 ppm Hydrochinon besteht (Abb. 170).

Demnach ist festzuhalten, dass die Monomerflüssigkeit von Refobacin-Palacos R keinerlei Antibiotikum enthält, obwohl die Bezeichnung Refobacin für das vom Hersteller angebotene Gentamicin steht. Offenbar sind es Auflagen der Gesundheitsbehörden, die es hierbei zu befolgen gilt. Auch das Monomere von Palacos R with Gentamicin enthält kein Gentamicin.

Für die Öffnung der Braunglasampulle ist keine Öffnungshilfe angebracht, der Polymerbeutel sollte mit Hilfe einer Schere geöffnet werden. Das Polymerpulver lässt sich bequem aus dem Beutel in das Anmischgefäß schütten.

Tabelle 115. Anforderungen der ISO 5833 (1992) an die Packungseinheiten von Refobacin-Palacos R und Palacos R G

Anforderung		+ = erfüllt − = nicht erfüllt	Angaben vorhanden auf
	Pulver doppelt verpackt?	+	−
	Flüssigkeit doppelt verpackt?	+	−
Angaben zu Bestandteilen des Pulvers	qualitativ	+	IB, Alu, FS, PB
	quantitativ	+	IB, Alu, FS, PB
Angaben zu Bestandteilen der Flüssigkeit	qualitativ	+	A, AB, PB
	quantitativ	+	AB, PB
	Warnhinweis für Monomer: leichtentzündlich	+	A, AB, FS, PB
	Hinweis auf Lagerbedingungen (≤ 25 °C, dunkel)	+	IB, Alu, FS, AB, PB
	Hinweis auf Sterilität	+	IB, Alu, FS, AB, PB
	Hinweis auf Wiederverwendungsverbot	+	IB, Alu, FS, AB, PB
	Angabe von Chargen-Nummer(n)	+	IB, Alu, FS, A, PB
	Angabe von Verfalldatum	+	IB, Alu, FS, AB
	Angabe der Hersteller- bzw. Inverkehrbringer-Adresse	+	IB, Alu, FS, A, AB, PB
	Nummer und Datum dieser Norm	−	−
Angaben in der Packungsbeilage	Hinweise zum Anmischen und Verarbeiten der Zement-Komponenten	+	PB
	Warnhinweise zu den Gefahren der Anwendung für den Patienten	+	PB
	Angabe, ob Verwendung mit oder ohne Spritze	+	PB
	Hinweise zum Temperatureinfluss auf die Verarbeitungseigenschaften	+	PB
	Graphische Darstellung des Temperatureinflusses auf die Verarbeitungseigenschaften	+	PB

A = Ampulle; IB = Innenbeutel; POB = Peel-Off-Beutel; PF = Pulverflasche; Alu = Alu-Schutzbeutel; PB = Packungsbeilage; FS = Faltschachtel; AB = Ampullen-Blister; GB = Gesamt-Blister

Tabelle 116. Die wichtigsten Charakteristika von Refobacin-Palacos R / Palacos R

hochviskos
Polymer enthält MMA/MA-Copolymere
Zirkondioxid als Röntgen-Opaker
Polymer mittels EO sterilisiert
Beutel und Ampulle getrennt verpackt
Anmischreihenfolge: Monomer, dann Pulver
VB: lang
ISO 5833 erfüllt, Molmasse > 350.000
Ermüdungsfestigkeit ist hoch
hohe Biegefestigkeiten, hohe Schlagzähigkeiten
Refobacin-Palacos R: Gentam.gehalt: niedrig, Freisetzung: sehr hoch
Palacos R G: Gentamicingehalt: niedrig, Freisetzung: hoch

Vor der Anmischung der Zementkomponenten ist bei Refobacin-Palacos R und Palacos R with Gentamicin zu beachten, dass zunächst die Flüssigkeit vorgegeben wird. Anschließend wird das Polymerpulver zu dem Monomeren hinzugegeben. Die Uhr wird gestartet. Innerhalb weniger Sekunden lässt sich leicht ein niedrigviskoser, homogener Teig herstellen, der rasch an Zähigkeit zunimmt. Je nach Komponententemperatur bzw. OP-Temperatur lässt sich beispielsweise bei 23 °C für Komponenten und Raumtemperatur der Teig klebfrei nach spätestens 60 Sekunden aus dem Anmischgefäß entnehmen. Die Verarbeitungsbreite von Refobacin-Palacos R und Palacos R with Gentamicin liegt zwischen 3:30 und 4:00 Minuten. Die Aushärtung des Zementes erfolgt zwischen 6:00 und 7:00 Minuten.

Refobacin-Palacos R und Palacos R with Gentamicin müssen daher als hochviskose Zemente bezeichnet werden (Abb. 171).

Die Aushärtung nach ISO 5833 betrug 11:10 min. Die Aushärtetemperatur lag bei 83 °C. Die mechanischen Anforderungen werden gut erfüllt (Tabelle 114). Die mechanische Testung nach ISO 5833 und DIN 53435 ergab bemerkenswert gute Ergebnisse. Der anfängliche Restmonomergehalt lag unter 5 % (Abb. 172). Es fehlt ein Hinweis auf die gültige Norm auf der Verpackung (Tabelle 115).

In Tabelle 116 sind die wichtigsten Eigenschaften von Refobacin-Palacos R und Palacos R with Gentamicin zusammengefasst.

3.2.3.15
Palamed G

Die Zementkomponenten des Palamed G sind in einer rechteckigen Faltschachtel verpackt, die am oberen, schmalen Bereich leicht geöffnet werden kann. Der Aufdruck auf der Faltschachtel entspricht in jeder Hinsicht der gültigen Verpackungsverordnung. Die Angaben zu Chargenbezeichnung und Verfalldaten sind nicht an der Frontseite sondern am unbedruckten seitlichen Bereich aufgedruckt. Ein Hinweis auf den Inverkehrbringer ist deutlich zu erkennen (Abb. 173).

Die Faltschachtel enthält eine Einlage aus Pappe, in der zwei Aussparungen für die beiden Ampullenblister vorgestanzt sind. Dort liegen die beiden blisterverpackten Monomerampullen. Über den beiden Monomerampullen liegt in der Regel die Packungsbeilage und ein Aluminiumschutzbeutel, der die zwei Poly-

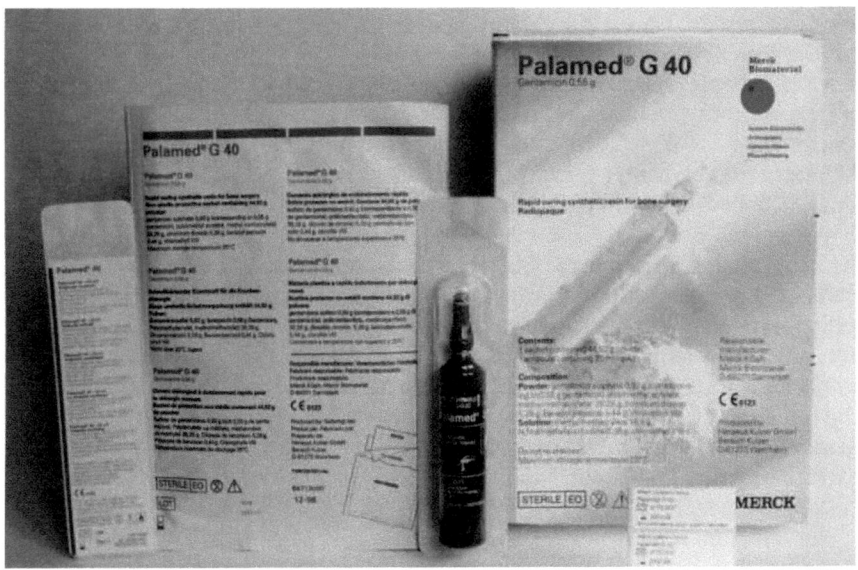

Abb. 173. Die Aufmachung des von uns untersuchten Palamed G

merbeutel enthält. Die beiden gefalteten Polymeraußenbeutel enthalten jeweils einen sterilen Innenbeutel, in dem das Polymer eingefüllt ist.

Der Innenbeutel für das Polymer ist auf seiner Papierseite bedruckt und enthält wichtige Informationen zur Handhabung und Lagerung. Des weiteren sind vorschriftsmäßig die Chargenbezeichnung sowie das Verfalldatum deutlich sichtbar auf der bedruckten Frontseite angebracht. Die Beutelrückseite ist aus Polyester und damit durchsichtig. Das für Palamed G markante und unverwechselbare grüne Polymerpulver ist deutlich sichtbar. Die Zusammensetzung des Pulvers zeigt zwei verschiedene Co-Polymere (zusammen 85,3 %) aus Methylmethacrylat und Methylacrylat, 0,8 % Benzoylperoxid, 2 % Gentamicinsulfat (= 1,2 % Gentamicin) und als Röntgenkontrastmittel 11,8 % Zirkondioxid (Abb. 174).

Der sterile Innenbeutel ist von einem unbedruckten Außenbeutel umschlossen, der ebenfalls wie der Innenbeutel aus einer Papierseite und einer Polyethy-

Pulver	Flüssigkeit
38,28 g Methylmethacrylat-Methylacrylat-Copolymer 5,28 g Zirkondioxid 0,44 g Benzoylperoxid 0,92 g Gentamicinsulfat (=0,55 g Base)	18,40 g Methylmethacrylat (=19,57 ml) 0,38 g N,N-Dimethyl-p-Toluidin (=0,43 ml) 0,4 mg Chlorophyll
44,92 g	18,78 g (20 ml)
Palamed G	

Abb. 174. Zusammensetzung von Palamed G

len-Seite besteht. Da die durchsichtige Polyethylenseite den bedruckten Papierteil des Innenbeutels umschließt, ist der Aufdruck des Innenbeutels auch durch den Außenbeutel deutlich lesbar. Auf dem Außenbeutel ist ein Steril-Etikett angebracht, welches offenbar erst nach einer erfolgreichen Sterilisation dort angebracht wird. Zwei gefaltete Außenbeutel sind in einem ebenfalls bedruckten Aluminiumschutzbeutel verpackt. Auch der Aluminiumschutzbeutel ist nur auf einer Seite bedruckt und enthält alle notwendigen Hinweise.

Die beiden im Pappe-Tray eingelegten Ampullen werden innerhalb der Verpackung nicht nur durch die Blisterverpackung, sondern zusätzlich durch den darüber liegenden Aluminiumschutzbeutel geschützt. Die Blisterverpackung selbst besteht aus durchsichtigem, tiefgezogenem PVC und einer Papierseite. Auf der Papierseite ist ein Ampullenetikett angebracht, das alle notwendigen Informationen – insbesondere die Chargenbezeichnung und das Verfalldatum enthält. Die mit einem Klarsicht-Etikett versehene Brechring-Ampulle führt die für diese Zemente typische grüne Monomerflüssigkeit, die aus 98,0 % Methylmethacrylat, 2,0 % Di-methyl-p-toluidin, 0,4 mg Chlorophyll und ca. 60 ppm Hydrochinon besteht (Abb. 174).

Vor der Anmischung der Zementkomponenten ist bei Palamed G zu beachten, dass zunächst die Flüssigkeit vorgegeben wird. Anschließend wird das Polymerpulver zu dem Monomeren hinzugegeben. Die Uhr wird gestartet. Innerhalb weniger Sekunden lässt sich leicht ein niedrigviskoser, homogener Teig herstellen, der rasch dann langsam an Zähigkeit zunimmt. Je nach Komponententemperatur bzw. OP-Temperatur lässt sich beispielsweise bei 23 °C für Komponenten und Raumtemperatur der Teig klebfrei nach ca. 90–100 Sekunden aus dem Anmischgefäß entnehmen. Die Verarbeitungsbreite von Palamed G liegt zwischen 3:30 und 4:00 Minuten, d.h. nach etwa 5:00 min. nach Zusammenbringen

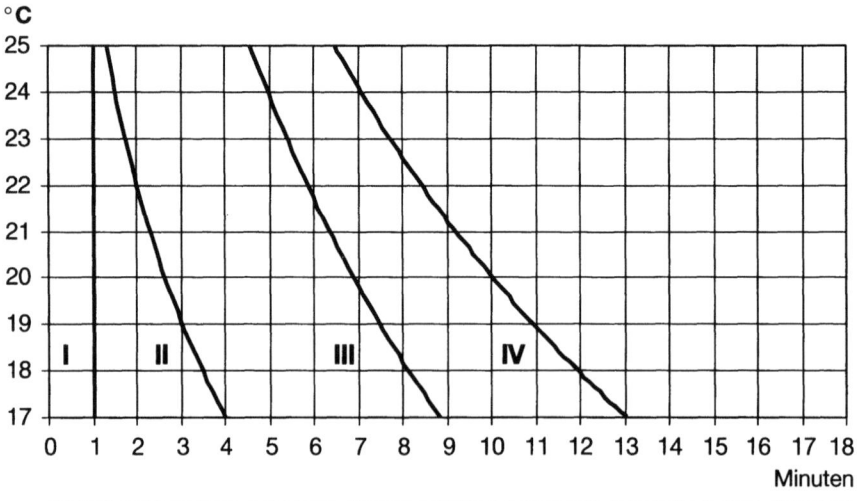

Abb. 175. Verarbeitungskurven von Palamed G bei verschiedenen Komponenten- und Umgebungstemperaturen

Tabelle 117. Mechanische Festigkeiten nach ISO 5833 und DIN 53435 von Palamed G

	ISO 5833 Biegefestigkeit (MPa)	Biegemodul (MPa)	Druckfestigkeit (MPa)	DIN 53435 Biegefestigkeit (MPa)	Schlagzähigkeit kJ/m²
Limit	> 50	> 1800	> 70		
	62,7	2516	89,3	80,1	4,5

der Komponenten ist das Ende der Verarbeitungsbreite erreicht. Die Aushärtung des Zementes erfolgt zwischen 6:00 und 8:00 Minuten.

Palamed G muss daher als ein hochviskoser Zement mit einer niedrigviskosen Anmischphase bezeichnet werden (Abb. 175). Aufgrund der niedrigen Anfangsviskosität ist Palamed G auch ohne vorherige Kühlung in Anmischsysteme anmischbar.

Die Aushärtung nach ISO 5833 betrug 11:25 min. Die Aushärtetemperatur lag bei 64 °C und damit sehr niedrig.

Die mechanischen Anforderungen werden gut erfüllt (Tabelle 117), überhaupt die Biegefestigkeit nach DIN 53435.

Der Anfangsgehalt an Restmonomer betrug unter 5 % (Abb. 176).

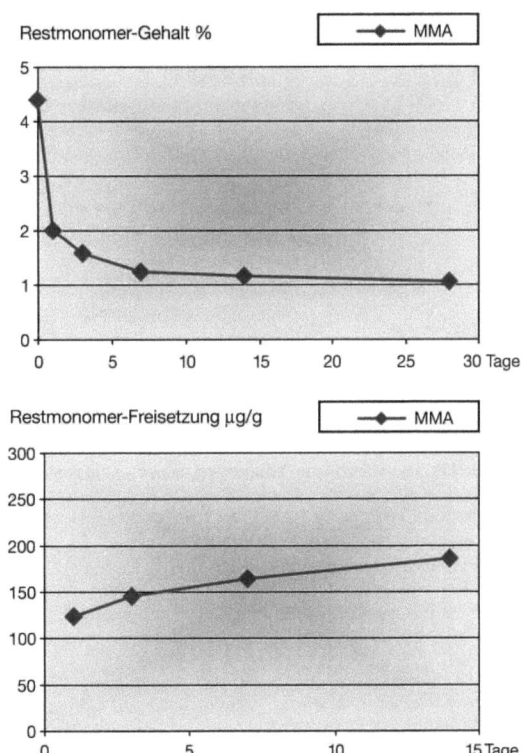

Abb. 176. Restmonomergehalt und -freisetzung von Palamed G im zeitlichen Verlauf

Die Verpackung enthält keinen Hinweis auf die gültige Norm (Tabelle 118). Die Tabelle 119 faßt die wichtigsten Eigenschaften von Palamed G zusammen.

Tabelle 118. Anforderungen der ISO 5833 (1992) an die Packungseinheiten von Palamed G

Anforderung		+ = erfüllt − = nicht erfüllt	Angaben vorhanden auf
Angaben zu Bestandteilen des Pulvers	Pulver doppelt verpackt?	+	−
	Flüssigkeit doppelt verpackt?	+	−
	qualitativ	+	IB, Alu, FS, PB
	quantitativ	+	IB, Alu, FS, PB
Angaben zu Bestandteilen der Flüssigkeit	qualitativ	+	A, AB, PB
	quantitativ	+	AB, PB
Angaben in der Packungsbeilage	Warnhinweis für Monomer: leichtentzündlich	+	A, AB, FS, PB
	Hinweis auf Lagerbedingungen (≤ 25 °C, dunkel)	+	IB, Alu, FS, AB, PB
	Hinweis auf Sterilität	+	IB, Alu, FS, AB, PB
	Hinweis auf Wiederverwendungsverbot	+	IB, Alu, FS, AB, PB
	Angabe von Chargen-Nummer(n)	+	IB, Alu, FS, A, PB
	Angabe von Verfalldatum	+	IB, Alu, FS, AB
	Angabe der Hersteller- bzw. Inverkehrbringer-Adresse	+	IB, Alu, FS, A, AB, PB
	Nummer und Datum dieser Norm	−	−
	Hinweise zum Anmischen und Verarbeiten der Zement-Komponenten	+	PB
	Warnhinweise zu den Gefahren der Anwendung für den Patienten	+	PB
	Angabe, ob Verwendung mit oder ohne Spritze	+	PB
	Hinweise zum Temperatureinfluss auf die Verarbeitungseigenschaften	+	PB
	Graphische Darstellung des Temperatureinflusses auf die Verarbeitungseigenschaften	+	PB

A = Ampulle; IB = Innenbeutel; POB = Peel-Off-Beutel; PF = Pulverflasche; Alu = Alu-Schutzbeutel; PB = Packungsbeilage; FS = Faltschachtel; AB = Ampullen-Blister; GB = Gesamt-Blister

Tabelle 119. Die wichtigsten Charakteristika von Palamed G

hochviskos
Polymer enthält MMA/MA-Copolymer
Zirkondioxid als Röntgen-Opaker
Polymer mittels EO sterilisiert
Beutel und Ampulle getrennt verpackt
Anmischreihenfolge: Monomer, dann Pulver
VB: lang
ISO 5833 erfüllt, Molmasse > 350.000
hohe DIN-Biegefestigkeit
Ermüdungsfestigkeit ist hoch
Gentamicingehalt: niedrig, Freisetzung: sehr hoch

3.2.3.16
Surgical Subiton G

Die Zementkomponenten von Surgical Subiton G sind in dergleichen Art und Weise verpackt wie die des Subiton RO, nämlich in einer flachen rechteckigen Faltschachtel, die am oberen, schmalen Bereich leicht geöffnet werden kann. Der Aufdruck auf der Faltschachtel entspricht der gültigen Verpackungsverordnung. Allerdings sind die Angaben zu Chargenbezeichnung und Verfalldaten auf einem zusätzlich aufgeklebten Etikett angebracht und damit nicht direkt auf der Außenverpackung. Ein Hinweis auf den Inverkehrbringer ist deutlich zu erkennen. Die Verpackung ist mit einem CE Kennzeichen versehen, obwohl das Material fast ausschließlich in Argentinien vertrieben wird. Ein weiterer Hinweis auf der Außenverpackung gibt an, dass das Material die ISO-Norm 5833 für Knochenzemente erfüllt (Abb. 177).

In der Faltschachtel ist lediglich eine Blisterverpackung zu finden, die sowohl den Polymerpulverbeutel als auch die Monomerampulle enthält. Die Sterilisation der verschiedenen Komponenten erfolgt offenbar zusammen innerhalb dieser Blisterverpackung. Eine Aluschutzverpackung fehlt. Das PVC-Tiefziehteil ist in derart konzipiert, dass gegebenenfalls auch zwei Ampullenblister darin verpackt werden könnten. In der Mitte der Blisterverpackung ist der doppelt verpackte Innenbeutel positioniert. Während der Aufdruck auf dem Innenbeutel durch das durchsichtige PVC deutlich gelesen werden kann, kann die Rückseite des Ampullenaufklebers in dieser Verpackung noch nicht identifiziert werden.

Die Blisterrückseite ist aus medizinischem Papier, auf dem einige allgemeine Informationen angegeben sind. Ein Hinweis auf das Verfalldatum und die Chargenbezeichnung fehlen. Die Papierseite lässt sich nicht immer leicht vom PVC-

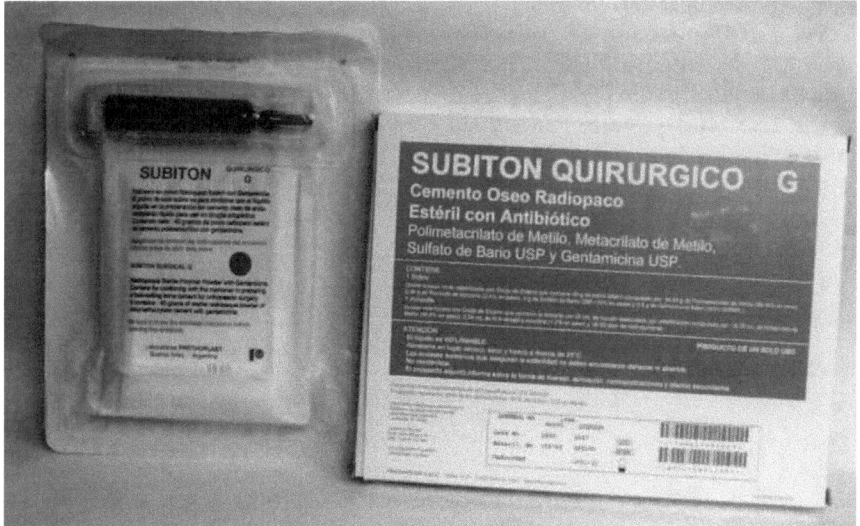

Abb. 177. Die Aufmachung des von uns untersuchten Surgical Subiton G

Unterteil aufpeelen – auch hier kann das Papier leicht einreißen. Beim Öffnen des Blisters kann zudem der Ampullenblister leicht herausfallen.

Der Umbeutel des doppelt verpackte Innenbeutel klebt manchmal an der beschichteten Innenseite des Papiers vom Außenblister fest. Während sich das Papier des Außenblisters mit den deutlichen Waffelmuster des medizinischen Papiers charakterisieren lässt, wird beim peel-off-Beutel und Innenbeutel neben Polyethylen offenbar Tyvek eingesetzt. Im Gegensatz zu der Verpackung von Subiton RO ist die Papierseite des Umbeutels bedruckt. Auch hier findet man einen grünen EO-Indikator, zudem es aber auf der Verpackung keinen eindeutigen Hinweis bzw. eine Erklärung gibt. Auf der bedruckten Papierseite ist lediglich eine Chargenbezeichnung angegeben, ein Verfalldatum für das Polymerpulver ist weder auf dem Umbeutel noch auf irgendeiner anderen Verpackungseinheit enthalten. Der Innenbeutel ist im Gegensatz zu Subiton RO völlig anders aufgebaut. Er besteht aus unbedrucktem, durchsichtigem Polyethylen.

Das weiße Polymerpulver von Surgical Subiton G enthält 85,7 % Polymethylmethacrylat, 2,4 % Benzoylperoxid, 2 % Gentamicinsulfat (= 1,2 % Gentamicin) und 10 % Bariumsulfat USP als Röntgenkontrastmittel (Abb. 178). Diese Herstellerangaben stehen allerdings im Widerspruch zur Analyse, die ca. 20 % Co-Monomer, n-Butylmethacrylat, ergab.

Die in der Blisterverpackung enthaltene Braunglasampulle ist ihrerseits in ein PVC-Tiefziehteil eingelegt, das mit medizinischem Papier verschlossen wird. Das medizinische Papier ist bedruckt und enthält – im Gegensatz zu Innenbeutel für das Pulver – alle notwendigen Informationen für die Flüssigkeit. Die Ampulle selbst ist mit einer weißen Farbe bedruckt. Die Monomerflüssigkeit von Surgical Subiton G besteht aus 98,8 % Methylmethacrylat, 1,2 % Di-methyl-p-toluidin sowie Hydrochinon (Abb. 178).

Für die Öffnung der Braunglasampulle ist keine Öffnungshilfe angebracht, der Polymerbeutel sollte mit Hilfe einer Schere geöffnet werden. Das Polymerpulver lässt sich bequem aus dem Beutel in das Anmischgefäß schütten.

Vor der Anmischung der Zementkomponenten ist bei Surgical Subiton G zu beachten, das zunächst nach Herstellerangaben das Pulver vorgegeben wird. Anschließend wird die Flüssigkeit zu dem Polymerpulver hinzugegeben.

Die Uhr wird gestartet. Innerhalb weniger Sekunden lässt sich leicht ein niedrigviskoser, homogener Teig herstellen, der langsam an Zähigkeit zunimmt. Je nach Komponententemperatur bzw. OP-Temperatur lässt sich beispielsweise

Pulver	Flüssigkeit
34,54 g Polymethylmethacrylat (mit 20% n-BUMA)	18,57 g Methylmethacrylat (=19,76 ml)
4,00 g Bariumsulfat	0,23 g N,N-Dimethyl-p-Toluidin (=0,24 ml)
0,96 g Benzoylperoxid	
0,80 g Gentamicinsulfat (=0,5 g Base)	18,80 g (20,0 ml)
40,30 g	
Subiton G	

Abb. 178. Zusammensetzung von Surgical Subiton G

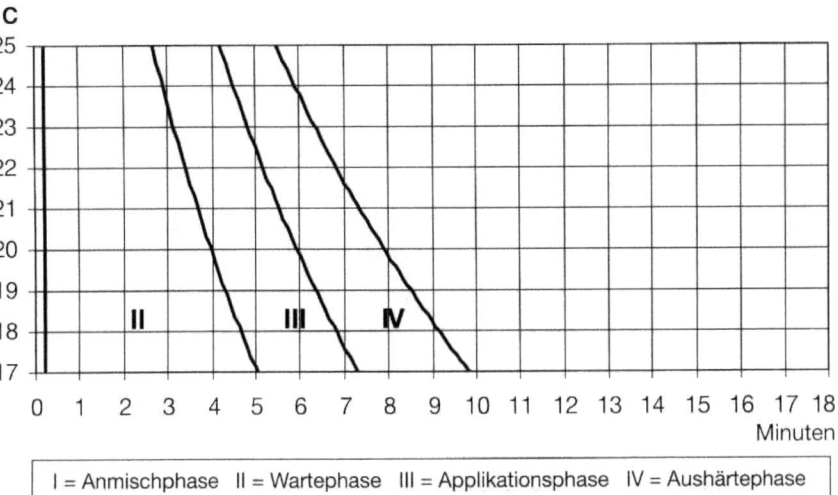

Abb. 179. Verarbeitungseigenschaften von Surgical Subiton G bei unterschiedlichen Komponenten- und Umgebungstemperaturen

bei 23 °C für Komponenten und Raumtemperatur der Teig klebfrei nach spätestens 2:45–3:00 min. aus dem Anmischgefäß entnehmen. Die Verarbeitungsbreite von Surgical Subiton G liegt mit ca. 2:00 min. sehr niedrig. Nach etwa 4:40–5:00 min. ist der Zement nicht mehr zu verarbeiten. Zu diesem Zeitpunkt wird der Zement bereits deutlich warm. Die Aushärtung des Zementes erfolgt etwa 6:00 Minuten nach Zusammenbringen der Komponenten. Surgical Subiton G muss daher als ein mittelviskoser Zement bezeichnet werden (Abb. 179).

Die mechanischen Anforderungen der ISO 5833 werden erfüllt. Die ISO-Biegefestigkeit ist allerdings sehr gering und auch die Schlagzähigkeit liegt mit 2,4 kJ/m² sehr niedrig (Tabelle 120).

Die Aushärtung nach ISO 5833 betrug 9:55 min. Die Aushärtetemperatur lag bei 60,9 °C und damit sehr niedrig.

Der Restmonomergehalt liegt mit über 6 % nach Prüfkörperherstellung hoch, gleiches gilt für die Restmonomerfreisetzung (Abb. 180). Der BPO-Anteil ist bei diesem Zement vergleichsweise hoch, während der DmpT-Anteil knapp über 1 % liegt. Damit finden wir ein Initiatorverhältnis von 4.

Hinsichtlich der Angaben auf den Verpackungseinheiten fällt auf, dass die qualitative und quantitative Zusammensetzung von Pulver und Flüssigkeit ledig-

Tabelle 120. Mechanische Festigkeiten nach ISO 5833 und DIN 53435 von Surgical Subiton G

	ISO 5833 Biegefestigkeit (MPa)	Biegemodul (MPa)	Druckfestigkeit (MPa)	DIN 53435 Biegefestigkeit (MPa)	Schlagzähigkeit kJ/m²
Limit	> 50	> 1800	> 70		
	59,6	2269	81,6	66,2	2,4

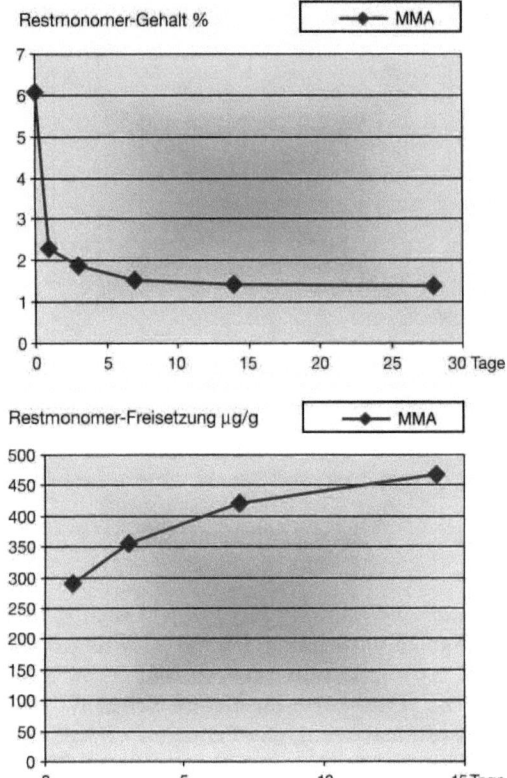

Abb. 180. Restmonomergehalt und -freisetzung von Surgical Subiton G im zeitlichen Verlauf

lich auf der Faltschachtel und in der Packungsbeilage explizit angegeben sind. Ein Hinweis auf ein Wiederverwendungsverbot fehlt. Auf den Primärbehältnissen sind weder Angaben zur Chargenbezeichnung noch zum Verfalldatum ersichtlich. Ein Hinweis bezüglich der gültigen ISO 5833 existiert (Tabelle 121).

Die Tabelle 122 faßt die wichtigsten Eigenschaften von Surgical Subiton G zusammen.

Tabelle 121. Anforderungen der ISO 5833 (1992) an die Packungseinheiten von Surgical Subiton G

Anforderung		+ = erfüllt - = nicht erfüllt	Angaben vorhanden auf
	Pulver doppelt verpackt?	+	–
	Flüssigkeit doppelt verpackt?	+	–
Angaben zu Bestandteilen des Pulvers	qualitativ quantitativ	+ +	FS, PB FS, PB
Angaben zu Bestandteilen der Flüssigkeit	qualitativ quantitativ	+ +	FS, PB FS, PB
	Warnhinweis für Monomer: leichtentzündlich	+	A, AB, FS
	Hinweis auf Lagerbedingungen (≤ 25 °C, dunkel)	+	A, FS, PB
	Hinweis auf Sterilität	+	GB, FS
	Hinweis auf Wiederverwendungsverbot	–	GB, FS
	Angabe von Chargen-Nummer(n)	+	FS, AB
	Angabe von Verfalldatum	+	FS, AB
	Angabe der Hersteller- bzw. Inverkehrbringer-Adresse	+	IB, FS, PB
	Nummer und Datum dieser Norm	+	FS
Angaben in der Packungsbeilage	Hinweise zum Anmischen und Verarbeiten der Zement-Komponenten	+	PB
	Warnhinweise zu den Gefahren der Anwendung für den Patienten	+	PB
	Angabe, ob Verwendung mit oder ohne Spritze	+	PB
	Hinweise zum Temperatureinfluss auf die Verarbeitungseigenschaften	+	PB
	Graphische Darstellung des Temperatureinflusses auf die Verarbeitungseigenschaften	+	PB

A = Ampulle; IB = Innenbeutel; POB = Peel-Off-Beutel; PF = Pulverflasche; Alu = Alu-Schutzbeutel; PB = Packungsbeilage; FS = Faltschachtel; AB = Ampullen-Blister; GB = Gesamt-Blister

Tabelle 122. Die wichtigsten Charakteristika von Surgical Subiton G

mittelviskos
Polymer enthält BuMA-Copolymer
Bariumsulfat als Röntgen-Opaker
Polymer mittels EO sterilisiert
Beutel und Ampulle getrennt verpackt
Anmischreihenfolge: Pulver, dann Monomer
VB: kurz
ISO 5833 nicht immer erfüllt, Molmasse > 350.000
niedrige Biegefestigkeiten, niedrige Schlagzähigkeit
Gentamicingehalt: niedrig, Freisetzung: niedrig

3.2.4
Vergleichende Untersuchungen antibiotikahaltiger Knochenzemente

Nachdem nun die wirkstoffhaltigen Zemente und deren Verpackung im einzelnen beschrieben worden sind, sollen auch hierzu einige wichtige ISO-Norm Parameter im Vergleich betrachtet werden. Auf die unterschiedliche Fähigkeit der Materialien, den in der Matrix enthaltenen Wirkstoff in das umgebene Medium anzugeben, um seine Wirksamkeit zu entfalten, wird später im Abschnitt 3.2.5.7 ausführlich eingegangen.

3.2.4.1
Aushärtetemperatur/Aushärtezeiten

Die ermittelten Aushärtetemperaturen weichen nicht wesentlich von denen der antibiotikafreien Materialien ab. Solche Beobachtungen finden auch Edwards und Thomasz (1981) an Palacos R (= 75 °C) bzw. Palacos R with Gentamicin (= 72 °C) und Hansen und Jensen (1992), die allerdings Werte ermittelten, die ca. 10 °C über denen der erstgenannten Autoren lagen (Palacos R = 82,5 °C und für Palacos with Gentamicin = 81,5 °C). Die Streuung und Fehlerquelle bei der in der ISO-Norm beschriebenen Methode ist bekanntermaßen als extrem hoch einzustufen. Es konnten keine Materialien ausfindig gemacht werden, die die Norm nicht erfüllen.

Aushärtetemperaturen von über 80 °C wiesen die folgenden Zemente auf: AKZ, CMW 1 G, CMW 3 G und CMW 2000 G. Auf der anderen Seite konnten auch Varianten angetroffen werden, die eine Polymerisationstemperatur unter 70 °C zeigen: Cerafixgenta, Osteopal G, Palacos LV/E-Flow, Palamed G und Subiton G.

Die Gentamicin-haltigen Varianten der untersuchten Cemex-Zemente zeigten Aushärtetemperaturen, die 5–10 °C unter denen der antibiotikafreien Materialien lagen. Die niedrigsten Aushärtetemperaturen konnten wir bei Subiton G ermitteln (Abb. 181), die mit ca. 60 °C ähnlich niedrig lagen wie die der antibiotikafreien Variante.

Um die relativ hohe Anfangsviskosität zu erniedrigen und die Verarbeitung insbesondere von hochviskosen Zementen in Anmischsystemen zu ermöglichen, wird bei einigen Zementen eine Kühlung der Komponenten empfohlen, bevor diese im System angemischt werden (Draenert 1988). Diese in Deutschland weit verbreitete Maßnahme (Breusch et al. 1999) unter Verwendung von Palacos R bzw. Refobacin-Palacos R wirkt sich auch auf die Aushärtetemperatur aus. Wahrscheinlich wird die durch die rasche Kettenbildung erzeugte Energie zunächst genutzt, um den niedrig temperierten Teig unmittelbar nach der Herstellung auf-

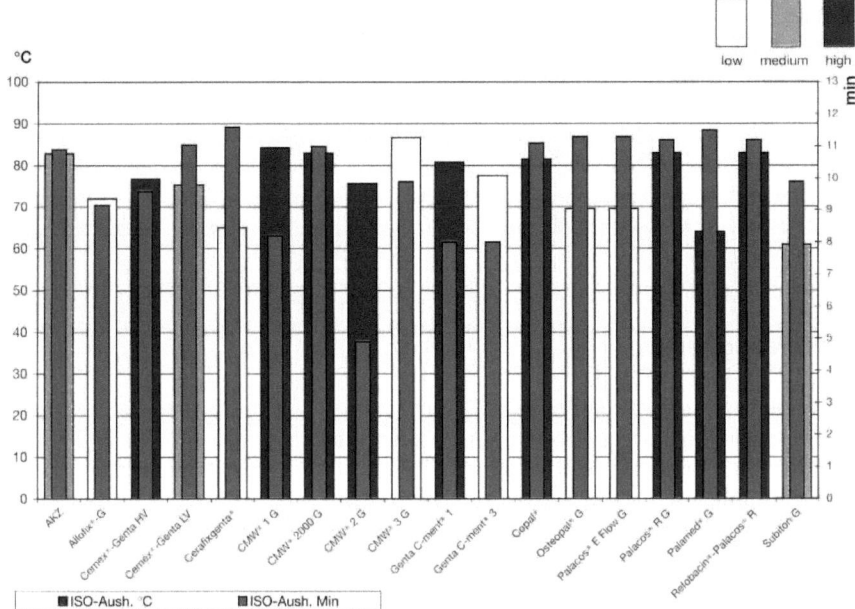

Abb. 181. ISO-Aushärtung (Temperatur und Zeit) der untersuchten antibiotikahaltigen Knochenzemente

zuwärmen. Die für diesen Prozess verbrauchte Wärmeenergie reduziert in der Bilanzierung die Gesamtenergie und führt zu einer Erniedrigung der Polymerisationsspitze von ca. 10°C (Tabelle 123). Bei diesem Versuch wurde das normal temperierte Material (23°C) nach 1 min. in die Form gebracht, während das bei 4°C gekühlte Material erst nach 3 min. in die Form gegeben wurde. Bei Messungen mit 4°C temperierten Material wurden auch die Tiegel stets mit gekühlt.

Während sich verständlicherweise die Aushärtezeit deutlich verlängert, ist eine ebenso deutliche Reduzierung der Polymerisationstemperatur zu beobachten. Diese Resultate stehen im Gegensatz zu denen von Hansen und Jensen (1992), die eine Erhöhung der Polymerisationstemperatur an verschiedenen

Tabelle 123. Aushärtetemperatur und Aushärtezeit nach ISO 5833 am Beispiel von Palacos R an gekühlten und bei Raumtemperatur temperierten Komponenten

Palacos R Charge		Komponenten 23°C Grad C.	Minuten	Komponenten 4°C Grad C.	Minuten
8409		76,0	10.6	64,0	17.3
		77,0	11.1	64,0	17.7
	Mittelwert	76,5	10.85	64,0	17.5
8443		76,0	9.9	69,0	17.9
		76,0	10.00	65,5	17.5
	Mittelwert	76,0	9.95	67,25	17.7
8461		72,0	11.6	65,0	17.00
		75,0	11.3	64,0	16.1
	Mittelwert	73,5	11.45	64,5	16.55

Zementtypen von ca. 66–82.5 °C nach vorheriger Kühlung der Komponenten um ca. 8.5–15.5 °C beschreiben.

Ein mittelviskoser Zement mit deutlich niedriger Anfangsviskosität hat den Vorteil, bequem in diversen Systemen auch ohne vorherige Kühlung anmischbar zu sein (Specht und Kühn 1998). Ist dann noch die Verarbeitungsphase vergleichbar mit einem hochviskosen Zement, kann von einer praxisrelevanten Vorwärtsentwicklung gesprochen werden. Specht et al. 2000; 2001. beschreiben für Palamed bzw. Palamed G eine Neuentwicklung, die diesen Anforderungen gerecht wird.

3.2.4.2
Druckfestigkeiten

Bei den Druckfestigkeiten liegen die Ergebnisse der antibiotikahaltigen Zemente in der Regel etwas unter den Festigkeiten der antibiotikafreien Materialien. Die eingesetzten Wirkstoffe werden grundsätzlich nicht in die Polymerkette eingebaut und müssen demnach als Störstellen angesehen werden, die Ausgangspunkte für Versager sein können. Die Zementmatrix wird offenbar trotz der geringen Mengen an Wirkstoff geschwächt und die Druckfestigkeiten gehen zurück (Abb. 182).

Es gibt offenbar auch Ausnahmen von dieser Regel. Bei einigen Zementen liegen nämlich die Druckfestigkeiten eher höher als die der antibiotikafreien Varianten (z. B. bei allen Palacos-Produkten, AKZ, Cerafixgenta, CWM 3 G). Diese Beobachtung stimmt mit denen von Ungethüm und Hinterberger (1978) überein,

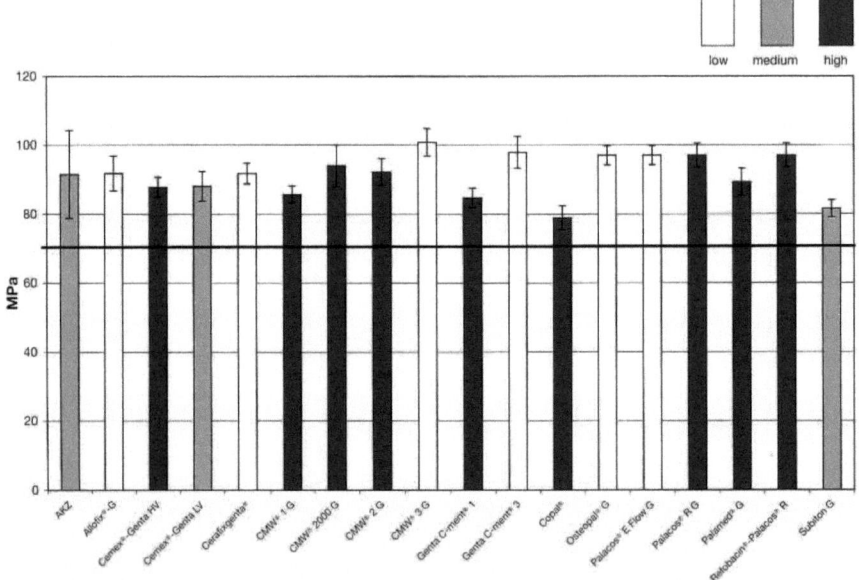

Abb. 182. Druckfestigkeit der antibiotikahaltigen Knochenzemente nach ISO 5833

die ebenfalls an Refobacin-Palacos R eine höhere Druckfestigkeit ermittelten als bei Palacos R.

Demgegenüber finden Lee et al. (1978) eine deutliche Abnahme der Druckfestigkeit mit zunehmender Antibiotika-Beimengung in der Zementmatrix, wobei die Menge der Zumischung sicherlich von entscheidender Bedeutung ist. Zu ähnlichen Resultaten kommen auch Edwards und Thomasz (1981) an Palacos R mit (= 89 MPa) und ohne (= 100 MPa) Wirkstoff.

3.2.4.3
Dynstat-Biegefestigkeiten

Trotz der Bedenken bei der Durchführung dieses Tests wegen der unter Position 3.2.2.3 geschilderten Problematik der Dynstat-Formkörper werden diese Prüfungen aufgrund ihrer einfachen und schnellen Handhabung ebenso wie die Dynstat-Schlagzähigkeit bisweilen durchgeführt, weil diese Tests einen raschen Hinweis geben kann, ob ein Material fehlerhaft ist. Daher bieten sich diese Prüfungen als Inprozeßkontrollen während der Herstellung von Knochenzemente an und werden auch von einigen Herstellern routinemäßig durchgeführt. Solche »Schnelltests« haben daher bei einem validen Herstellprozess durchaus ihre Berechtigung, weil dann eine eindeutige Nachvollziehbarkeit der Produktqualität sichergestellt ist.

Bezüglich der Dynstat-Biegefestigkeiten antibiotikahaltiger Zemente fallen kaum Unterschiede zwischen allen getesteten Varianten auf. Da bei den Dynstat-Prüfungen keine Lagerung im Wasser oder in Ringerlösung erfolgt, halten wir die relative Konstanz der Werte hierbei nicht für besonders erstaunlich (Abb. 183).

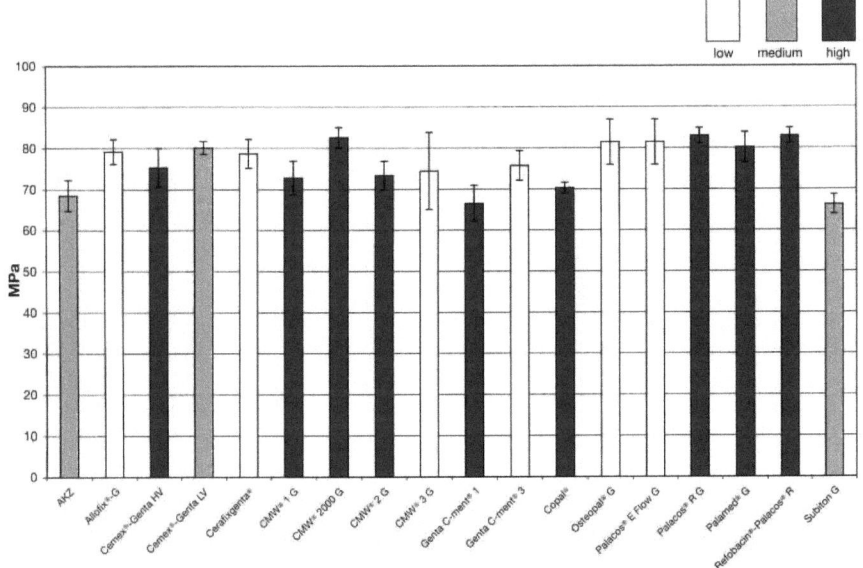

Abb. 183. Dynstat-Biegefestigkeiten der antibiotikahaltigen Zemente nach DIN 53435

Festzuhalten ist, dass in der Regel die ermittelten Biegefestigkeiten etwas niedriger liegen als die Vergleichswerte der antibiotikafreien Materialien. Auch hierbei muss das zusätzlich eingemischte Antibiotikum als Fehlstelle in der ausgehärteten Matrix gedeutet werden, was zu einer Reduzierung der mechanischen Stabilität führt. Bereits dieser sehr deutliche Trend zeigt, dass trotz der Verwendung kleiner, nicht unmittelbar geeigneter Formkörper, eine vergleichende Aussage beim Einsatz von Dynstat-Proben getroffen werden kann.

3.2.4.4
Dynstat-Schlagzähigkeiten

Die Tendenzen, die unter 3.2.2.4 beschrieben wurden, haben auch hier ihre Berechtigung. Es kann aber nicht alleine an der Probenvorbereitung und am Test an sich liegen, wenn die Ergebnisse der Schlagzähigkeit relativ hohe Abweichungen der Einzelwerte aufweisen. Bei Testung unter vergleichbaren Bedingungen geben die ermittelten Resultate durchaus Hinweise auf die mechanische Stabilität der Formkörper – Schlussfolgerungen über die praktische Bedeutung dieser Ergebnisse für die Bedingungen im Körper sind allerdings rein spekulativ.

In der Spitzengruppe finden wir wiederum die Zemente, die auch ohne Wirkstoffe hierbei gute Werte aufwiesen (vgl. Abb. 184). Schon alleine deshalb glauben wir, dass auch die Schlagzähigkeit ihre Berechtigung hat, bei der Beurteilung von Knochenzementen mit herangezogen zu werden.

Ursache für die deutlichen Unterschiede in der Schlagzähigkeit könnte auch die Glasübergangstemperatur der verschiedenen Materialien sein. Bezüglich der

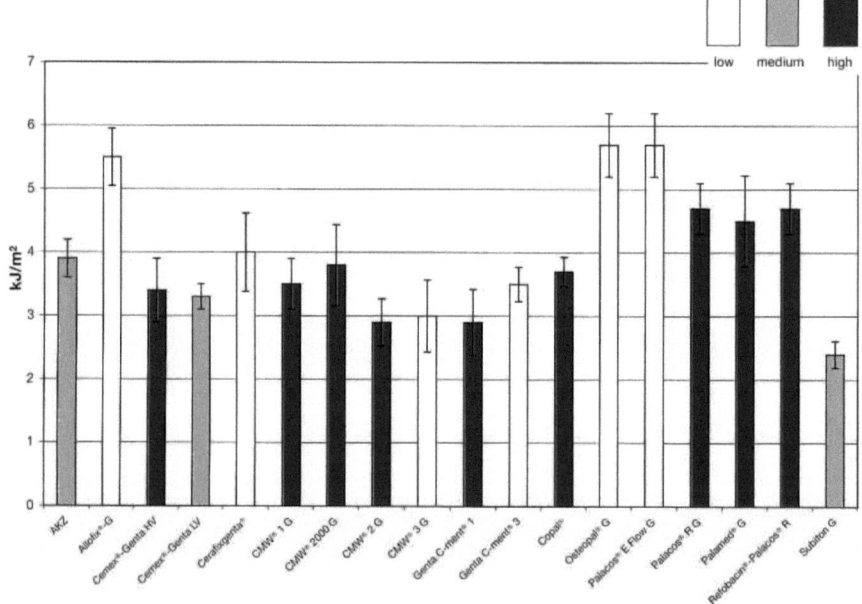

Abb. 184. Dynstat-Schlagzähigkeiten der antibiotikahaltigen Zemente nach DIN 53435

eingesetzten Copolymere wissen wir, dass insbesondere die Copolymere mit Methylacrylat und Methylmethacrylat als Reinsubstanz eine relativ niedrige Tg aufweisen, die möglicherweise als Weichmacher im auspolymerisiertem Teig wirken könnten und somit die Schlagzähigkeit erhöhen. Mit Ausnahme von Allofix G weisen alle o. g. Materialien mit hoher Schlagzähigkeit Copolymere mit MA und MMA auf.

3.2.4.5
ISO-Biegefestigkeiten

Bei der Biegefestigkeit nach ISO 5833 der antibiotikahaltigen Zemente liegen alle Ergebnisse relativ dicht zusammen. Auffallend sind lediglich die hohen Standardabweichungen bei Cemex-Zementen und bei CMW 1 G und CMW 2000 G (Abb. 185).

Nach unserem Dafürhalten ist die in der ISO Norm beschriebene Wasserlagerung der Formkörper von 50 h nicht sinnvoll. Die Ergebnisse einer Prüfung an wassergelagerten und trocken gelagerten Proben weichen – wie schon bei den antibiotikafreien Zementtypen beschrieben – nicht derart signifikant voneinander ab, dass eine Wasserlagerung tatsächlich gerechtfertigt erscheint.

Entweder werden die Prüfkörper bis zur Wassersättigung – also 3 bis 4 Wochen – im Wasser gelagert und dann geprüft oder aber man sollte auf eine Lagerung im Wasser völlig verzichten.

Bei der in der ISO-Norm vorgeschriebenen Lagerzeit sind natürlich die Zemente im Vorteil, die nur langsam Wasser aufnehmen. Obwohl sich hierbei die Zemente nur leicht unterscheiden, scheinen doch selbst diese geringfügigen Unterschiede einen deutlichen Einfluss auf die mechanischen Festigkeiten zu haben.

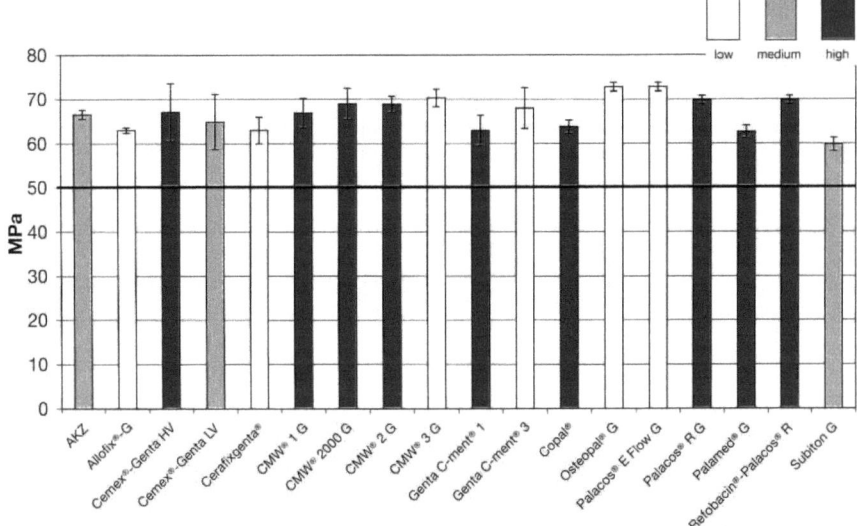

Abb. 185. Biegefestigkeiten für antibiotikahaltige Zemente nach ISO 5833

Tabelle 124. Vergleich des E-Moduls bzw. ISO-Biegefestigkeit (4-Punkt) zwischen Lagerung 16 h trocken 37 °C und 50 h nass 37 °C (Kühn und Ege 1999)

Material	Charge	4 Punkt E-Modul 16 h trocken MPa	4 Punkt E-Modul 50 h nass MPa	4 Punkt Biegefestigkeit 16 h trocken MPa	4 Punkt Biegefestigkeit 50 h nass MPa
AKZ	820287E	2789	2361	67,2	63,0
Refobacin-Palacos R	9022	3044	2681	68,7	62,9
CMW 1 G	Y070A40	2967	2379	64,3	61,6
CMW 3 G	Y069B40	3275	2624	69,1	62,7
Osteopal G	9015	3077	2625	68,9	62,9
Copal	0007	3087	2290	66,5	58,6

Die von uns ermittelten Daten zeigen deutlich auf, dass die Wasserlagerung der Prüfkörper durchgängig zu niedrigeren mechanischen Festigkeiten führen. Die Ergebnisse liegen allerdings erst zwei Tage nach der Prüfkörperherstellung vor. Im Gegensatz dazu verfügt man bei der Trockenlagerung für 16 h bereits am Tag nach der Herstellung der Prüfkörper über die Resultate. Neben der schnelleren Verfügbarkeit von Ergebnissen zur mechanischen Festigkeit einer Produktionscharge entfällt bei der Trockenlagerung zusätzlich der Einfluß der unterschiedlichen Wasseraufnahme der Materialien, so dass diese Methode uns für die tägliche Praxis vernünftiger erscheint (Tabelle 124).

3.2.4.6
Elastizitätsmodul

Im Gegensatz zur Wirkstoff-freien Variante ist bei diesen Untersuchungen der Subiton G in allen Fällen innerhalb der Norm getestet worden. Der vergleichsweise geringfügig niedrigere Biegemodul des Copal ist sicherlich mit dem hohen Wirkstoffanteil zu erklären (Abb. 186).

In Bezug auf eine ganze Reihe von mechanischen Tests an Knochenzementen kann das folgende Schema angewendet werden:

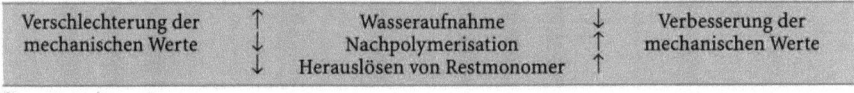

↑ = mehr   ↓ = weniger

Nach Einbringung des Teiges in den Femur und Aushärtung des Zementes erfolgen neben der Nachpolymerisation, die in der Regel eine Erhöhung der mechanischen Festigkeiten bedeutet, eine Feuchtigkeitsaufnahme. Diese wiederum führt zu einer weichmachenden Wirkung der Zementscheide, die eine Reduzierung der mechanischen Eigenschaften nach sich zieht (Ege 1993). Zusammen mit der Feuchtigkeitsaufnahme beginnt das Herauslösen des Restmonomers. Eine lang-

Elastizitätsmodul

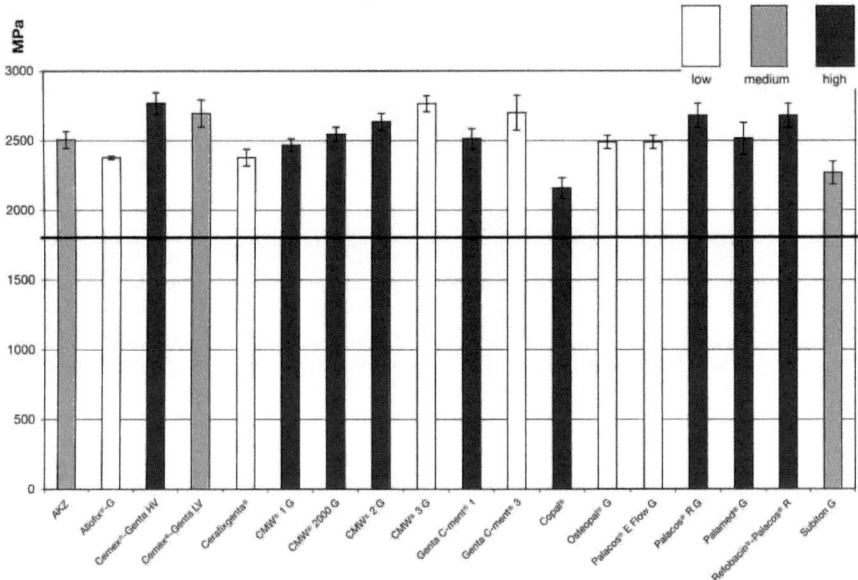

Abb. 186. Biegemodul nach ISO 5833 für antibiotikahaltige Zemente

same Freisetzung kann eine Verschlechterung der mechanischen Werte bedeuten, während eine rasche Diffusion des Monomeren die Festigkeit positiv beeinflussen sollte (Kühn und Ege 1999).

3.2.5
Weitere Vergleichsuntersuchungen

Neben den in Normen exakt beschriebenen Methoden sind aber auch eine ganze Reihe weiterer, nicht explizit dargelegten Zementeigenschaften für den Anwender von besonderer Wichtigkeit. Die Verarbeitungsbreite der verschiedenen Zementtypen sagt etwas über die Zeit aus, in der der Chirurg im OP noch eine Prothese setzen kann. Ist die Verarbeitungsbreite zu kurz oder die Zementviskosität zu hoch, können folgenschwere Komplikationen während der Operation auftauchen. Die Handlingeigenschaften von Zementen kann zudem von einer ganzen Reihe von Faktoren abhängig sein, die ebenfalls im folgenden Text beschrieben wird (3.2.5.1).

Des weiteren sind es eine ganze Reihe von Einflussfaktoren, die die Eigenschaften von den PMMA-Zementen stark beeinträchtigen können. Bevor man glaubt ein fehlerhaftes Produkt vorzufinden, sollten alle Faktoren, die die Verarbeitungseigenschaften von Zementen beeinflussen könnten, untersucht werden.

Die Molekulargewichtsverteilung (3.2.5.2) der einzelnen Präparate sind insbesondere für die Dauerlastwechseluntersuchungen (3.2.5.3) von Bedeutung und werden daher ausführlich beschrieben. Dabei werden auch die für Knochenzemente üblichen Sterilisationsverfahren kurz dargestellt.

Vergleichend wird auch noch einmal auf die Röntgenopazität (3.2.5.4) der untersuchten Materialien eingegangen, da die untersuchten Zemente nicht nur unterschiedliche Röntgenkontrastmittel enthalten, sondern auch verschiedene Mengen dieser Substanzen zum Einsatz kommen.

Aufgrund der Problematik einer möglichen Toxizität von Knochenzementbestandteilen wird nochmals vergleichend auf das Restmonomer sowie kurz auf die Freisetzungskinetik des DmpT (3.2.5.5) eingegangen.

Neben der Ermüdungsfestigkeit wird auch die Glasübergangstemperatur (3.2.5.6) von allen untersuchten Zementen dargestellt.

Abschließend findet eine ausführliche Beschreibung die Freisetzungskinetik (3.2.5.7) des Gentamicins aus den verschiedenen Zementen statt.

3.2.5.1
Verarbeitungsbreite

Im folgenden soll vergleichend auf die für den Anwender besonders wichtigen Verarbeitungseigenschaften von Knochenzementen eingegangen werden. Es fällt dabei auf, dass nur wenige der untersuchten Zementtypen ein Verarbeitungsfen-

Verarbeitungsbreite

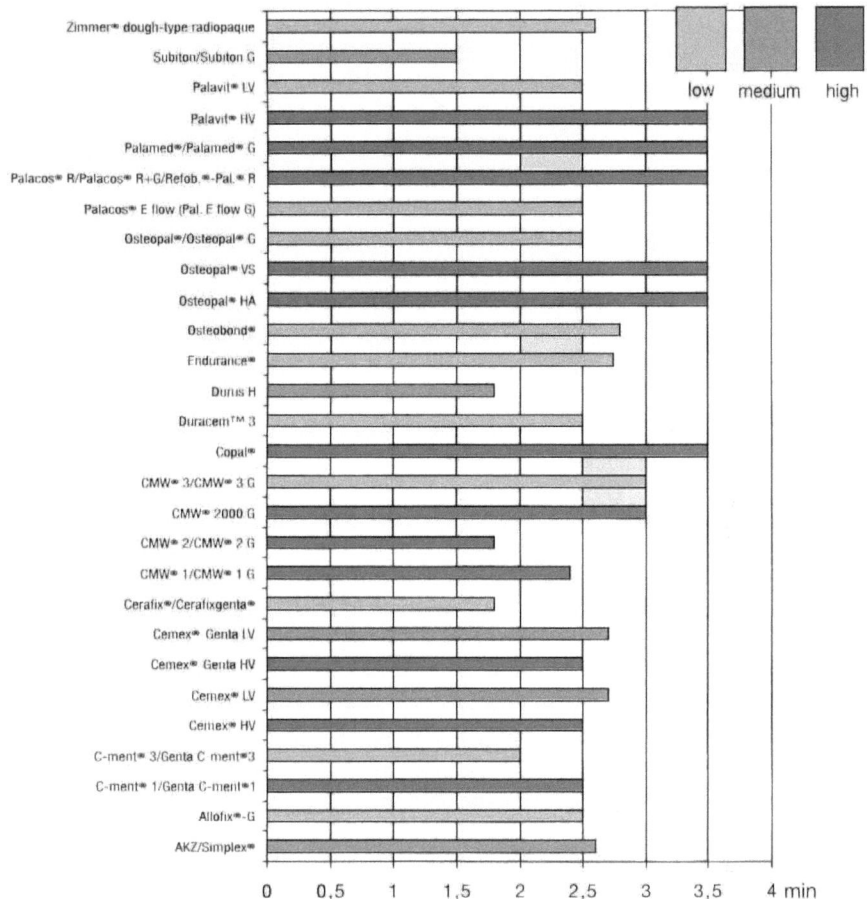

Abb. 187a. Bestimmung der Verarbeitungsbreiten aller untersuchten Zemente bei 23 °C Umgebungs- und Komponententemperatur gemäß Methode 2.2.21

ster von länger als 3 min. aufweisen (Abb. 187a). Bei einigen Zementen konnte im hier ausgewählten Testverfahren zwar eine ausreichende Verarbeitungsphase ermittelt werden, allerdings wiesen manche Materialien eine bereits sehr früh feststellbare hohe Viskosität in der Teigphase auf, die eine einfache Verarbeitung erschwert. Andererseits zeigen manche, insbesondere niedrigviskose Zemente eine relative lange Verarbeitungsphase, wobei der Teig zu Beginn der Verarbeitungsphase noch deutlich zu niedrigviskos und am Ende fast schon zu hochviskos ist.

> Die Viskosität von PMMA-Knochenzementen in der Anmischphase wird überwiegend beeinflusst durch das Quellungs- und Lösungsverhalten des Polymerpulvers im Monomeren. Dieses Verhalten ist natürlich abhängig von der molekularen Zusammensetzung des Materials, wobei vor allem die Polarität des Polymers und des Lösungsmittels eine entscheidende Rolle spielt.

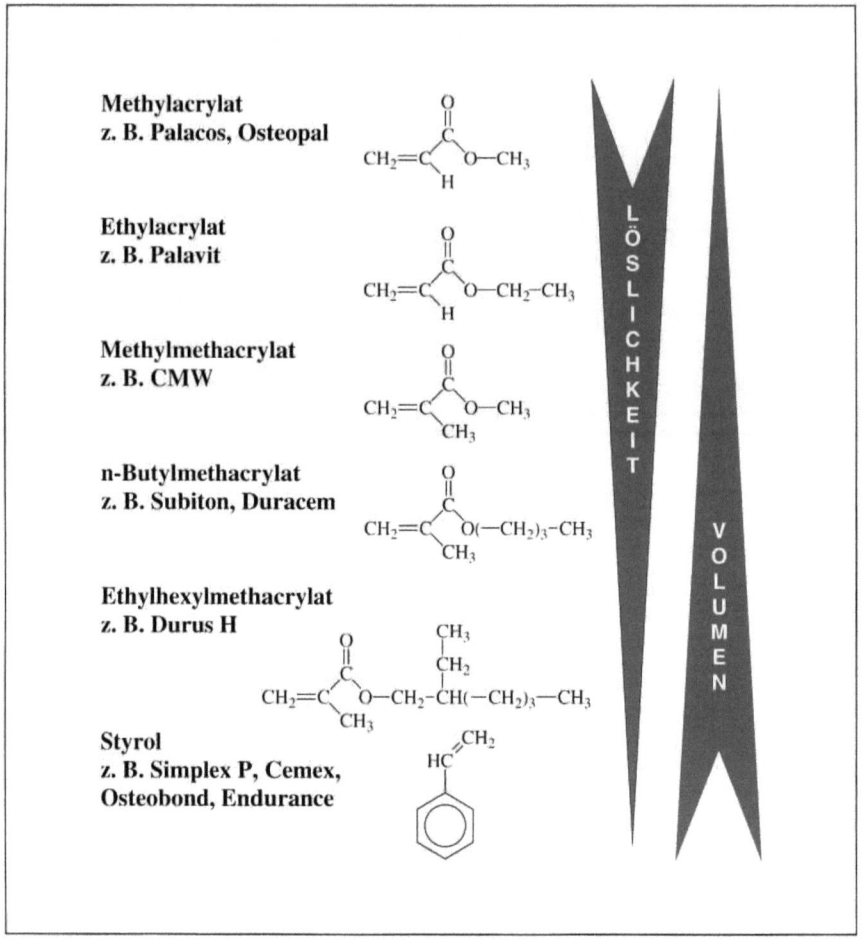

Abb. 187b. Löslichkeit von Copolymeren in MMA

Copolymere, die relativ polare Comonomere enthalten, wie z. B. das Methylacrylat, neigen dazu, in MMA schneller anzuquellen bzw. sich besser zu lösen, als Copolymere mit unpolaren Comonomeren, wie z. B. das Styrol.

Insgesamt lässt sich aus der Polarität der Monomere eine Rangfolge für die Löslichkeit und das Quellungsverhalten in MMA ableiten, die in Abbildung 187b dargestellt ist. Die großen, unpolaren Molekülreste, wie der aromatische Ring im Styrol oder der lange Alkylrest im Ethylhexylmethacrylat, führen zusätzlich zu einer Kettenaufweitung im resultierenden Copolymer, was sich in einer zunehmenden Voluminösität des Pulvers äußern kann. Dadurch wird das homogene Anmischen der Zementkomponenten in manchen Fällen problematisch (vgl. Zementbeschreibungen).

Nicht zuletzt wegen ihrer günstigen chemischen Zusammensetzung weisen lediglich die folgenden Materialien eine Verarbeitungsbreite von über 3 min. auf:

Palacos R, Palacos R with Gentamicin, Refobacin-Palacos R, Palamed, Palamed G Osteopal HA, Osteopal VS sowie Copal.

Alle untersuchten niedrigviskosen Materialien zeichnen sich durch eine deutliche flüssige Anquellphase aus, in der sich leicht ein homogenes Gemisch herstellen lässt. Allerdings hält diese niedrigviskose Phase relativ lange an. Zudem beobachten wir bei niedrigviskosen Zementen gegen Ende der Verarbeitungszeit einen raschen Anstieg der Viskosität, so dass die Zeit für die Zementapplikation und Prothesenfixierung extrem kurz sein kann. Es kommt daher in der Praxis leider viel zu oft vor, dass der Zement entweder zu früh eingebracht und leicht vom Blut durchdrungen wird, weil die niedrige Teigviskosität dem vorhandenen Blutungsdruck nicht standhalten kann. Im Extremfall führt dieses hydraulische Phänomen dazu, dass die Prothese zusammen mit dem Zement durch das zurückströmende Blut aus dem Femur herausgedrückt wird (Benjamin et al. 1987). Andererseits wird der optimale Zeitpunkt für die Prothesenapplikation aufgrund der steilen Polymerisationskurve der niedrigviskosen Zemente mit dem kurzen Verarbeitungsfenster leicht verpasst. Solche Nachteile verbunden mit katastrophalen Komplikationen während der Operationsphase führen nach unserem Dafürhalten zu dem Schluss, gerade niedrigviskose Zemente nur dann einzusetzen, wenn exakte Kenntnisse über die Verarbeitungseigenschaften des Zementes vorhanden sind und das Personal gut geschult ist im Umgang mit diesen Materialien.

Die langanhaltende niedrigviskose Phase mancher Zemente kann aber auch von Vorteil sein. So gibt es z. B. ein neuentwickeltes Verfahren zur sekundären Zementierung (Grupp et al. 2000), bei der zunächst die Prothese in den Markraum eingesetzt und dann der Zement durch ein in der Schaftkomponente integriertes Bohrkanalsystem injiziert wird.

Um die Problematik der kurzen Verarbeitungsbreite von niedrigviskosen Knochenzementen zusammenfassend darzustellen, haben wir in Tabelle 125 die von uns ermittelten Daten über das Ende der Klebphase und das Ende der Verarbeitungsphase bei 23 °C Umgebungs- und Komponententemperatur aller untersuchter niedrigviskosen Knochenzemente angeführt.

Das Vakuummischen (Demarest et al. 1983) von niedrigviskosen Knochenzementen ist im Gegensatz zu den mittel- bzw. hochviskosen Varianten nur bei einem niedrigen Vakuum bis etwa 550 mbar möglich. Dies reicht aber offenbar

Tabelle 125. Darstellung der Verarbeitungsbreite aller untersuchten niedrigviskosen Knochenzementen nach Methode 2.2.21.

Zemente	Ende der Klebphase bei 23 °C in min:sek	Ende der Verarbeitungsphase bei 23 °C in min:sek
Allofix G	3:45	6:15
C-ment 3	4:00	6:00
Cemex LV	3:00	6:00
Cerafix LV	4:30	6:30
CMW 3	4:00	7:00
Duracem3	3:45	6:15
Endurance	3:15	6:00
Osteobond	4:15	7:00
Osteopal / PALACOS E-Flow	3:00	5:30
Palavit LV	3:00	5:30
Zimmer dough-type	4:00	6:40

nicht aus, um die Mikroporosität vollständig zu entfernen (Draenert 1988, Draenert et al. 1999).

> Das Vakuummischen von niedrigviskosen Zementen im Niedervakuum bei ca. 150 mbar würde das Monomere aufgrund der bekannten Monomerdampfdruckkurve zum Sieden bringen und damit Gasblasen im Teig erzeugen. Eine vorherige Kühlung der Komponenten, wie sie für hochviskose Zemente üblich ist, um die Teigviskosität deutlich herabzusetzen und eine Anmischung im Vakuum zu ermöglichen, ist für niedrigviskose Zemente unangebracht, da die Aushärtezeit zu stark verlängert würde.

Das Anmischen und Applizieren von niedrigviskosen Knochenzementen über Anmischsysteme, wie dies für einige Varianten ausschließlich vorgesehen ist (Allofix G, C-ment 3, Duracem 3, Genta C-ment 3, Palavit LV), kann nach unserem Dafürhalten die beschriebenen materialbedingten Nachteile der niedrigviskosen Zemente nicht kompensieren. Es ist eher zu befürchten, dass der Einsatz von Anmischsystemen die Probleme von niedrigviskosen Zementen leichter verschleiert, weil der direkte Kontakt zum Material fehlt. Die Gefahr einer zu frühen bzw. zu späten Zementapplikation ist daher sogar noch erhöht. Neben exakten Kenntnissen über die Materialeigenschaften muss der Anwender hierbei auch bestens geschult sein im Umgang mit den Anmischsystemen (Breusch 2001, Breusch et al. 2000, Kühn 2001). Malchau und Herberts (1998) begründen unbefriedigende klinische Ergebnisse hinsichtlich des Einsatzes von Zementen, die über Vakuum-Anmischsysteme appliziert wurden, u.a. auch mit der mangelnden praktischen Erfahrung im Umgang mit den Systemen. Die Autoren beobachten allerdings einen gewissen Lerneffekt, der mittlerweile zu guten klinischen Ergebnissen führt (Malchau et al. 2000).

Krause et al. (1982) beschreiben ausführlich die Viskositäten der seinerzeit wichtigsten Zementtypen auf dem Markt. Nach deren Untersuchung besitzt CMW 1 die höchste Viskosität aller untersuchten Zemente und sei daher für ein manuelles Anmischen bestens geeignet. Ein Anmischen des Zementes in einem System wird eher abgeraten, weil die Viskosität frühzeitig zu hoch ist. Simplex P wird als mittelviskos eingestuft, während die Zemente Zimmer LVC, AKZ und Sulfix 6 als niedrigviskos bezeichnet werden. Andere Autoren stufen Palacos R sogar als noch viskoser als CMW 1 ein (Wixson und Lautenschlager (1998). Nach De Wijn et al. (1975b) ist Palacos R doppelt so viskos wie Simplex P innerhalb der ersten fünf Minuten nach dem Anmischen und 1/3 so viskos wie CMW 1. Ferracane und Greener (1981) beschreiben ebenfalls die Viskositätsunterschiede zwischen verschiedenen Knochenzementen.

Aufgrund ihrer erheblichen Bedeutung für die Anwender sind die Verarbeitungseigenschaften von Knochenzementen vom Hersteller möglichst so einzustellen, dass die angegeben Zeiten für die verschieden Phasen von Charge zu Charge nicht variieren. Wichtig in diesem Zusammenhang sind detaillierte Kenntnisse über mögliche Einflussfaktoren (Kühn 2001), die die Verarbeitungseigenschaften von PMMA-Zementen signifikant verändern können (Abb. 188).

Luftfeuchte: <40 %	Verarbeitungsbreite um 1-3 min verlängert zu beachten OP-vollklimatisiert OP-teilklimatisiert Winter: kalt Sommer: warm
Lagerung im Primärbehältnis	Wasseraufnahme über PE/Papier/Tyvek Veränderung der Anrühreigenschaften => Lagerung im Aluschutzbeutel zu empfehlen
Temperatur von Pulver/Flüssigkeit	bei 23 °C: Aush. z. B. nach 6-7 min (nach ISO) bei 2-6 °C: Aush. z. B. nach 12-14 min (ISO)
vorgewärmte Anmischgefäße	hohe Temp.: schnellere Aushärtung tiefe Temp.: verzögerte Aushärtung
Beimischung von Antibiotika	Inhomogenitäten
Anmisch-Reihenfolge	strikt nach Herstellerangaben vorgehen, sonst ungleichmäßige Benetzung des Polymers => Inhomogenitäten
Anmischmengen	immer gemäß Angaben der Hersteller, z. B. 20 ml Flüssigkeit + 40 g Pulver, bzw. 30 ml + 60 g oder 5 ml + 10 g, ansonsten Veränderung der Zementeigenschaften
Auswirkungen einer Resterilisation – Hitze:	Zerstörung des Benzoylperoxids => keine Aushärtung
– Strahlensterilisation:	Zerstörung der Polymerkette, Reduzierung des Molekulargewichts => völlig andere Materialeigenschaften
– Gas (EO):	hoher Restgehalt an Ethylenoxid Nur über ein valides Ausgasungsprocedere kann das Material verwendet werden

Abb. 188. Einflussfaktoren auf die Zementeigenschaften

Werden beispielsweise die Pulverkomponenten unter Bedingungen gelagert, die durch eine Luftfeuchte vom < 40% charakterisiert ist, wird sich die Verarbeitungsbreite verlängern. Es ist deshalb auch darauf zu achten, ob der OP voll- oder teilklimatisiert ist.

Es sollte gemäß Herstellerangaben kein Material verwendet werden, welches nicht mehr im Originalbehältnis verpackt ist oder wenn Zweifel bestehen, dass die Verpackung nicht dicht ist.

> Grundsätzlich kann davon ausgegangen werden, dass eine Kühlung von Komponenten bzw. niedrige Umgebungstemperaturen zu einer deutlichen Verlangsamung der Polymerisation und zu einer Erniedrigung der Viskosität führen, während im umgekehrten Fall bei Erwärmung bzw. hohen Umgebungstemperaturen die Polymerisation vergleichsweise schnell abläuft und die Viskosität deutlich erhöht ist.

Des weiteren ist aufgrund der starken Temperaturabhängigkeit der Polymerisation auf die Umgebungstemperatur genauso zu achten, wie auf die Temperatur der Komponenten und der Mischgefäße.

Eine Erwärmung der Anmischgefäße kann relativ leicht durch das Handling im OP vor der Zementherstellung erfolgen. Draenert et al. (1999) beschreiben zudem die Zeit, die insbesondere das Zementpulver braucht, um die entsprechende Temperatur zu erreichen, nachdem das Material kühl gelagert war.

Die Aushärtezeiten von Knochenzementen können sich dramatische verändern, wenn die Umgebungstemperatur, die Temperatur der Anmischgefäße und die der Komponenten variiert. Meyer et al. (1973) zeigten am Beispiel von Simplex P die Verarbeitungsphase und Aushärtezeit in Abhängigkeit von der Temperatur. In dieser Untersuchung lag die Aushärtung bei einer Umgebungstemperatur von 4°C an Simplex P bei 60 Minuten, während bei der Umgebungstemperatur von 37 °C dasselbe Material bereits nach 3 Minuten polymerisiert war.

Beimischungen zu den vordosierten Zementkomponenten sind in jeder Hinsicht als kritisch anzusehen. Während die großtechnische Produktion von Zementkomponenten unter strengen Auflagen hinsichtlich der Reproduzierbarkeit erfolgen muss, ist die Gefahr groß durch zusätzliche, nachträgliche Zumischungen einen inhomogenen Teig herzustellen. Des weiteren wird die Zementmatrix erheblich geschwächt, insbesondere bei Zumischungen ins Monomere (Lautenschlager et al. 1976).

Die Anmischreihenfolge sollte strikt nach Herstellerangaben erfolgen. Bei abweichendem Prozedere kann leicht ein inhomogenes Gemisch (Draenert et al. 1999, Kühn 2001) erzeugt werden. Die Benetzungsphase vom Polymer durch das Monomere ist in der Regel vom Hersteller getestet und ergibt durch die Angabe der Reihenfolge optimale Mischergebnisse (vgl. auch Abb. 187b).

Abzuraten ist auch von immer wieder vorkommenden Versuchen durch eigenmächtige Änderungen des Pulver-Flüssigkeitsverhältnisses, um die Zementviskosität zu verändern. Es sollten immer nur die originalverpackten Pulverkomponenten mit den dafür vorgesehenen Monomerampullen zur Anwendung kommen. Werden die vom Hersteller vorgegebenen Anmischverhältnisse abgeändert, so ändern sich auch die Zementeigenschaften und die mechanische Stabilität kann nachteilig beeinträchtigt werden.

Das Resterilisieren von Zementkomponenten muss grundsätzlich untersagt werden, da jedes Sterilisationsverfahren sich unterschiedlich auf die Zementeigenschaften auswirken kann. Werden beispielsweise Komponenten mittels Hitze nachbehandelt, wird das Initiatorsystem zerstört und die Polymerisation kann nicht mehr ablaufen. Werden zuvor ethylenoxidbegaste Zementkomponenten mittels Strahlen nachsterilisiert, ändern sich die Zementeigenschaften durch die nachträgliche Reduzierung des Molekulargewichts der Polymeren. Wird eine Ethylenoxidbegasung für eine Resterilisation vorgenommen muss beachtet werden, dass nicht jedes beliebige EO-Begasungsverfahren eingesetzt werden kann und das Material hohe Mengen an Ethylenoxid aufnimmt. Diese Gasmengen müssen über ein valides Ausgasungsverfahren aus dem sterilisierten Material wieder ausgetrieben werden (Kühn 2001).

3.2.5.2
Molekulargewichtsverteilung

Bei der Bestimmung der Molekulargewichte der ausgehärteten Knochenzemente wurde als Standard reines PMMA herangezogen. Die Prüfung der reduzierten Viskosität und die Eichkurve zur Umrechnung zum Molekulargewicht der Massen ist in Abbildung 189 dargestellt. Festzuhalten ist bei dieser Methodenwahl ein geringfügiger Fehler, der immer dann auftritt, wenn Polymer-Mischungen auftreten. Bei Knochenzementen ist dies in der Regel der Fall.

Bei Alternativmethoden nach GPC fehlt des öfteren der Hinweis, auf welchen Standard man sich bezieht. Normalerweise wird bei der GPC Polystyrol als Standard eingesetzt. Auch bei dieser Methode ist daher eine Fehlerquelle vorgegeben, zumal nur wenige Zemente Styrol-Copolymere enthalten und diese dann noch in geringen Mengen.

Betrachtet man die vorliegende Vergleichsdarstellung aller untersuchten Knochenzemente hinsichtlich ihrer ermittelten Molmassen, dann fallen zunächst

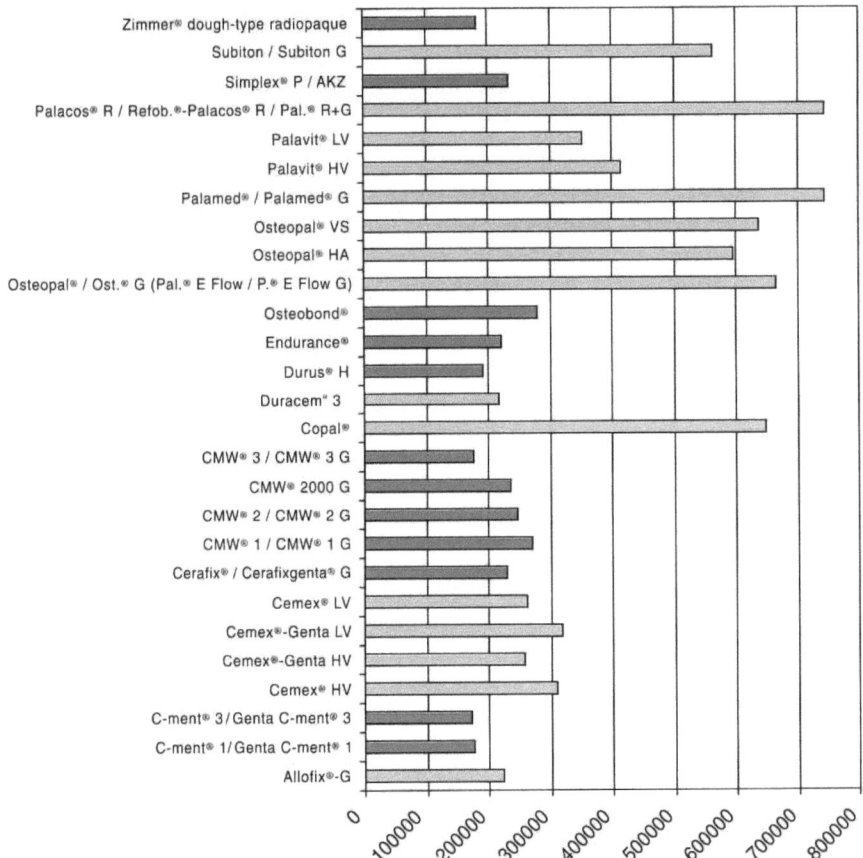

Abb. 189. Molekulargewichte von Knochenzementen (= EO sterilized, ■ = Beta/Gamma-sterilized)

zwei verschiedene Produktgruppen besonders auf, die wir zum besseren Verständnis deshalb auch farblich markiert haben. Zum einen verbergen sich hinter allen dunkelgrün angefärbten Balken Knochenzemente, die entweder mittels Beta- oder Gammastrahlen sterilisiert wurden.

Bei diesem Sterilisationsverfahren wird überwiegend als Strahlenquelle ^{60}Co, seltener ^{137}Cs, eingesetzt. Der Vorteil einer solchen Behandlung liegt in der großen Eindringtiefe der Strahlen, so dass Materialien sogar in einer verschlossenen Endverpackung bequem sterilisiert werden können. Es ist aber auch bekannt, inwieweit die Einwirkung der Strahlen an Kunststoffen zu Materialveränderungen führen kann. Insbesondere durch die Bildung von Radikalen und das während der Sterilisation gebildete Ozon werden Molekülverbände vernetzt oder abgebaut. Bekannt ist ein bevorzugter Abbau von Kunststoffen mit tertiären C-Atomen, während Polymere ohne eine solche Chemie eher zu Vernetzungsreaktionen neigen (Koppensteiner und Pfeiffer 1993). Der Einsatz von geeigneten Stabilisatoren kann hierbei aber Abhilfe schaffen.

Die Einwirkzeit für die Sterilisation mit Gammastrahlen beträgt einige Stunden. Dabei ist auf eine genaue Dosisverteilung zu achten, die von der Geometrie der Anlage und der Größe des Sterilgutes abhängig ist. Als Richtdosis wird auch heute noch von etwa 25 kGy ausgegangen.

Bezüglich der Bestrahlung von Knochenzementpulver fällt auf, dass diese nach der Sterilisation stets eine Molmasse aufweisen, die deutlich unter 300.000 Da liegt. Brauer et al. (1977) und Lautenschlager et al. (1984) ermitteln an Simplex P eine Molmasse von 242.0000 Da. Für Osteobond finden Wixson und Lautenschlager (1998) 260.000 Da. Die energiereichen Strahlen, die zur Sterilisation eingesetzt werden, reduzieren offenbar die Ausgangsmolmasse des Polymerpulvers signifikant. Es kann deshalb davon ausgegangen werden, dass die auf diese Weise sterilisierten Knochenzemente vor der Bestrahlung eine deutlich höhere Molmasse von etwa 400.000–500.000 Da aufwiesen.

Die Verarbeitungseigenschaften der bestrahlten Produkte vor der Sterilisation und nach der Behandlung müssen aufgrund der Veränderungen der Polymerstruktur deutlich unterschiedlich sein. Bei diesen Materialien handelt es sich vor der Sterilisation daher um völlig andere Produkte als nach der Bestrahlung. Es muss daher nach den GMP-Richtlinien über ein valides Verfahren sichergestellt sein, dass chargenbezogen eine derartige Behandlung immer zu reproduzierbaren Verarbeitungseigenschaften am Endprodukt führt.

Die in Abbildung 189 hellgrün gekennzeichneten Knochenzemente sind im Gegensatz zu den zuvor beschriebenen alle mit Ethylenoxid behandelt. Diese Sterilisationsmethode ist erheblich aufwendiger und sensibler als die Sterilisation mittels Bestrahlung. Zudem muss das vom Pulver absorbierte Ethylenoxid unter Zuhilfenahme eines validen Entgasungsprozesses aus dem Polymerpulver ausgetrieben werden.

Die inaktivierende Wirkung des Ethylenoxids ist auf die stark oxidierende Wirkung und hohe Reaktivität zurückzuführen. Funktionelle Bausteine von Mikroorganismen werden durch die Behandlung mit Ethylenoxid irreversibel geschädigt. In Wasser gelöst reagiert Ethylenoxid zu Ethylenglykol, mit Chloridionen zum Ethylenchlorhydrin (Koppensteiner und Pfeiffer 1993). Die wichtigsten Parameter, die während einen Begasung zu kontrollieren sind, stellen die

Gaseinwirkzeit, die Sterilisations- und Sterilguttemperatur, die Gaskonzentration, den Druckverlauf und ggf. die Feuchtigkeit dar.

Aus der Literatur ist bekannt, dass die Ethylenoxidbegasung keinerlei Einfluss auf das Molekulargewicht der Ausgangsmaterialien hat (Soltesz und Tepic 1996; Lewis und Mladsi 1998). Damit sind die in Abbildung 189 angegebenen Molmassen der EO-Sterilisierten Knochenzemente sicherlich nahezu identisch mit denen der Ausgangspolymere. Demnach werden für die Herstellung von Allofix G, die Cemex-Zemente und Duracem 3 offenbar Polymere eingesetzt, die über ein nur geringes Molekulargewicht verfügen (etwa 250.000–300.000 Da).

Die höchsten Molmassen zeigen die Zemente Copal, Osteopal mit und ohne Gentamicin, Palacos LV/E Flow mit und ohne Gentamicin, Osteopal HA, Osteopal VS, Palamed, Palamed G, Palacos R mit und ohne Gentamicin, Refobacin-Palacos R, Palavit HV und LV sowie Subiton mit und ohne Gentamicin. Hohe Molekulargewichte für Palacos R von etwa 800.000 Da finden auch Wixson und Lautenschlager (1998) sowie Lewis und Mladsi (1998).

> Hinsichtlich der Verarbeitungskriterien ist bekannt, dass die EO-Begasung des Polymeren keinerlei Qualitätsabweichungen zu denen der unsterilen Zementpulver bewirkt. Ein völlig anderes Erscheinungsbild findet man bei strahlensterilisiertem Material. Durch das Aufbrechen der Polymerketten und die damit verbundene Reduzierung der Molmasse sind bei bestrahlten Produkten die Verarbeitungseigenschaften vor der Sterilisation deutlich anders als die des sterilisierten Materials.

Anhand der Vergleichsuntersuchungen der mechanischen Eigenschaften konnten die vorliegenden Daten keinen eindeutigen Zusammenhang darlegen zwischen Molmasse der Zement-Formkörper und deren quasistatischen Festigkeiten. Im folgenden Abschnitt wird u.a. der Einfluss der Molekulargewichte auf Ergebnisse in der Ermüdungsfestigkeit am Beispiel von hochviskosen, mittelviskosen und niedrigviskosen Zementen geprüft.

3.2.5.3
Ermüdungsfestigkeits-Untersuchungen

Die Einzelresultate aller Messwerte, die für die Darstellung einer Wöhlerkurve notwendig sind, haben wir lediglich in Abbildung 190 für Palacos R dargestellt. Zur besseren Übersicht wurden bei allen nachfolgenden Abbildungen auf die Angabe der die Einzelwerte verzichtet und die für die Vergleichsuntersuchung wichtigen Ausgleichsgeraden angegeben. Auf der Ordinate (Zykluszahl 1) sind zunächst die quasistatischen Bezugswerte der wassergesättigten Prüfkörper angegeben. Die nach den entsprechenden Lastspielzahlen gebrochenen Probekörper sind auf den zugehörigen Spannungsniveaus eingetragen, die sich aus den entsprechenden Lastniveaus ergeben. Ebenso werden die Durchläufer der maximalen Lastspielzahl angegeben. Die Wechsellastkurven sind alle in halblogarithmischer Form dargestellt. Die dadurch entstandenen Geraden werden mit linearer Regression gefittet, wobei die Spannung als die unabhängige Variable dient.

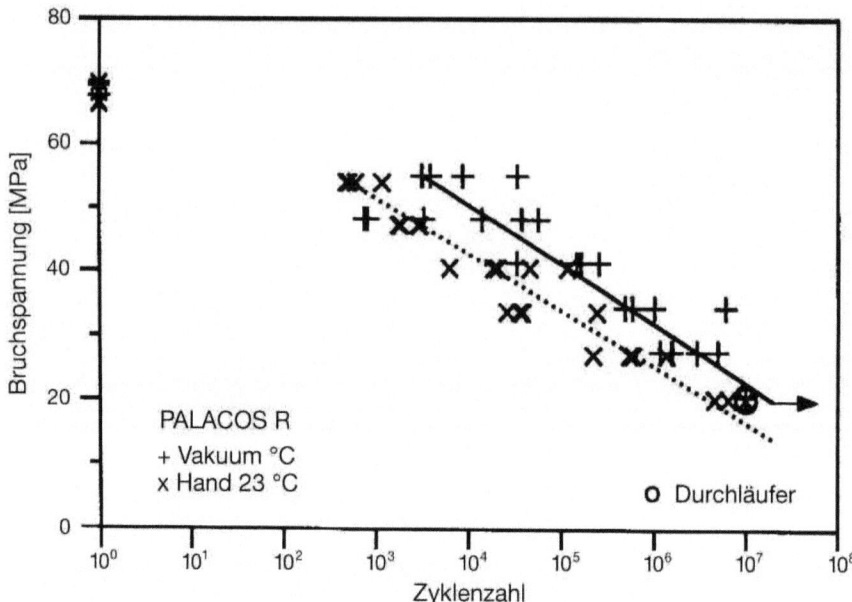

Abb. 190. Vergleich der Wechsellast-Ergebnisse für Palacos R nach Handanmischen und Vakuummischen der Zementkomponenten (nach Soltesz und Ege, 1993).

Die Länge der Wöhlerkurve wird im Prinzip dadurch bestimmt, bis zu welchem Niveau die Messung erfolgt. Die Steigung bzw. der Kurvenverlauf hängt entscheidend vom Mittelwert des ersten gemessenen Lastniveaus ab. An dieser Stelle der Bewertung werden die gravierendsten Fehler gemacht. Dabei sollte exakt auf die Streuung der ermittelten Lastspielzahlen des niedrigsten Lastniveaus geachtet werden. Der Mittelwert des unteren Levels ist selbstverständlich ebenfalls von entscheidender Bedeutung bei der Beurteilung des Kurvenverlaufes, obwohl die Regression der Gerade natürlich möglichst im Mittelpunkt aller gemessenen Lastniveaus liegen sollte.

Bei allen dargestellten Wöhlerkurven wurden die Durchläufer, also jene Probekörper, die die vorgegebene maximale Lastspielzahl von 10^7 unzerstört überlebt haben, als wichtigster Anhaltspunkt für den Kurvenverlauf angesehen. Dadurch wird bei der Abschätzung eine extrem konservative Betrachtungsweise bevorzugt, die es uns erlaubt, stets auf der sicheren Seite der Bewertung zu liegen. Werden die Durchläufer nicht berücksichtigt, rutscht die Wöhlerkurve in der Regel etwas nach unten und wird dadurch etwas steiler. Eine solche Abschätzung führt demnach zu einem schlechteren Ergebnis.

Wir haben bei der hier vorliegenden Untersuchung bewusst auf die Prüfung der verschiedenen Materialien unter der Anwendung in verschiedenen Anmischsystemen verzichtet, weil dies den Rahmen der Untersuchung sprengen würde. Das Vakuummischen in den verschiedenen Systemen führt in der Regel zu einer deutlichen Verbesserung der mechanischen Festigkeiten, weil die Menge und Größe der Lufteinschlüsse erheblich reduziert wird (Lidgren et al. 1984). Nachteile durch den Gebrauch von Anmischsystemen entstehen insbesondere durch falsche Handhabung, die allerdings durch entsprechende Praxis im Umgang mit den Systemen deutlich reduziert wird (Malchau und Herberts 1998).

Hinsichtlich der Ermüdungsfestigkeit untersuchten Soltesz und Ege (1993) den Einfluss des Vakuumanmischens auf Palacos R. Dabei wurde der Palacos R einmal bei Raumtemperatur bei 23 °C handangemischt und als Vergleich im Vakuum-Zementier-System (VZS) bei 200 mbar und einer Komponententemperatur von 4 °C vorbereitet.

> Es zeigte sich deutlich, dass die vakuumgemischten Proben zu einer erheblichen Verbesserung in den Langzeitfestigkeiten führen, obwohl sich die quasistatischen Ausgangswerte praktisch nicht unterscheiden. Die Reduzierung von Poren im angemischten Teig wird dabei als Ursache für diese Beobachtung angeführt.

Allerdings scheint eine Verbesserung des Ermüdungsverhaltens durch die Verwendung spezieller Anmischtechniken nicht auf alle Materialien übertragbar zu sein. Werden im Zement andere konkurrierende, die Festigkeit zusätzlich beeinflussende Materialien eingesetzt, scheint dieser Effekt nicht mehr so deutlich zu sein oder gar ganz auszubleiben. So zeigen beispielsweise Zementtypen mit hohem Wirkstoffanteil oder solche mit zusätzlichen Grobpartikeln, dass die Vakuummischung keine signifikanten Vorteile mehr bringt (Soltesz et al. 1998a, b).

Für die vorliegende Untersuchung haben wir zur Minimierung des Einflusses der Anmischbarkeit der verschiedenen Materialien solche Zemente miteinander verglichen, die sich durch ihre Anfangsviskosität in etwa ähneln. So wissen wir beispielsweise, dass die Anmischung von niedrigviskosen Zementen bezüglich einer Blasenbildung beim Anrühren erheblich weniger problematisch ist, als das beim Herstellen von hochviskosen Varianten sich darstellt. Voraussetzung dabei ist aber auch die richtige Vorgehensweise beim Anrühren. Bei den Probenvorbereitungen für die Dauerlastwechseluntersuchungen wurden stets dieselben Anmischgefäße, die gleichen Rührspatel und die Mischbedingungen nach Herstellerangaben von derselben Person vorgenommen. Als Material dienten uns die in Tabelle 126 aufgeführten Zementtypen.

Tabelle 126. Knochenzemente für die Dauerlastwechseluntersuchung

Zementart (konventionell angemischt)	Viskosität beim Mischen	Quasistatischer Ausgangswert MPa	Standard-Abweichung	Festigkeit nach 10^7 Zyklen	% der quasi-statischen Ausgangswerte
Palacos R	Hoch	67,6	1,5	16,4	24,3
CMW 1	hoch	57,1	3,5	12,3	21,5
Refobacin-Palacos R	Hoch	59,0	1,0	14,7	24,9
CMW 1 G	Hoch	61,5	3,1	11,6	18,9
Palamed	Mittel	62,0	2,3	17,0	27,4
Simplex P	Mittel	60,1	2,7	14,2	23,7
Palamed G	Mittel	58,6	1,7	17,3	29,5
AKZ	Mittel	61,0	2,2	11,5	18,9
Osteopal	Niedrig	65,6	1,7	24,9	37,9
CMW 3	Niedrig	59,7	1,8	10,4	17,3
Osteopal G	Niedrig	58,6	2,4	19,4	33,1
CMW 3 G	Niedrig	60,0	6,1	6,2	10,4

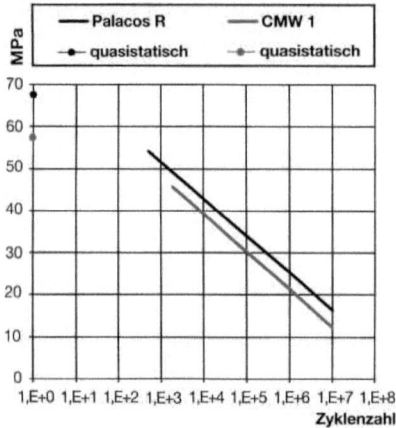
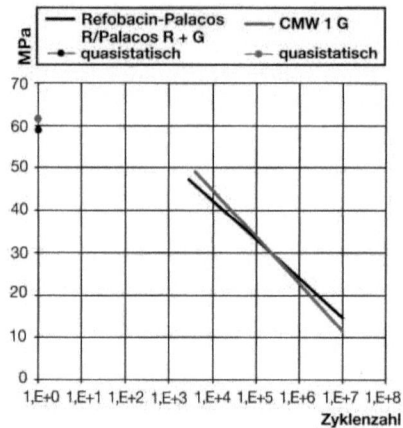

Abb. 191. Ermüdungsfestigkeiten von hochviskosen Zementen (ohne und mit Antibiotikum) am Beispiel von Palacos R und CMW 1

Bei der vergleichenden Betrachtung der am häufigsten im Markt befindlichen hochviskosen Zementtypen CMW 1 und Palacos R unter Langzeitbelastung fällt auf, dass die quasistatischen Ausgangswerte bereits etwas auseinanderliegen. Palacos R liegt hierbei etwas höher als alle untersuchten Proben von CMW 1 – eine Beobachtung die wir bereits bei der Prüfung nach ISO 5833 feststellen konnten. Dennoch können die Festigkeits-Abweichungen der wassergesättigten Formkörper beider Zementen als nicht signifikant eingestuft werden. Die CMW 1-Proben mit und ohne Wirkstoff zeigen im Vergleich zum Palacos R mit und ohne Wirkstoff unter zyklischer Belastung ein deutlich schlechteres Ermüdungsverhalten. Selbst die wirkstoffhaltige Version von Palacos R ist bezüglich der Ermüdungsfestigkeit erheblich besser als die wirkstofffreie Variante von CMW 1. Besonders deutlich werden die Unterschiede, wenn die prozentualen Abweichungen zu den quasistatischen Ausgangswerten berücksichtigt werden (Abb. 191).

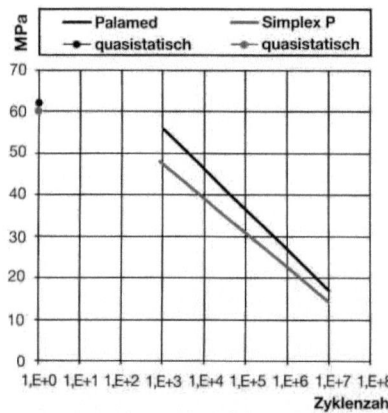
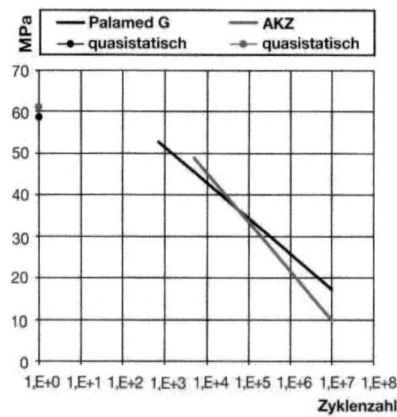

Abb. 192. Ermüdungsfestigkeiten von mittelviskosen Zementen (ohne und mit Antibiotikum) am Beispiel von Palamed und Simplex P

Der signifikante Unterschied im Ermüdungsverhalten der wirkstoffhaltigen Zemente von CMW 1 G und Palacos R mit Gentamicin/Refobacin-Palacos R ist sicherlich auch im unterschiedlichen Wirkstoffgehalt zu suchen. CMW 1 G enthält 1 g Gentamicinbase, also doppelt soviel Wirkstoff wie Palacos R with Gentamicin/Refobacin-Palacos R (0.5 g Base) auf 40 g Polymerpulver. Dieser Umstand scheint sich insbesondere deshalb signifikant auszuwirken, weil bereits die wirkstofffreie Variante von CMW 1 schwächer ist als Palacos R with Gentamicin/Refobacin-Palacos R. Die wirkstoffhaltige Variante CMW 1 G startet im Gegensatz zu Refobacin-Palacos R auf einem zunächst höherem Niveau und fällt dann aber deutlich steiler ab (Abb. 191).

Für den nächsten Vergleich verwendeten wir zwei Zemente (Palamed und Palamed G) die normalerweise als hochviskos betrachtet werden. Wegen der signifikant geringeren Viskosität beim Anmischen, die sogar etwas niedriger ist als von gekühltem Palacos R (Specht et al. 2001, Schelling und Breusch 2001), betrachten wir sie aber in diesem Kapitel als ›mittelviskos‹.

Bei den mittelviskosen Zementen konnten ähnliche Resultate wie bei den hochviskosen Zementen ermittelt werden.

Auch hierbei sind die quasistatischen Ausgangswerte vergleichbar. Allerdings zeigen die Proben von Simplex P und AKZ eine deutlich verringerte Langzeitfestigkeit unter zyklischer Belastung im Vergleich zum Palamed bzw. Palamed G.

Interessant bei den mittelviskosen Zementen ist die Beobachtung, dass die ermittelten Ermüdungsfestigkeiten für die Plain-Produkte nahezu identisch sind mit denen der wirkstoffhaltigen Versionen. Beide Zementtypen weisen eine

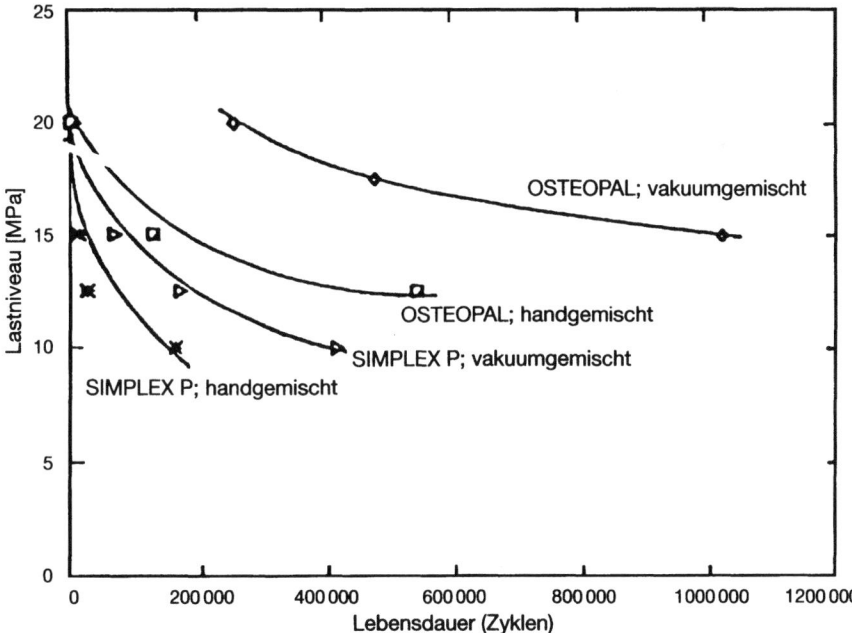

Abb. 193. Vergleich der Ermüdungsfestigkeiten nach Lewis (1999) von Osteopal und Simplex P nach unterschiedlichen Anmischverfahren (Darstellung nach Weibull, 1951)

niedrigviskose Anmischphase auf, in denen die Anzahl von Luftblasen bequem limitiert werden kann. In der anschließenden mittelviskosen Verarbeitungsphase scheinen sich die Zemente offenbar zu ähneln, obwohl die Verarbeitungsbreite von Palamed deutlich länger ist als die von Simplex P. Möglicherweise ist dieses Viskositätsmerkmal zusätzlich zur chemischen Zusammensetzung der beiden untersuchten Zementtypen die Ursache für die unterschiedlichen Ergebnisse im Ermüdungsverhalten (Abb. 192).

Eine weitere Besonderheit in dieser Hinsicht ist der Einfluss von Styrol-Copolymer in der Zusammensetzung von Simplex P und AKZ. Die Wasseraufnahme dieser Materialien erfolgt möglicherweise langsamer und die untersuchten Proben sind nach der Mindestlagerdauer von 4 Wochen im Wasser bei 37°C noch nicht wassergesättigt. Dies würde bedeuten, dass sich die Langzeitfestigkeit unter zyklischer Belastung dieser Materialien noch verschlechtern würde, wenn die Prüfung mit völlig wassergesättigten Proben durchgeführt wird. Wir werden auf dieses Phänomen noch einmal bei der Bestimmung der Glasübergangstemperatur zurück kommen (Abb. 192).

Lewis (1999) untersuchte die Ermüdungsfestigkeit an ›Hundeknochen‹-geformten Prüfkörpern im Zugversuch bei 2 Hz bis maximal 1,5 Millionen Zyklen. Er beobachtete bei Simplex P, handgemischt, eine Ermüdungsfestigkeit, die deutlich unter der von Osteopal bzw. Palacos LV lag. Noch dramatischer sind die Ergebnisse der vakuumgemischten Proben im Vergleich. Selbst die handgemischten Proben von Osteopal bzw. Palacos LV zeigten noch eine signifikant höhere Langzeitfestigkeit unter zyklischer Belastung als vakuumgemischte Simplex P-Proben (Abb. 193). Obwohl die Untersuchungen von Lewis (1997) auf anderen methodischen Grundlagen basieren (trockene Prüfkörper im Zugversuch, Darstellung nach Weibull (1951), Lewis und Mladsi 1998), sind die Ergebnisse auch mit den von uns vorgestellten Beobachtungen vergleichbar.

Besonders signifikante Unterschiede können wir bei den untersuchten niedrigviskosen Zementtypen feststellen. Während die wirkstofffreie Variante von

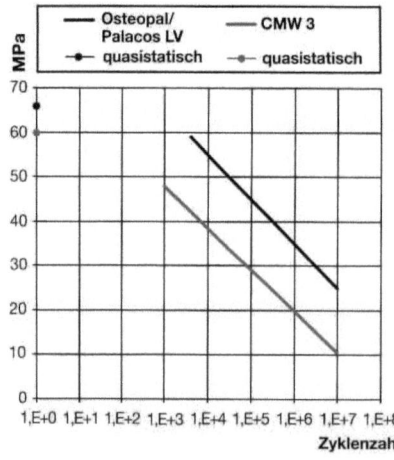 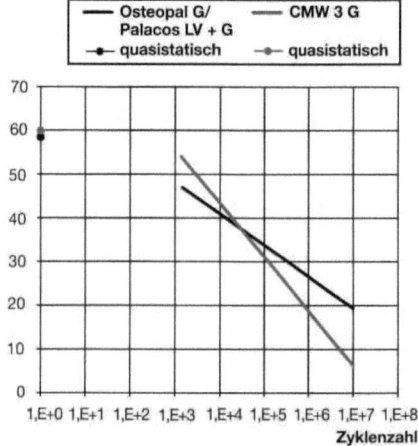

Abb. 194. Ermüdungsfestigkeiten von niedrigviskosen Zementen (ohne und mit Antibiotikum) am Beispiel von Osteopal/Palacos LV/E Flow und CMW 3

CMW 3 im Vergleich zum Palacos LV/Osteopal bereits deutlich schlechtere Langzeitfestigkeiten unter Belastung zeigt, sind die Unterschiede der Ermüdungsfestigkeiten der wirkstoffhaltigen Typen CMW 3 G und Palacos LV with Gentamicin/Osteopal G noch gravierender. Ähnlich wie unter den hochviskosen Zementen beschrieben, zeigt sich auch hier das deutlich hohe Anfangsniveau der Gentamicin-haltigen Variante von CMW 3 im Vergleich zum Palacos LV with Gentamicin/Osteopal G. Auch bei diesem Vergleich fällt der CMW-Zement dann steil ab (Abb. 194). Besonders gute Ermüdungsfestigkeiten von Palacos LV/Osteopal und Palacos LV with Gentamicin/Osteopal G beschreibt auch Lewis (1999).

Für das Versagen von Zementproben unter zyklischer Belastung wird häufig das Ermüdungsrißwachstum angeführt, das stets von Fehlstellen innerhalb der Matrix auszugehen scheint (Topoleski und Vesnovsky 2000).

Solche Fehlstellen könnten durch die Freisetzung von Wirkstoffen aus der Zementmatrix entstehen, weil der Wirkstoff nicht in die Polymermatrix chemisch eingebunden wird und durch Diffusion aus der Oberfläche der Matrix herausgelöst wird. Um den Einfluss des freisetzenden Wirkstoffes auf die Festigkeit unter Belastung zu prüfen, haben Soltesz et al. (1999) am Beispiel des Knochenzementes Copal, der nicht nur den höchsten Wirkstoffanteil aller untersuchten Knochenzemente aufweist, sondern auch durch die beste Freisetzung zeigt, Ermüdungsfestigkeits-Untersuchungen an einem Jahr gelagerten Proben im Vergleich zu 4 bis 8 Wochen im Wasser bei 37 °C gelagerten Formkörpern durchgeführt.

Es konnte gezeigt werden, dass sich die Festigkeiten unter zyklischer Belastung am Copal auch nach einer Lagerung von einem Jahr im Wasser bei 37 °C nicht wesentlich von den Festigkeiten unterschieden, die unter gleichen Lagerbedingungen nach vier Wochen ermittelt wurden (Abb. 195). Diese Beobachtung bezieht sich sowohl auf die quasistatischen Ausgangswerte als auch auf die dynamisch ermittelten Untersuchungsergebnisse.

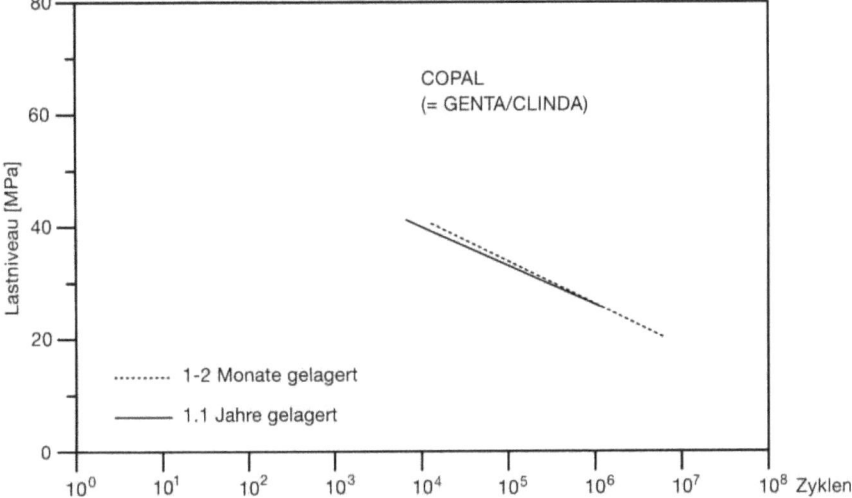

Abb. 195. Vergleich der Wechsellast-Ergebnisse für Copal nach unterschiedlicher Lagerdauer in Wasser bei 37 °C (nach Soltesz et al. 1999)

Grundsätzlich ist festzuhalten, dass bei allen untersuchten Zementen hinsichtlich ihres Ermüdungsverhaltens unter Wechsellast signifikante Unterschiede auftreten, die aufgrund der quasistatischen Ausgangswerte zunächst nicht zu erwarten gewesen sind. Solche Zusammenhänge konnten ebenfalls von Hopf et al. (1985), Plitz und Huber (1987) sowie Soltèsz et al (2000) beobachtet werden. Hinsichtlich der Lebensdauer von Zementen im Körper sind es aber gerade die Ermüdungsfestigkeiten, die über das Langzeitergebnis einer zementierten Applikation entscheiden. Aufgrund der vorliegenden Ergebnisse wird angeregt, die Ermüdungsfestigkeits-Untersuchung in der ISO-5833 als zusätzliche Prüfung aufzunehmen.

Ursache für diese enormen Unterschiede im Ermüdungsverhalten diverser Zemente sind neben der chemischen Zusammensetzung der Materialien auch die Fähigkeit der Monomeren, die Polymere schnell und möglichst vollständig zu benetzen. Die Qualität einer Zementmischung wird demnach bereits in den ersten 10–15 Sekunden nach Zusammenbringen der Komponenten entscheidend beeinflusst. Weiterhin kann die Art und Weise der Einbindung des Wirkstoffes und des Röntgenkontrastmittel in der Polymermatrix zu unterschiedlich ausgeprägten Fehlstellen führen.

Einen signifikanten Einfluss auf die Ermüdungsfestigkeit von Kunststoffen hat offenbar auch das Molekulargewicht der untersuchten Materialien (Kim et al. 1977; Soltesz und Tepic 1996; Harper et al. 1997; Lewis und Maldsi 1998; Lewis 1999).

> Unter Berücksichtigung der in Abschnitt 3.2.5.2 dargestellten Molekulargewichte der hier untersuchten Knochenzemente zeigt sich deutlich, dass die Produkte mit dem besten Ermüdungsverhalten durchgängig ein hohes Molekulargewicht von weit über 600.000 aufweisen, während die Zemente mit geringen Lastwechselfestigkeiten unter zyklischer Belastung alle unterhalb der kritischen Grenze im Molekulargewicht von 300.000 liegen.

Entscheidend für die Molekulargewichtsverteilung der hier untersuchten Knochenzemente ist sicherlich das angewendete Sterilisationsverfahren für das Polymerpulver. So werden die Produkte Palacos R, Refobacin-Palacos R, Palamed, Palamed G, Osteopal und Osteopal G alle mittels Ethylenoxid sterilisiert und somit während dieser schonenden Behandlung keiner negativen Beeinflussung hinsichtlich des Molekulargewichts ausgesetzt. Diese Materialien weisen besonders gute Langzeitfestigkeit unter zyklischer Belastung auf.

Im Gegensatz dazu fällt auf, dass die Zemente, mit denen wir in der vorliegenden Untersuchung die oben dargestellten EO-behandelten Zementtypen hinsichtlich ihrer Ermüdungsfestigkeit verglichen haben, deutlich niedrigere Ermüdungsverhalten aufweisen. Alle diese Zementtypen CMW 1, CMW 1 G, Simplex P, AKZ, CMW 3 und CMW 3 G werden mittels Gammastrahlen sterilisiert.

3.2.5.4
Vergleich der Röntgenopazität aller untersuchter Knochenzemente

Ohne eine deutliche Röntgenopazität ist es für den Chirurgen nach einer Hüftgelenksoperation nicht oder nur sehr schwer möglich, eine eindeutige Verlaufs-

Tabelle 127. Charakterisierung der Röntgenkontrastmittel

Bariumsulfat	Zirkondioxid
$BaSO_4$	ZrO_2
• feines weißes Pulver • unlöslich in Wasser und Monomer • Durchmesser der Partikel: 20-150 µm • Dichte: 4,5 g/cm³ • Schmelzpunkt: 1580 °C • Molgewicht: 233,4	• feines weißes Pulver • unlöslich in Wasser und Monomer • Durchmesser der Partikel: 1-30 µm • Dichte: 1,8 g/cm³ • Schmelzpunkt: 2687 °C • Molgewicht: 123,22

kontrolle durchzuführen und ggf. frühzeitig Fehler festzustellen. Den Knochenzementen werden daher in der Regel röntgendichte Substanzen zugemischt, um eine deutliche Opazität am ausgehärteten Zement zu erhalten. Als Röntgenkontrastmittel werden für alle im Markt befindlichen Knochenzemente entweder Bariumsulfat oder Zirkondioxid eingesetzt (Tabelle 127)

Die Zumischung dieser Substanzen zu der Zementmatrix bedeutet in der Regel eine Schwächung, weil keine chemische Verbindung zwischen Röntgenkontrastmittel und den Polymerketten eingegangen wird. Man muss daher bei der Dosiermenge an Röntgenkontrastmitteln in Knochenzemente sicherlich einen Kompromiss eingehen zwischen ausreichender Opazität der Zementscheide im Körper zur bequemen Verlaufskontrolle der einzementierten Prothesen einerseits und eines möglichen Einfluss auf mechanische Festigkeitsverluste andererseits.

Alle von uns untersuchten Knochenzemente verfügen über einen Gehalt an Röntgenkontrastmittel von 8,0 % bis 15,0 % im Polymer. Um einen einfachen Vergleich vorzustellen, haben wir von allen untersuchten Zementen Dynstat-Prüfkörper (vgl. Methode 2.2.13) hergestellt und an diesen die Opazität bildlich dargestellt.

Die niedrigste Opazität weisen Zemente auf, die Bariumsulfat als Röntgenkontrastmittel eingesetzt haben. Den niedrigsten Anteil weist CMW 2000 G mit 8,0 % auf, während CMW 2-Varianten bereits 11,3 % Bariumsulfat enthalten. Die meisten anderen Zemente mit Bariumsulfat als Opaker weisen einen Gehalt von 10,0 % auf. Deutliche Unterschiede in der Opazität ist bei diesen Zementen nicht zu beobachten.

> Zemente mit Zirkondioxid weisen im Vergleich zu den Zementen mit Bariumsulfat eine signifikant höhere Röntgendichte auf (Abb. 196).

Die deutlichsten Opazitäten finden wir an den Knochenzementen, die über einen Anteil an 15,0 % Zirkondioxid im Polymer verfügen (Osteopal, Palacos LV, Osteopal VS sowie alle Palacos-Produkte).

Selbst die Knochenzemente mit den niedrigsten Anteil an Zirkondioxid im Polymer – Allofix G (9,5 %) – weisen noch eine deutlich bessere Opazität auf, als die Zemente mit den höchsten Gehalt an Bariumsulfat, CMW 2 (11,3 %)

Bezüglich der Vor- bzw. Nachteile im Einsatz der verschiedenen Röntgenkontrastmittel geben tierexperimentelle Studien (Rudigier et al., 1978) ebenso wie neuere Untersuchungen an Zellkulturen (Sabokbar et al. 1997; Murray et al. 2001)

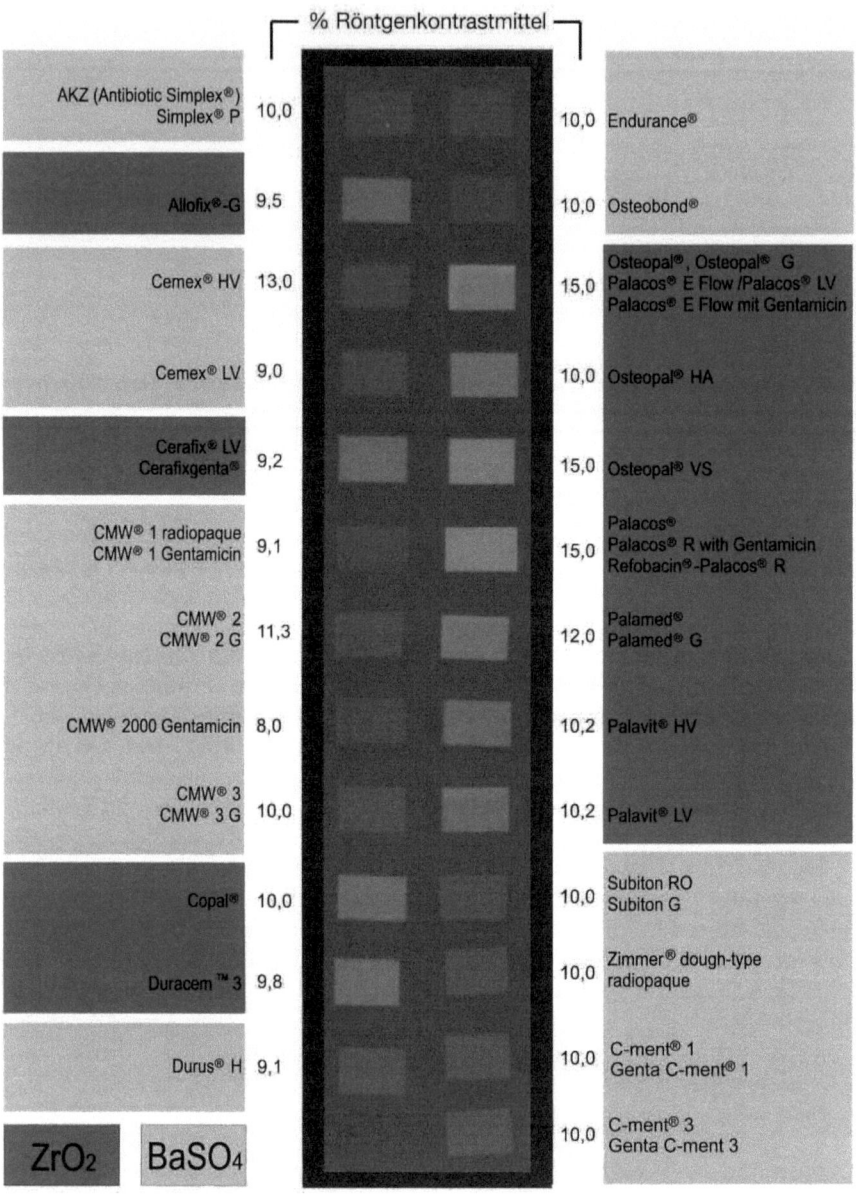

Abb. 196. Darstellung der Röntgenopazität aller untersuchter Knochenzemente

deutlich höhere osteolytische Erscheinungen beim Einsatz von Bariumsulfat im Vergleich zu Zirkondioxid an

Als Nachteil des Zirkondioxids in Knochenzementen wird dessen hohe abrasive Eigenschaft angeführt, die bei Implantatlockerungen zu katastrophalen Reaktionen im Prothesenlager führen. Dem Bariumsulfat wird bei Prothesenlockerungen die Eigenschaft nachgesagt, dass auch toxische Bariumionen trotz des schwerlöslichen Charakters von Bariumsulfat freigesetzt werden können. Voraussetzung für eine Entfaltung dieser Eigenschaften ist in jedem Fall eine Lockerung des Implantats.

3.2.5.5
Restmonomer und DmpT im auspolymerisiertem Material

Restmonomer

In den von uns untersuchten Knochenzementen werden in den Flüssigkeiten neben MMA lediglich noch BuMA eingesetzt. Hinsichtlich eines möglichen toxischen Potentials scheinen sich MMA und BuMA nicht wesentlich zu unterscheiden (Revell 1992). Die Aufmerksamkeit auf die Restmonomerfreisetzung aus PMMA-Knochenzementen (Homsy et al. 1972; Kutzner et al. 1974a, 1974b; Scheuermann 1976; Rudigier et al. 1981; Ege und Scheuermann 1987) basiert auf Untersuchungen, die zum einen allergische Reaktionen (Fisher 1956; Hollander und Kennedy 1951) und zum anderen eine Gewebstoxizität des Methylmethacrylats beschreiben (Hullinger 1962; Willert 1974; Linder 1976; Endler 1953). Es lag daher nahe nach einer direkten Verbindung zwischen den gefundenen Eigenschaften des MMA und unerklärliche klinische Komplikationen beim Einsatz von Knochenzementen auf PMMA-Basis zu untersuchen.

Bei der Zementimplantation werden seit Verwendung der Knochenzemente während der Operation Atmungs- und Kreislaufreaktionen beobachtet (Ling und James 1971; Schuh et al. 1973; Breed 1974; Kutzner et al. 1974b; Schlag et al. 1976; Weissman et al. 1984; Wheelwright et al. 1993; Ries et al. 1993; Byrick et al. 1994;

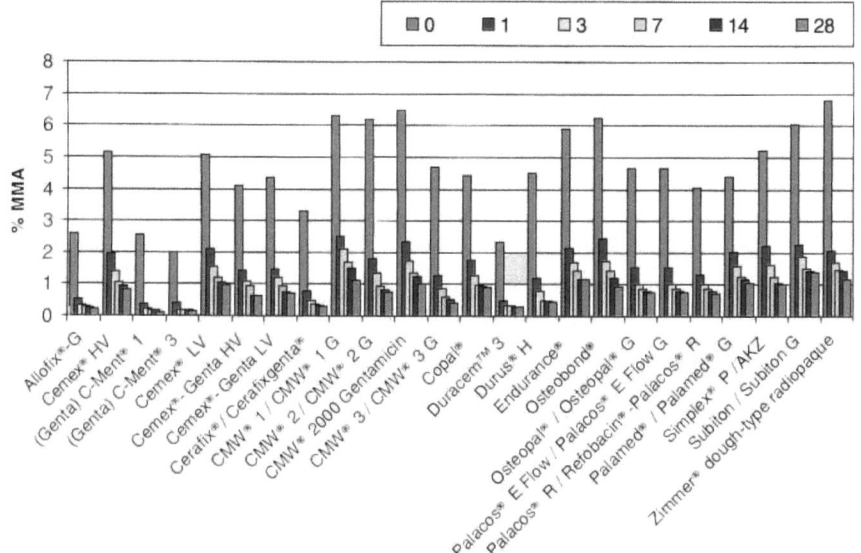

Abb. 197. Restmonomergehalt aller untersuchten Knochenzemente bis 28 Tagen nach Herstellung der Zementmatrix

Turchin et al. 1995; Woo et al. 1995; Maxeiner 1995; Draenert et al. 1999), die häufig zum Tode des Patienten führen. Als Ursache für diese Reaktionen wird auch heute noch neben dem Methylmethacrylat die durch eine intramedulläre Druckerhöhung hervorgerufene Embolie angeführt.

> Rudigier und Grünert (1978) konnten allerdings in tierexperimentellen Studien nachweisen, dass die Kreislaufreaktionen eine direkte Folge der intramedullären Druckerhöhung darstellt, die auf nervalreflektorischen Vorgängen basiert und nicht als Reaktion des Körpers auf das monomere Methylmethacrylat verstanden werden muss (Elmaraghy et al. 1998).

Unter Zuhilfenahme der transösophagealen zweidimensionalen Echokardiographie (Heinrich et al. 1985; Roewer et al. 1985; Ulrich et al. 1986; Zichner 1987; Wenda et al. 1987a, b, 1988a und b, 1993; Christie et al. 1995; Vallo et al. 1998) konnte der Nachweis der Embolisation von Luft und Markrauminhalt während der Implantation von Knochenzement bzw. Hüftprothese erbracht werden. Eine intramedulläre Druckerhöhung tritt mit den zuvor beschriebenen Komplikationen mit letalem Ausgang auch bei zementfreien Hüftgelenksoperation beim Ausräumen des Femurs und der Prothesenapplikation auf (Hofmann et al. 1995; Hofmann et al. 1999). Geeignete Gegenmaßnahmen zur intramedullären Druckentlastung (z. B. Entlüftungsbohrlöcher, Einsatz von Drains) haben das Emblolieproblem allerdings auch heute noch nicht vollständig aus der Endoprothetik eliminieren lassen (Issendorf und Ritter 1977). Neuere Untersuchungen zur Reduzierung des Embolierisikos auf der Basis einer soliden Operationstechnik publizieren Draenert et al. (1999).

Über die Zusammensetzung der untersuchten Knochenzement insbesondere durch das Pulver-Flüssigkeitsverhältnis, welches in den meisten Fällen aus etwa

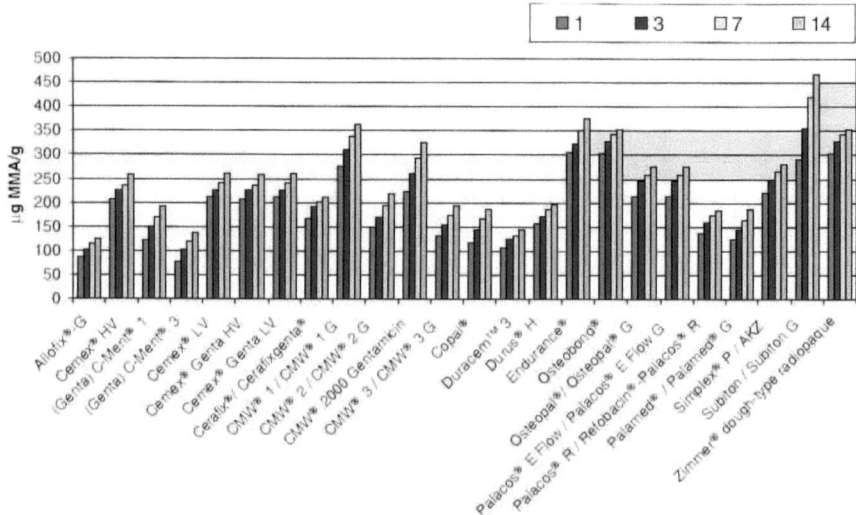

Abb. 198. Kumulierte Restmonomerfreisetzung aller untersuchter Knochenzemente bis 14 Tage nach der Zementherstellung

2 Teilen Polymer und 1 Teil Monomer besteht, kann davon ausgegangen werden, dass bei allen untersuchten Knochenzementen nach dem Anrühren der Komponenten im Zementteig ca. 33% MMA vorliegen.

> Im auspolymerisierten Material verbleiben lediglich noch ca. 6% Restmonomer, weil in der Regel keine radikalische Polymerisation einen 100%igen Umsatz erreicht. Der Grund dafür liegt in der anwachsenden Unbeweglichkeit des Monomeren mit zunehmender Viskosität des Zementteigs.

Mit steigender Viskosität wird die Polymerisationswachstumsreaktion zunächst gehemmt und kommt schließlich völlig zum erliegen, z.B. durch Absättigung zweier radikalischer Endgruppen mit sich selbst. In Abbildung 197 werden von allen untersuchten Knochenzementen der im auspolymerisierten Material verbliebene Restmonomergehalt innerhalb der ersten 28 Tage vergleichend aufgeführt.

Bei den Zementen Allofix G, Cerafix und Cerafixgenta, C-ment 1 und 3 mit und ohne Wirkstoff, sowie Duracem 3 ist neben MMA auch noch zu einem bestimmten prozentualem Anteil BuMA in der Flüssigkeit enthalten. Da bei der von uns gewählten Versuchsdurchführung lediglich das MMA vergleichend erfasst wurde, weisen die Darstellungen der Zemente mit BuMA im Monomeren die niedrigsten Gehaltswerte auf.

Ansonsten liegen die Restmonomermengen aller untersuchten Knochenzemente nach der Polymerisation zwischen 4–7%. Festzuhalten ist, dass ein vom 2:1 abweichendes Anmischverhältnis einiger Zementtypen nicht zu einer deutlichen Reduzierung des Restmonomergehaltes führt. Ähnliche Verhältnisse herrschen in bezug auf die Freisetzung des Restmonomeren (Abb. 198). Das BuMA ist im Vergleich zum MMA weniger gut wasserlöslich und verbleibt daher möglicherweise deutlich länger im ausgehärteten Formkörper. Des weiteren ist anzunehmen, dass das BuMA aufgrund seiner im Gegensatz zum MMA hydrophoberen Eigenschaften nicht so schnell metabolisiert wird, wie beispielsweise das MMA.

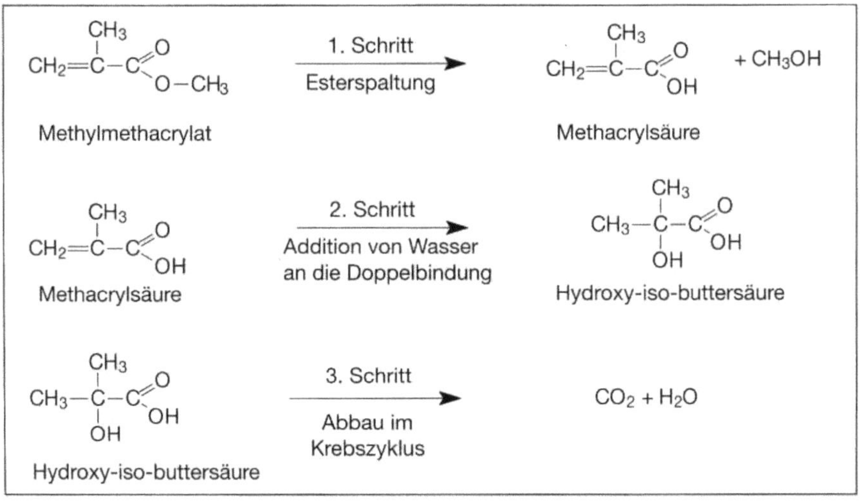

Abb. 199. Biochemischer Abbau des Methylmethacrylats

Ein Zusammenhang zwischen der Viskosität der untersuchten Zemente und dem Restmonomergehalt bzw. der Restmonomerfreisetzung (Abb. 198) konnte ebenfalls nicht festgestellt werden. Die relativ lange andauernde niedrigviskose Phase der Flow-Zemente in der sich die Monomere noch relativ leicht zwischen den Ketten bewegen können, führt nicht zu einer deutlichen Reduzierung des Restmonomergehaltes. Der Restmonomergehalt nimmt bei allen untersuchten Zementen im Laufe der Zeit ab.

Dies könnte zu der Vermutung führen, dass nach einer bestimmten Implantationszeit sämtliches Restmonomer durch Freisetzung aus dem Zement verschwindet. Bilanzierungsversuche zwischen freigesetzten Monomeren und dem Restmonomergehalt haben jedoch gezeigt, dass ein großer Teil des Restmonomeren durch langsame Nachpolymerisation verbraucht wird.

Wenzl et al. (1973) konnten in tierexperimentellen Untersuchungen an Hunden und Ratten mit ^{14}C-markierten MMA nachweisen, dass nach i. v. Applikation des MMA mehr als 90 % der verabreichten Radioaktivität in der Atemluft nachgewiesen werden kann, aber lediglich 5 % in Kot bzw. Urin. Demnach gelangt der Großteil des freigesetzten Restmonomer in den Blutstrom und wird dort offenbar sehr schnell metabolisiert (Cront et al. 1979; Eggert et al. 1974, 1977, 1980; Wenda et al. 1985a, b).

Über Methanolabspaltung entsteht zunächst Methacrylsäure, die dann rasch decarboxyliert wird. Der endgültige Abbau zu CO_2 erfolgt im Krebszyklus (Wenzl et al. 1973, vgl. Abb. 199).

Grundsätzlich zeigt sich, dass von den ca. 6 % Restmonomer, die noch im Formkörper, also in der Zementmatrix verbleiben, mehr als $^3/_4$ des Monomeren nachpolymerisiert (Abb. 200 grüner Balken). Freigesetzt davon werden nochmals ca. 5–6 % (Abb. 200 blauer Balken), so dass lediglich etwa 10–20 % von den ca. 6 % des nach der Polymerisation noch vorhandenen Restmonomeren im Formkörper verbleiben (Abb. 200 roter Balken).

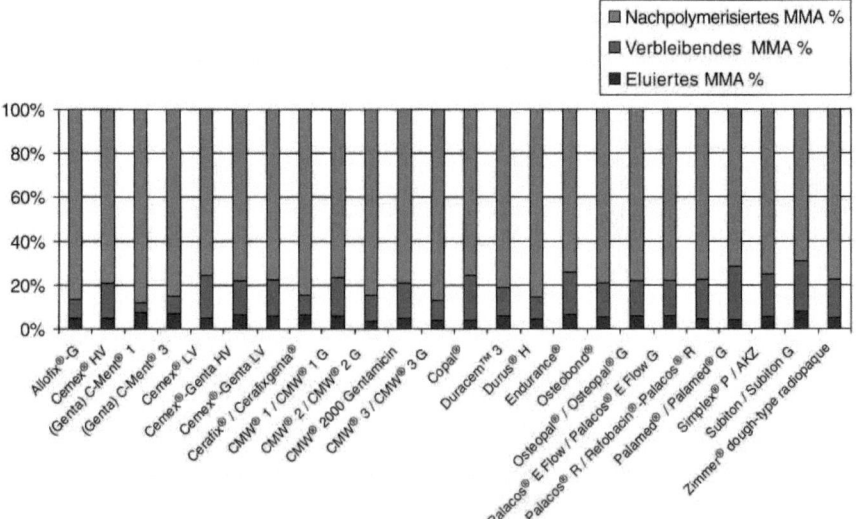

Abb. 200. Nachpolymerisiertes, verbliebenes und eluiertes MMA aller untersuchten Knochenzemente, nach 28 Tagen Wasserlagerung in Prozenten des Anfangs-Restmonomergehalts

Diese Untersuchungsergebnisse decken sich mit denen von Ege und Scheuermann (1987), die ebenfalls sehr detailliert beschrieben haben, dass der Restmonomergehalt im Verlaufe der Zeit im Formkörper abnimmt. Selbst aus reoperierten Zementresten nach Jahren der Implantation kann noch ein Restmonomergehalt von ca. 0.3-0.5 % nachgewiesen werden (Kirschner 1978).

Di-methyl-p-toluidin

Das DmpT wird in der Literatur meist als toxisch eingestuft. So wird das DmpT von Trap et al. (1992) und Taningher et al. (1993) als eine chromosomenschädigende Substanz eingestuft, die zudem die Proteinbiosynthese hemmt. Einen starken Einfluss auf die Mineralisationseffekte bei Knochenaufbau beschreiben (Bösch et al. 1982; Lintner et al. 1982; Lintner 1983). Des weiteren werden sensibilisierende Eigenschaften des DmpT über die Haut beschrieben (Haddad et al. 1995; Tost et al. 1990; Dutree-Meulenberg et al. 1992. Allerdings ist eine toxische Wirkung vom DmpT extrem mengenabhängig, und eine Zellschädigung ist reversibel, wenn der Einfluss des Amins entfällt. Stea et al. (1998) finden eine deutliche Regenerationsfähigkeit von Zellen, die drei Tage nach DmpT-Entzug wieder ihr ursprüngliches Zellwachstum erreichten.

Aufgrund dieser Beobachtungen ist es für die Beurteilung möglicher Effekte, die bei der Anwendung von PMMA-Knochenzementen durch DmpT hervorgerufen werden könnten, wichtig, ob, und wenn ja, wie viel DmpT in welchen Zeitraum überhaupt aus der Zementmatrix freigegeben wird.

Theoretisch ist das BPO-DmpT-Verhältnis in Knochenzemente für weitere Interpretationsversuche interessant. Dabei ist aber nicht nur das Verhältnis der Initiatoren zueinander von Bedeutung, sondern insbesondere die absoluten Mengen, die tatsächlich im Zement vorliegen. Alle derzeit im Markt befindlichen Zemente weisen BPO-Mengen im Polymer von ca. 0.7-2.8 % auf. Die absoluten DmpT-Mengen im Monomeren liegen im gleichen prozentualen Bereich. Grundsätzlich kann ein Überschuss an BPO als ein Indiz für einen möglichst vollständigen DmpT-Umsatz angesehen werden. Umgekehrt führt ein hoher DmpT-Überschuss zu einem nahezu vollständigen BPO-Umsatz, wobei theoretisch in diesem Falle der im Zement verbleibende DmpT-Anteil etwas höher sein müsste, als bei einem Überschuss an BPO im Vergleich zum DmpT.

Nach Polymerisationsende sind nach Elution in Methanol noch ca. 0,1 und 0,5 % DmpT nachweisbar (Bösch et al. 1982, Ege und Scheuermann 1987, vgl.

Tabelle 128. Freisetzung von DmpT aus einem hochviskosen und zwei niedrigviskosen Knochenzementen während der Aushärtung (nach Ege und Scheuermann 1987)

Zeit (min)	Menge DmpT (mg)		
	Palacos R	Palacos E flow	Zimmer Bone Cement
0-1	0,05	0,05	0,08
1-2	0,08	0,08	0,09
2-4	0,12	0,09	0,15
4-6	0,12	0,11	0,15
6-60	0,12	0,10	0,15

Tabelle 129. Langzeitfreisetzung von DmpT aus Palacos R bei 37°C in Ringerlösung (nach Ege und Scheuermann, 1987)

Zeit (Tage)	Menge DmpT ($\mu g/cm^2$ Oberfläche)	Menge DmpT ($\mu g/cm^2$ Oberfl./Tag)
1	0,61	0,61
2–4	0,05	0,016
5–7	0,035	0,011
8–11	0,03	0,0075
12–21	0,067	0,0067
22–42	0,065	0,0025
43–63	0,047	0,0022
64–77	0,03	0,0021

Tabelle 128). Bösch et al. (1987) finden nach über 10 Jahren Implantation in zerkleinerten Knochenzementproben noch ca. 0,2–0,6 % DmpT und in frisch hergestellten Materialien lediglich 0,3 %. Offensichtlich wird nur eine geringe Menge an DmpT tatsächlich während der Polymerisation verbraucht (Sato et al. 1975) und von dieser im Zement verbleibenden DmpT-Menge nur sehr wenig eluiert, so dass der Großteil in der Zementscheide verbleibt (vgl. auch Tabelle 129).

Die von uns untersuchten Knochenzemente weisen bezogen auf die fertige Mischung einen Gehalt an DmpT von etwa 0,22–0,88 % auf. Um eine Vorstellung über die DmpT-Mengen zu vermitteln, die beim Knochenzement auf PMMA-Basis zu erwarten sind, haben wir in Abbildung 201 die in der Literatur beschriebenen Begebenheiten zusammenfassend dargestellt.

> Das DmpT wird demzufolge nicht vollständig während der Polymerisation verbraucht. Ein nur kleiner Teil wird in die Polymerkette eingebaut, während die größte Menge oxydativ – zum Beispiel zum Monomethyl-p-toluidin – desalkyliert wird.

Aufgrund der Untersuchungen von Bösch et al. (1987) kann davon ausgegangen werden, dass der Großteil (99,9 %) des eingesetzten DmpT auch über Jahre hinweg in der Zementscheide verbleibt und nicht mehr freigesetzt wird. Demnach dürfte das Risiko einer Zellschädigung durch DmpT beim Einsatz von PMMA-Knochenzementen als äußerst gering einzustufen sein, zumal eine mögliche Zellschädigung durch DmpT reversibel ist, wenn der Kontakt unterbleibt (Stea et al. 1998).

Freigesetzte DmpT ca. 0,1 % Ege und Scheuermann, 1987	Umgesetzt bzw. im Zement noch enthaltene Menge an DmpT ca. 99,9% (Sato et al. 1975, Boesch et al. 1987)
Gesamtgehalt an DmpT aller untersuchter PMMA-Knochenzemente (0,22–0,88 Gew.%) = 100 %	

Abb. 201. Menge an umgesetztem bzw. im Zementmantel verbleibendem DmpT nach Sato et al., 1975, Ege und Scheuermann, 1987 und Boesch et al., 1987

3.2.5.6
Glasübergangstemperatur

Für die Bestimmung der Glasübergangstemperatur (Tg) stehen dem Materialkundler einige Methoden zur Verfügung: Torsionsschwingversuche, Schubmodul-Bestimmung und die dilatometrische Methode (DSC). Die am häufigsten angewandte DSC-Methode zeigt keine nennenswerten Unterschiede von trockenen und wassergesättigten Materialien. Ursache dafür sind offenbar die nur geringen Materialmengen, die als Granulat eingesetzt werden und während der Aufheizphase (1 °C/min.) bereits austrocknen (Ege et al. 1998a, b). Bei der von uns angewandten Methode wird eine relativ große Menge an Material eingesetzt, die in jeder Hinsicht reproduzierbare Resultate bringt.

Grundsätzlich zeigen die vorliegenden Untersuchungsergebnisse eine deutliche Abnahme der Glasübergangstemperatur durch Wasseraufnahme um etwa 20 °C. Während die Trockenlagerung keinerlei Temperaturänderung zur Folge hat, ist eine kontinuierliche Abnahme bei Wasserlagerung bei 37 °C zu beobachten. Nach der Wassersättigung der Formkörper findet allerdings keine Tg-Veränderung mehr statt.

Die direkte Proportionalität der Glasübergangstemperatur mit der Wasseraufnahmefähigkeit der verschiedenen untersuchten Materialien wird hier einmal mehr deutlich. Die vergleichsweise hydrophobe Eigenschaft von Styrol-Copolymeren (Abb. 205) führt bei den untersuchten Cemex-Zementen, Osteobond und Simplex P zu einer zunächst hohen Glasübergangstemperatur bei den Proben nach 24 h Lagerung, die im Gegensatz zu allen weiteren Materialien nach 4 Wochen Lagerung im Wasser immer noch vergleichsweise hoch liegen (ca. 75 °C). Erst nach 8 Wochen Lagerung erreichen diese Zementtypen ein mit allen anderen untersuchten Materialien gefundenen Niveau (Abb. 202). Offenbar geht die

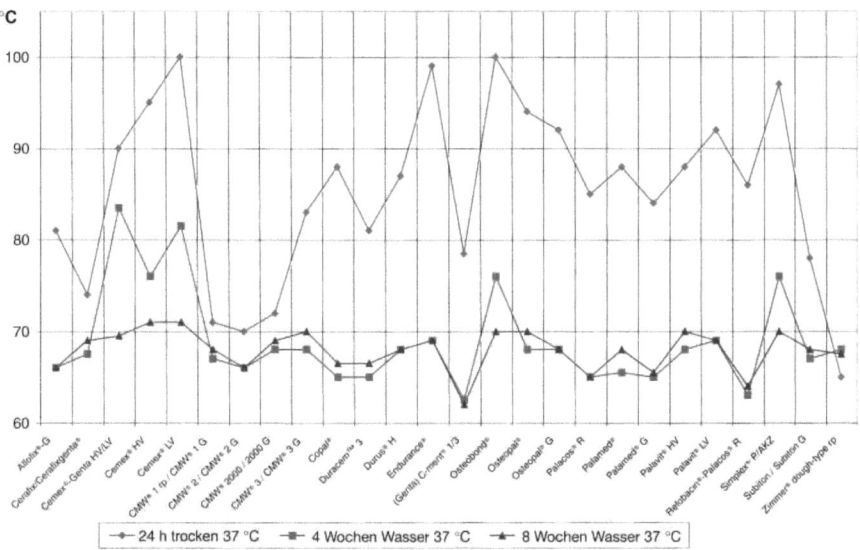

Abb. 202. Glasübergangstemperaturen von Knochenzementen

Wasseraufnahme in die Zementmatrix der Typen mit Styrol-Copolymer derart langsam, dass die Glasübergangstemperatur dementsprechend langsam sich an die Temperaturen der anderen Zemente angleichen. Diese wiederum zeigen bereits nach 4 Wochen Lagerung im Wasser annährend dieselben Glasübergangstemperaturen wie Proben, die 8 Wochen im Wasser gelagert wurden. Es kam demnach nach 4 Wochen Lagerung zu keiner signifikanten Veränderung mehr. Diese Beobachtung könnte für die Bestimmung der Ermüdungsfestigkeit nach Soltesz (1994) ebenfalls von großer Wichtigkeit sein, da bei diesen Untersuchungen von einer Wassersättigung der Proben nach einer Wasserlagerung bei 37°C über 4 Wochen ausgegangen wird. Für die ebenfalls Styrol-haltigen Zemente CMW 2000 G und Endurance konnte dieses Phänomen nicht beobachtet werden. Der Grund dafür könnte darin liegen, dass beide Zemente deutlich weniger Styrol enthalten als Cemex, Osteobond und Simplex P

Unterschiede in der Wasseraufnahmegeschwindigkeit verschiedener Zementtypen konnten bereits Edwards und Thomasz (1981) beschreiben. Sie fanden eine vergleichsweise rasche Wasseraufnahme bei Palacos R und Palacos with Gentamicin im Gegensatz zu Zimmer, CMW 1 und 2 sowie Simplex P.

Ege (1993) spricht von einer bis zu 2%igen Wasseraufnahme an PMMA-Knochenzementen, die zu einer deutlichen Beeinflussung der mechanischen Festigkeiten führt.

Im Extremfall sinkt die Glasübergangstemperatur um ca. 20°C ab. Alle untersuchten Zemente zeigen auch nach Wassersättigung eine Temperatur von etwa 70°C. Die Tg aller untersuchten Knochenzemente liegt damit immer noch deutlich über der Körpertemperatur, so dass ein Einsinken der zementierten Prothese durch kalten Fluss bei Einsatz dieser Materialien äußerst gering sein dürfte.

> Entwicklungen von Zementen mit einer Tg von 40–50°C könnten nach unseren Beobachtungen zu katastrophalen klinischen Ergebnissen führen, da nach Wasseraufnahme die Tg der Materialien unter die Körpertemperatur sinkt und der kalte Fluss dieser Zemente zu einer stärkeren Einsinkrate der Prothese führt.

3.2.5.7
Wirkstoff-Freisetzung

Die Bedeutung der Antibiotika-Einmischung in Knochenzemente zur lokalen Infektionsprophylaxe ist in zahlreichen Studien beschrieben worden, insbesondere die Überlegenheit Gentamicin-haltiger Zemente gegenüber systemischer Antibiotika-Prophylaxe (Josefson et al. 1981, 1990). Espehaug et al. (1997) weisen in einer Studie mit grossem Patientenkollektiv nach, dass die Verwendung von antibiotikahaltigem Knochenzement (verglichen mit antibiotikafreiem Zement) das Risiko einer Revision deutlich vermindert. Die Bakterien bilden eine schützende Schleimschicht aus und gehen rasch in ein Ruhestadium über. Auf diese Weise ist ihre Sensibilität gegenüber Antibiotika deutlich herabgesetzt (Gristina et al. 1989). Obwohl durch moderne Operationssäle mit entsprechenden Luftfilteranlagen und Schleusensysteme nahezu keimarme Bedingungen geschaffen wurden, ist dennoch auch heute noch die Infektion die am häufigsten auftretende Frühkomplikation bei der Verankerung von künstlichen Gelenken. Das künstliche Implantat ist zudem bekanntermaßen besonders anfällig für eine Keimbesiedelung auf seiner Oberfläche, weil sich die Keime dort der körpereigenen Abwehr entziehen und ungehindert ausbreiten können (Gristina und Costerton 1984, Gristina 1987, Peters et al. 1991).

Bekanntermaßen sind hohe Wirkstoffkonzentrationen für den antibakteriellen Effekt unerlässlich. Eine alleinige systemische Antibiotikagabe bei Hüftgelenksoperationen hat den Nachteil, dass zwischen dem Ort der Wirkstoffapplikation und deren Wirkung eine ganze Reihe von natürlichen Barrieren passiert werden müssen. Es muss weiterhin auf die Fähigkeit bestimmter Antibiotika für bestimmte Gewebe oder Organe toxisch zu sein oder nur eine geringe Affinität zum Wirkungsareal zu haben, Rücksicht genommen werden. Des weiteren können Antibiotika vorzeitig inaktiviert oder ausgeschieden werden. Entzündlich veränderte, infizierte oder auch nekrotische Bezirke stellen in der Regel schwer erreichbare Orte dar (Wahlig 1986, 1987; Wahlig et al. 1984; Wahlig und Dingeldein 1976, 1980).

Knochenzemente dienen bei der lokalen Applikation der Antibiotika als Trägermatrix. Die aus der Matrix freigesetzte Menge an Wirkstoff muss deutlich über der minimalen Hemmkonzentration (MHK) und der minimalen bakteriziden Konzentration (MBK) der entsprechenden Erreger liegen. Weiterer Vorteil einer lokalen Antibiotikatherapie ist die gleichzeitige Sicherung des Organismus von einer Überschwemmung hoher Wirkstoffmengen (Elson et al. 1977; Wahlig 1986; Förster et al. 1987, Furnes et al. 2001).

> Die Abgabe des Antibiotikums aus der Knochenzementmatrix ist einzig eine Frage der Oberfläche, d.h. die Freisetzung folgt den Gesetzen der Diffusion, die eng verbunden ist mit einer Wasseraufnahme (Wahlig et al. 1972; Marks et al. 1976). Nach Wahlig und Buchholz (1972) verhält sich die Wirkstoff-Freisetzung einerseits direkt proportional zur zeitlichen Wasseraufnahmefähigkeit des Zementes und andererseits zur vorhandenen Zementoberfläche.

Die Freisetzungsuntersuchungen zeigen bei allen Zementen eine zunächst vergleichsweise hohe Freisetzung des Wirkstoffs, die dann innerhalb von wenigen Tagen deutlich abnimmt. Diese retardierende Freisetzung ist typisch für alle untersuchten Zemente. Eine äußerst geringe Wirkstoff-Freisetzung kann noch nach über 5 Jahre nachgewiesen werden (Wahlig et al. 1972), eine Beobachtung, die zu der Befürchtung führte, solche langanhaltenden Wirkstoffabgaben könnten die Entstehung resistenter Bakterienstämme begünstigen. Zahlreiche klinischen Studien konnte jedoch schon früh belegen, dass keine Gefahr von Resistenzbildungen bei der Anwendung von gentamicinhaltigen Knochenzementen gegeben ist, weil die gering vorhandene Wirkstoffkonzentration immer noch eine gewisse antibakterielle Wirkung besitzt (Lorian 1978; Atkinson und Lorian, 1984).

Die geeignete Auswahl des in der Endoprothetik einzusetzenden Antibiotikums hängt entscheidend von der Fähigkeit des ausgewählten Wirkstoffes ab, die bei einer Endoprotheseninfektion auftretenden Erreger möglich alle abtöten zu können. In diesem Zusammenhang wurde bei zahlreichen bakteriologischen Untersuchungen als Erregerspektrum hauptsächlich grampositive Bakterien –

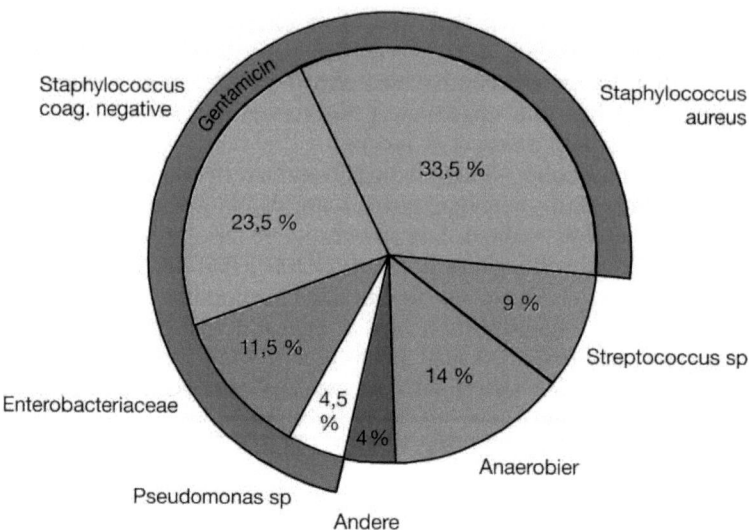

Abb. 203. Erregerspektrum des Antibiotikums Gentamicin nach Förster et al. (1988)

insbesondere Staphylococcus aureus – aber auch koagulase-negative Staphylokokken, Streptokokken sowie aerobe und anaerobe Stäbchenbakterien bestimmt (Buchholz et al. 1981, Steinbrink und Frommelt 1995). Nachgewiesen werden konnten auch gramnegative Erreger wie E. coli, Klebsiella, Enterobacter und Pseudomonas aeruginosa (Förster et al. 1988, Frommelt 2001).

Dieses Keimspektrum wird in besonderem Maße durch das Antibiotikum Gentamicin abgedeckt (Abb. 203).

Neben dem weitem Wirkungsspektrum des ausgewählten Antibiotikums ist weiterhin dessen bakterizide Eigenschaft von Bedeutung. Antibiotika mit einer lediglich bakteriostatischen Wirkung sind in diesem Anwendungsgebiet weniger geeignet.

Des weiteren ist eine gute Freisetzungskinetik des Wirkstoffes aus der Trägermatrix unerlässlich. Bereits 1984 konnte Wahlig (1987) zeigen, dass von über 20 verschiedenen Antibiotika, kombiniert mit mehr als 10 unterschiedlichen Knochenzementen, das Antibiotikum Gentamicin in Verbindung mit Palacos R die beste Freisetzung aufweist (Abb. 204).

Weitere Kriterien für die Auswahl eines geeigneten Antibiotikums für die Anwendung in Knochenzementen ist dessen Temperaturbeständigkeit, da während der Polymerisation höhere Temperaturspitzen auftreten können, die möglicherweise eingesetzte Antibiotika inaktivieren oder gar zerstören können. Neben der thermischen Stabilität ist auch eine chemische Stabilität gegenüber dem eingesetzten Monomeren von Bedeutung. Selbstverständlich sollte das Antibiotikum ein möglichst niedriges allergenes Potential haben und der Einfluss der Antibiotikazugabe auf die mechanischen Festigkeiten des Zementes sollte gering sein. Auch in diesen Faktoren hat sich das Gentamicin als das Antibiotikum der Wahl herauskristallisiert.

Wirkstoff-Freisetzung

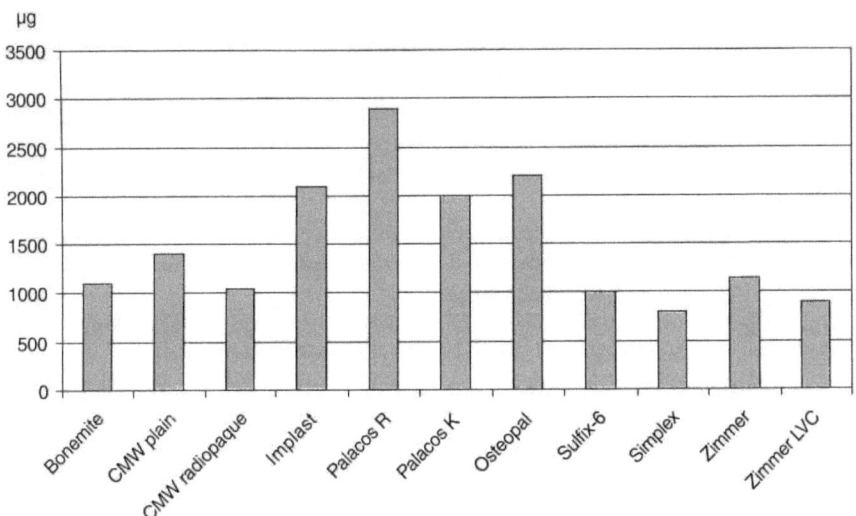

Abb. 204. Gentamicin-Freisetzung aus verschiedenen Knochenzementen nach Wahlig (1987)

Es ist daher keineswegs erstaunlich, dass heute fast alle antibiotikahaltigen Knochenzemente Gentamicin enthalten. Ausnahme bildet AKZ. Die dem AKZ-Polymerpulver zugemischten Antibiotika Colistin als auch das Erythromycin decken mit ihrem Wirkungsspektrum bei weitem nicht das Erregerspektrum von Genta-

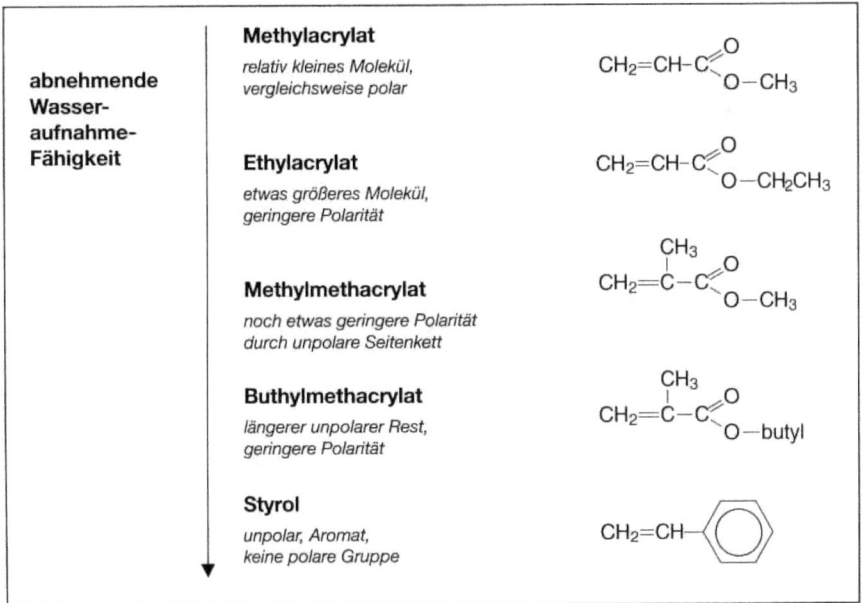

Abb. 205. Wasseraufnahmefähigkeit verschiedener in Knochenzementen eingesetzter Monomere

micin ab. Des weiteren wirken diese Antibiotika bakteriostatisch, nicht bakterizid. Erythromycin hat nur eine bakteriostatische Wirkweise, wobei häufig bereits eine primäre Resistenz auf Staphylokokken und Enterobakterien vorliegt. Das Wirkspektrum von Erythromycin beschränkt sich im wesentlichen auf grampositive Bakterien, die in der Endoprothetik nur ein untergeordnete Rolle spielen (Pneumokokken, Clostridium spp., Corynebakterien, α-hämolysierende Streptokokken der Gruppe A).

Copal enthält allerdings neben 2,5 % Clindamicin-HCL auch 2,5 % Gentamicinbase, so dass wir diesen Zement bei unserer Vergleichsuntersuchung ebenfalls mit in die Prüfung aufgenommen haben.

Im Gegensatz zu Wahlig (1987) haben wir in unseren Untersuchungen die Materialien der verschiedenen Hersteller direkt getestet (Abb. 206).

Die vorliegende Vergleichsuntersuchung zeigt deutlich, dass die Produkte Copal, Osteopal G, Palacos LV G/E Flow G, Palamed G, Refobacin-Palacos R und Palacos R G mit den Copolymeren aus MMA und MA – also Palacos- Basisprodukte – die beste Freisetzung des Wirkstoffes aufweisen. Die vergleichbar gute Freisetzung von Refobacin-Palacos R und Palamed G wurde bereits von Specht und Kühn (1998) sowie Specht et al. (2000) und Specht et al. (2001) beschrieben. Grundsätzlich führt die chemische Zusammensetzung dieser Zemente offenbar zu einer vergleichsweise raschen Wasseraufnahme. Der Einsatz von reinem PMMA oder von chemisch abgewandelten Copolymeren hat dabei sicherlich einen erheblichen Einfluss. Die Methacrylate Methylmethacrylat und Ethylacrylat sind aufgrund ihrer molekularen Struktur den »höheren« Methacrylaten wie Butylmethacrylat und Styrol offenbar in ihrer Fähigkeit, Wasser rasch aufzunehmen, überlegen (Abb. 205).

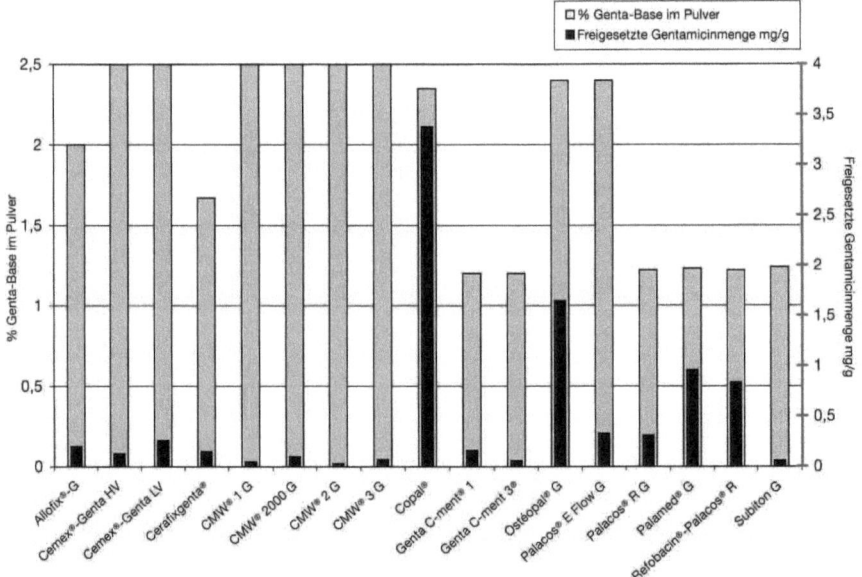

Abb. 206. Gentamicingehalt und Summe der Gentamicin-Freisetzung nach 7 Tagen aller untersuchten gentamicinhaltigen Knochenzemente

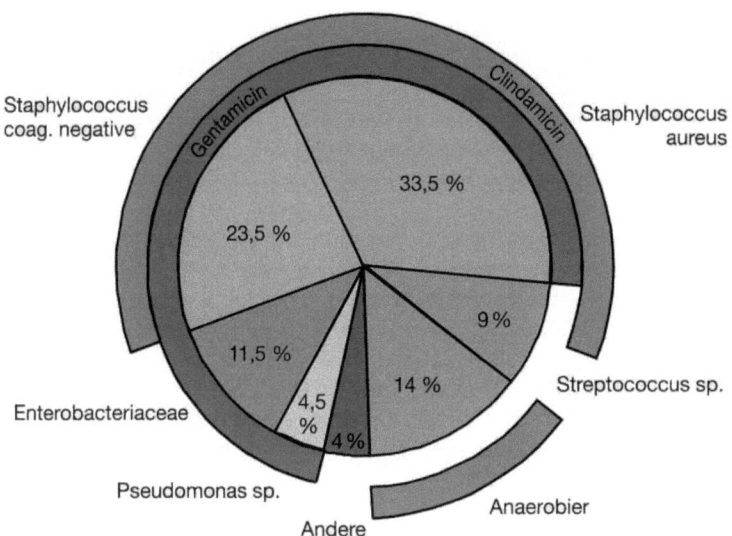

Abb. 207. Wirkungsspektrum der Kombination aus Gentamicin und Clindamicin

Geringfügige Unterschiede in der Zusammensetzung der Zemente entscheiden offenbar über das Freisetzungsvermögen. Elson et al. (1977) und Marks et al. (1976) berichten über eine deutlich bessere Gentamicinfreisetzung aus Palacos R im Vergleich zu Simplex P und CMW.

Der Diffusionsvorgang bei Palacos Basisprodukten ist sicherlich anderen Wettbewerbern gegenüber begünstigt, weil dort Copolymere eingesetzt werden, die in dieser Hinsicht positivere Voraussetzungen schaffen.

> Je schneller nämlich der Zement Wasser aufnimmt, desto besser wird der Wirkstoff aus der Matrix freigesetzt.

Neben der Zusammensetzung der verschiedenen Zemente ist sicherlich auch die Wirkstoff-Qualität von Bedeutung. Offensichtlich reicht alleine die Konformität des eingesetzten Wirkstoffes mit den Pharmakopöen nicht aus.

Die extrem gute Gentamicin-Freisetzung des Copal, ebenfalls ein Zement mit einem hohen Anteil an MA/MMA-Copolymer, wird offenbar zusätzlich durch die glänzende Freisetzung des zweiten Wirkstoffes mit begünstigt. Die exzellente Freisetzungskinetik von Copal ist besonders deshalb von Bedeutung, weil dieser Zement bevorzugt für die Revisionen infizierter Hüften entwickelt wurde. So wurde bei Copal zusätzlich zum Gentamicin das Antibiotikum Clindamicin eingesetzt. Damit wird ein Wirkungsspektrum der Kombination abgedeckt (Abb. 207), das auf nahezu 90 % aller bei TEP vorkommenden Keime anspricht (Kühn und Pfefferle 1998, Pfefferle et al. 2000, Gehrke 2001).

Der Osteopal G und der Palacos LV G/E-Flow G – ebenfalls zwei Vertreter der Palacos-Variante – setzten ebenfalls recht gut das Antibiotikum frei, wobei beide Zemente ca. 1 g Gentamicinbase auf 40 g Polymerpulver (= 2,5 %) aufweisen. Refobacin-Palacos R und Palamed G enthalten lediglich 1,25 % Gentamicinbase im Pulver und setzen immer noch glänzend das Antibiotikum frei, wobei der Palamed G noch etwas besser freisetzt als Refobacin-Palacos R (Specht und Kühn 1998). Auch der Palacos R with Gentamicin fügt sich in diese Tendenz nahtlos ein, zeigt allerdings eine vergleichsweise schwächere Freisetzung als Refobacin-Palacos R.

Alle anderen untersuchten Knochenzemente weisen im Vergleich zum Standardmaterial Refobacin-Palacos R eine signifikant niedrigere Freisetzungen auf, obwohl der Gentamicingehalt pro Einheit bei manchen Anbietern deutlich über denen der Palacos-Produkte liegt. Alle CMW-Zemente mit 2,5 % Gentamicinbase im Polymer sowie die von Cemex weisen beispielsweise die höchsten prozentualen Mengen an Gentamicinbase auf, aber die Freisetzung ist extrem niedrig und liegt noch deutlich unter der von Palacos R with Gentamicin bzw. Palacos LV G/E-Flow with Gentamicin. Die Zemente CMW 1 G, CMW 2 G und CMW 3 G wurden zusammen mit Subiton G als die Zemente ermittelt, die die niedrigste Freisetzung aller untersuchten Zemente aufwiesen.

3.2.5.8
Zusammenfassende Bewertung und Ausblick

Abschließend haben wir von allen untersuchten Knochenzementen einige wichtige Vergleichsdaten in Tabelle 130 zusammengefasst, um dem Anwender einen raschen Überblick zu vermitteln. Da in nahezu allen Prüfpositionen die untersuchten Knochenzemente die Normen erfüllten, ist die Aussagekraft eines Vergleiches basierend auf den Normen- Grenzwerten gering. Wir haben daher dieser Übersicht schärfere Limite zugrunde gelegt und im folgenden kurz eine Begründung für diese Maßnahme beschrieben.

Aushärtetemperatur nach ISO-5833 ≤ 70°C

Bei der ISO-Aushärtung haben wir als Grenzwert für die Bewertung eine möglichst niedrige Temperatur festgelegt, obwohl die derart ermittelten Werte – wie bereits unter 3.1.2 beschrieben – mit der tatsächlichen Temperatur während einer zementierten Hüftgelenksoperation nicht vergleichbar ist. Die verschiedenen Einflußfaktoren sowie die in der Literatur beschriebenen Möglichkeiten einer Temperaturreduzierung sollten stets beachtet werden. Es ist allerdings davon auszugehen, dass niedrige Aushärtetemperaturen nach ISO 5833 auch niedrige Temperaturen in vivo ergeben. Lediglich 14 untersuchte Zementtypen zeigten Aushärtetemperaturen unter der hier festgelegten Grenze von 70 °C.

ISO Druckfestigkeit	= 70–90 MPa
ISO E-Modul	= 2000–3000 MPa

Hinsichtlich der Druckfestigkeit haben wir unter 3.2.2.2 erklärt, warum wir der Auffassung sind, dass auch ein oberes Limit für diesen Test uns nicht ganz unwichtig erscheint. Ein zu sprödes Material – angezeigt durch ein hohes E-Modul zusammen mit einer ebenfalls hohen Druckfestigkeit, scheint sich in der

Vergangenheit in der klinischen Praxis nicht bewährt zu haben. Einige Zemente, die vielversprechende quasistatische mechanische Festigkeiten aufwiesen – insbesondere durch Druckfestigkeiten > 100 MPa – sind heute nicht mehr erhältlich (z.B. Sulfix-6 und Sulfix-60). Da nahezu alle untersuchten Zemente die Norm bezüglich dieser Prüfungen erfüllen, haben wir eine zusätzliche Unterteilung vorgenommen. Hinsichtlich der strengeren Grenzen für das E-Modul liegen lediglich 3 Zementtypen außerhalb dieser Grenze. Bei der Druckfestigkeit sind gerade einmal 16 untersuchte Zementtypen innerhalb der schärferen Limite.

DIN Biegefestigkeit (Dynstat)	$\geq$ 80 MPa
DIN Schlagzähigkeit (Dynstat)	$\geq$ 5 kJ/m² (antibiotikafreie Produkte)
	$\geq$ 4 kJ/m² (antibiotikahaltige Produkte)

Für die Dynstat-Biegefestigkeit und Dynstat-Schlagzähigkeit werden von der Norm keine Grenzwerte angegeben. Im Gegensatz zur ISO-Biegefestigkeit, bei der die Prüfkörper ca. 50 h im Wasser bei 37°C gelagert werden müssen, werden nach der Dynstat-Methode trockene Muster geprüft. Deshalb haben wir die Limite deutlich höher angesetzt, als bei der ISO 5833. Dabei haben 16 untersuchte Zemente die 80 MPa für die Dynstat-Biegefestigkeit erfüllt und ebenso viele die Dynstat-Schlagzähigkeit.

ISO Biegefestigkeit	$\geq$ 70 MPa

Den Grenzwert für die ISO-Biegefestigkeit von 50 MPa haben fast alle untersuchten Zemente leicht erfüllen können, und deshalb haben wir das Limit auf > 70 MPa erhöht. Interessant ist dabei die Beobachtung, dass noch 10 untersuchte wirkstofffreie Zementtypen dieses Limit überschreiten während dies bei den antibiotikahaltigen Zemente lediglich für 3 Zementtypen gilt. Es gilt als erwiesen, dass die Zumischung von Antibiotika die mechanischen Festigkeiten deutlich herabsetzt.

Molekulargewicht (nach 2.2.10)	> 350.000 Da

Die Bedeutung des Molegewichtes auf die Ermüdungsfestigkeiten von PMMA-Knochenzementen haben wir ausführlich unter 3.2.5.3 beschrieben. Für die Festlegung des Grenzwertes von 350.000 Da haben wir uns daher auf die Angaben aus der einschlägigen Literatur bezogen. Lediglich 15 der von uns untersuchten Knochenzemente erfüllen diese Anforderung. Ausnahmslos handelt es sich bei diesen Zementen um Materialien, bei denen die Polymerpulver mittels Ethylenoxid sterilisiert wurden.

Verarbeitungsbreite (nach 2.2.21)	$\geq$ 3:00 min.

Ein möglichst breites Verarbeitungsfenster ist für den Chirurgen bekanntermaßen von entscheidender Bedeutung. Allerdings weisen lediglich 12 der untersuchten Zementtypen eine Verarbeitungsbreite von mindestens 3:00 min. auf. Manche Zementtypen haben – wie bereits beschrieben – derart kurze Verarbeitungsbreiten, dass eine einfache Applikation schwierig ist.

Tabelle 130. Bewertungsschema für alle untersuchten Knochenzemente

	Aushärtetemperatur (ISO 5833) ≤70°C	Druckfestigkeit (ISO 5833) = 70–90 MPa	E-Modul (ISO 5833) = 2000–3000 MPa	Biegefestigkeit (Dynstat) ≥80 MPa	Schlagzähigkeit (Dynstat) ohne Antibiotik.: ≥5 kJ/m² mit Antibiotik.: ≥4 kJ/m²	Biegefestigkeit (ISO 5833) ≥70 MPa	Molekulargewicht ≥350.000 Da	Verarbeitungsdauer ≥3,0 min bei 23°C	Restmonomergehalt gleich u. Herstellung ≤5%	Gentamicin-Freisetzung (für AB-haltige) >0,2 mg/g
Zemente ohne Antibiotikum										
C-Ment 1		E	E						BuMA	
C-Ment 3			E		E				BuMA	
Cemex Isoplastic (HV)	E		E	E						
Cemex RX (LV)			E	E	E					
Cerafix LV			E			E			BuMA	
CMW 1 radiopaque			E	E						
CMW 2						E				
CMW 3			E			E		E	E	
Duracem 3		E	E	E		E			BuMA	
Durus H						E			E	
Endurance			E			E				
Osteobond			E	E		E				
Osteopal/Palacos LV/E-Flow	E	E	E	E	E	E	E		E	
Osteopal HA	E	E	E		E		E	E	E	
Osteopal VS	E	E	E	E	E	E	E	E	E	
Palacos R		E	E	E	E	E	E	E	E	
Palamed	E		E	E	E		E	E	E	
Palavit HV	E		E		E		E	E		
Palavit LV	E		E		E		E			
Subiton	E	E					E			
Surgical Simplex P		E	E							
Zimmer dough-type	E	E	E							
Zemente mit Antibiotikum										
AKZ			E							
Allofix G			E		E				BuMA	
Cemex Genta HV		E	E						E	
Cemex Genta LV		E	E	E					E	
Cerafix Genta	E		E		E				BuMA	
CMW 1 G		E	E							
CMW 2 G			E							
CMW 2000 G			E	E				E		
CMW 3 G			E					E	E	
Copal		E	E				E	E	E	E
Genta C-ment 1		E	E						BuMA	
Genta C-ment 3			E						BuMA	
Osteopal G	E		E	E	E	E	E		E	E
Palacos LV G/E-Flow G	E		E	E	E	E	E		E	E
Palacos R with Gentamicin			E	E	E	E	E	E	E	E
Palamed G	E	E	E	E	E		E	E	E	E
Refobacin-Palacos R			E	E	E		E	E	E	E
Subiton G	E	E	E				E			

BuMA, Butylmethacrylat; *E*, erfüllt

Tabelle 131. Kriterien zur Beurteilung und Zulassung von Knochenzementen (nach Demian und McDermott 1998) in den USA durch die FDA.

Eigenschaft	Parameter/Testart	Norm/Methode (Alternativen)
Chemische Zusammensetzung	Rohstoffe	NMR in Flüssigphase, FTIR, HPLC/MS
	Zusätze	Veraschung
	Reinheit	ICP/MS, GC/FTIR/MS, Titration
Molekulargewicht	Relative Viskosität (Eta)	Lösungs-Viskosimetrie
	Molekulargewicht	GPC (Polystyrol-Standard)
	Glasübergangstemperatur (T_g)	DSC, Dilatometrie
Physikalische Eigenschaften	Morphologie	Licht-Mikroskopie, SEM
	Porosität	Scanning Acoustical Microscopy, Röntgen
	Alterung durch Wasseraufnahme	ISO 5833 (z.B. Biegefestigkeit)
Verarbeitungseigenschaften	Teigzeit	ISO 5833, ASTM F451
	Aushärtezeit	ISO 5833, ASTM F451
	Intrusion	ISO 5833, ASTM F451
Polymerisation	Maximaltemperatur	ISO 5833, ASTM F451
	Schrumpf	Dichtewaage, Pyknometer (ASTM D2566)
	Wasseraufnahme	Wägung
	Abnahme der freien Radikale	ESR
Polymerisationsgrad	Restmonomer-Gehalt	GC, HPLC/GPC, FTIR
	Restmonomer-Freisetzung	GC, HPLC/GPC
Haltbarkeit	Monomerstabilität (forciert)	ISO 5833, ASTM F451
	BPO-Gehalt	Titration, FTIR
	Teigzeit/Aushärtung	ISO 5833, ASTM F451
Elastizitäts-Modul	4-Punkt-Biegung	ISO 5833
Kompressionsmodul	Druckbelastung	ISO 5833
Zugmodul	Zugversuch	ASTM D638
Ermüdungsfestigkeit	Zug/Druck, Zug/Zug	ASTM D638
	4-Punkt-Biegung	Methode Dr. Soltèsz, ASTM E399
Bruchzähigkeit		ASTM E399
Ermüdungsrißwachstum		ASTM E647
Statische Festigkeit		
Biegefestigkeit	4-Punkt-Biegung	ISO 5833
Druckfestigkeit	Druckbelastung	ISO 5833
Zugfestigkeit	Zugbelastung	ASTM D638
Scherfestigkeit	Zement/Zement, Zement/Implantat	ASTM D732
Viskoelastizität	Dynamisch-mechanische Analyse, Creep	ASTM D2990
Haltbarkeit	Mechanik von ausgehärtetem Zement nach Alterung/ Lagerung der Komponenten	Realbedingungen oder forciert (erhöhte Temperatur)

NMR = Nuclear Magnetic Resonance
FTIR = Fourier Transformation Infra Red Spektroskopy
HPLC/MS = High Pressure Liquid Chromatography/ Mass Spectrometry
GC = Gas Chromatography
GPC = Gel Permeation Chromatography
DSC = Differential Scanning Calometry
SEM = Scanning Electron Microscopy

| Restmonomergehalt (nach 2.2.7.) | < 5 % |

Der Restmonomergehalt an Formkörper nach der Herstellung und Aushärtung (1 h nach Herstellung) sollte nach unserer Vorstellung unterhalb von 5 % liegen. Die meisten der untersuchten Zemente weisen einen Restmonomergehalt zwischen 4 und 7 % auf, 16 der untersuchten Zementtypen liegen unterhalb der 5 %. Acht der Untersuchten Knochenzemente enthalten in ihrer Flüssigkeit BuMA und weisen daher niedrige Werte diesbezüglich auf. Sie wurden in dieser Vergleichsstudie nicht berücksichtigt.

| Gentamicin-Freisetzung (nach 2.2.8.) | > 0,2 mg/g |

Hinsichtlich der Wirkstoff-Freisetzung haben wir ein Limit von > 0,2 mg/g festgelegt. Lediglich 6 der untersuchten Zemente konnten diese Anforderung erfüllen.

Als Basisanforderung für die Zulassung von Knochenzementen in den USA existiert ein tiefgreifendes und umfassendes Anforderungsprofil (Tabelle 131), das für zukünftige Norm-Revisionen als Grundlage herangezogen werden könnte (Demian und McDermott 1998).

Wir möchten mit dieser Auflistung von Prüfungen einen Eindruck vermitteln, mit welchem Aufwand zukünftig bei der Zulassung und gegebenenfalls auch bei der Chargenfreigabe bei PMMA-Knochenzementen zu rechnen ist. Aus der Fülle an Anforderungen kann man entnehmen, dass Neuentwicklungen auf diesem Gebiet hohe Hürden überschreiten müssen, um überhaupt erst zur Marktreife zu gelangen. Diese Bestrebungen sind aufgrund der kritischen Einsatzgebiete von Knochenzementen grundsätzlich zu unterstützen. Es muss aber auch die Frage aufgeworfen werden, inwieweit einfachere, nicht derart zeitintensive und teure Testverfahren in gleicher Weise die Sicherung gleichbleibender Qualität gewährleisten können.

Literatur

AMG, Gesetz über den Verkehr mit Arzneimitteln, ECV Editio Cantor Verlag, Aulendorf, 1998
ASTM. Specification F 451-76. Standard specification for acrylic bone cement. Annual Book of ASTM Standards: Medical Devices; Emergency Medical Services. Philadelphia, PA: American Society for Testing and Materials, 1978
Atkinson, B.A., Lorian, V.: Antimicrobial agent susceptibility patterns of bacteria in hospitals from 1971 to 1982. J. Clin. Microbiol. 20, 791-796, 1984
Bargar, W. L., Heiple, K. G., Weber, S., Brown, S. A., Brown, R. H., Kotzar, G.: Contrast bone cement. J. Orthop. Res. 1, 92-120, 1983
Benjamin, J.B., Gie, G.A., Lee, A.J.C., Ling, R.S.M.: Cementing technique and the effect of bleeding. J. Bone Joint Surg, Br. 69, 620-624, 1987
Biehl, G., Harms, J., Hanser, U.: Experimentelle Untersuchungen über die Wärmeentwicklung im Knochen bei der Polymerisation von Knochenzement. Arch. orthop. Unfall-Chir. 78, 62-69, 1974
Bishop, N.E., Ferguson, S., Tepic, S.: Porosity reduction in bone cement at the cement-stem interface. J Bone Joint Surg, Br, 78-B, 349-356, 1996
Bösch, P., Harms, H. Lintner, F.: Nachweis des Katalysatorbestandteiles Dimethylparatoluidin im Knochenzement, auch nach mehrjähriger Implantation. Arch. Toxicol. 51, 157-166, 1982
Bösch, P., Harms, H., Lintner, F.: Zur Toxizität der Knochenzementbestandteile. In: Willert, H.-G., Buchhorn G (Hrsg.): Knochenzement. Aktuelle Probleme in der Chirurgie und Orthopädie 31, 87-89, 1987
Brauer, G. M., Termini, D. J., Dickson, G.: Analysis of the ingredients and determination of the residual components of acrylic bone cements. Biomed. Mat. Res. 11, 577-607, 1977
Breed, A. L.: Experimental Production of vascular hypotension and bone marrow and fat embolism with Methylmethacrylate Cement. Clin. Orthop. 102, 227-244, 1974
Breusch, S.J., Draenert, K., Vacuum application of bone cement in total hip arthroplasty. Hip International 7/4, 1-16, 1997
Breusch, S.J., Draenert, K., Draenert, Y., Boerner, M., Pitto, R.P.: Die anatomische Basis des zementierten Femurstieles, Z Orthop. 137, 101-107, 1999
Breusch, S. J., Lukoschek, M., Schneider, U., Ewerbeck, V.: „State of the art" der zementierten Hüftendoprothetik. Deutsches Ärzteblatt, Jg. 92, Heft 30, Juli 2000
Breusch, S. J.: Cementing technique in total hip replacement: factors influencing survival of femoral components. In: Bone Cement and Cementing Technique. Eds. G. H. I. M. Walenkamp, D. W. Murray, Springer Verlag Heidelberg 2001, in press
Buchholz, H. W., Engelbrecht, E.: Über die Depotwirkung einiger Antibiotika beim Vermischen mit dem Kunstharz Palacos. Chirurg 41, 511-515, 1970
Buchholz, H. W., Elson, R. A., Engelbrecht, E., Lodenkämper, H., Röttger, J., Siegel, A.: Management of Deep Infection of total Hip Replacement. J Bone Joint Surg. 63 B, 342-353, 1981
Buchhorn, G. H., Willert, H. G., Semlitsch, M., Schön, R., Steinemann, S., Schmidt, M.: Preparation, characterization and animal testing for biocompatibility of metal particles of iron-, cobalt- and titanium-based implant alloys: Particulate debris from medical implants: Mechanisms of formation and biological consequences. ASTM STP 1144, K. R. John, Ed. American Society for Testing and Materials, Philadelphia, 177-188, 1992
Burke, D. W., Gates E. I., Harris, W. H.: Centrifugation as a method of improving tensile and fatigue properties of acrylic bone cement. J Bone Joint Surg. 66,1265-1273, 1984
Byrick, R.J., Mullen, J.B., Mazer, C.D., Guest, C.B.,: Transpulmonary systemic fat embolism: studies in mongrel dogs after cemented arthroplasty. Am J Respir Crit Care Med, 150, 1416-1422, 1994
Charnley, J.: Anchorage of the femoral head prosthesis of the shaft of the femur. J. Bone Joint Surg. 42 Br: 28-30, 1960
Charnley, J.: Acrylic cement in orthopaedic surgery.: Baltimore: Williams and Wilkins, 1970

Christel, P. S., Meunier, A., Blanquaert, D., Witvoet, J., Sedel, L.: Role of stem design and material on stress distribution in cemented total hip replacement. J Biomed Eng, Vol. 10, January, 1988

Christie, J., Robinson, C. M., Pell, A. Ch., McBirnie, J., Burnett, R.: Transcardiac echocardiography during invasive intramedullary procedures. J Bone Joint Surg (Br), 77 B, 450–455, 1995

Connelly, T. J., Lautenschlager, E. P., Wixson, R. L.: The role of porosity in shrinkage of acrylic cements. Transactions of the 13th Meeting of Society, 12, 114, 1978

Covington, L. C.: The role of multi-valent metal ions in suppressing crevice corrosion of titanium. In. Jaffee, R. I, Burte, H. M. (Hrsg.), Titanium science and technology, New York, Plenum Press, 2395–2403, 1973

Crout, D. M. G., Corkill, J. A., James, M. L., Ling, R. S. M.: Methylmethacrylate Metabolism in man. Clinical Orthop. and Rel. Res. 141, 90–95, 1979

Davies, J. P., Jasty, M., O'Connor, D. O., Burke, D. W., Harrigan, T. P., Harris, W. H.: The effect of centrifuging bone cement. J. Bone Joint Surg. 71B, 39–42, 1989

Davies, J. P., O'Connor, D. O., Burke, D. W., Harris, W. H.: Comparison of the diametral shrinkage of centrifuged and uncentrifuged Simplex P, Proc. 16th Annu. Mtg. Soc. Biomater. Charleston, SC; 23, 1990

Debrunner, H. U.: Untersuchungen zur Porosität von Knochenezementen. Arch. Orthop. Unfall-Chir. 86, 261–278, 1976

Demarest, V. A., Lautenschlager, E. P., Wixson, R. L.: Vacuum mixing of methylmethacrylate bone cement. Trans. Soc. Biomat. 6, 37, 1983

Demian, H. W., McDermott, K.: Regulatory perspective on characterization and testing of orthopedic bone cements. Biomat. 19 (17), 1607–1618, 1998

De Wijn, J. R., Sloof, Th. J. J. H., Driessens, F. C. M.: Characteriziation of bone cements. Arch. Orthop. Unfall-Chir. 72, 174–184, 1972

De Wijn, J. R., Driessens, F. C., Slooff, T. J.: Dimensional behavior of curing bone cement masses. J. Biomed. Mat. Res. 9, 99–103, 1975a

De Wijn, J. R., Slooff, T. J., Driessens, F. C.: Characterization of bone cements. Acta Orthop. Scand. 46, 38–51, 1975b

DIN EN ISO 1567: Prothesenkunststoffe, Juli 2000

DIN 53435: Biegeversuch und Schlagbiegeversuch an Dynstat-Probekörpern, 1983

Draenert, K.,; Zur Praxis der Zementverankerung. Forschung und Fortbildung in der Chir. des Bewegungsapp. 2, München: Art and Science, 1988

Draenert, K., Draenert, Y.: Die Adaptation des Knochens an die Deformation durch Implantate Strainadaptive bone remodelling. In: Draenert K. (Hrsg.) Forschung und Entwicklung in der Chirurgie des Bewegungsapparates 3, München: Art and Science, 1992

Draenert, K., Draenert, Y., Garde, U., Ulrich, Ch.: Manual of cementing technique. Springer Verlag, Heidelberg, 1999

Dutree-Meulenberg, R. O., Kozel, M. M., van Joost, T.: Burning mouth syndrome: A possible etiologic role for local contact hypersensitivity. J Am Acad Dermatol. 26, 935–940, 1992

Edwards, R. O.: Thomas, F. G. V.; Evalution of acrylic bone cements and their performance standards. J Biomat Mat Res 15, 543–551, 1981.

Ege, W.: Knochenzement. In: Planck, H., Kunststoffe und Elastomere in der Medizin, Kohlhammer GmbH, Stuttgart, 112–121, 1993

Ege, W.: Material properties of PMMA bone cements. In: Buchhorn, G.H. and Willert, H.-G. (Hrsg.), Technical Principles, Design and Saftety of Jont Implants. Hogrefe & Huber Verlag, Göttingen, 49–53, 1994

Ege, W., Scheuermann, H.; Freisetzung von Restmonomer und N,N-dimethyl-p-toluidin aus Knochenzementen während der Aushärtung und bei Langzeitlagerungen – Eine in-vitro-Untersuchung. In: Willert, H.-G., Buchhorn G (Hrsg.): Knochenzement. Aktuelle Probleme in der Chirurgie und Orthopädie 31, 79–82, 1987

Ege, W., Kühn, K.-D.: Industrial development of bone cement – 25 years of experience. In: Bone Cement and Cementing Technique. Eds. G. H. I. M. Walenkamp, D. W. Murray, Springer Verlag Heidelberg 2001, in press

Ege, W., Kühn, K.-D., Maurer, H., Tuchscherer, Chr.: Physical and chemical properties of bone cements. In: Biomaterials in Surgery, ed. by G.H.I.M. Walenkamp, Thieme-Verlag, Stuttgart, 39–42, 1998a

Ege, W., Kühn, K.-D., Maurer, H., Tuchscherer, Chr.: Glass transition temperature of various bone cements. Abstracts: North Sea Biomaterials, The Hague, NL, 177, 1998b

Eggert, A., Huland, H., Runke, J., Seidel, H.: Der Übertritt von Methylmethacrylat-Monomer in die Blutbahn des Menschen nach Hüftgelenksersatzoperationen. Chirurg 45, 236–242, 1974

Eggert, A., Seidel, H., Wittmann, D. H.: Beitrag zur Pharmakokinetik von Methylmethacrylat Monomer aus Knochenzementen. Der Chirurg 48, 316–318, 1977

Eggert, A., Eckert, W., Seidel, H.: Zur Ausscheidung von Knochenzementmonomer in der Atemluft. Arch. Orthop. Traumat. Surg. 97, 221–224, 1980

EG-GMP-Richtlinien, in: EG-GMP-Leitfaden einer guten Herstellpraxis für Arzneimittel, ECV Editio Cantor Verlag, Aulendorf, 5. Auflage. 1998.
Elmaraghy, A, Humeniuk, B, Anderson, G.I., Schemitsch, E.H., Richards, R.R.: The role of methylmethacrylate monomer in the formulation and haemodynamic outcome of pulmonary fat emboli. J.Bone Jount Surg, Br, 80-B, 156–161, 1998
Elson, R. A., Jephcott, A. E., McGechie, D. B., Verettas, D.: Antibiotic-loaded acrylic cement: J. Bone Joint Surg. 59 B, 200–205, 1977
Endler, F.: Die allgemeinen Materialeigenschaften der Methylmethacrylat-Endoprothesen für das Hüftgelenk und ihre Bedeutung für die Spätprognose einer Hüftarthroplastik. Arch. Orthop. Unf. Chir. 46, 35–42, 1953
Eriksson, R.A., Albrektsson, T.: The effect of heat on gerneration. An experimental study in the rabbit using bone growth chamber. J Oral Maxillofac Surg. 42, 707–711, 1984
Espehaug, B., Engesaeter, L. B., Vollset, S. E., Havelin, L. I., Langeland, N.: Antibiotic prophylaxis in total hip arthroplasty. J Bone Joint Surg 79-B, 590–595, 1997
Eyerer, P., Jin, R.: Title Influence of mixing technique on some properties of PMMA bone cement. J. Biomed. Mat. Res. 20, 1057–1094, 1986
Feith, R.: Side-effects of acrylic cement implanted into bone. A histological, (micro)angiographic, fluorescense-microscopic and autoradiographic study in rabbit femur. Acta Orthop. Scand. Suppl. 161, 1975
Ferracane J. L., Greener, E. H.: Rheology of acrylic bone cements. Biomat. Med. Dev. Artif. Organs, 9, 213–224, 1981
Fisher, A. A.: Allergic sensitization of skin and oral mucosa to acrylic resin denture materials. J. prosth. Dent. 6, 593, 1956
Foerster, G. v., Buchholz, H. W., Lodenkämper, H, Lodenkämper U.: Antibiotika und Knochen- zement – die lokaltherapeutische Bedeutung. In: Willert, H.-G., Buchhorn G (Hrsg.): Knochenzement. Aktuelle Probleme in der Chirurgie und Orthopädie 31, 227–233, 1987
Foerster, G. v., Buchholz, H. W., Heinert, K.: Die infizierte Hüftendoprothese – Spätinfektion nach der 6. postoperativen Woche. In: Cotta, H, Braun, A (Hrsg.), 124–135, 1988
Fontana, M. G., Greene, N. D.: Corrosion engineering, New York, Mc Graw Hill, 1967
Frommelt, L.: Gentamicin release from PMMA bone cement – mechanism and action on bacteria. In: Bone Cement and Cementing Technique. Eds. G. H. I. M. Walenkamp, D. W. Murray, Springer Verlag Heidelberg 2001, in press
Furnes, O., Havelin, L. I., Espehaug, B.: Effect of type of bone cement and antibiotic prophylaxis on early revision of cemented total hip replacement. In: Bone Cement and Cementing Technique. Eds. G. H. I. M. Walenkamp, D. W. Murray, Springer Verlag Heidelberg 2001, in press
Gehrke, T.: Pharmacokinetic study of a gentamicin/clindamycin bone cement used in one-stage revision arthroplasty. In: Bone Cement and Cementing Technique. Eds. G. H. I. M. Walenkamp, D. W. Murray, Springer Verlag Heidelberg 2001, in press
Griess jr, J. C.: Crevice corrosion of titanium in aqueous salt solutions. Corrosion 24, 96–109, 1968
Gristina, A. G, Costerton, J. W.,: Bacterial adherence, the glycocalix, and muskuloskeletal sepsis. Orthop Clin North Am 15, 517–535, 1984
Gristina, A. G.: Biomaterial-centered infection: microbial adhesion versus tissue integration. Science 237, 1588–1595, 1987
Gristina, A. G., Jennings, R. A., Naylor, P. T., Myrvik Q. N., Webb, L. X.: Comparative in-vitro antibiotic resistance of surface-colonizing coagulase-negative staphylococci. Antimicrob Agents Chemother 33, 813–816, 1989
Grupp, T. M., Kühn, K.-D., Tuchscherer, C., Hermle, T., Blömer, W., Planck, H.: Methode zur sekundären Zementierung von Hüftendoprothesenschäften – Analyse von geeigneten Knochenzementen hinsichtlich Viskosität und Festigkeit. Jahrestagung der Deutschen Gesellschaft für Biomaterialien, Ulm 2000, in press
Haas, S. S., Brauer, G. M., Dickson, G. A.: Characterization of polymethyl-methacrylate bone cement. J. Bone Joint Surg (Am), 57 A, 380–391, 1975
Haboush, E. J.: A new operation for arthroplasty of the hip based on biomechanics, photoelasticity, fast setting dental acrylic and other considerations. Bull. Hosp. It. Dis N.Y.14, 242, 1953
Haddad, F. S., Lvell, N. J., Dowd, P. M., Cobb, A. G., Bentley, G.; Cement hypersensitivity: A cause of aseptic loosening. J Bone Joint Surg. 77B, 329–330, 1995
Hahn, M., Engelbrecht, E., Delling, G.: Eine quantitative Analyse zur Bestimmung der Porosität von vorkomprimiertem und unter Vakuum gemischtem Knochenzement. Chirurg 61, 512–517, 1990
Hailey, J. L., Turner, I. G., Miles, A. W., Price, G.: The effect of post-curing chemical changes on the mechanical properties of acrylic bone cement. J. Mater. Sci.: Mater. Med. 5, 617–621, 1994
Hansen, D., Jensen, J. S.: Prechilling and vacuum mixing not suitable for all bone cements. Handling characteristics and exotherms of bone cements. J. Arthroplasty 5, 287–290, 1990

Hansen, D., Jensen, J. S.: Mixing does not improve mechanical properties of all bone cements. Manual and centrifugation-vacuum mixing compared of 10 cement brands. Acta Orthop. Scand. 63, 13–18, 1992

Harper, E.J., Braden, M., Bonfield, W., Dingeldein, E., Wahlig, H.: Influence of sterilization upon a range of properties of experimental bone cements. J. Mat. Sci.; Materials in Medicine, 8, 849–853, 1997

Harris, W. H., McGann, W. A.: Loosening of the femoral component after use of the medullary-plug cementing technique. Follow-up note with a minimum five-year follow-up. L Bone Joint Surg 68-A, 1064–1066, 1986

Havelin, L. I., Espehaug, B., Vollset, S. E., Engesaeter, L. B.: Early aseptic loosening of uncemented femoral component in primary total hip replacement: a series based on the Norwegian Arthroplasty Register, J. Bone Joint Surg. 77B, 11–71, 1995a

Havelin, L. I., Espehaug, B., Vollset, S. E., Engesaeter, L. B.: The effect of cement type on early revision of Charnley total hip prosteses. J. Bone Joint Surg. 77A, 1543–1550, 1995b

Heinrich, H., Kremer, P., Winter, H., Wörsdorfer, O., Ahnefeld, F. W.: Transoesophageale zweidimensionale Echokardiographie bei Hüftendoprothesen. Anaestheses 34, 118–123, 1985

Henrichsen, E., Jansen, K., Krogh-Poulson, W.: Experimental investigation of the tissue reaction to acrylic plastics. Acta orthop. Scand 22, 141–146, 1953

Hiss, E.: Untersuchungen zum Alterungsverhalten von Knochenzementen – Eine Langzeitstudie. In: Willert, H.-G., Buchhorn G (Hrsg.): Knochenzement. Aktuelle Probleme in der Chirurgie und Orthopädie 31, 63–66, 1987

Hoffman, C. W.: Twenty years of total hip arthroplasty in Taranaki – a survival analysis. J Bone Joint Surg 73-B Suppl. 1, 23, 1991

Hofmann, S., Hopf, R., Huemer, G., Kratowill, C., Koller-Strametz, J., Schlag, G., Salzer, M.: Modified surgical technique for reductionof bone narrow spilling in cement-free hip endoprosthesis. Orthopäde 24(2), 130–137, 1995

Hofmann, S., Hopf, R., Mayr, G., Schlag, G., Salzer, M.: In vivo femoral intramedullary pressure during uncemented hip arthroplasty. Clin-Orthop. 360, 136–146, 1999

Hollander, L., Kennedy R. M.: Dermatitis caused by autopolymerizing acrylic restoration material. Dent. Dig. 57, 213, 1951

Homsy, C. A., Tullos, H. S., Anderson, S. M., Differante, N. M., King, J. W.: Some physiological aspects of prothesis stabilization with acrylic polymers. Clin. Orthop. 83, 317–328, 1972

Hopf, Th., Zell, J., Sellier, Th., Hanser, U.: Methodik der Dauerschwingfestigkeitsprüfung von PMMA-Knochenzementen. Med.-orthop.-Techn 105, 20–25, 1985

Hullinger, L., Untersuchungen über die Wirkung von Kunstharzen in Gewebekulturen. Arch. Orthop. Unf. Chir. 54, 581, 1962

Huiskes, R.: Some fundamental aspects of human joint replacement. Analyses of stresses and heat conduction in bone-prosthesis structures. Acta Orthop. Sand. 185 (Suppl), 1980

Issendorf von, W. D., Ritter, G.: Examinations to establish the intensity and significance of the intramedular pressure during the precipitation of the artificial hip-joint. Unfallchirurg 3, 99–104, 1977

ISO. International standard 5833/1: Implants for Surgery-Acrylic Resin Cements. Orthopaedic Application, 1979

ISO. International standard 5833/2: Implants for Surgery-Acrylic Resin Cements. Orthopaedic Application. 1992

Jasty, M., Jensen, N. F., Harris, W. E.: Porosity measurements in centrifuged and uncentrifuged commercial bone cement preparations. Poster present: 2nd World Congress of Biomaterials, Washington, 1984

Jasty, M., Davies, J. P., O'Connor, D. O., Burke, D. W., Harrigan, T. P., Harris, W. H.: Porosity of various preparations of acrylc bone cements, Clin. Orthop. Rel. Res. 259, 122–129, 1990

Jasty, M., Maloney, W. J., Bragdon, C. R., O'Connor, D. O., Zalenski, E. B., Harris, W. H.: The initiation of failure of cemented femoral components of hip arthroplasties. J. Bone Joint Surg. 73 B, 551–558, 1991

Josefsson, G, Lindberg, L., Kolmert, L., Wiklander, B.: Systemic antibiotics and gentamicin-containing bone cement in the prophylaxis of postoperative infections in total hip arthroplasty. Clin Orthop and Rel Res 159, 194–200, 1981

Josefsson, G, Gudmundsson, G., Kolmert, L., Wijkström, S.: Prophylaxis with systemic antibiotics versus gentamicin bone cement in total hip arthroplasty. Clin Orthop and Rel Res 253, 173–178, 1990

Judet, J., Judet, R.: The use of an artificial femoral head for arthroplasty of the hip joint. J. Bone Surg. 32 Br, 166, 1956

Keller, J.C., Lautenschlager E.P.: Experimantal attempts to reduce acrylic porosity. Biomat Med Dev Art Org., 11, 221–236, 1983

Kiaer, S.: Preliminary report on arthroplasty by use of acrylic head. Cliniquièm congrès international de Chirurgie orthopèdique, Stockholm, 1951

Kim, S.L., Skibo, M., Manson, J.A., Hertzberg, R.W.: Fatigue crack propagation in polymethylmethacrylate: effect of molecular weight and internal plasticization. Polymer Engineering and Science, 17 (3), 194–203, 1977
Kindt-Larsen, T., Smith, D. B., Jensen, J.S.: Innovations in acrylic bone cement and application equipment. J. Appl. Biomat. 6, 75 - 83, 1995
Kirschner, P.: Experimentelle Untersuchungen mechanischer und chemischer Eigenschaften von Knochenzementen nach Langzeitimplantation im menschlichen Körper. Habilitationsschrift, Mainz, 1978
Kleinschmitt, O.: Plexiglas zur Deckung von Schädellücken. Chirurg. 13, 273, 1941
Könning, H, Ackermann, T, Seifert, C, Wirth, C.J.: Peroperative Kostenanalyse zementierter versus nicht-zementierter Hüfttotalendoprothesen zum klinischen und ökonomischen Management. Z. Orthop. 135, 479–485, 1997.
Koppensteiner, G., Pfeiffer, M.: Sterilisationsverfahren und deren kunststoffgerechte Anwendung. In: Planck, H.: Kunststoffe und Elastomere in der Medizin. Kohlhammer-Verlag, Stuttgart Berlin Köln, 355–371, 1993
Krause, W., Krug, W. Miller, J.: Cement bone interface effect of cement technique and surface preparation. Orth. Transactions 4, 204, 1980
Krause, W. R., Miller, J.: The viscosity of acrylic bone cements. J. Biomed. Mater. Res. 16, 219–243, 1982
Kühn, K.-D.: Distribution of vesicular-arbuscular mycorrhizal fungi on a fallow agriculture site. II. Wet habitat. Angew. Botanik 65, 187–203, 1991
Kühn, K.-D.: Handling properties of PMMA bone cements. In: Bone Cement and Cementing Technique. Eds. G. H. I. M. Walenkamp, D. W. Murray, Springer Verlag Heidelberg 2001, in press
Kühn, K.-D. and Pfefferle, H.J.: A gentamicin/clindamicin containing bone cement. Abstracts: North Sea Biomaterials, The Hague, NL, 168, 1998
Kühn, K.-D. and Ege, W.: Influence of a change of storage conditions in ISO 5833 on the mechanical results. Abstracts: North Sea Biomaterials, Bordeaux-Arcachon, F, 1999
Kühn, K.-D., Ege, W.: A New Medium Viscosity Acrylic Bone Cement. Unreferred, Sixth World Biomaterials Congress, Society for Biomaterials, 2000
Kühn, K.-D., Specht, R., Ege, W., Kock, H.-J.: Mechanical properties of bone cements. In: Bone Cement and Cementing Technique. Eds. G. H. I. M. Walenkamp, D. W. Murray, Springer Verlag Heidelberg 2001, in press
Kummer, F. J.: Bone cements: effects of pressurization on structure and mechanical properties. Trans Orthop Res Soc. 21, 245–149, 1974
Kusy, R. P.: Characterization of self-curing acrylic bone cement. J. Biomed. Mater. Res. 12, 271–305, 1978
Kutzner, F., Dittmann E. Ch., Ohnsorge, J.; Atemeffekte durch Knochenzement auf Methylmethacrylatbasis. Z. Orthop. 112, 1053–1062, 1974a
Kutzner, F., Dittmann, E. Ch., Ohnsorge, J.: Restmonomerabgabe von abhärtendem Knochenzement. Arch. Orthop. Unf. Chir. 79, 247–253, 1974b
Labitzke, R, Paulus, H.: Intraoperative Temperaturmessungen in der Hüftchirurgie während der Polymerisation des Knochenzementes Palacos. Arch. Orthop. Unfall-Chir. 79, 341–346, 1974
Lautenschlager, E. P., Jacobs, J.J., Marshall, G.W., Meyer, P.R. Jr.: Mechanical properties of bone cements containing large doses of antibiotic powders. J Biomed Mat Res 10, 929–938, 1976
Lautenschlager, E. P., Strupp, S. I., Keller, J. C.: Structure and properties of acrylic bone cement. In: Duchaynep Hasting G. W. ed.: Functional behavior of orthopaedic biomaterials, vol II. Applications, CRC Series in structure-property relationships of biomaterials. Boca Raton. FL: CRC Press, 1984
Lee, A. C. J., Ling, R. S. M., Wrighton, J. D.: Some properties of polymethylmethacrylate with reference to ist use in orthopaedic surgery. Clin. Orthop. 95, 281, 1973
Lee, A. J. C., Ling R. S., Vangal, S. S.: Some clinically relvant variables affecting the mechanical behaviour of bone cement. Arch. Orthop. Traumat Surg. 92, 1–18, 1978
Lehmann, R. A., Jenny, M.: Tierexperimentelle und histologische Ergebnisse bei der Frakturleimung mit dem Polyurethanpolymer „Ostamer". Schweiz. Med. Wochenschr. 91, 908–914, 1961
Lewis, G.: Properties of acrylic bone cements: state-of-the-art-review. J Biomed Mater Res (Appl Biomater) 38, 155–182, 1997
Lewis, G.: Relative influence of molecular weight and mixing method on the fatique performance of acrylic bone cement: Simplex®P versus Osteopal®. In: Bone cement: practice & progress, Kings College Hospital, London, 1999
Lewis, G., Austin, G. E.: Mechanical properties of vacuum-mixed acrylic bone cement. J. Appl. Biomater. 5, 307–314, 1994
Lewis, G., Mladsi, S.: Effect of sterilization method on properties of Palacos® R acrylic bone cement. Biomaterial 19, 117–124, 1998
Lidgren, L., Drar, H., Moller, J.: Strength of polymethylmethacrylate increased by vacuum mixing. Acta Orthop. Scand. 55, 36–541, 1984

Linden, U.: Porosity in manually mixed bone cement. Clin Orthop, 231:110-112, 1988
Linder, L. G., Harthon, L., Kullberg, L.: Monomer leakage from polymerizing acrylic bone cement. An in vitro study on the influence of speed and duration of mixing, cement volume and surface area. Clin. Orthop. 119, 242-249, 1976
Linder, L: Reaction of bone of the acute chemical trauma of bone cement. J. Bone Joint Surg., 59 A, 82-87, 1977
Lindner, L.: Tissue reaction to Methylmethacrylate Monomer. Acta orthop. Scand 47, 3-10, 1976
Lindwer, J., van den Hooff, A.: The infuence of acylic bone cement on the femur of the dog. Acta Orthop Scand, 46, 657-671, 1975
Ling, R. S. M., James, H. L.: Blood pressure and bone cement. Brit. Med. J 1971 II, 404, 1971
Lintner, F., Bösch, P., Brand, G.: Histologische Untersuchungen über Umbauvorgänge an der Zement-Knochengrenze bei Endoprothesen nach 3-10jähriger Implantation. Path. Res. Prac. Res. 173, 376, 1982
Lintner, F.: Die Ossifikationsstörung an der Knochenzement-Knochengrenze. Acta. Chir. Austr. Suppl. 48, 1-18, 1983
Lorian, V.: Effects of subinhibitory concentrations of antibiotics. 10. Int. Congr. of Chemotherapy, Zürich, Proceedings: Current Chemotherapy, Am. Soc. for Microbiol. Washington, D.C.,1 72-74, 1978
Malchau, H., Herberts, P.: Prognosis of Total Hip Replacement. Surgical and Cementing Technique in THR: A Revision-Risk Study of 134.056 Primary Operations. Scientific Exhibition, 63rd Annual Meeting of the American Academy of Orthopaedic Surgeons, Atlanta, USA. 1996
Malchau, H., Herberts, P.: Prognosis of Total Hip Replacement. Scientific Exhibition. Presented at the 65th Annual Meeting of the American Academy of Orthopaedic Surgeons, New Orleans, USA, 1998
Malchau, H., Herberts, P., Södermann, P., Odén, A.: Prognosis of Total Hip Replacement. Scientific Exhibition. Presented at the 67th Annual Meeting of the American Academy of Orthopaedic Surgeons, Orlando, USA, 2000
Marks, K. E., Nelson, C. L., Lautenschlager, E. P.: Antibiotic impregnated bone cement. J. Bone Joint Surg. 58 A, 358-364, 1976
Maxeiner, H.: Die Bedeutung der pulmonalen Fettembolie bei intra- und frühpostoperativen Todesfällen nach hüftgelenksnahen Femurfrakturen. Orthopäde 24, 84-93, 1995
MPG (Medizinproduktegesetz): Gesetz über Medizinprodukte vom 2. August 1994 sowie Erstes Gesetz zur Änderung des Medizinproduktegesetzes (1. MPG-ÄndG) vom 11. August 1998
Meyer, P. R. jr., Lautenschlager, E. P., Moore B. K.: On the setting properties of acrylic bone cement. J. Bone Joint Surg. 55 A, 139-156, 1973
Miller, J., Krause W. R.: The effect of viscosity on intrusion and handling of bone cement. Orthop. Trans. 5, 352-353, 1981
Mjöberg, B., Franzen, H., Selvik, G.: Early detection of prostethic-hip loosening. Comparison of low- and high-viscosity bone cement. Acta Orthop Scand 61 (3), 273-274, 1990
Mjöberg, B.: Loosening of the cemented hip prosthesis. The importance of heat injury. Acta Orthop. Scand., Suppl, 221, 1986
Müller, K.: A practice orientated study of the complex „Processing and handling - Application-Resultant Properties of autopolymerizing PMMA bone cements". Werkstofftech 10, 30-36 (1979)
Müller, K.: Mechanische Eigenschaften nicht-modifizierter Knochenzemente auf PMMA-Basis. In: Willert, H.-G., Buchhorn G (Hrsg.): Knochenzement. Aktuelle Probleme in der Chirurgie und Orthopädie 31, 31-44, 1987
Murray, D., Sabokbar, A., Fujikawa, Y., Athanasol, N.: Radio-opaque agents and osteolysis. In: Bone Cement and Cementing Technique. Eds. G. H. I. M. Walenkamp, D. W. Murray, Springer Verlag Heidelberg 2001, in press
Nilsen, A. R., Wiig, M.: Total hip arthroplasty with Boneloc: loosening in 102/157 cases after 0,5-3 years. Acta Orthop Scand 67, 57-59, 1996
Oest, L., Müller, K., Hupfauer, K.: Die Knochenzemente. Ferdinand Enke Verlag Stuttgart, 1975
Peters, G., Jansen, B., Schumacher-Perdreau, F.: Die infizierte Polyethylen-Pfanne - Klinische und pathogenetische Aspekte der Staphylokokkeninfektion nach prothetischem Ersatz des Hüftgelenkes. In: Gierse, H., Maaz, B. (Hrsg.) Die Hüftendoprothetik. Landsberg: Ecomed, 19-24, 1991
Pfefferle, H.-J, Kock, H.-J., Kühn, K.-D.: A new bone cement with gentamicin and clindamycin. Sixth World Biomaterials Congress Transactions, Society for Biomaterials, 1071, 2000
Pitto, R. P., Koessler, M., Draenert, K.: Prophylaxis of fat and bone marrow embolism in cemented total hip arthroplasty. Orthop. 355, 23-24,1988
Pitto, R. P., Koessler, M., Kuehle, J. W.: Comparison of Fixation of the Femoral Component without Cement and Fixation with Use of a Bone-Vacuum Cementing Technique for the Prevention of Fat Embolism During Total Hip Arthroplasty. J Bone Joint Surg, 81-A, Nr. 6, 831-843, 1999

Plitz, W., Huber, I.: Experimentelle Untersuchungen zum Dauerschwingverhalten von Knochenzementen. In: Willert, H.-G., Buchhorn G (Hrsg.): Knochenzement. Aktuelle Probleme in der Chirurgie und Orthopädie 31, 383–391, 1987
Rau, H.: Plastische Deckung deformierter Schädeldefekte. Arch Chir. 304, 926–929, 1963
Reckling, F. W., Dillon, W. L.: The bone-cement interface temperature during total joint replacement. J Bone Joint Surg, 59 A, 80–82, 1977
Revell, P., George, M. Braden, M., Freeman, B., Weightman, B.: Experimental studies of the biological response to a new bone cement, I. Toxicity of n-butylmethacrylate monomer compared with methylmethacrylate monomer. Jour. Mat. Sci: Mat. in Med. 3, 84–87, 1992
Ries, M. D., Lynch, A. F. Rauschner, L. A..: Pulmonary function during and after total hip replacement: findings in patients who have insertion of a femoral component with and without cement. J Bone Joint Surg 75-A, 581–587, 1993
Rimnac, C. M., Wright, T. M., McGill, D. L.: The effect of centrifugation on the fracture properties of acrylic bone cements. J. Bone Joint Surg. 68A, 281–287, 1986
Röttger, J., Elson, R.: A modification of Charnley low-friction arthroplasty. Representative te-year follow-up results of the St. Georg prosthesis. Clin Orthop 211, 154–163, 1986
Roewer, N., Beck, H., Kochs, E. Kremer, P., Schröder, E. Schöntag, H., Jungbluth, K. H., Schulte am Esch, J.: Nachweis venöser Embolien während intraoperativer Überwachung mittels transoesophagealer zweidimensionaler Echokardiographie. Anästh. Intensivther. Notfallmed. 20, 200–205, 1985
Rudigier, J., Grünert, A.: Tierexperimentelle Untersuchungen zur Pathogenese intraoperativer Kreislauf- und Atmungsreaktionen bei der Implantation sogenannter Knochenzemente in die Markhöhle eines Röhrenknochens. Arch. Orthop. traumat. Surg. 91, 85–95, 1978
Rudigier, J., Scheuermann, H., Kotterbach, B., Ritter, G.: Restmonomerabnahme und -freisetzung aus Knochenzementen. Unfallchirurgie 7, 132–137, 1981
Russotti, G. M., Coventry, M. B., Stauffer, R. N: Cemented total hip arthroplasty with contemporary techniques. A five-year minimum follow-up study. Clin Orthop 235, 141–147, 1988
Sabokbar, A, Fujikawa, Y, Murray, D.W., Athanasou, N.A.: Radio-opaque agents in bone cement increase bone resorption. J. Bone Jount Surg., Br, 79-B, 129–134, 1997
Saha, S., Pal, S.: Mechanical properties of bone cement: a review. J. Biomed. Mater. Res 18, 435–462, 1984
Sarmiento, A., Gruen, T. A.: Radiographic analysis of low modulus titanium alloy femoral total hip components. J Bone Joint Surg 67A, 48–56, 1985
Sato, T., Keta, S., Otsu, T.: A study an initiation of vinyl polymerization with diacylperixide-tertiary amine systems by spin trapping technique. Macrmol. Ch. 176, 561, 1975
Schelling, K., Breusch, S. J.: Efficacy of a new packaged vacuum mixing system with Palamed G bone cement. In: Bone Cement and Cementing Technique. Eds. G. H. I. M. Walenkamp, D. W. Murray, Springer Verlag Heidelberg 2001, in press
Scheuermann, H.: Bestimmung des Monomergehaltes von Knochenzementen und Bestimmung der Monomerfreisetzung an wässrigen, physiologischen Medien während der Verarbeitungs- phase und im ausgehärteten Zustand. Ingenieurarbeit Fachhochschule Fresenius, Wiesbaden, 1976
Scheuermann, H., Ege, W.: Aufbau und Zusammensetzung handelsüblicher Knochenzemente. In: Willert, H.-G., Buchhorn G (Hrsg.): Knochenzement. Aktuelle Probleme in der Chirurgie und Orthopädie 31, 17–20, 1987
Schlag, G.-, Schliep, H.-J., Dingeldein, E., Grieben, A., Ringsdorf, W. Sind intraoperative Kreislaufkomplikationen bei Alloarthroplastiken des Hüftgelenks durch Methylmethacrylat bedingt? Anaesthesist 25, 60–67, 1976
Schreurs, D. W., Spierings, P. T. J., Huiskes, R., Slooff, T.J. J. H.: Effect of preparation techniques on the porosity of acrylic cements. Acta Orthop. Scand. 59, 403–409, 1988
Schuh, F. T., Schuh, S. M., Viguera, M. G., Terry, R.N.: Circulatory changes following implantation of Methylmethacrylate Bone Cement. Anaesthesiology 39, 455–457, 1973
Soltész, U.: The influence of loading conditions on the lifetimes in fatigue testing of bone cements. J. Mater. Sci.: Mater. Med. 5, 654–656, 1994
Soltész, U. und Ege, W.: Fatigue behavior of different acrylic bone cements. Fourth World Biomaterial Congress, Berlin, 90, 1992
Soltész, U. und Ege, W.: Influence of mixing conditions on the fatigue behaviour of an acrylic bone cements. 10. Europ. Conf. of Biomaterials., Davos, 138, 1993
Soltész, U., Schäfer, R., Kühn, K.-D.: Effekt of vacuum mixing on the fatigue behaviour of particle containing bone cements. Abstracts: North Sea Biomaterials, The Hague, NL, 69, 1998a
Soltész, U., Schäfer, R., Kühn, K.-D.: Einfluß von Anmischbedingungen und Beimengungen auf das Ermüdungsverhalten von Knochenzementen. 1. Tagung des DVM-Arbeitskreises "Biowerkstoffe", 89–94, 1998b
Soltész, U., Schäfer, R., Kühn, K.-D., Ege, W.: Fatigue behaviour after aging of a bone cement with high content of antibiotics. Abstracts: North Sea Biomaterials, Bordeaux-Arcachon, 1999

Soltész, U., Schäfer, R., Kühn, K.-D.: Comparison of the fatigue behaviour of commercial bone cements. Sixth World Biomaterials Congress Transactions, Society for Biomaterials, 1458, 2000

Specht, R and Kühn, K.-D.: Palamed® and Palamed® G: new bone cements. Abstracts: North Sea Biomaterials, The Hague, NL, 169, 1998

Specht, R., Kühn, K.-D., Spierings, P.: Palamed und Palamed G: High viscous bone cements without prechilling. Sixth World Biomaterials Congress Transactions, Society for Biomaterials, 1084, 2000

Specht, R., Kühn, K.-D., Ege, W., Kock, H.J: Mechanical testing of Palamed. In: Bone Cement and Cementing Technique. Eds. G. H. I. M. Walenkamp, D. W. Murray, Springer Verlag Heidelberg 2001, in press

Stea, S., Granchi, D., Zolezzi, C., Ciapetti, G., Visentin, M., Cavedagna, D., Pizzoferrato, A.: High-performance liquid chromatography assay of n,n-dimethyl-ptoluidine release from bone cements: evidence for toxicity. Biomaterials 18, 243–246, 1997

Steinbrink, K., Frommelt, L.: Behandlung der periprothetischen Infektion der Hüfte durch einzeitige Austauschoperation. Orthopäde 24, 335-343, 1995

Taningher, M., Pasquini, R., Bonatti, S.: Genotoxicity analysis of N,N-dimethyl-p-toluidine. Environ Mol Mutagen, 21, 349–356, 1993

Thanner, J., Freij-Larsson, C., Karrholm, J., Malchan, H., Wesslen, B.: Evaluation of Boneloc chemical and mechanical properties. Acta Orthop. Scand. 66, 207–214, 1995

Tepic, S., Soltész, U.: Influence of gamma sterilization on the fatigue strength of bone cement, Proc. 42nd ORS, Atlanta, GA; 445, 1996

Tepic, S.: Method for cementing an implant into bone. US-Patent 6,005,163, 1999

Tompkins, G. S., Lachiewicz, P. F., de Masi, R.: A prospective study of a titanium femoral component for cemented total hip arthroplasty. J Arthroplasty 9, 623–630, 1994

Toksvig-Larsen, S., Franzen, H., Ryd, L.: Cement interface temperature in hip arthroplasty. Acta Orthop. Scand. 62, 102–105, 1991

Topoleski, L. D. T. und Vesnovsky, O.: Does the rate of radiopacifier make a difference in the fatigue crack propagation rate of PMMA bone cement? Sixth World Biomaterials Congress Transactions, Society for Biomaterials, 411, 2000

Tosti, A., Bardazzi, F., Piancastelli, E., Basile, G. P.: Contac stomatitis due to N,N-dimethyl-paratoluidine. Contac Dermatitis, 22, 113–115, 1990

Trap, B., Wolff, P., Steen Jensen, J.: Acrylic bone cements: residuals and extractability of methacrylate monomers and aromatic amines. J Apl. Biomater. 3, 51–57, 1992

Turchin, D. C., Anderson, G. I., Schemitsch, E. H., Byrick, R. J. Mullen, B. M., Richards, R. R.: Pulmonary and systemic fat embolization following medullary canal pressurization. Trans Orthop Res Soc. 20, 252, 1995

Ulrich. Ch., Burri, B., Wörsdorfer, O., Heinrich, H.: Intraoperative Transoesophageal Two-dimensional Echocardiography in Total Hip Replacement. Arch. Orthop. traumat. Surg. 105, 274–278, 1986

Ungethüm, M., Hinternberger, J.: Die Normung von Implantatwerkstoffen am Beispiel Knochenzemente. Z. Orthop. 116, 303–311, 1978

Vallo, C. I., Montemartini, P. E., Cuadrado, T. R.: Effect of residual monomer content on some properties of a poly(methyl methacrylate)-based bone cement. J. Appl. Polym. Sci. 69, 1367–1383, 1998

Vieweg, R. Esser, F.: Polymethylmethacrylate. C. Hauser Verlag, München, 1975

Wahlig, H.: Die Geschichte der Biomaterialien als Wirkstoffträger. MPS, Berichte aus der Pharma-Forschung 6, Mainz, 1986

Wahlig, H.: Über die Freisetzungskinetik von Antibiotika aus Knochenzementen – Ergebnisse vergleichender Untersuchungen in vitro und in vivo. In: Willert, H.-G., Buchhorn G (Hrsg.): Knochenzement. Aktuelle Probleme in der Chirurgie und Orthopädie 31, 221–226, 1987

Wahlig, H., Buchholz, H. W.: Experimentelle und klinische Untersuchungen zur Freisetzung von Gentamycin aus einem Knochenzement. Chirurg. 43, 441–445 (1972)

Wahlig, H., Hameister, W., Grieben A.: Über die Freisetzung von Gentamycin aus Polymethylmethacrylat. Langenbecks Arch. Chir. 331, 169–212, 1972

Wahlig, H., Dingeldein, E.: Gentamicin in Alloarthroplastic. Clinical and Experiment results. Chemotherapie 1, 189–193, 1976

Wahlig, H., Dingeldein, E.: Antibiotics and Bone Cements. Experimental and Clinical Long-Term Oberservations. Acta Orthop. Scand. 51, 49–56, 1980

Wahlig, H., Dingeldein, E., Buchholz, H. W., Buchholz, M., Bachmannn, F.: Pharmakokinetic Study of Gentamicin based cement in total hip replacements. J. of Bone and Joint Surg. 66 B, 175–179, 1984

Wang, J.-S., Franzèn, H., Jonsson, E., Lidgren, L.: Porosity of bone cement reduced by mixing and collecting undere vacuum. Acta Orthop. Scand. 64, 143–146, 1993

Wang, J. S., Franzèn H., Toksvig-Larsen, T.: A comparison of seven bone cement mixing systems. Acta Orthop. Scand. 65 (Suppl. 260), 62, 1994

Wang, J.-S., Franzèn, H., Toksvig-Larsen, S., Lidgren, L.: Does vacuum mixing of bone cement affect heat generation? Analyses of four cements brands. J. Appl. Biomater. 6, 105–108, 1995

Weibull, W.A.: Statistical distribution function of wide applicability. J. Appl. Mech. 18, 293, 1951
Weissman, B. N., Sosman, J. L., Braunstein, E. M., Dadkhahipoor, H., Kandarpa, K., Thornhill, T. S., Lowell, J. D., Sledge, C. B.: Intravenous methylmethacrylate after total hip replacement. J. of Bone and Joint Surg. 66 A, Nr. 3, March 1984
Weber, S. C., Bargar, W. L.: A comparison of the mechanical properties of Simplex, Zimmer, and Zimmer low viscosity bone cement. Biomater. Med. Devices Artif. Org. 11, 3–12, 1983
Wenda, K, Rudigier, J., Scheuermann, H., Weitzel, E.: How to avoid circulatory reactions in total hip replacements with bone cement. 11th Annual Meeting of the Society for Biomaterials, San Diego, Transactions, Vol. VIII, 125, 1985a
Wenda, K., Rudigier, J., Scheuermann, H., Biegler, M: Pharmakokinetic of methylmethacrylat monomer during total hip replacement in man. 2nd International Conference on polymers in medicine, Capri, 1985b
Wenda, K., Grieben, A., Rudigier, J., Scheuermann, H.: Pharmakologische Effekte und Kinetik von Methylmethacrylat-Monomer. In: Willert, H.-G., Buchhorn G (Hrsg.): Knochenzement. Aktuelle Probleme in der Chirurgie und Orthopädie 31, 83–86, 1987
Wenda, K., Issendorf, W. D. v., Rudigier, J., Ahlers, J.: Blood pressure decrease after bone cement – effect of monomer or intramedullary pressure? 13th Annual Meeting of the Society for Biomaterials, New York, Transactions, Vol. X: 220, 1987b
Wenda, K., Ritter, G., Rudigier, J., Degreif, J.: Der intramedulläre Druck während Marknagelosteosynthesen. Chirurgisches Forum 88 f. experim. u. klin. Forschung. In: Schriefers, K. H., et al. (Hrsg.), Springer-Verlag, Berlin, Heidelberg, 153–158, 1988a
Wenda, K., Scheuermann, H., Weitzel, E., J. Rudigier: Pharmacokinetics of Methylmethacrylate monomer during total hip replacement in man. Arch. Orthop. Traumat. Surg. 107, 316–321, 1988b
Wenda, K., Degreif, J., Runkel, M., Ritter, G.: Pathogenesis and prophylaxis of circulatory reactions during total hip replacement. Arch Orthop Trauma Surg. 112, 260–265, 1993
Wenzl, H., Garbe, A., Nowak H.: Experimentelle Untersuchungen zur Pharmakokinetik von Monomethylmethacrylat. In: Erlacher, PH., Zemann, L, Spitzy, K. H. (Hrsg.),1–16, 1973
Wheelwright, E.F., Byrick, R.J., Wigglesworth, D. F.et al.: Hypotension during cemented arthroplasty: Relationship to cardiac output and fat embolism. J Bone Joint Surg (Br), 75 B, 175–203, 1993
Willert, H.-G.: Die quantitative Bestimmung der Abgabe von monomerem Methylmethacrylat verschiedener Knochenzemente an das umliegende Gewebe während der Polymerisation. Batelle Information 18, 48, 1974
Willert, H.-G, Buchhorn, G.: (Hrsg.): Knochenzement: Werkstoff, klinische Erfahrungen, Weiterentwick- lungen. Aktuelle Probleme in Cirurgie und Orthopädie, Bd. 31: Huber Verlag, Bern, Stuttgart, Toronto, 1987
Willert, H.-G, Brobäck, L.-G., Buchhorn, G. H., Jensen, P. H., Köster, G., Lang, I., Ochsner, P., Schenk, R.: Crevice corrosion of cemented titanium alloy stems in total hip replacements. Clin Orthop 333, 51–75, 1996
Wiltse, L. L., Hall, R.H., Stenehjem, J.C.: Experimental studies regarding the possible use of self curing acrylic in orthopaedic surgery. J Bone Joint Surg. 39-B, 961–972, 1957
Wixson, R. L., Lautenschlager, E. P., Novak, M.: Vacuum mixing of methylmethacrylate bone cement. 31st Annual Orthop. Res. Soc. (ORS). Meeting in Las Vegas, 1985
Wixson, R. L., Lautenschlager, E. P., Novak, M. A.: Vacuum mixing of acrylic bone cement. J. Arthroplasty 1, 141–149, 1987
Wixson, R. L., Lautenschlager, E. P.: 9. Methyl Methacrylate. In: The adult hip, Ed. Callagahan, J.J., Rosenberg, A.G., Rubash, H.E. Lippincott-Raven Publisher, Philadelphia, 135–157, 1998
Woo, R., Minster, R.J. jr., Fitzgerald, R., Mason, L:D: Lucas, D.R., Smith, F.E.: Pulmonary fat embolism in revision hip arthroplasty. Clin Orthop 319, 41–53, 1995
Worringer, E., Thomaslke, G.: Über die plastische Deckung von Schädelknochendefekten mit autopolymerisierender Kunstharzmasse. Eine neue Schnellmethode. Arch. Psychiatr Nervenkr 191, 100–113, 1953
Zichner, L.: Embolien aus dem Knochenmarkkanal nach Einsetzen von intramedullären Femurkopfendoprothesen mit Polymethylmethacrylat. In: Willert, H.-G., Buchhorn G (Hrsg.): Knochenzement. Aktuelle Probleme in der Chirurgie und Orthopädie 31, 201–205, 1987

Stichwortverzeichnis

Acrybond 7
AKZ (Antibiotikahaltiger Knochenzement) 7, 27, 157ff, *161ff*, 235ff, 241, 243, 245, 249, 260ff, 264, 267, 276
Allofix®-G 7, 27, 157ff, *166ff*, 235ff, 241, 243, 249, 260ff, 264, 267, 272, 276
Antibiotic Simplex® Tobramycin 7
Antibiotika 2, 149ff, 268ff
Arzneimittelgesetz (AMG) 3f
Aushärtetemperatur 16f, 148f, 234f, 258ff, 274
Aushärtezeit 16f, 141f, 234ff
Aushärtung 24, 35

Bariumsulfat 23, 43, 45, 152, 158, 160, 245ff
Benzoylperoxid (BPO) 9, 19, 24f, 28, 43f, 151, 160
Bestrahlung 36, 42, 157, *236ff*, 250
Biegefestigkeit 13f, 151f, 154f, 237, 239f, 230f, 258ff, 275
Biegemodul (E-Modul) 15, 155f, 240f, 258ff, 275
Biocryl 1 7
Biocryl 3 7
Biokompatibilität 2
Biolos 1 7
Biolos 3 7
Boneloc® 7
Bonemite 7, 271
Butylmethacrylat (BuMA) 39, 42, 43, 47f, 61f, 79f, 151, 159, 171f, 199f, 203f

Cemex® Fluor LV 7f
Cemex® Fluor LV 7f
Cemex® Isoplastic (HV) 7, 27, 42ff, *55ff*, 148, 151ff, 235ff, 241, 243f, 249, 260ff, 264, 267, 276
Cemex® RX (LV) 7, 27, 42ff, *60ff*, 148, 151ff, 235ff, 241, 243f, 245, 249, 260ff, 264, 267, 276
Cemex® XL 7
Cemex®-Genta HV 7, 27, 157ff, *170ff*, 235ff, 241, 243, 249, 260ff, 264, 267, 272, 276
Cemex®-Genta LV 7, 27, 157ff, *175ff*, 235ff, 241, 243, 249, 260ff, 264, 267, 272, 276
Centrifugation 31
Cerafix® LV 7, 27, 42ff, *65ff*, 148, 151ff, 235ff, 241, 243, 245, 249, 260ff, 264, 267, 276
Cerafixgenta® 7, 27, 157ff, *180ff*, 235ff, 241, 243, 249, 260ff, 264, 267, 272, 276

Clindamicin HCL 149f, 194, *257f*
CLL 50 7
C-ment® 1 7, 27, 42ff, *46ff*, 148, 151ff, 235ff, 241, 243, 249, 260ff, 264, 267, 276
C-ment® 3 7, 27, 42ff, *50ff*, 148, 151ff, 235ff, 241, 243, 245, 249, 260ff, 264, 267, 276
CMW® 1 Gentamicin 7, 27, 157ff, *184ff*, 235ff, 241, 243, 249, 260ff, 264, 267, 272, 276
CMW® 1 radiolucent 7, 271
CMW® 1 radiopaque 7, 27, 42ff, *70ff*, 148, 151ff, 235ff, 241, 243, 249, 260ff, 264, 267, 271, 276
CMW® 2 7, 27, 42ff, *74ff*, 148, 151ff, 235ff, 241, 243, 249, 260ff, 264, 267, 276
CMW® 2 G 7, 27, 149ff, *189ff*, 226ff, 234, 238, 246, 248ff, 253, 257, 260
CMW® 2000 7
CMW® 2000 Gentamicin 7, 27, 157ff, *198ff*, 235ff, 241, 243, 249, 260ff, 264, 267, 272, 276
CMW® 3 8, 27, 42ff, *79ff*, 148, 151ff, 235ff, 241, 243, 245, 249, 260ff, 264, 267, 276
CMW® 3 Gentamicin 8, 27, 157ff, *193ff*, 235ff, 241, 243, 249, 260ff, 264, 267, 272, 276
Colistinmethansulfonat-Natrium 149f, *158*, 256
Copal® 8, 27, 157ff, *302ff*, 235ff, 241, 243, 249, 257, 260ff, 264, 267, 272, 276

Druckfestigkeit 15, 149f, 236f, 258ff, 274
Duracem™ 3 8, 27, 42ff, *84ff*, 148, 151ff, 235ff, 241, 243f, 245, 249, 260ff, 264, 267, 276
Durus® H 8, 27, 42ff, *88ff*, 148, 151ff, 235ff, 241, 243f, 249, 260ff, 264, 267, 276
Durus® HA 8
Durus® L 8
Durus® LA 8

Endurance® 8, 27, 42ff, *93ff*, 148, 151ff, 235ff, 241, 243f, 245, 249, 260ff, 264, 267, 276
Ermüdungsfestigkeit 20ff, 31, 251ff
Erythromicinglucoheptonat 149f, *158*, 256
Ethylenoxid (EO) 36, 42, 157, 236ff, 250f

Food and Drug Administration (FDA) 4, 277

Genta C-ment® 1 8, 27, 157ff, *207ff*, 235ff, 241, 243, 249, 260ff, 264, 267, 272, 276

Genta C-ment® 3 8, 27, 157ff, *211ff*, 235ff, 241, 243, 249, 260ff, 264, 267, 272, 276
Gentamicin 3, 11, 158, 254ff, 268ff, 278
Glasübergangstemperatur 19f, 38, 267f
Good Manufacturing Practice (GMP) 3f, 30

hochviskos *19*, 149, 243ff, 254
Hydroxylapatit (HA) 43, 101

Implast 8, 271
Initiatorsystem 28
Intrusion 16
ISO 5833 3, 5f, 40f

Kallokryl K 8
Krebs-Zyklus 30, *249f*

Mechanische Eigenschaften 37, 261
Medifix 1 8
Medifix 3 8
Medizinproduktegesetz (MPG) 4
Methylmethacrylat (MMA) 1, 10, 21f, 23, 43, 159, 250
mittelviskos *19*, 149, 243ff, 254
MMA/BuMA-Copolymer 43, 85, 139, 158, 167, 222, 230
MMA/EA-Copolymer 43, 126, 130, 208, 212
MMA/EMA/Styrol-Terpolymer 150, 158, *190*, 268
MMA/Ethylhexyl-MA-Copolymer 43, 89
MMA/MA/EA-Copolymer 43, 47, 51, 119, 123, 208, 212
MMA/MA-Copolymer 43, 103, 108, 112, 117, 122, 204, 216, 220, 225
MMA/Styrol-Copolymer 43, 56, 61, 94, 98, 134, 153, 158, 162, 171, 176
Molekulargewicht 12, 36, 249ff, 258, 275

N,N-dimethyl-p-toluidin (DmpT) 24f, 28, 43f, 159f, 265f
Nebacetin-Sulfix-6 8
niedrigviskos *18*, 34f, 149, 243ff, 256

Omniplastik 8
Osteobond® 8, 27, 42ff, *97ff*, 148, 151ff, 235ff, 241, 243f, 245, 249, 255, 260ff, 264, 267, 276
Osteopal® 8, 27, 42ff, *102ff*, 148, 151ff, 235ff, 241, 243f, 245, 249, 255, 260ff, 264, 267, 271, 276
Osteopal® G 8, 27, 157ff, *215ff*, 235ff, 241, 243, 249, 260ff, 264, 267, 272, 276
Osteopal® HA 8, 27, 42ff, *107ff*, 148, 151ff, 235ff, 241, 243, 249, 260ff, 264, 267, 276
Osteopal® VS 8, 27, 42ff, *111ff*, 148, 151ff, 235ff, 241, 243, 249, 260ff, 264, 267, 276

Palacos® LV/E Flow 8, 27, 42ff, *50ff*, 148, 151ff, 235ff, 241, 243, 245, 249, 260ff, 264, 267, 276
Palacos® LV/E Flow mit Gentamicin 8, 27, 157ff, *215ff*, 235ff, 241, 243, 249, 260ff, 264, 267, 272, 276
Palacos® R 2, 8, 27, 42ff, *116ff*, 148f, 151ff, 235ff, 241, 243f, 249, 253, 260ff, 264, 267, 276

Palacos® R with Gentamicin 8, 27, 157ff, *161ff*, 235ff, 241, 243, 249, 260ff, 264, 267, 271f, 276
Palamed® 8, 27, 42ff, *121ff*, 148, 151ff, 235ff, 241, 243, 249, 260ff, 264, 267, 276
Palamed® G 8, 27, 157ff, *224ff*, 235ff, 241, 243, 249, 260ff, 264, 267, 272, 276
Palavit® HV 8, 27, 42ff, *125ff*, 148, 151ff, 235ff, 241, 243f, 249, 260ff, 264, 267, 276
Palavit® LV 8, 27, 42ff, *129ff*, 148, 151ff, 235ff, 241, 243f, 245, 249, 260ff, 264, 267, 276
Polymerisation 1, 24, 26, 28f, 250
Polymerisationswärme 29f
Polymethylmethacrylat (PMMA) 1f, 23f, 43, 158
Porosität *34f*, 246
Pre-market approval (PMA) 4
Pre-market notification (510-k) 4

Refobacin®-Palacos® R 8, 27, 149, 157ff, *219ff*, 235ff, 241, 243, 249, 260ff, 264, 267, 272, 276
Restmonomer 10f, 31f, 247ff, 261ff, 278
Röntgenkontrastmittel, -opaker 10, 40f, 45, 151, 245ff
Röntgenopazität 10, 245ff, *258ff*

Scellos 3 8
Schlagzähigkeit 13, 152f, 238f, 258ff, 275
Schrumpf 24
Sterilisation 36, 42, 157, 249f
Subiton 8, 27, 42ff, *138ff*, 148, 151ff, 235ff, 241, 243f, 249, 260ff, 264, 267, 276
Subiton G 8, 27, 157ff, *229ff*, 235ff, 241, 243, 249, 260ff, 264, 267, 272, 276
Sulcem® 1 8
Sulcem® 1 G 8
Sulcem® 3 8
Sulcem® 3 G 8
Sulfix®-6 8, 149, 271
Sulfix®-60 8
Surgical Simplex® P 8, 27, 42ff, *133ff*, 148f, 151ff, 235ff, 241, 243, 249, 255, 260ff, 264, 267, 271, 276
Surgical Simplex® P with Microlok® 8, *133f*

Teigzeit 18
Titan-Schaftprothesen 39

Vakuum-Anmischen 24, *34f*, 245f
Verarbeitungsphase, -zeit 18f, 26, 31f, 34, 242ff, 258ff, 275
Versabond™ 8
Viskosität 17, 29, 33, 243ff

Weichmacher 43, 158

Zimmer® dough-type radiolucent 8
Zimmer® dough-type radiopaque 8, 27, 42ff, *143ff*, 148, 151ff, 235ff, 241, 243, 245, 249, 260ff, 264, 267, 271, 276
Zimmer® LVC 8, 271
Zirkondioxid 23, 43, 45, 158, 160, *258ff*

MIX
Papier aus verantwortungsvollen Quellen
Paper from responsible sources
FSC® C105338

If you have any concerns about our products,
you can contact us on
ProductSafety@springernature.com

In case Publisher is established outside the EU,
the EU authorized representative is:
**Springer Nature Customer Service Center GmbH
Europaplatz 3, 69115 Heidelberg, Germany**

Printed by Libri Plureos GmbH
in Hamburg, Germany